**Arbeitsbuch
Zwangsstörungen**

Wie Sie sich von
zwanghaftem Verhalten
befreien können

Eine ausführliche Präsentation sämtlicher lieferbaren und geplanten Titel unseres Verlages finden Sie im Internet unter *www.gp-probst.de*

TITELAUSWAHL

Band 2 – Emerson & Hopper: *Trauma-Yoga* (3. Aufl.)
Band 3 – Williams & Poijula: *Das PTBS-Arbeitsbuch* (2. Aufl.)
Band 10 – Hyman & Pedrick: *Arbeitsbuch Zwangsstörungen* (2. Aufl.)
Band 12 – Putnam: *Handbuch Dissoziative Identitätsstörung*
Band 13 – Scaer: *Das Trauma-Spektrum*
Band 14 – Kluft: *Pacing in der Traumatherapie*
Band 17 – Paulsen: *Trauma und Dissoziation mit neuen Augen sehen* (2. Aufl.)
Band 18 – NurrieStearns: *Trauma-Heilung durch Yoga und Meditation*
Band 21 – Powell, Cooper, Hoffman & Marvin: *Der Kreis der Sicherheit*
Band 22 – Wallin: *Bindung und Veränderung in der psychotherapeutischen Beziehung*
Band 23 – van der Kolk: *Verkörperter Schrecken* (6. Aufl.)
Band 24 – Emerson: *Trauma-Yoga in der Therapie*
Band 27 – Bentzen & Hart: *Neuroaffektive Therapie mit Kindern & Jugendlichen*
Band 28 – Shapiro: *Ego-State-Interventionen – leicht gemacht* (2. Aufl.)
Band 29 – Porges: *Die Polyvagal-Theorie und die Suche nach Sicherheit* (3. Aufl.)
Band 30 – Burns: *Feeling Good in zehn Schritten*
Band 31 – Scaer: *Acht Schlüssel zur Gehirn-Körper-Balance*
Band 32 – Steele, Boon & van der Hart: *Die Behandlung traumabasierter Dissoziation*
Band 33 – Manning: *Ich liebe einen Borderliner*
Band 34 – Schwartz: *Arbeitsbuch Komplexe PTBS*
Band 35 – Najavits: *Trauma, Sucht und die Suche nach Sicherheit*
Band 36 – Dana: *Die Polyvagal-Theorie in der Therapie* (2. Aufl.)
Band 37 – Anderson, Sweezy & Schwartz: *Therapeutische Arbeit im System der Inneren Familie*
Band 38 – Porges & Dana: *Klinische Anwendungen der Polyvagal-Theorie*
Band 39 – Rahm & Meggyesy: *Somatische Erfahrungen in der psychotherapeutischen und körpertherapeutischen Traumabehandlung*
Band 40 – Mischke-Reeds: *Somatische Psychotherapie. Ein Werkzeugkasten*
Band 42 – Schwartz & Maiberger: *EMDR-Therapie & Somatische Psychologie*

Bruce M. Hyman &
Cherry Pedrick

Arbeitsbuch Zwangsstörungen

Wie Sie sich von zwanghaftem Verhalten befreien können

Aus dem Amerikanischen von
Theo Kierdorf & Hildegard Höhr

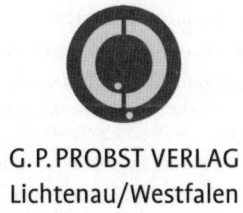

G. P. PROBST VERLAG
Lichtenau/Westfalen

Dieses Buch dient der akkuraten und zuverlässigen Information über das beschriebene Thema. Es wird mit dem ausdrücklichen Hinweis zum Verkauf angeboten, daß der Verlag keine psychologischen, finanziellen, juristischen und anderweitigen Dienstleistungen anbietet. Falls Sie konkreten Rat oder eine allgemeine Beratung benötigen, wenden Sie sich bitte an entsprechende Experten.

Für die Inhalte der im Buch angegebenen externen Webseiten übernehmen wir trotz sorgfältiger inhaltlicher Prüfung keinerlei Haftung. Für die Inhalte dieser Seiten sind ausschließlich deren Betreiber verantwortlich.

Copyright © der deutschen Ausgabe: G.P. Probst Verlag GmbH, Lichtenau/Westf. 2013
2. Auflage 2020
Originalausgabe: Copyright © 2010 by Bruce Hyman and Cherry Pedrick
Titel der amerikanischen Originalausgabe: *THE OCD WORKBOOK: Your Guide to Breaking Free from Obsessive-Compulsive Disorder.* 3rd ed. New Harbinger.
Zuerst erschienen in den USA bei: New Harbinger Publications, Inc., Oakland/USA
Übersetzung aus dem Amerikanischen: Theo Kierdorf & Hildegard Höhr, Köln
Umschlaggestaltung: Mareile Gropengießer (Paderborn)
Frontcoverfoto: © alexlukin – stock.adobe.com
Satz: SpaceType, Köln
Druck & Bindung: mediaprint solutions, Paderborn
Printed in Germany

ISBN 978-3-944476-01-8

Alle Rechte vorbehalten. Das Werk einschließlich aller seiner Teile ist urheberrechtlich geschützt. Kein Teil des Werkes darf in irgendeiner Form ohne schriftliche Genehmigung des Verlages reproduziert bzw. unter Verwendung elektronischer Systeme verarbeitet, vervielfältigt oder verbreitet werden.

Bibliographische Information der Deutschen Nationalbibliothek
Die Deutsche Nationalbibliothek verzeichnet diese Publikation in der Deutschen Nationalbibliografie; detaillierte bibliografische Daten sind im Internet über *http://dnb.d-nb.de* abrufbar.

Inhalt

Danksagung 9

Einleitung 11

TEIL I — Was man über Zwangsstörungen wissen sollte

1 | Was ist eine Zwangsstörung? –
Ein Problem mit vielen Gesichtern 21

2 | Welche Symptome und Ursachen haben Zwangsstörungen? 37

3 | Wie kann man Zwangsstörungen behandeln? 61

TEIL II — Das Selbsthilfeprogramm

4 | Kognitiv-behaviorale Therapie bei Zwangsstörungen –
Einführung in das Selbsthilfeprogramm 85

5 | Vorbereitung auf die Arbeit –
Selbsteinschätzung 101

6 | Ihre Interventionsstrategie –
Exposition und Reaktionsverhinderung 113

7 | Imaginative Exposition –
Stellen Sie sich vor, was Sie befürchten 151

8 | Hinterfragen fehlerhafter Überzeugungen –
Kognitive Umstrukturierung 165

9 | Akzeptieren und Achtsamkeit –
Trotz Zwangsstörung ein erfülltes Leben führen 199

TEIL III — Nutzung des Selbsthilfeprogramms bei verschiedenen Arten von Zwangsstörungen

10 | Primär durch zwanghafte Gedanken geprägte Zwangsstörung –
Befreiung von quälenden Gedanken 217

11 | Übertriebene Gewissenhaftigkeit –
Wenn die Zwangsstörung religiös wird 241

12 | Autofahrer-Zwangsstörung 267

13 | Hypochondrie –
Ängste, die die Gesundheit betreffen 285

14 | Sammelzwang –
Wenn man zu viele Dinge anhäuft 305

15 | Zwei Schritte vor, einer zurück –
Erfolge dauerhaft machen 317

TEIL IV — Co-Morbiditäten, familiäre Probleme und wie man Hilfe findet

16 | Zwangsstörungen und Co. –
Das Spektrum der Zwangsstörungen 339

17 | Wenn Ihr Kind unter einer Zwangsstörung leidet 351

18 | Eine Zwangsstörung ist Sache der ganzen Familie 375

19 | Einen guten Therapeuten und andere Hilfsangebote finden 399

Anhang 409
Spezielle Buchhinweise und Hilfsangebote 413
Literatur 417
Über die Autoren 423

*Wir widmen
das »Arbeitsbuch Zwangsstörungen«*

den Millionen von Menschen, die täglich mit einer Zwangsstörung kämpfen;

außerdem ihren Familien, deren Leben von der Zwangsstörung eines Menschen, den sie lieben, stark beeinflußt wird;

weiterhin den Klinikern, die es als ihre Lebensaufgabe ansehen, ihren Patienten einen Teil der durch die Zwangsstörung auferlegten Last zu nehmen;

und schließlich den Forschern und Wissenschaftlern, die sich bemühen, uns zu einem besseren Verständnis der Zwangsstörungen zu verhelfen und die Möglichkeiten, sie zu behandeln, zu optimieren.

Danksagung

Dieses Buch wurde durch die Mithilfe vieler ermöglicht. Ich danke Blanche Freund, Ph. D., die für mich in den Jahren, in denen ich die kognitiv-behaviorale Behandlung von Zwangsstörungen erlernte, eine wichtige Lehrerin und Mentorin war. Auch danke ich Mildred Hyman, meiner verstorbenen Mutter, die mir die Werte mit auf den Lebensweg gab, die mich zu dem machten, der ich heute bin. Meinem verstorbenen Vater Louis Hyman verdanke ich, daß er mir Güte und Liebe zur Wissenschaft und Kunst mit auf den Lebensweg gegeben hat. Auch Cherry Pedrick, meiner wundervollen Co-Autorin, möchte ich an dieser Stelle danken. Und schließlich danke ich Robin, meiner Lebenspartnerin, die mich auf ihre ruhige Art unterstützt und mich ermutigt hat, dieses Projekt zu realisieren. Und nicht zuletzt danke ich meinen Patienten, die mich jeden Tag lehren, was Dankbarkeit, Mut und Hoffnung sind.

Bruce M. Hyman, Ph. D., LCSW

Bruce Hyman machte es für mich zu einem wunderbaren Erlebnis, als Co-Autorin an der Entwicklung des *Arbeitsbuches Zwangsstörungen* mitzuarbeiten. Auch meinem Mann Jim und meinem Sohn James möchte ich für ihre Unterstützung und Ermutigung während meiner Arbeit an diesem Buch danken. Ich danke Michael Jenike, MD, für sein Verständnis und sein enormes Wissen über das Gehirn. Und ich danke meinen Katzen Melody, Spunky, Little Kitty und Andy, die mich während der einsamen Zeit des Schreibens so gut unterhalten und umschnurrt haben. Vor allem aber danke ich meinem Gott dafür, daß er all dies möglich gemacht hat.

Cherry Pedrick, RN

Wir danken beide den vielen Mitarbeitern von *New Harbinger Publications*, die die Überarbeitung und Erweiterung der nun vorliegenden dritten englischsprachigen Auflage durch ihre Ermutigung und Geduld ermöglicht haben. Insbesondere danken wir Jasmine Star für ihre Geduld und ihre hervorragende Lektoratsarbeit.

Bruce und Cherry

Einleitung

*Das Großartige in dieser Welt ist weniger, wo wir sind,
als vielmehr, in welche Richtung wir uns bewegen.*

— Oliver Wendell Holmes

Seit zehn Jahren ist das *Arbeitsbuch Zwangsstörungen** eine wertvolle Hilfe für Menschen, die an Zwangsstörungen leiden, für ihre Familien und für die Therapeuten, die sie behandeln. Diese dritte überarbeitete Auflage* geht auf noch mehr Varianten des Spektrums der Zwangsstörungen ein, und sie berücksichtigt einige der neuesten Entwicklungen in der kognitiv-behavioralen Therapie. Weiterhin haben wir Empfehlungen für Familien mit einem Mitglied, das unter einer Zwangsstörung leidet, in den Text aufgenommen. Falls Sie besser verstehen wollen, was eine Zwangsstörung ist und wie man sie überwinden kann, wird Ihnen dieses Buch helfen.

Wer wir sind

»Ich muß noch einmal zurückgehen und nachsehen, ob ich die Tür wirklich abgeschlossen habe.« Ich starrte auf unsere Haustür. Ich mußte es noch einmal überprüfen. Also schaltete ich die Zündung aus und sprang aus dem Auto.

»Ich habe gesehen, daß du abgeschlossen hast, Mami«, rief mein Sohn James deutlich gereizt hinter mir her. Er wollte nicht schon wieder zu spät zur Schule kommen. »Du hast doch schon zweimal nachgeschaut.«

Ich wußte, daß ich die Tür abgeschlossen hatte. Das tat ich doch immer. Warum mußte ich es dann unbedingt noch einmal prüfen? Ich konnte es mir nicht erklären. Ich war mir nur sicher, daß ich noch einmal nachschauen mußte. So etwas passierte mir jetzt immer häufiger, so daß ich schließlich regelmäßig noch einmal zur Haustür

---

* Diese Aussage bezieht sich auf die amerikanische Originalausgabe.

ging und nachsah, ob sie wirklich abgeschlossen war. Mitten am Tag überfielen mich meine Ängste ohne jede Vorwarnung. Hatte ich die Tür abgeschlossen? Hatte ich die Kaffeemaschine und das Licht ausgeschaltet? Bald stellte ich fest, daß ich Haushaltsgeräte, Schlösser, Autobremsen und Geschriebenes immer wieder überprüfen mußte. Als dieser Prüfzwang sich störend auf meine Arbeit als Krankenschwester auszuwirken begann, suchte ich einen Psychotherapeuten auf.

Er diagnostizierte bei mir eine Zwangsstörung. Als Krankenschwester war mir diese Diagnose einigermaßen vertraut; aber auf den Kampf, der mir damals bevorstand, war ich ganz und gar nicht vorbereitet. Mein Wunsch zu genesen motivierte mich, alle Bücher und Artikel über Zwangsstörungen, die ich finden konnte, zu lesen. Und das wieder brachte mich dazu, mehrere Artikel für Zeitschriften zu schreiben und an einer Fortbildung für Krankenschwestern teilzunehmen. Meine Auseinandersetzung mit dem Thema und das Schreiben der Artikel halfen mir, die Prinzipien der kognitiv-behavioralen Therapie auf meine eigene Krankheit anzuwenden.

Als die Zwangsstörung bei mir nachließ, trat ich zu anderen, die mit diesem Problem kämpften, in Kontakt, und auf diese Weise lernte ich viele Menschen kennen, die zu wenig über ihr Problem wußten und keine ausreichende Unterstützung erhielten. Im Internet und über die *International OCD Foundation* verschaffte ich mir Informationen über Unterstützungssysteme. Für Menschen, die unter einer Zwangsstörung leiden, gibt es viele Hilfsangebote, doch die Betroffenen müssen diese Informationen erst einmal finden.

Mein computerbegabter Sohn bot mir an, für mich eine Website zu entwickeln. Eine Website! Was sollte ich denn nur mit einer Website? Das wurde mir bald klar. Er baute mir eine wundervolle Homepage auf, die andere Menschen über Zwangsstörungen informiert. Tausende haben auf ihrer Suche nach geeigneten Informationen mittlerweile meine Website http://CherryPedrick.com besucht. Und von dort aus führen Links zu den besten Sites zum Thema Zwangsstörungen im gesamten Internet.

Heute, nachdem ich gelernt habe, das, was ich selbst über die kognitiv-behaviorale Therapie weiß, anzuwenden, ist meine Zwangsstörung offenbar verschwunden. Trotzdem bin ich weiterhin auf der Hut vor Anwandlungen, unnötig Dinge zu überprüfen oder mir die Hände zu waschen. Wenn ich solchen Tendenzen nur einmal zu oft nachgäbe, könnte das Zwangshandlungsungeheuer erneut entfesselt werden.

Im Jahre 1997 habe ich während einer Konferenz der *Obsessive-Compulsive Foundation* Dr. Bruce Hyman kennengelernt, einen Psychotherapeuten, der sich auf die Behandlung von Zwangsstörungen spezialisiert hat. Er arbeitete damals gerade an einem Buch – einem Arbeitsbuch, das Menschen, die unter einer Zwangsstörung litten, ermöglichen sollte, selbst an ihrem Problem zu arbeiten. Bruce hatte damals schon seit zwei Jahren nach einem Mediziner gesucht, der selbst an einer Zwangsstörung litt und somit über seine persönlichen Erfahrungen aus der Sicht des Patienten schreiben konnte. Uns wurde klar, daß wir gemeinsam ein Bedürfnis erfüllen könnten, indem wir zusammen ein Buch über Zwangsstörungen schrieben. Indem wir dieses Vorhaben gemeinsam in die Tat umsetzten, steuerten wir unser jeweiliges Expertenwissen zu dem Projekt bei. Meine beruflichen Erfahrungen als Krankenschwester helfen mir, die medizinischen Aspekte einer Zwangsstörung und ihrer Behandlung zu verstehen. Und daß ich selbst unter dieser Störung gelitten habe, hilft mir, das, worüber ich mich äußere, mitfühlend und verständnisvoll zu vermitteln. Ich bin sehr dankbar dafür, daß man uns die Möglichkeit gegeben hat, das vorliegende Arbeitsbuch zu ergänzen, denn dadurch werden unsere Bemühungen, Menschen zu helfen, von ihrer Zwangsstörung zu genesen, noch mehr Früchte tragen.

Cherlene (Cherry) Pedrick, RN

Nein, ich leide nicht unter einer Zwangsstörung, aber im Jahre 1987, als ich schon seit sieben Jahren als Psychotherapeut arbeitete, kam ein Mann zu mir, der stark unter seinen Wasch- und Prüfritualen litt. Er duschte zwei Stunden lang, vermied es kategorisch, Gegenstände, die ihm nicht vertraut waren, zu berühren, fürchtete sich vor Schmutz und Krankheitskeimen und wusch sich täglich 75 Mal die Hände.

Da ich damals noch nie einen Patienten mit einer Zwangsstörung behandelt hatte, machte mich das merkwürdige Verhalten des Mannes zuerst ziemlich ratlos, und sein offensichtlich starkes Leiden machte mich sehr betroffen. Als mir klar wurde, daß mir alles, was ich in meiner sehr konventionellen Ausbildung gelernt hatte, bei diesem Mann nicht von Nutzen war, fing ich an, mir alles Erreichbare über Zwangsstörungen anzueignen und mir bei denjenigen in meiner Umgebung, die sich mit diesem Problem auskannten, Rat zu holen. Deshalb suchte ich 1988 die von Dr. Edna Foa geleitete *Anxiety Disorders Unit* des ehemaligen *Medical College of Pennsylvania* (das heutige *Drexel University College of Medicine*) auf. (Dr. Edna Foa ist zur Zeit Mitglied der Fakultät der *University of Pennsylvania School of Medicine* und wurde im Jahre 2010 vom Magazin *Time* in die Liste der hundert einflußreichsten Menschen der Welt aufgenommen.)

Bei Edna Foa habe ich miterlebt, wie sie intensive behaviorale Methoden im Rahmen der Behandlung von Patienten mit Zwangsstörungen nutzte. Da mir die Grundlagen der kognitiv-behavioralen Behandlungsmethoden bereits vertraut waren, gelang es mir relativ schnell, diese Methoden an die Situation meiner eigenen Patienten mit Zwangsstörungen anzupassen. Anschließend kam ich einige Jahre lang in den Genuß fortlaufender klinischer Supervision durch Dr. Blanche Freund. 1992 gründete ich dann mein eigenes *OCD Ressource Center of Florida* mit Filialen in Fort Lauderdale (Hollywood), Miami und Boca Raton in Florida. Mittlerweile widme ich 90 Prozent meiner Arbeitszeit der Behandlung von Erwachsenen und Kindern, die unter Zwangsstörungen und damit verbundenen anderweitigen Problemen leiden.

Die Idee, ein Buch über Zwangsstörungen zu schreiben, entwickelte ich, als mir klar wurde, daß nur sehr wenige Menschen mit einer Zwangsstörung wirklich sinnvolle Hilfe erhalten. Zwar hat unsere Kultur hinsichtlich des Verständnisses psychiatrischer Störungen – unter anderem auch von Zwangsstörungen – und deren Entstigmatisierung große Fortschritte gemacht, doch spielen Angst und Unkenntnis immer noch eine viel zu große Rolle. Und diejenigen, die wegen zwanghafter Verhaltensweisen Hilfe suchen, sind von den Resultaten ihrer Bemühungen oft tief enttäuscht. Viele meiner Patienten berichteten mir, sie hätten sich an mehrere wohlmeinende, aber falsch informierte Fachleute wenden müssen, bis sie endlich jemanden gefunden hätten, der sich mit Zwangsstörungen wirklich ausgekannt habe. Weil denjenigen, die unter diesem Problem leiden, ihre Lage häufig als auswegslos erscheint, klammern sie sich an fast alles, was auch nur den geringsten Grund zur Hoffnung auf Linderung zu geben verspricht. Häufig verursachen enttäuschende Erfahrungen mit dem System der öffentlichen Gesundheitspflege noch zusätzlich emotionalen Schmerz, Schuldgefühle, Entmutigungen und Mißtrauen. Viele geben in dieser Situation jede Hoffnung auf und verlieren das Vertrauen in ihre Fähigkeit, sich von der Macht der Zwangsstörung über ihr Leben zu befreien.

Eine medizinisch fundierte Heilung von Zwangsstörungen gibt es bis heute nicht. Wahrscheinlich werden Sie nach der Lektüre dieses Buches immer noch an Ihrer Zwangsstörung leiden. Andererseits verfügen Sie selbst durchaus über die erforderlichen Ressourcen für den Kampf gegen Ihre Zwangsstörung und sind mit ihrer Hilfe in der Lage, Schritt für Schritt den Veränderungsprozeß zu durchlaufen.

Die in diesem Buch beschriebenen Behandlungstechniken sind meist nicht neu. Sie wurden schon in anderen Selbsthilfebüchern und in Fachbüchern für klinische Psychologen vorgestellt. Im *Arbeitsbuch Zwangsstörungen* wurden die besten und wirksamsten dieser Techniken zusammengefaßt, und außerdem werden darin klar und verständlich die aktuellen Theorien über Verhaltensänderung beschrieben. Das Buch ist das Resultat meiner über zwanzigjährigen Arbeit mit über tausend Menschen, die unter Zwangsstörungen aller Art litten.

Bruce M. Hyman, Ph. D., LCSW

Wie dieses Buch Ihnen helfen kann

Einigen mag die Form des vorliegenden Buches, die eines Arbeitsbuches, als hinderlich erscheinen. Vielleicht schreiben Sie nicht gerne etwas in Ihre Bücher hinein, oder Sie haben das Buch aus einer Bibliothek ausgeliehen. In der vorliegenden Neuausgabe sind wir auf diese Einwände eingegangen, indem wir in den Text Anleitungen integriert haben, die es ermöglichen, die beschriebenen Übungen in einem Tagebuch oder Notizbuch auszuführen.

Das *Arbeitsbuch Zwangsstörungen* ist nicht als Ersatz für eine psychiatrische oder psychologische Behandlung, also für die Zusammenarbeit mit einem ausgebildeten Therapeuten oder Arzt gedacht. Man kann es vielmehr in folgenden Fällen benutzen:

- *In Verbindung mit einer laufenden psychiatrischen oder psychotherapeutischen Behandlung.* Beispielsweise könnte Ihr Behandler, auch wenn er einen sehr guten Ruf hat, nicht auf die Behandlung von Zwangsstörungen spezialisiert sein. In diesem Fall kann das vorliegende Buch nicht nur Ihnen helfen, alles zu tun, was in Ihrer Macht steht, um das Problem zu überwinden, sondern es ermöglicht auch Ihrem Therapeuten, sich besser in Ihre spezielle Situation hineinzuversetzen und Ihnen geeignete Empfehlungen und Anweisungen zu geben.
- *Falls Sie zögern, sich einem Fachmann anzuvertrauen.* Wenn Menschen unter einer Zwangsstörung leiden, zögern sie häufig, sich an einen ausgebildeten Therapeuten zu wenden, auch wenn ihnen dies möglich wäre. Oft schämen sie sich ihres Leidens und empfinden es als peinlich, einen Psychiater oder Psychotherapeuten um Hilfe bitten zu müssen. Vielleicht hemmt Sie die Vorstellung, Hilfe zu suchen käme dem Bekenntnis gleich, Sie seien »verrückt«. Viele Menschen mit einer Zwangsstörung quälen sich mit dem Gedanken, sie könnten verrückt sein, und fürchten, ein Arzt könnte ihren schlimmsten Albtraum (daß dies zutrifft) bestätigen. Deshalb erscheint es manchen als unvorstellbar, Hilfe suchen zu müssen. Wir hoffen, daß die Lektüre dieses Buches Sie dazu bringt, viele der gängigen Mythen und falschen Vorstellungen darüber, was eine Zwangsstörung ist und wie sie sich behandeln läßt, aufzugeben. Es will Sie auf den Weg zu einer Behandlung führen, die Sie selbst gestalten, und nötigenfalls unterstützt es Sie darin, qualifizierte Hilfe zu suchen, ohne sich deswegen zu schämen.
- *Menschen mit einer Zwangsstörung, die sich selbst helfen wollen, aber nicht wissen wie, und Menschen, die keine qualifizierte Hilfe in Anspruch nehmen können.* Vielleicht wollen Sie so viel wie möglich über Zwangsstörungen herausfinden und dieses Buch als Anleitung für die Selbstbehandlung benutzen. Falls Sie anneh-

men, daß Sie unter einer Zwangsstörung leiden, raten wir Ihnen dringend, sich an einen Psychiater oder Psychotherapeuten zu wenden, der in der Diagnose und Behandlung von Zwangsstörungen erfahren ist. In Kapitel 19 wird erklärt, wie Sie qualifizierte Helfer finden können. Ein Psychiater oder Psychologe kann eine Zwangsstörung richtig diagnostizieren und Ihnen herauszufinden helfen, ob eine von Ihnen selbst organisierte kognitiv-behaviorale Therapie für Sie ratsam ist. In Kapitel 16 wird erläutert, daß einige andere Krankheiten manchmal gleichzeitig mit einer Zwangsstörung auftreten und die Genesung verkomplizieren können. Bei manchen davon ist es wichtig, eine umfassende Behandlungsstrategie zu entwickeln, die auf die verschiedenen diagnostizierten Probleme eingeht.

- *Das Buch kann auch Familienangehörigen von Menschen mit Zwangsstörungen helfen, besser zu verstehen, was es mit dem Problem auf sich hat.* Ebenso wie ein Arzt keine kranken Mitglieder seiner eigenen Familie behandeln sollte, raten wir Familienangehörigen dringend davon ab, mit Hilfe dieses Arbeitsbuches gegenüber Angehörigen, die unter einer Zwangsstörung leiden, die Rolle eines Psychotherapeuten zu spielen, selbst wenn sie ausgebildete Psychotherapeuten sind. Allerdings können Familienangehörige wertvolle Unterstützung bieten, wenn jemand mit Hilfe dieses Buches an der Überwindung seiner Zwangsstörung arbeiten will. In Kapitel 4 wird beschrieben, wie ein Freund oder ein Familienmitglied eine Assistentenrolle übernehmen kann, und in Kapitel 18 wird erläutert, welche anderen Möglichkeiten zu helfen Familienmitglieder haben. Außerdem gibt es in jedem Kapitel einen Abschnitt, der sich speziell an die Familie und an die Freunde des Patienten wendet.

Wie dieses Buch aufgebaut ist

Das *Arbeitsbuch Zwangsstörungen* besteht aus vier Teilen. Nach der Lektüre des ersten Teils (der Kapitel 1 bis 3), wissen Sie, was eine Zwangsstörung ist, wie sie diagnostiziert wird, welche Symptome damit verbunden sind und wie dieses Problem zur Zeit behandelt wird. In diesen drei Kapiteln werden die gängigsten Theorien über die Ursachen von Zwangsstörung erläutert. Kapitel 3 gibt einen Überblick über die wirksamsten Behandlungsmethoden bei Störungen dieser Art: Medikamente und kognitiv-behaviorale Therapie.

Teil II (Kapitel 4 bis 9) bildet das Herzstück des Buches. In ihm werden die einzelnen Schritte der Selbstbehandlung einer Zwangsstörung anschaulich beschrieben. Es werden Einstellungen erläutert, die verhindern können, daß Menschen von einer Zwangsstörung genesen, es geht weiterhin um realistische Erwartungen hinsichtlich der erzielbaren Fortschritte, und insbesondere wird darauf hingewiesen, daß man sich selbst gegenüber geduldig und tolerant sein muß. Wenn Sie sich entschließen, in Eigenregie an Ihrem Problem zu arbeiten, müssen Sie drei bis sechs Wochen lang die Arbeit an Ihrem Programm zu Ihrer obersten Priorität machen. Der Lohn, die Befreiung von dem mit der Zwangsstörung verbundenen Leiden, ist diese Mühe allemal wert. Beachten Sie, daß hier nicht von »Befreiung von der Zwangsstörung«, sondern von »Befreiung von dem mit der Zwangsstörung verbundenen Leiden« die Rede ist. Sie werden ein produktiveres und erfüllteres Leben führen können, wenn die Zwangsstörung für Sie nur noch eine Nebenrolle spielt.

Teil II enthält auch Anweisungen für die Nutzung des *Arbeitsbuches Zwangsstörungen* einerseits für den Fall, daß Sie alleine arbeiten wollen, und andererseits für die Situation, in der ein Therapeut für Sie die Funktion eines Coachs übernimmt. Außerdem finden Sie Hinweise, wie Sie herausfinden können, ob Sie die Hilfe eines Fachmannes benötigen. Falls Sie keine Möglichkeit haben, sich an einen Therapeuten zu wenden, kann auch ein Mitglied Ihrer Familie, dem Sie vertrauen, Ihre Arbeit als Assistent begleiten. Die hier vorliegende Auflage enthält übrigens ein Kapitel (9), in dem Techniken des Umgangs mit Zwangsstörungen beschrieben werden, die aus der *Acceptance-and-Commitment-Therapie* (ACT) und der *Achtsamkeitsübung* stammen. Dies sind Methoden der sogenannten »dritten Welle« der kognitiv-behavioralen Therapie.

Teil III (die Kapitel 10 bis 15) stellt spezifische Symptome und Varianten innerhalb des Spektrums der Zwangsstörungen vor. Sie brauchen Teil III nicht vollständig zu lesen, sondern können sich sofort dem Kapitel zuwenden, das Ihnen als für Ihre persönliche Situation am wichtigsten erscheint. In diesem dritten Teil des Buches werden hochwirksame Strategien für den Umgang mit weniger verbreiteten Symptomen und oft sehr unangenehmen Ausdrucksformen von Zwangsstörungen vorgestellt. Dazu zählen die primär von zwanghaften Gedanken geprägte Zwangsstörung, übertriebene Gewissenhaftigkeit, Skrupulosität, Fahrerflucht-Zwangsvorstellungen, Ängste bezüglich der Gesundheit und Sammelwut.

Teil IV (die Kapitel 16 bis 19) enthält wichtige Informationen über Störungen, die mit einer Zwangsstörung zusammenhängen können, über Aspekte, die die Familie eines Menschen mit Zwangssymptomen betreffen, und umfassende Informationen über Möglichkeiten, Hilfe zu suchen. Kapitel 16 beschreibt einige Formen von Zwangsstörungen, die zum sogenannten Spektrum der Zwangsstörungen gehören, darunter die Körperdysmorphe Störung und die Trichotillomanie (Haareausreißen). Da auch Kinder unter einer Zwangsstörung leiden können, informiert Kapitel 17 darüber, wie man die in diesem Buch erläuterten Behandlungsprinzipien bei Kindern nutzen kann. Weil die Familie bei der Genesung eine wichtige Rolle spielt, ist

Kapitel 18 ausschließlich diesem Aspekt gewidmet. Außerdem wurde in die vorliegende Auflage am Ende jedes Kapitels ein Abschnitt mit der Überschrift »Hilfe für Familienangehörige und Freunde« eingefügt. Wir empfehlen Ihnen, diese wichtigen Informationen an Ihre engsten Freunde und an die Mitglieder Ihrer Familie weiterzugeben. Und weil Sie je nach konkreter Lage der Dinge eventuell auch die Hilfe eines Fachkundigen benötigen, informiert Kapitel 19 darüber, wie Sie am besten vorgehen, um einen geeigneten Psychiater oder Therapeuten zu finden. Und weil bei der Überwindung der Scham- und Isolationsgefühle, die häufig mit einer Zwangsstörung verbunden sind, auch Unterstützungsgruppen eine wichtige Rolle spielen können, wird in Kapitel 19 erläutert, wie Sie eine solche Gruppe für Menschen mit Zwangsstörungen finden können.

Auch der Anhang informiert über wichtige Ressourcen. Einige der Menschen, mit denen Sie Umgang pflegen, haben möglicherweise nicht die geringste Erfahrung mit Zwangsstörungen und fragen sich deshalb, warum Sie sich so »merkwürdig« benehmen. Oder Sie selbst haben Ihr Problem bisher geheim gehalten, und Ihr plötzliches »Bekenntnis« ist einigen Ihrer nächsten Bekannten eine Überraschung. Deshalb finden Sie im Anhang eine anschauliche Beschreibung der Zwangsstörung, die Sie kopieren und Lehrern, schulischen Beratern, anderen Familienmitgliedern, spirituellen Beratern und sonstigen Menschen, die von diesen Informationen profitieren könnten, in die Hand geben können.

TEIL I

Was man über Zwangsstörungen wissen sollte

1 Was ist eine Zwangsstörung?

Ein Problem mit vielen Gesichtern

> »Wahrscheinlich gibt es im Leben nichts Schlimmeres und Gefährlicheres als Angst.«
>
> — Jawaharlal Nehru

Die Menschen, die Sie in diesem Kapitel kennenlernen werden, sind repräsentativ für die Millionen, die unter einer Zwangsstörung leiden. Sie ringen mit einer neurobehavioralen Störung, die sie unablässig mit unerwünschten Gedanken plagt und ihnen Verderben androht, falls sie es wagen sollten, sinnlose Rituale nicht ständig zu wiederholen. Es geht hier nicht um eine kleine Minderheit, sondern um ein Problem, unter dem einer unter vierzig Menschen leidet.

Im *Diagnostischen und statistischen Manual psychischer Störungen* (American Psychiatric Association 2000) werden *Zwangsstörungen* der Gruppe der *Angststörungen* zugerechnet. Außerdem zählen zu dieser Gruppe die Panikstörung, die Soziale Phobie, die Einfache Phobie, die Generalisierte Angststörung und die Posttraumatische Belastungsstörung. Charakteristisch für die Zwangsstörung sind zwanghafte Gedanken und/oder Handlungen, die für die Betroffenen sehr zeitaufwendig sind, sie stark belasten und/oder ihren normalen Alltag und ihre Beziehungen zu anderen Menschen stören und ihnen die Erfüllung ihrer täglichen Aufgaben erschweren. Es geht also einerseits um ständig wiederkehrende unerwünschte *Gedanken*, *Vorstellungen* oder *Dränge*, die einen Menschen verfolgen und bei ihm starke Sorgen und Ängste hervorrufen, und andererseits um verdeckte mentale Aktivitäten und sichtbare Verhaltensweisen, die Menschen immer wieder ausführen, um die durch zwanghafte Gedanken hervorgerufenen Sorgen und Ängste zu lindern oder gar nicht erst entstehen zu lassen. Oft liegt solchen rituellen Handlungen die Absicht zugrunde, ein gefürchtetes Ereignis mit magischen Mitteln zu verhindern oder es zu vermeiden – beispielsweise den eigenen Tod, eine Krankheit oder ein anderes Unglück, dessen Bevorstehen man fürchtet.

Die verschiedenen Formen der Zwangsstörung

Zwangsstörungen können viele Gesichter haben, doch die Denk- und Verhaltensmuster von Menschen, die unter ihnen leiden, ähneln einander erstaunlich und sind unverwechselbar. Die häufigsten Symptome dieser Störung sind Kontrollieren oder Prüfen, Waschen und Reinigen, Ordnen und Wiederholen sowie übertriebene Gewissenhaftigkeit (Skrupulosität). Nicht alle Menschen, die unter einer Zwangsstörung leiden, wirken auf Außenstehende so, als würden sie von den genannten Symptomen geplagt. Wenn äußerlich keine Symptome erkennbar sind, spricht man von einer primär Gedanken, Vorstellungen und innere Bilder betreffenden Zwangsstörung.

Kontrollieren und Prüfen Menschen, die glauben, ständig Dinge überprüfen zu müssen, leben in dem Wahn, sie seien für alle möglichen Gefahren und Katastrophen verantwortlich, die sie selbst und andere treffen könnten, weil sie »unzulänglich«, »unvollkommen« oder »fahrlässig« handelten. Sie fühlen sich gezwungen, beispielsweise immer wieder zu überprüfen, ob sie bestimmte Türen oder Fenster wirklich verschlossen oder den Kochherd und das Bügeleisen ausgeschaltet haben, ob die Kaffeemaschine nicht noch eingeschaltet und das Garagentor wirklich herabgelassen ist. Sie überprüfen solche Dinge immer wieder, bis ihr Gefühl ihnen sagt, daß nun wirklich alles in Ordnung ist und ihre Kontrollen eine Katastrophe endgültig verhindert haben. Manche überprüfen auch immer wieder, ob sie Menschen, die ihnen nahestehen, wirklich keinen Schaden zugefügt haben. Kontrollzwänge können sich auch auf die Gesundheit beziehen; in solchen Fällen kontrollieren die Betroffenen ständig ihren Puls oder Blutdruck, um eventuelle Unregelmäßigkeiten, die eine schwere Krankheit anzeigen könnten, rasch zu erkennen. Kontrollzwänge lindern die durch Zwangsgedanken entstehende Angst, wenn auch nur für kurze Zeit. Häufig kehren die Sorgen schnell zurück oder werden durch ähnliche zwanghafte Gedanken abgelöst, die ebenfalls zu ständigen Kontrollen zwingen. So entsteht ein Teufelskreis: Angst ruft den Kontrollzwang hervor, und die Aktivität des Kontrollierens führt zu einer gewissen Linderung; aber dann kehrt die Angst zurück, woraufhin der Betroffene erneut in die Kontrollaktivität verfällt, und so weiter und so fort.

Waschen und Reinigen Menschen, die sich übermäßig Wasch- und Reinigungsaktivitäten widmen, leiden unter der Zwangsvorstellung, sie könnten durch Schmutz, Krankheitskeime, Viren oder ihnen fremde Substanzen verunreinigt werden. Sie leben fast ständig in der Furcht, sie könnten anderen oder sich selbst schaden oder es versäumen, Schädigungen zu verhindern. Sie reagieren auf ihre angsterzeugenden Gedanken, indem sie sich übertrieben oft die Hände waschen oder duschen, oder sie putzen stundenlang ihr Haus oder ihre Wohnung. Im Laufe der Zeit werden die

Ängste verstärkt, weil die Betroffenen immer mehr Möglichkeiten einer Schädigung sehen. Und dementsprechend werden ihre Wasch- und Reinigungsaktivitäten immer ausgeklügelter, während die Linderung, die sie bringen, immer geringer wird.

Ordnen und Wiederholen Diejenigen mit einer Zwangsstörung, die in erster Linie zum Ordnen und Wiederholen neigen, haben manchmal das Gefühl, sie müßten bestimmte Objekte auf eine ganz bestimmte, genau feststehende und »perfekte« Weise anordnen oder bestimmte Handlungen unablässig wiederholen, bis sie sich »genau richtig« anfühlten. Viele fordern sich selbst ab, bestimmte Dinge, beispielsweise ihre Schnürsenkel, ihr Haar oder persönliche Besitztümer, stets perfekt oder sogar symmetrisch anzuordnen. Es belastet sie sehr, wenn Dinge, die ihnen gehören, umgestellt, von anderen Menschen angefaßt oder auch nur ein wenig anders angeordnet werden. Zwanghafte Gedanken oder Ängste vor sich selbst oder einen ihnen nahestehenden Menschen treffende Schädigungen können bei ihnen einen Anfall von Ordnungs- oder Wiederholungszwang auslösen und sie dazu veranlassen, bestimmte Aktivitäten viele Male auszuführen. Beispielsweise überschreiten sie dann immer wieder eine Türschwelle, wiederholen im Geiste unablässig bestimmte Worte, arrangieren Objekte immer wieder um oder schalten das Licht ständig ein und aus, bis sie endlich das Gefühl haben, daß alles »genau richtig« ist. Erst dann lassen ihre zwanghaften Gedanken oder Ängste sie in Frieden – wenn auch manchmal nur für wenige Augenblicke.

Übertriebene Gewissenhaftigkeit oder Skrupel Menschen mit dieser Ausprägung der Zwangsstörung beschäftigen sich innerlich ständig mit religiösen, ethischen oder moralischen Fragen. Sie erwarten von sich, daß sie einem Verhaltenskodex folgen, der weit über das hinausgeht, was die meisten anderen Menschen mit ähnlichen Überzeugungen für notwendig halten. Zu den Zwängen, die sie plagen, können exzessives Beten und die unablässige Rückversicherung bei Priestern oder Rabbis, daß sie sich moralisch nichts haben zuschulden kommen lassen, zählen. Diese Zwangshandlungen bringen den Betroffenen jedoch keinen Frieden und befreien sie nicht von ihrer Angst, sondern erzeugen im Gegenteil noch mehr Angst, weil die Zwangsstörung ihnen eine »noch perfektere« Erfüllung religiöser Regeln und Praktiken abfordert, was wiederum ihren Drang, sich bei »Autoritäten« rückzuversichern, verstärkt und sie zur Entwicklung weiterer Rituale anspornt, deren Sinn und Zweck es ist, ihre Selbstzweifel zu lindern.

Sammeln und Horten Menschen, die zum Sammeln und Horten neigen, häufen große Mengen unwichtiger Dinge an, und außerdem haben sie Schwierigkeiten, Dinge wegzuwerfen, die die meisten anderen Menschen für wertlos halten. Sie entwickeln eine starke Bindung an das, was sie horten, und schätzen seine Bedeutung als zu hoch ein. Oft meinen sie, sie könnten das Gesammelte irgendwann in ferner Zukunft einmal brauchen. Sie leben in einer chaotischen und unerträglichen Situation, weil ihre Wohnung oder ihr Haus mit Dingen überfüllt ist.

Primär von zwanghaften Gedanken geprägte Zwangsstörung Menschen, die unter einer primär von zwanghaften Gedanken geprägten Zwangsstörung leiden, werden ständig von aufdringlichen Gedanken und Vorstellungen bedrängt, die beinhalten, daß sie andere Menschen (und manchmal auch sich selbst) in Gefahr bringen oder sie (bzw. sich) schädigen. Dabei geht es fast immer um Gewalt oder sexuelle Handlungen. Es können aber auch unerwünschte Gedanken sein, die sich auf das von ihnen selbst als ekelhaft und widerwärtig empfundene Ausleben eines sexuellen Impulses beziehen. Die Bezeichnung »primär von zwanghaften Gedanken geprägte Zwangsstörung« besagt, daß die Betroffenen unter aufdringlichen Gedanken leiden, ohne daß sie *äußerlich sichtbar* zwanghafte Handlungen ausführen müssen. Untersuchungen, die in den letzten zwanzig Jahren durchgeführt wurden, haben ergeben, daß die meisten Menschen, die unter einer primär von zwanghaften Gedanken geprägten Zwangsstörung litten, in Wahrheit auch zwanghafte Handlungen ausführten, daß diese aber nicht leicht erkennbar sind, weil es sich beispielsweise um zwanghafte mentale Aktivitäten oder um entsprechende Rituale handelt (Steketee 1993; Freeston & Ladouceur 1997). Viele von ihnen wiederholen bestimmte Gedanken, etwa in Form von Zählritualen sowie der Wiederholung bestimmter Gebete oder Worte, durch die sie ihren beängstigenden Gedanken entgegenzuwirken versuchen. Sie können sich aber auch im Geiste bestimmte Situationen immer wieder vorstellen, um Zweifel abzuwehren und Angst zu lindern. Oder sie beobachten ganz genau alle Empfindungen in ihren Genitalien, um noch den geringsten Anflug von sexueller Erregung in Situationen, in denen ihnen diese als unpassend erscheint, sofort zu registrieren. Häufig bitten sie andere Menschen immer wieder, ihnen zu bestätigen, daß sie ganz sicher niemanden schädigen werden. Wie Menschen mit einem Kontrollzwang, Waschzwang, Ordnungszwang und Wiederholungszwang erreichen auch diejenigen, die zu gedanklichen Ritualen neigen, immer nur eine kurzfristige Linderung ihrer durch aufdringliche Gedanken hervorgerufenen Angst. Allmählich läßt die Linderung dann wieder nach, die Angst wird stärker und die geistigen Rituale werden allmählich immer ausgeklügelter und zeitaufwendiger.

Viele Menschen finden sich in mehr oder weniger starkem Maße in *allen* beschriebenen Formen von Zwangsstörungen wieder. Wer hat wohl *noch nie* ein zweites Mal geprüft, ob die Tür wirklich verschlossen war, und wer ist noch nicht aufgrund eines beunruhigenden oder beängstigenden Gedankens, der plötzlich wie aus heiterem

Himmel auftauchte, erschrocken? Die stark angestaubte Sammlung alter Zeitungen, die der eine wie einen kostbaren Schatz hütet, ist für den anderen ein Haufen wertlosen Altpapiers. Wenn Gedanken, Gefühle und Verhaltensweisen dieser Art einen Menschen sehr belasten oder seinen normalen Tagesablauf mit all seinen Notwendigkeiten und Pflichten stark beeinträchtigen, kann eine Zwangsstörung die Wurzel allen Übels sein.

Vielleicht erkennen Sie bei sich selbst einige der oben beschriebenen Symptome wieder, sind aber der Meinung, daß sie Ihr normales Leben nicht besonders stören. Wenn das so ist, sollten Sie weiterlesen. Vielleicht merken Sie im Laufe der weiteren Lektüre, daß Ihre Gewohnheiten Ihr Leben tatsächlich viel stärker stören, als Ihnen bisher klar war. Aber selbst wenn Ihre Symptome nicht so stark sind, daß sie die Diagnose Zwangsstörung rechtfertigen würden, können Sie von jenen Prinzipien der kognitiv-behavioralen Therapie profitieren, die benutzt werden, um Menschen mit einer voll ausgeprägten Zwangsstörung zu helfen.

Häufig leiden Menschen mit einer Zwangsstörung unter verschiedenen für diese Störung charakteristischen Symptomen. Bei Cherry Pedrick waren dies ein Kontrollzwang, mentale Rituale und ein Handwaschzwang. Oft dominiert bei einer Zwangsstörung viele Jahre lang ein bestimmtes Symptom, und wenn es verschwindet, taucht ein anderes auf. Jemand, der viele Jahre lang einen Waschzwang hatte, verliert plötzlich seine Angst vor Kontamination und entwickelt einen Kontrollzwang oder umgekehrt. Es gibt in dieser Hinsicht kein typisches Muster, aber es scheint oft vorzukommen, daß Symptome einander ablösen.

Das Gesicht der Zwangsstörung

Wir werden Ihnen nun einige Menschen vorstellen, die unter einer Zwangsstörung leiden, damit Sie sich ein Bild davon machen können, wie Symptome dieser Art das Alltagsleben beeinflussen können. Abgesehen von Cherry handelt es sich um konstruierte Personen – um Kompositionen, die aus vielen verschiedenen Menschen mit einer Zwangsstörung zusammengesetzt wurden. Falls Ihnen Ähnlichkeiten zwischen Ihrer eigenen Situation und derjenigen einer oder mehrerer Personen in den nachfolgenden Geschichten auffallen, ist das ganz bestimmt ein Zufall.

Cherrys Geschichte: »Was ist wenn?« – Ein unerwünschter Begleiter

Mein Kampf gegen die Zwangsstörung begann mit der Angst, ich hätte vergessen, beim Verlassen meiner Wohnung die Tür abzuschließen. Mit der Zeit wurden mein Bedürfnis, solche Dinge zu überprüfen, und meine Sorgen, ich könnte etwas vergessen haben, so stark, daß sich dies auf mein gesamtes Leben störend auswirkte. Ich kehrte immer wieder zur Haus- und Wohnungstür zurück oder schaute ein ums andere Mal nach, ob ich die Kaffeemaschine oder den Kochherd wirklich ausgeschaltet hatte. War ich unterwegs, unterbrach ich immer wieder meine Aktivität, kehrte zum Auto zurück und sah nach, ob ich die Handbremse tatsächlich angezogen und ob ich wirklich die Tür verschlossen hatte. »Was wäre wenn«-Szenarien wurden zu meinen ständigen Begleitern: »Was wäre, wenn ich die Autotür nicht abgeschlossen hätte und ein Kind wäre ins Auto gestiegen und hätte sich verletzt?« – »Was wäre, wenn ich die Handbremse nicht angezogen hätte und das Auto wäre von hinten angerempelt worden und dann vorgerollt und hätte jemanden verletzt?« Meine zwanghaften Gedanken kreisten um meine Angst, ich könnte etwas getan (oder *nicht* getan) haben, das anderen einen Schaden zugefügt haben könnte. Außerdem wusch ich mir beim Kochen ständig die Hände, weil ich fürchtete, ich könnte das Essen kontaminieren.

Heute, mehr als fünfzehn Jahre nachdem die Zwangsstörung zu meiner ständigen unerwünschten Begleiterin wurde, kann ich mit Recht sagen, daß ich mich von ihr befreit habe. Als ich anfing, die von Dr. Hyman zusammengestellten Techniken zu benutzen und außerdem über diese Möglichkeiten zu schreiben, wurde meine Zwangsstörung allmählich erträglicher, und schließlich verschwand sie allmählich. Außerdem habe ich spirituelle Techniken und Übungen benutzt, um mich von zwanghaften Gedanken zu lösen und inneren Zwängen standzuhalten.

Marys Geschichte

Starke Ängste vor einer schweren Erkrankung beherrschten Marys Leben, seit ihr ältester Sohn sich eine lebensbedrohliche Viruserkrankung zugezogen hatte. Sie mied seither Blut, Schmutz, Krankheitskeime und rote Flecken, weil sie fürchtete, sich anstecken und dann nicht mehr für ihren Sohn sorgen zu können. Ihre Ängste wurden fünf Jahre lang stärker, bis sie sich um eine Behandlung bemühte. Mittlerweile wusch Mary sich etwa hundertmal täglich die Hände, und ihr Duschritual dauerte eine volle Stunde.

Sie mied Krankenhäuser, Kliniken und Arztpraxen, weil sie diese für kontaminiert hielt. Auch bestimmte Straßen, in denen sich oft Obdachlose aufhielten, betrat sie nie. Sie glaubte nämlich, Obdachlose hätten häufiger offene Wunden als Menschen mit einem festen Wohnsitz. Sie mied alle Gegenstände, auf denen sich ein roter Fleck befand, weil sie fürchtete, es könnte Blut sein.

Wirklich wohl fühlte Mary sich nur in bestimmten Bereichen ihrer eigenen Wohnung, die sie für sicher und sauber hielt. Dort durfte sich kein anderes Familienmitglied aufhalten, vor allem nicht ihr Mann. Weil er für ein Transportunternehmen arbeitete und täglich Waren an lokale Krankenhäuser auslieferte, hielt Mary auch ihn für kontaminiert. Wenn er von der Arbeit nach Hause kam, mußte er sofort duschen und seine Kleidung in die Waschmaschine legen, damit Mary sie nicht anzurühren brauchte.

Melodys Geschichte

Melody konnte sich nicht erinnern, irgendwann einmal *keinen* ausgeprägten Kontroll- und Prüfzwang gehabt zu haben. Sie hielt dies nie für ein Problem, bis sie auf einem College zusammen mit einer anderen Studentin ein kleines Apartment bezog. Anfangs war die Mitbewohnerin Melody wegen ihrer Besorgnis dankbar gewesen. Sie fühlte sich sicher, wenn sie sah, wie Melody jeden Abend prüfte, ob die Tür abgeschlossen, der Kochherd ausgeschaltet und alle Haushaltsgeräte ausgestellt waren. Aber Melodys abendliche Rituale wurden im Laufe der Zeit immer länger, weil auch die Liste der Dinge, die sie jeden Abend prüfen zu müssen glaubte, immer länger wurde.

Als die Mitbewohnerin merkte, daß Melody zu prüfen anfing, ob die Fenster geschlossen waren, die praktisch nie geöffnet wurden, und daß sie regelmäßig hinter Schränken und unter Betten nachschaute, wurde sie allmählich nervös. Außerdem bestand Melody darauf, daß alle Prüfungen in einer ganz bestimmten Reihenfolge durchgeführt werden müßten. Wurde sie bei dieser Prozedur unterbrochen oder hatte sie den Faden verloren, fing sie unausweichlich wieder ganz von vorne an. Und manchmal tat sie dies auch einfach deshalb, weil sie bei dem, was sie schon erledigt hatte, »kein gutes Gefühl hatte«.

Melody fertigte auch stets Kopien von ihrer Arbeit in den Kursen an, die sie in einer Schachtel aufbewahrte. Diese Kopien überprüfte sie abends immer wieder, weil sie fürchtete, etwas besonders Wichtiges übersehen oder etwas Unpassendes geschrieben zu haben. Auch rief sie drei- bis viermal täglich zu Hause an, um sich zu erkundigen, wie es ihren Eltern und ihrem kleinen Bruder gehe. Freunde und andere Menschen, mit denen sie im Laufe des Tages zusammengekommen war, behelligte sie ebenfalls mit solchen Kontrollanrufen und fragte sie, ob sie etwas Falsches gesagt oder jemandem durch Husten mit unbedecktem Mund geschadet hätte. Oft verbrachte Melody ganze Abende damit, sich in Erinnerung zu rufen, was im Laufe des Tages geschehen war, und um festzustellen, ob sie irgendeinen Fehler gemacht oder jemandem irgendwie geschadet hatte.

Roberts Geschichte

Der Zwang, ständig Dinge zu überprüfen, war auch für Robert ein Problem. Allerdings bezog sich das Kontrollieren bei ihm hauptsächlich auf das Autofahren. Eines

Abends sah er jemanden auf dem Mittelstreifen zwischen den Fahrbahnen stehen. Er schaute in den Rückspiegel und glaubte darin zu sehen, daß der Passant hinter seinem Auto über die Straße geschleudert wurde. Hatte er ihn angefahren? Als Robert noch einmal zurückschaute, konnte er den Mann auf der anderen Straßenseite nicht entdecken.

An der nächsten Kreuzung wendete Robert und fuhr zurück. Langsam näherte er sich der Stelle, wo er vorher den Passanten gesehen hatte. Obwohl er keinen Toten oder Verletzten entdecken konnte, war er sich immer noch nicht sicher, ob nicht doch ein Irrtum vorlag; daher drehte er noch einmal und fuhr die Strecke erneut ab. Eine Stunde später hatte er seinen Termin definitiv versäumt, war sich aber immer noch nicht sicher, was geschehen war. Er fuhr nach Hause und wartete mit starker Angst auf die Abendnachrichten im Fernsehen. Sicher würde man über einen Unfall berichten, bei dem ein Passant verletzt worden war.

Eine Woche später fuhr Robert an einer Frau vorüber, die mit ihrem Fahrrad auf dem Radweg fuhr. Wieder verfolgte ihn der Gedanke, er könnte die Radlerin angefahren haben. Im Rückspiegel seines Wagens sah er, daß die Frau immer noch ruhig auf dem Fahrradweg fuhr und von seinen Befürchtungen offensichtlich nicht die geringste Ahnung hatte. Schon bald schaute er jedesmal in den Rückspiegel, wenn er an einem Fußgänger oder Fahrradfahrer vorbeigefahren war. Er machte es sich zur Gewohnheit, sich jeden Abend die Elf-Uhr-Nachrichten anzuschauen, um festzustellen, ob auf den Strecken, auf denen er gefahren war, Unfälle passiert waren.

Bens Geschichte

Als Kind hatte Ben das Spielzeug in seinem Zimmer stets sehr sorgfältig aufgeräumt. Die Spielzeugsoldaten kamen in eine Schachtel. Puzzles hatten ihren ganz besonderen Platz auf dem Bücherbrett. Seine Bücher im Regal waren nach Größe geordnet: Kleine standen rechts, größere links. In der Schule hatten seine Mitschüler schon häufig getuschelt, weil ihnen seine Rituale aufgefallen waren. Er legte seine Bücher jeden Tag an die gleiche Stelle unter seinen Stuhl. Seine Stifte waren immer gut angespitzt und lagen genau in der Mitte des Pults, an dem er saß. Einen Radiergummi bewahrte er in der oberen rechten Ecke seines Tischs auf, und zwar nicht zu nah am Rand. Und seine Papiere lagen immer sorgsam sortiert in der Mitte seines Pults.

Seit Ben erwachsen geworden war, lud er so gut wie nie jemanden zu sich nach Hause ein, weil es ihm zu mühsam war, danach das Haus wieder in Ordnung zu bringen. Auch die wenigen Besuche von Mitgliedern seiner Familie machten ihm keine Freude, weil es ihn zu sehr ängstigte, wenn jemand in seinem Haus etwas von seinem angestammten Platz entfernte.

Jacks Geschichte

Über Türschwellen zu gehen war für Jack ein riesiges Problem. Wenn er einen »schlechten« Gedanken hatte oder sich »etwas nicht richtig anfühlte«, mußte er den Raum noch einmal verlassen und erneut durch die Tür gehen. Und beim Gang durch eine Türöffnung mußte er zuerst die rechte Seite des Türrahmens, dann die linke Seite und schließlich die Oberkante berühren. Fühlte er sich danach gut, trat er durch die Tür. Hatte er jedoch das Gefühl, daß sich das Ganze irgendwie »nicht richtig« anfühlte, ging er zuerst einen Schritt zurück, dann einen vor, und schließlich wiederholte er sein Berührungsritual.

Auch wenn er sich auf einen Stuhl setzte oder von einem aufstand, mußte er ein Ritual ausführen. Er berührte zuerst den Boden, dann die beiden Seiten des Stuhls, und erst danach stand er auf. Auch etwas zu schreiben war für ihn sehr aufwendig, weil er jeden Buchstaben zweimal nachzeichnen mußte. Deshalb dauerte alles, was Jack tat, wesentlich länger, als andere Menschen dafür brauchten. Wenn er morgens um sieben Uhr das Haus verlassen wollte, stellte er seinen Wecker auf drei Uhr, denn jede noch so geringfügige Einzelheit des morgendlichen Waschens und Ankleidens mußte »genau richtig« ausgeführt werden.

Marks Geschichte

Mark wurde ständig von Schuldgefühlen geplagt. Wenn ihm »böse« – gewöhnlich blasphemische oder sexuelle – Gedanken in den Sinn kamen, betete er. Aber er mußte auf eine ganz bestimmte, einzig richtige und akzeptable Weise beten, weil das Gebet sonst seinen Zweck nicht erfüllt hätte. Dies führte dazu, daß er seine Gebete unzählige Male wiederholte, bis sie sich »richtig« anfühlten. Besonders schmerzlich war für ihn, daß die »bösen« Gedanken ihm häufig ausgerechnet in der Kirche in den Sinn kamen. Dies brachte ihn in Versuchung, sich von der Kirche fernzuhalten und den Glauben an Gott völlig aufzugeben. Andererseits fürchtete er, wenn er nicht mehr zur Kirche gehe, könnten seine Schuldgefühle noch stärker werden.

Liz' Geschichte

»Der Müll des einen ist der Schatz des anderen.« Mit diesem Satz rechtfertigte Liz viele Jahre lang ihre Sammelleidenschaft. Doch die meisten Dinge, die sie in den Kisten hortete, die überall in ihrer Wohnung herumstanden, waren niemandes Schätze, und im Laufe der Zeit wurden die vielen Behälter zu einer schweren Last. Liz versuchte, das Problem durch einen Umzug zu lösen. Sie brachte die Kisten in einem

Lagerhaus unter und fing noch einmal ganz von vorne an. Aber die neue Wohnung füllte sich schnell mit neuen Kisten.

Liz bewahrte Zeitungen, Zeitschriften, Rechnungen und Briefe auf – sogar viele Jahre alte Werbeprospekte und Kataloge, die sie in ihrem Briefkasten gefunden hatte. Sie wußte selbst nicht genau, warum sie all dies aufbewahrte. Aber der Gedanke, etwas wegzuwerfen, rief bei ihr extrem starke Angst hervor. Liz schämte sich sehr wegen dieser Situation, und sie hatte seit vielen Jahren niemanden mehr zu sich eingeladen – für ihre Freundschaften eine starke Belastung, weil sie immer wieder neue Entschuldigungen für ihre Weigerung, Freunde zu sich einzuladen, erfand.

Angelitas Geschichte

Angelita, eine 33 Jahre alte Mutter mit einer zweieinhalbjährigen Tochter, bereitete das Mittagessen zu. Sie nahm ein Messer zur Hand, um eine Tomate zu zerschneiden, als ihr plötzlich ohne jede Vorankündigung der Gedanke kam, sie könnte mit dem Messer ihre kleine Tochter erstechen. Über diesen Gedanken war sie so entsetzt, daß sie starke Schuldgefühle bekam. Der Gedanke tauchte am nächsten Tag abermals auf, als sie in der Küche war. Während sie an jenem Abend ihre Tochter badete, dachte sie plötzlich: »Was wäre, wenn ich mein Baby ertränken würde?« Auch dieser Gedanke rief bei ihr Entsetzen hervor.

In den folgenden Tagen dachte sie immer wieder: »Ich muß eine entsetzliche Mutter sein, wenn ich so schreckliche Dinge denken kann! Ich sollte alles daran setzen, solche Gedanken zu unterbinden.« Um zu verhindern, daß ihr erneut solche Dinge in den Sinn kämen, versuchte sie, sich durch ständiges Wiederholen des Satzes »Ich bin eine gute Mutter und würde so etwas nie tun« abzulenken. Die verwerflichen Gedanken tauchten trotzdem immer wieder auf und wurden sogar stärker. Jedesmal wenn sie mit ihrer Tochter allein war, bekam sie es mit der Angst zu tun. Deshalb versuchte sie, das Berühren von Messern und anderen scharfen Gegenständen generell zu vermeiden, wenn das kleine Mädchen im Raum war. Auch sorgte sie dafür, daß ihre eigene Mutter anwesend war (die nichts von den verwerflichen Gedanken ihrer Tochter wußte), wenn sie ihre Tochter badete.

Rons Geschichte

Auch Ron wurde von unerwünschten Gedanken verfolgt. Er sah immer wieder bestimmte Bilder vor sich, als würde ihm ein Film in einer Endlosschleife vorgespielt. Die Bilder ängstigten ihn, weil er fürchtete, sie könnten wahr werden. In diesen Vorstellungsbildern fügte er jemandem, meist seiner Frau, durch Gewaltanwendung Schaden zu; aber auch Arbeitskollegen und sogar engste Freunde konnten zu Opfern solcher imaginärer Attacken werden. Es traf jeweils die Person, die im betreffenden Augenblick anwesend war. Tief innerlich war er sich sicher, daß er nicht vor hatte, jemanden zu schädigen; deshalb verwirrte es ihn um so mehr, daß er so oft von derartigen Vorstellungen heimgesucht wurde. Er gewöhnte sich an, beim Auftauchen unerwünschter Gedanken die Hände fest zusammenzupressen, was allerdings starke Muskel- und Gelenkschmerzen zur Folge hatte. Er sorgte sich ständig, er könne dabei sein, den Verstand zu verlieren oder verrückt zu werden.

DIE GESCHICHTE IHRES PERSÖNLICHEN KAMPFES GEGEN EINE ZWANGSSTÖRUNG

Sie haben soeben einige typische Geschichten von Menschen gelesen, die unter einer Zwangsstörung leiden. In der folgenden Übung sollen Sie selbst eine solche Geschichte schreiben. Drücken Sie sich so aus, als ob Sie mit jemandem sprechen würden, dem Sie vertrauen können, mit jemandem, bei dem Sie sicher sind, daß er Sie wegen dem, was Sie aufschreiben, niemals ablehnen, verurteilen oder kritisieren würde. Lassen Sie alle Ihre Gedanken und Gefühle über Ihr Leben mit der Zwangsstörung zum Ausdruck kommen. Falls Sie für Ihre Aufzeichnungen mehr Raum brauchen, als in diesem Buch dafür vorgesehen ist, können Sie so viel Papier, wie Sie wollen, dafür benutzen. Wenn Sie nichts in das Buch schreiben möchten, können Sie sich ein Notizbuch speziell für solche Übungen zulegen und als Erstes Ihre eigenen Erlebnisse in Zusammenhang mit Ihrer Zwangsstörung hineinschreiben. Falls Sie fürchten, jemand könnte Ihre Geschichte lesen, sollten Sie sie in Ihr Tagebuch oder auf ein gesondertes Blatt Papier schreiben, das Sie nach Abschluß der Übung in einen Umschlag stecken und an einem sicheren Ort aufbewahren. Wenn Sie Ihre Zwangsstörung eines Tages wirklich überwunden haben, werden Sie merken, daß diese Übung einer der ersten wichtigen Meilensteine auf Ihrem Weg zur Genesung war.

Beschreiben Sie kurz die Geschichte Ihres Kampfes mit der Zwangsstörung:

_____

_____

_____

_____

_____

_____

Beschreiben Sie einige Ihrer unangenehmsten Symptome:

_____
_____
_____
_____

Beschreiben Sie, wie sich diese Symptome seit ihrem ersten Auftreten bis in die Gegenwart entwickelt haben. Wie haben sie sich über die Monate oder Jahre verändert?

_____
_____
_____
_____

Wie haben sich die Symptome auf Ihr Leben ausgewirkt: auf Ihre Arbeit, Ihre berufliche Laufbahn, Ihre Familie, Ihre Freunde und Beziehungen usw.?

_____
_____
_____
_____

Wie könnte Ihr Leben anders sein, wenn Sie *nicht* unter einer Zwangsstörung litten?

_____
_____
_____
_____

Über den Umgang mit Zwangsstörungen zu verschiedenen Zeiten

In der ersten Hälfte des 20. Jahrhunderts wurden Zwangsstörungen als »Zwangsneurosen« bezeichnet. Es gab einmal eine Zeit, in der man diese Art von Störungen für eine eher seltene Erscheinung hielt. Im Jahre 1964 schätzten Forscher, daß Zwangsstörungen nur 0,05 Prozent der Bevölkerung beträfen (also einen unter je 2 000 Menschen). Im Jahre 1977 war diese Schätzung auf 0,32 Prozent gestiegen (also auf drei unter 1 000 Personen). Mittlerweile schätzen große Studien die Häufigkeit des Auftretens von Zwangsstörungen im Laufe eines Menschenlebens auf 2,5 Prozent (Yaryura-Tobias & Neziroglu 1997b). Daß dieser Prozentsatz vorher wesentlich niedriger geschätzt wurde, liegt nicht zuletzt an der häufigen Geheimhaltung des Problems durch die Betroffenen.

Sigmund Freud, der Begründer der Psychoanalyse, hielt einen inneren Konflikt für die Ursache der Zwangsstörung, und er versuchte, sie durch die psychoanalytische Technik der »Redekur« zu heilen. Weil die Resultate entsprechender Bemühungen aber in der Regel nicht gerade zufriedenstellend waren, galt die Zwangsstörung bald als grundsätzlich schwer behandelbar. Freud selbst gestand seine Ratlosigkeit angesichts dieser Störung ein. Er hoffte diesbezüglich auf eine Zeit, in der man die chemischen Grundlagen und die Anatomie des menschlichen Gehirns und deren Rolle bei der Entstehung psychiatrischer Erkrankungen besser verstehen würde.

Diese Zukunft ist mittlerweile angebrochen. Die Psychologie ist von der Entwicklung von Theorien über den menschlichen Geist zur wissenschaftlichen Erforschung des menschlichen Gehirns übergegangen. Zu den technischen Mitteln, die diesen Fortschritt ermöglichen, zählen die Positronen-Emissions-Tomografie (PET), die Einzelphotonen-Emissionscomputertomographie *(Single Photon Emission Computed Tomography* – SPECT) und die Magnetresonanz-Tomografie *(Magnetic Resonance Imaging* – MRI). Mit Hilfe dieser neuen Techniken können sich Wissenschaftler die Tiefenstrukturen des Gehirns und die darin stattfindenden chemischen Reaktionen anschauen. Mittlerweile wissen wir, daß eine Zwangsstörung nicht durch unbewußte Konflikte verursacht wird, sondern durch Abnormitäten hinsichtlich der Struktur, der chemischen Prozesse und der Schaltvorgänge im Gehirn.

Neueste Entdeckungen der Neurochemie und Pharmakologie haben Zwangsstörungen mit Problemen der Regulation des Botenstoffs *Serotonin* in Verbindung gebracht, der für die Steuerung unserer Stimmungen und Verhaltensweisen wichtig ist. Heute stehen uns einige Medikamente zur Verfügung, mit deren Hilfe sich diese Störung des Gehirnstoffwechsels beheben läßt, und bei den meisten Menschen lassen sich mit solchen Mitteln die zwanghaften Symptome verringern. Bei anderen, denen sie nur minimal helfen, sind eventuell zusätzlich andere Mittel erforderlich, um die gewünschte Wirkung zu erzielen. Demnach kann eine Störung der Serotoninproduktion nicht die einzige Ursache von Zwangsstörungen sein. Und ganz sicher gibt es hinsichtlich der Beziehungen zwischen den chemischen Prozessen im Gehirn und pharmakologischen Behandlungsmöglichkeiten bei Zwangsstörungen noch vieles zu klären.

Bis in die 1960er Jahre versuchte man in der Regel, Zwangsstörungen psychoanalytisch zu behandeln. Als sich dann zeigte, daß einige Medikamente bei der Behandlung dieser Störung nützlich sein können, veränderte sich die Therapie. 1966 begann der britische Psychologe Victor Meyer, bei der Behandlung von hospitalisierten Patienten mit extremen Kontaminationsängsten verhaltenstherapeutische Methoden einzusetzen. Meyer und seine Kollegen kombinierten die intensive Konfrontation (Exposition) mit den gefürchteten Objekten, beispielsweise Türgriffen und Wasserhähnen in der Toilette, mit einer strikten Einschränkung des Duschens und Waschens. Er ließ in seiner Klinik sogar außer in den Toiletten das Wasser generell abstellen. Diese innovative Therapie erfüllte ziemlich schnell ihren Zweck. Nach mehrtägiger intensiver Behandlung waren bei 14 seiner 15 Patienten die Zwangssymptome deutlich verringert. Bei zehn war eine sehr starke Besserung oder sogar völlige Symptomfreiheit eingetreten und bei vier zumindest eine mäßige Verbesserung. Seither wurde in zahlreichen Studien auf der ganzen Welt nachgewiesen, daß sich hinsichtlich der Symptome einer Zwangsstörung mit Hilfe der verhaltenstherapeutischen Techniken der *Exposition* und der *Reaktionsverhinderung* deutliche Verbesserungen erzielen lassen (Steketee 1993).

Anders als die psychoanalytische Therapie, die sich mit der Wirkung verborgener, unbewußter Kräfte auf unser Verhalten befaßt – Kräfte, die nicht unserem Einfluß unterliegen –, hebt die Verhaltenstherapie den Einfluß des Lernens auf das menschliche Verhalten hervor und konzentriert sich auf die Veränderung von Verhalten durch Vermittlung neuer Reaktionsmöglichkeiten.

In den 1980er Jahren wurde Forschern wie Paul Salkovskis und Paul Emmelkamp klar, welchen Einfluß irrige Überzeugungen und Einstellungen auf die Erhaltung der Symptome einer Zwangsstörung haben. Sie wandten Ideen aus der kognitiven Therapie der 1960er und 1970er Jahre (Ellis 1962; Beck, Emery & Greenberg 1985) auf die Situation im Falle einer Zwangsstörung an. Die *kognitive Therapie* beinhaltet das Erkennen und Hinterfragen irrationaler Überzeugungen und fehlerhafter Denkmuster, durch die abnormes Verhalten entsteht. Auf diese Weise gelangte die kognitive Therapie als Ergänzung zur Verhaltenstherapie in die Behandlung von Zwangsstörungen (Yaryura-Tobias & Neziroglu 1997b). Das Resultat dieser Kombination ist die *kognitiv-behaviorale Therapie* (KBT). Diese relativ neue Therapieform ist die wichtigste Grundlage des vorliegenden Buches und ein sehr wirksames Werkzeug zur Befreiung von Zwangsstörungen.

Die Befreiung von Zwangsstörungen

Wenn Sie sich Ihren persönlichen Kampf mit Ihrer Zwangsstörung vor Augen geführt haben, kann es leicht passieren, daß Sie sich verwirrt, verzweifelt oder unsicher fühlen oder daß Sie Zukunftsangst empfinden und nicht wissen, ob Sie weiterhin in der Lage sein werden, die Last der Zwangsstörung zu tragen. In besonders schweren Fällen kann das Problem die Betroffenen zu einer ziemlich jämmerlichen Existenz zwingen. Angesichts der gewaltigen Fortschritte in der Erforschung psychiatrischer Störungen und speziell der Zwangsstörungen besteht heute mehr Grund zu einer optimistischen Haltung als jemals vorher. Die Verfügbarkeit immer wirksamerer Medikamente und die stärkere Anerkennung des Nutzens kognitiv-behavioraler Behandlungen bei Problemen dieser Art geben den Betroffenen allen Grund zur Hoffnung. Auch die stärkere Beachtung, die Zwangsstörungen heute in den Medien finden, zeigt, daß die Bedeutung dieses Problems in unserer Kultur zunehmend erkannt wird. Wenn Menschen an einer Zwangsstörung leiden, brauchen sie sich dessen heute nicht mehr zu schämen.

Die kognitiv-behaviorale Therapie hat sich als die wirksamste Methode der Behandlung von Zwangsstörungen erwiesen. Cherry konnte sich von ihrer Zwangsstörung befreien, indem sie die im *Arbeitsbuch Zwangsstörungen* beschriebenen Prinzipien anwandte. Sie ist nicht geheilt, und eine vollständige Heilung von Zwangsstörungen ist bisher auch nicht möglich. Aber Cherrys Leben wird nicht mehr von zwanghaften Gedanken und Verhaltensweisen bestimmt. Zu einer früheren Zeit war sie von Ängsten und aufdringlichen Gedanken nur selten frei. Wird sie heute von solchen Gedanken heimgesucht, kann sie sich von ihnen distanzieren. Zwar überprüft sie auch heute noch gelegentlich ein zweites Mal, ob sie eine Tür wirklich abgeschlossen hat, und es kommt auch vor, daß sie sich unnötigerweise die Hände wäscht; aber sie fühlt sich nicht mehr gezwungen, ein solches Ritual immer wieder auszuführen. Wir, die Autoren dieses Buches, sind fest davon überzeugt, daß auch Sie sich weitgehend aus der Umklammerung durch eine Zwangsstörung befreien können. Und auf den folgenden Seiten finden Sie alles, was Sie brauchen, um dies wahr zu machen.

Wir möchten aber an dieser Stelle eine Warnung aussprechen: Falls Sie auch noch unter einer anderen psychischen Störung leiden – und dazu zählt auch eine klinisch relevante Depression –, kann die Behandlung der Zwangsstörung dadurch verkompliziert werden. Wenn Sie vermuten, daß dies bei Ihnen der Fall ist, empfehlen wir Ihnen dringend, einen Psychotherapeuten oder Arzt aufzusuchen. In solchen Fällen ist es besser, eine umfassende Behandlungsstrategie zu entwickeln, als sich nur auf die Zwangsstörung zu konzentrieren.

HILFE FÜR FAMILIENANGEHÖRIGE UND FREUNDE

Eine Zwangsstörung ist keine rein persönliche Angelegenheit. Sie wirkt sich auch sehr stark auf die Familie und die persönlichen Beziehungen des Betroffenen aus. Die vorliegende Ausgabe des *Arbeitsbuches Zwangsstörungen* berücksichtigt in besonderem Maße die Probleme, mit denen sich Familienmitglieder und Partner eines Menschen mit einer Zwangsstörung konfrontiert sehen. Deshalb wurde am Ende jedes Kapitels ein Abschnitt mit der Überschrift »Hilfe für Familienangehörige und Freunde« eingefügt. Wir wissen aufgrund unserer Erfahrung, daß Familienmitglieder, die bereit sind, sich über diese mysteriöse und rätselhafte Krankheit ausgiebiger zu informieren, für den erfolgreichen Behandlungsverlauf eine wichtige Rolle spielen.

Nehmen Sie sich ein wenig Zeit, um mit dem leidenden Menschen, der Ihnen nahe steht, darüber zu reden, wie seine Zwangsstörung Ihr Leben beeinflußt hat. Im Laufe der Lektüre dieses Buches werden Sie mit Sicherheit herausfinden, in welcher Hinsicht Ihr Verhalten in Interaktionen für den Kranken eher schädlich war. Das ist normal, und man muß damit rechnen. Sie sollten aber die Demut entwickeln, sich dies einzugestehen, Ihre Fehler anzuerkennen und die Entschlossenheit zu entwickeln, alles Ihnen Mögliche zu erlernen, um dem Betroffenen wirklich helfen zu können.

2 Welche Symptome und Ursachen haben Zwangsstörungen?

*Die Welt ist zwar von Leiden erfüllt, aber auch von dem
Bemühen, dieses Leiden zu überwinden.*
— HELEN KELLER

In den Vereinigten Staaten ist die Zwangsstörung unter den psychiatrischen Diagnosen die vierthäufigste, und sie tritt bei 2,5 Prozent der Gesamtbevölkerung irgendwann im Laufe des Lebens auf. Demnach leidet ein Amerikaner unter vierzig – es geht also um 7,6 Millionen Männer, Frauen und Kinder – unter einer Zwangsstörung. Wie schon im ersten Kapitel erwähnt wurde, ging man früher von einer deutlich geringeren Verbreitung des Problems aus, nämlich von 0,05 bis 0,32 Prozent. Die aktuellen Schätzungen liegen fünfzigmal höher als die aus den Jahren 1964 und 1967 (Yaryura-Tobias & Neziroglu 1997a). Etwa 65 Prozent der Betroffenen erkranken, bevor sie 25 Jahre alt sind, und nur bei 15 Prozent tritt das Problem nach Erreichen des 35. Lebensjahrs auf. Die Zahl der Zwangsstörungen bei Frauen ist etwas höher als die bei Männern. Hingegen ist in der Altersgruppe der Kinder die Zahl der Jungen mit einer Zwangsstörung doppelt so hoch wie die der Mädchen. Und Zwangsstörungen kommen in allen bekannten Kulturen und auf allen Kontinenten vor (Niehous & Stein 1997).

Was bedeuten diese statistischen Angaben für den einzelnen Menschen, der unter einer Zwangsstörung leidet? Sie zeigen den Betroffenen, daß sie mit ihrem Problem nicht allein sind. Menschen mit einer Zwangsstörung halten ihre Krankheit oft geheim und merken deshalb oft nicht, wie viele andere unter dem gleichen Problem leiden. Schauen Sie sich einmal um, wenn Sie das nächste Mal mit vielen Menschen zusammentreffen – etwa anläßlich eines Fußballspiels oder Konzerts, in einem Einkaufszentrum oder beim Warten im Straßenverkehrsamt. Wahrscheinlich leidet einer unter 40 Menschen in Ihrer Umgebung unter einer Zwangsstörung.

Gewöhnlich treten die Symptome der Störung allmählich auf; allerdings leiden Kinder manchmal unter einer Form von Zwangsstörung mit Namen PANDAS

(*Pediatric Autoimmune Neuropsychiatric Disorders Associated with Streptococcal Infections* – siehe Kap. 17). Und oft werden die Symptome einer Zwangsstörung in emotional stark belastenden Situationen beruflicher oder familiärer Art deutlich stärker. Auch wichtige Übergangsphasen, z. B. wenn jemand zum ersten Mal das Elternhaus verläßt, eine Schwangerschaft, die Geburt eines Kindes, eine Abtreibung, ein starker Zuwachs an Verantwortung, gesundheitliche Probleme und Trauer, können zum Ausbruch oder zur Verschlimmerung zwanghafter Symptome führen.

Das *Diagnostische und Statistische Manual Psychischer Störungen* (DSM-IV, dt. 1998/2003) ist die »Diagnosebibel« aller Psychotherapeuten und Psychiater. Dort werden folgende Kriterien für die Diagnose einer Zwangsstörung angegeben: »Das Hauptmerkmal der Zwangsstörung sind wiederkehrende Zwangsgedanken oder Zwangshandlungen ..., die schwer genug sind, um zeitaufwendig zu sein (sie benötigen mehr als 1 Stunde am Tag) oder ausgeprägtes Leiden oder deutliche Beeinträchtigungen zu verursachen ... . Zu irgendeinem Zeitpunkt der Störung hat die Person erkannt, daß die Zwangsgedanken oder Zwangshandlungen übertrieben oder unbegründet sind« (DSM-IV, dt. 1998, S. 480).

Wie in Kapitel 1 erläutert wurde, sind zwanghafte Gedanken wiederkehrende Ideen, Vorstellungen (innere Bilder), Gedanken oder Dränge, die von den Betroffenen als unpassend und aufdringlich empfunden werden und die sie stärker ängstigen. Menschen, die unter einer Zwangsstörung leiden, haben das Gefühl, daß sie diese Gedanken nicht beeinflussen können und daß es sich dabei um andere Gedanken handelt als diejenigen, die zu bekommen sie erwarten. Außerdem ist ihnen klar, daß die Gedanken ihrem eigenen Geist entstammen, ihnen also nicht von außen aufgezwungen wurden – letzteres wäre ein Anzeichen für eine psychotische Störung, nicht für eine Zwangsstörung.

Bei der Zwangsstörung bringen die auftauchenden zwanghaften Gedanken den Betroffenen dazu, sein Unbehagen durch eine oft wiederholte Handlung einzugrenzen oder zu neutralisieren. Offensichtliche häufig wiederholte Verhaltensweisen dieser Art sind Ordnen, Prüfen und Händewaschen, wohingegen mentale (also innere, *nicht* offensichtliche) Handlungen im stillen Wiederholen von Wörtern, Beten oder Zählen im Geiste bestehen können. Zwanghafte Rituale oder Verhaltensweisen sollen die mit einer zwanghaften Sorge oder Angst verbundene Belastung verringern. Sie dienen dazu, eine Angst in Grenzen zu halten, unter Kontrolle zu bringen oder zu neutralisieren. Oft fühlen sich die Betroffenen zu solchen Dingen getrieben, weil sie eine Situation, vor der sie sich fürchten, verhindern wollen. Meist geht es um die Angst davor, sich selbst oder anderen Menschen etwas anzutun. Zwanghafte Verhaltensweisen können mit dem Inhalt von Zwangsgedanken zusammenhängen, sind aber immer eindeutig übertrieben oder stehen nicht einmal in einer realistischen Beziehung zu dem, was sie eigentlich neutralisieren oder verhindern sollen.

Was *keine* Zwangsstörung ist

Um zu verstehen, was eine Zwangsstörung ist, muß man sich darüber im klaren sein, was *keine* Zwangsstörung ist. Fast jeder Mensch macht sich gelegentlich Sorgen und manchmal auch sehr starke. Durch eine Zwangsstörung verursachte Sorgen unterscheiden sich von den uns allen wohlbekannten Sorgen insofern, als sie meist unsinnig und irrational sind, und insofern Betroffene, wenn sie Sorgen dieser Art ignorieren, verängstigt und nervös werden. Es ist sehr wichtig, solche Sorgen von denjenigen zu unterscheiden, die zwar auch sehr stark sein mögen, aber auf rationalen Erwägungen basieren, denn im letzteren Fall kann es sich um ein Symptom einer Depression handeln.

Außerdem gibt es viele Menschen, die zwar zwanghaft sind, aber nicht unter einer Zwangsstörung leiden. Sie schenken Details und präzisen Verfahrensweisen grundsätzlich viel Aufmerksamkeit und sind über die Maßen darauf bedacht, sich an Regeln und Vorschriften zu halten und generell Dinge »richtig« zu machen. Im Gegensatz dazu sind die zwanghaften Handlungen von Menschen, die unter einer Zwangsstörung leiden, sinnlos, und sie werden viele Male wiederholt, um Angst zu vertreiben. Meist halten Menschen mit einer Zwangsstörung ihre Zwänge selbst für albern, unsinnig, nutzlos und lästig oder sogar für peinlich und beschämend. Allerdings sind sich nicht alle Betroffenen über diese Unterschiede im klaren, weshalb viele Formen von häufig wiederholten Handlungen irrigerweise als Ausdruck einer Zwangsstörung bezeichnet werden, unter anderem abergläubische Handlungen, Rituale und Gebete, Substanzmißbrauch und Spielsucht, Eßstörungen und die Zwanghafte Persönlichkeitsstörung.

Aberglaube, Rituale und Gebet

Bestimmte häufig wiederholte und ritualistische Verhaltensweisen können auf kulturelle oder religiöse Einflüsse zurückzuführen sein, müssen also nicht unbedingt als Ausdruck einer Zwangsstörung verstanden werden. Im DSM-IV wird dies wie folgt erläutert:

> Ein kulturell vorgeschriebenes Ritual ist nicht an sich ein Hinweis auf eine Zwangsstörung, ausgenommen, es übersteigt kulturelle Normen, tritt zu Zeiten und an Orten auf, die von anderen Angehörigen der gleichen Kultur als unangemessen beurteilt werden, und es beeinträchtigt die soziale Funktionsfähigkeit. Wichtige Lebensveränderungen und Trauer können zu einer Verstärkung von Ritualen führen, die für den Untersucher, der nicht mit dem kulturellen Kontext vertraut ist, als Zwangsgedanken erscheinen können. (DSM-IV, dt. S. 482 f.)

Aberglaube und wiederholte prüfende Verhaltensweisen kommen im Alltag häufig vor. Die Diagnose einer Zwangsstörung sollte nur dann in Betracht gezogen werden, wenn [die Zwangshandlungen] besonders zeitaufwendig sind oder in klinisch bedeutsamer Weise Beeinträchtigungen oder Leiden verursachen. (DSM-IV, dt. S. 485)

Rituale und wiederholte Verhaltensweisen gehören zum normalen Repertoire an Verhaltensweisen, über das wir alle verfügen. Gebete beispielsweise können im Alltagsleben eine wichtige Rolle spielen. Die meisten von uns greifen im normalen Tagesverlauf auf einige ritualisierte oder häufig wiederholte Verhaltensweisen zurück, und viele Menschen sind abergläubisch. Doch wenn diese Verhaltensformen eine zu große Bedeutung erlangen und zu starken Beeinträchtigungen, Leiden oder Angstzuständen führen oder es übermäßig viel Zeit erfordert, sie auszuführen, kann ihnen eine Zwangsstörung zugrunde liegen. Robert Ackerman, ein Experte für Zwangsstörungen, hat dieses Problem treffend als »Kult für eine Person« bezeichnet.

Substanzmißbrauch und Spielsucht

Obwohl viele problematische Verhaltensweisen als zwanghaft angesehen werden, entsprechen sie nicht der klinischen Definition der Zwangsstörung und werden deshalb auch nicht so genannt. Das gilt für die Spielsucht und für Substanzabhängigkeiten wie Drogen- und Alkoholsucht. Der wichtigste Unterschied zwischen einer Zwangsstörung und diesen Suchtkrankheiten oder Störungen der Impulskontrolle besteht darin, daß die zwanghaften Gedanken und Verhaltensweisen im Falle einer Zwangsstörung größtenteils ungewollt auftreten und den Betroffenen unangenehm sind. Anders als bei Süchten und Abhängigkeiten wird im Falle einer Zwangsstörung kein Genuß und keine Befriedigung erwartet, sondern die mit der Störung verbundenen Handlungen sollen Unbehagen und Sorgen verringern.

Die Zwanghafte Persönlichkeitsstörung

Wenn wir das Wort »Persönlichkeit« hören, denken wir meist an Charakterisierungen des allgemeinen Verhaltens von Menschen, beispielsweise »Sie hat eine angenehme und liebevolle Persönlichkeit« oder »Er hat eine starke und unnachgiebige Persönlichkeit«. Was die Persönlichkeit eines Menschen ausmacht, sind gleichbleibende lebenslang beständige Reaktionen des Betreffenden auf viele verschiedene Situationen und Probleme, die entweder erlernt oder ererbt sind. Die Persönlichkeit beinhaltet Eigenarten, die sich im Laufe des Lebens nicht nennenswert verändern.

Wenn ein bestimmter Persönlichkeitsstil oder eine Anzahl von Merkmalen, die für eine Persönlichkeit grundlegend sind, im Leben des betreffenden Menschen zuviel Streß oder Schwierigkeiten hervorrufen, spricht man von einer Persönlichkeitsstörung. Dem DSM-IV gemäß ist für Menschen, die unter einer Zwanghaften Persönlichkeitsstörung leiden, charakteristisch, daß sie sich unverhältnismäßig stark mit Details, Regeln, Listen, Ordnung, Perfektion sowie mentaler und interpersonaler Kontrolle beschäftigen, worunter Flexibilität, Offenheit und Effizienz leiden. Sie sehen die Welt in Schwarzweiß und neigen zum sogenannten Alles-oder-nichts-Denken. Grauabstufungen kennen sie nicht. Ihr Umgang mit Arbeitskollegen und Familienangehörigen entspricht oft der bekannten Devise »Entweder tanzt du nach meiner Pfeife, oder du kannst gehen«. Sie glauben sich im Alleinbesitz »der Wahrheit« und schädigen so ihre sämtlichen Beziehungen. Für Menschen dieser Art ist es völlig inakzeptabel, wenn ihre Leistungen in irgendeinem Lebensbereich schlechter als absolut »perfekt« sind.

Dieses Muster bildet sich im frühen Erwachsenenalter heraus, und es manifestiert sich in den verschiedensten Lebensbereichen. Im Beruf sind Menschen mit dieser Störung sehr effizient, zuverlässig und gut organisiert, aber sie vertiefen sich leicht zu sehr in die Einzelheiten einer Aufgabe und sehen dann den Wald vor lauter Bäumen nicht mehr. Im Privatleben scheuen sie jede Veränderung und Spontaneität und ziehen die ständige Wiederholung des Altbekannten und eine stark von Regelmäßigkeit bestimmte Lebensweise vor. Sie setzen alles daran, ihre Emotionen und Verhaltensweisen strikt zu kontrollieren, und wirken auf andere oft sehr kalt und distanziert.

Obwohl Menschen, die unter einer Zwangsstörung leiden, häufig Merkmale einer Zwanghaften Persönlichkeitsstörung aufweisen, besteht diese bei nur wenigen (6 bis 25 Prozent) von ihnen in ausgeprägter Form (Baer & Jenike 1998). Der wichtigste Unterschied zwischen Zwangsstörung und Zwanghafter Persönlichkeitsstörung ist das Ausmaß, in dem das normale Leben der Betroffenen beeinträchtigt ist. Menschen mit einer Zwangsstörung leiden sehr unter ihrem Problem und möchten sich davon befreien. Menschen mit einer Zwanghaften Persönlichkeitsstörung hingegen fühlen sich nur selten unwohl und haben fast nie das Gefühl, sie bräuchten Hilfe. Oft ist ihnen gar nicht klar, daß ihr Verhalten problematisch sein könnte, bis sie von Arbeitskollegen oder Familienangehörigen, die unter ihrem Verhalten gelitten haben, darauf hingewiesen werden.

Wenn bei einem Menschen mit einer Zwangsstörung außerdem eine Zwanghafte Persönlichkeitsstörung besteht, erschweren es Persönlichkeitszüge wie Rigidität, Perfektionismus und das Bedürfnis nach Kontrolle, die für Zwangsstörungen typischen Verhaltensweisen zu verändern. Der Grund ist hauptsächlich, daß Menschen mit einer Zwanghaften Persönlichkeitsstörung Ratschläge und Interventionen anderer äußerst widerwillig aufnehmen, weil deren Notwendigkeit impliziert, daß sie keineswegs so vollkommen sind, wie sie es gerne wären. Wenn sie dann irgendwann doch bereit sind, sich ernsthaft mit ihren Problemen auseinanderzusetzen, ist der Eindruck, daß alles ohnehin verloren ist, möglicherweise noch überwältigender. Tatsächlich jedoch eröffnet das Erreichen des Tiefpunkts oft die Möglichkeit zu einer Veränderung und läßt die Motivation dazu entstehen. Elemente eines vom Betroffenen selbst organisierten Arbeitsprogramms können auch im Falle einer Zwanghaften Persönlichkeitsstörung nützlich sein. Beispielsweise können diese Patienten die kognitive Umstrukturierung nutzen (siehe Kapitel 8 dieses Buches), um am Hang zum Perfektionismus und an der Überzeugung, im Besitz der Wahrheit zu sein, zu arbeiten. Und Exposition und Reaktionsverhinderung können helfen, die Verhaltensflexibilität bei der Ausführung alltäglicher Aufgaben zu verbessern.

Die Symptome der Zwangsstörung

Eine Zwangsstörung kann sich auf viele Arten manifestieren, doch ihre häufigsten Symptome sind Prüf- und Waschzwänge. Weitere Symptome sind zwanghaftes Zählen, das Bedürfnis nach Symmetrie, unerwünschte sexuelle oder aggressive Gedanken, das ständige Bestreben, sich rückzuversichern, Ordnungsrituale und ein ausufernder Sammeltrieb. In Kapitel 1 wurde schon darauf hingewiesen, daß einige Menschen hauptsächlich unter zwanghaften Gedanken und Vorstellungen leiden, jedoch nicht unter äußerlich erkennbaren zwanghaften Handlungen. Wahrscheinlich leiden diese Menschen unter dem wiederholten Auftauchen unerwünschter und aufdringlicher Gedanken, die sich auf aggressive oder sexuelle Handlungen beziehen, welche sie eigentlich selbst als verwerflich beurteilen. In anderen Fällen geht es primär um *zwanghafte Langsamkeit*, wobei der Drang, bestimmte Rituale immer wieder auszuführen, und das Bedürfnis, noch die simpelsten alltäglichen Dinge »genau richtig« zu machen, die Betroffenen zwingt, jeden Tag einige Stunden auf das Waschen, Anziehen und Frisieren zu verwenden.

Die für Zwangsstörungen typischen Symptome sind sehr vielfältig. Zwar tritt bei vielen unter dieser Störung Leidenden während des ganzen Lebens nur ein einziges Symptom auf, doch sind es bei anderen viele verschiedene zwanghafte Gedanken und Handlungen. Beispielsweise kann jemand, der einen Prüfzwang hat, gleichzeitig einen Waschzwang haben. Auch können sich die Symptome im Laufe der Jahre verändern. Beispielsweise kann jemand, der in der Adoleszenz unter aufdringlichen Gedanken gelitten hat, im frühen Erwachsenenalter einen Waschzwang und später im Leben einen Prüfzwang entwickeln.

ERKENNEN SIE IHRE ZWANGSSYMPTOME

Es folgt eine sehr umfangreiche Liste der Symptome von Zwangsstörungen und ähnlichen Problemen. Diese Symptome zu erkennen hilft einem Menschen, der unter einer Zwangsstörung leidet, sich aus seiner selbst auferlegten Isolation zu befreien und mit einer Behandlung zu beginnen. Lesen Sie die Listen durch, und markieren Sie alle Symptome, die Sie bei sich erkennen. Sie können Ihre Symptome statt in diesem Buch auch in Ihrem Tagebuch notieren, wenn Ihnen das lieber ist – entscheidend ist, *daß* Sie sie notieren. Sie benötigen diese Aufzeichnungen, um das in diesem Buch beschriebene Programm durchzuarbeiten. Das Identifizieren der bei Ihnen vorliegenden Symptome ist ein wichtiger erster Schritt, wenn Sie Ihre Zwangsstörung verstehen und einen Arbeitsplan für die Selbstbehandlung entwickeln wollen. (Vergessen Sie nicht, daß das Vorliegen der Symptome allein die Diagnose einer Zwangsstörung noch nicht rechtfertigt; dazu müssen die fraglichen Verhaltensweisen zu einer deutlichen Beeinträchtigung führen, entsprechendes Leiden verursachen, massive Ängste auslösen oder viel Zeit in Anspruch nehmen.)

Identifizieren Sie Ihre zwanghaften Gedanken

GEDANKEN, DIE SICH AUF KONTAMINATION BEZIEHEN

Übertriebene Angst oder starker Ekel vor und ständige Beschäftigung mit dem Vermeiden von ...

- ☐ körperlichen Abfallprodukten oder Sekreten wie Urin, Fäzes, Speichel und Blut
- ☐ Schmutz oder Krankheitserregern
- ☐ klebrigen Substanzen oder Rückständen
- ☐ Haushaltreinigungsmitteln oder Chemikalien
- ☐ Umweltgiften wie Radon, Asbest, radioaktiver Strahlung und Giftmüll
- ☐ Tierberührungen
- ☐ Insekten
- ☐ Erkrankungen durch Kontamination
- ☐ krankmachender Kontamination anderer
- ☐ Krankheiten wie Aids, Hepatitis, Herpes und anderen sexuell übertragenen Krankheiten

ZWANGHAFTES AUFBEWAHREN UND SAMMELN VON DINGEN

- ☐ Unbehagen beim Wegwerfen von Dingen, selbst wenn sie allem Anschein nach völlig nutzlos sind
- ☐ Drang, nutzlose Dinge zu sammeln
- ☐ Unbehagen angesichts leerer Flächen in der eigenen Wohnung und Drang, sie auszufüllen
- ☐ Drang, immer wieder den gleichen Gegenstand zu kaufen
- ☐ Drang, gekaufte Gegenstände in makellosem Zustand zu erhalten, weshalb man sie nicht benutzen kann
- ☐ Drang, nutzlose Dinge vom Boden aufzuheben

ORDNUNGSZWANG

- ☐ Besessenheit vom symmetrischen Anordnen von Dingen sowie ganz allgemein von Genauigkeit und Ordnung
- ☐ Übertriebene Sorge, daß die Handschrift perfekt oder »genau richtig« sein muß
- ☐ Ständiges Bemühen, Papiere, Bücher und andere Gegenstände auf eine bestimmte, »perfekte« Weise anzuordnen

ZWANGHAFTE GEDANKEN UND SKRUPEL, DIE RELIGIÖSER NATUR SIND

Übertriebene Furcht vor, Sorge um und Beschäftigung mit ...

- ☐ dem Auftauchen blasphemischer Gedanken und deren anschließender Bestrafung
- ☐ »perfektem« Beten
- ☐ noch so geringen Verstößen gegen religiöse Gesetze oder Vorschriften
- ☐ der Möglichkeit, die Kontrolle zu verlieren und in einer Kirche oder Synagoge unflätig zu fluchen

ZWANGHAFTE GEDANKEN UND VORSTELLUNGEN, DIE DAS EIGENE KÖRPERBILD BETREFFEN

Übertriebene Furcht vor, Sorge um und Beschäftigung mit ...

- ☐ dem Vorliegen eines körperlichen Makels, der häßlich macht
- ☐ der Möglichkeit, daß andere den mutmaßlichen Makel bemerken und einen deshalb für häßlich halten

ZWANGHAFTE GEDANKEN ÜBER DIE GESUNDHEIT

Übertriebene Furcht vor, Sorge um und Beschäftigung mit ...

- ☐ der Möglichkeit, unter einer lebensbedrohlichen Krankheit zu leiden, obwohl man Ihnen gesagt hat, Sie seien völlig gesund
- ☐ der Möglichkeit, dafür verantwortlich zu sein, bei sich selbst oder einem Menschen, den Sie lieben, eine potentiell lebensbedrohliche Krankheit verursacht oder nicht verhindert zu haben

ZWANGHAFTE GEDANKEN ÜBER AGGRESSION

Ständige Beschäftigung mit und übertriebene, irrationale Furcht (da)vor ...

- ☐ Kontrollverlust und Schädigung der eigenen Person und anderer Menschen
- ☐ der Ausführung unerwünschter Impulse, beispielsweise des Impulses, jemanden mit dem Auto umzufahren
- ☐ jemanden zu erwürgen oder zu erstechen
- ☐ Verantwortung für einen schrecklichen Unfall, ein Feuer oder einen Einbruch infolge sorglosen Verhaltens
- ☐ Herausplatzen mit Beleidigungen, Obszönitäten oder rassistischen Schimpfwörtern
- ☐ einer peinlichen oder beschämenden Tat oder davor, »dumm dazustehen«

ZWANGHAFTE GEDANKEN ÜBER SEXUALITÄT

Unerwünschte, beunruhigende und aufdringliche ...

- ☐ sexuelle Gedanken, Bilder oder Impulse des »Zuschnappens« oder des Verlustes der Kontrolle
- ☐ Gedanken über die sexuelle Belästigung der eigenen Kinder oder der Kinder anderer
- ☐ Gedanken darüber, daß man andere Personen »begrabscht«
- ☐ Gedanken darüber, daß man homosexuell ist oder wird
- ☐ Vorstellungen dessen, daß man sexuell anderen Menschen gegenüber gewalttätig wird, ohne daß einem dies klar ist

ZWANGHAFTE GEDANKEN UNTERSCHIEDLICHER ART

- ☐ Der unerwünschte Drang, über nutzlose Informationen zu verfügen, sie sich zu beschaffen und sich zu merken, beispielsweise Slogans, Kraftfahrzeugkennzeichen, Namen, Wörter oder historische Ereignisse

- ☐ Angst davor, etwas Falsches zu sagen, etwas nicht genau richtig zu formulieren oder Details auszulassen
- ☐ Sorge, Dinge zu verlieren
- ☐ Sorge, Fehler zu machen
- ☐ Sorge, daß man etwas Gelesenes nicht völlig richtig verstanden hat
- ☐ Sorge, daß man etwas nicht völlig richtig geschrieben hat
- ☐ Sorge, daß man in einem Schriftstück Beleidigungen oder rassistische Ausdrücke benutzt hat, ohne es zu merken
- ☐ Leichte Irritierbarkeit durch bestimmte Klänge und Geräusche wie z. B. das Tikken von Uhren, laute Geräusche oder Summen und Brummen
- ☐ Leichte Irritierbarkeit durch die Empfindungen, die Kleidungsstücke und andere Materialien auf der Haut hervorrufen
- ☐ Irritierbarkeit durch sich aufdrängende Erinnerungen an bestimmte Geräusche, Musikstücke oder Wörter
- ☐ Angst davor, bestimmte Wörter auszusprechen, weil man mit ihnen abergläubische Vorstellungen verbindet
- ☐ Abergläubische Furcht vor dem Benutzen bestimmter Farben
- ☐ Abergläubische Ängste und starres Festhalten an ihnen
- ☐ Starke Besorgnis in Anbetracht von Zahlen, die angeblich Glück oder Unglück bringen

Erkennen Sie Ihre zwanghaften Handlungen

REINIGUNGS- UND WASCHZWÄNGE

Übertriebene(s), unlogische(s) und unkontrollierbare(s)

- ☐ Händewaschen, häufig in Form eines Rituals ausgeführt
- ☐ Duschen oder Baden, häufig in Form eines Rituals ausgeführt
- ☐ Ritualisierte(s) Zähneputzen, Körperpflege, Rasur
- ☐ Reinigen des Hauses, bestimmter Räume, des Gartens, des Bürgersteigs oder von Autos
- ☐ Reinigen von Gegenständen oder Haushaltsgeräten
- ☐ Benutzen spezieller Reinigungsgeräte oder Reinigungstechniken
- ☐ Meiden von Objekten, die man für verunreinigt hält
- ☐ Meiden bestimmter Orte, die man für verunreinigt hält, beispielsweise von Städten oder bestimmten Gebäuden
- ☐ Ständiges Tragen von Handschuhen oder anderen schützenden Kleidungsstücken, um »Verunreinigung« zu verhindern

PRÜFZWÄNGE

Unablässiges Überprüfen (trotz wiederholter Bestätigung, daß alles in Ordnung ist) (dessen) ...

- [ ] daß man andere nicht unwissentlich geschädigt hat
- [ ] daß man sich selbst keinen Schaden zugefügt hat
- [ ] daß andere *einen selbst* nicht geschädigt haben
- [ ] daß man keinen Fehler gemacht hat
- [ ] daß nichts Schreckliches passiert ist
- [ ] daß man nichts getan hat, das in Zukunft Schaden anrichten könnte
- [ ] eines Aspekts Ihres körperlichen Zustandes, beispielsweise der eigenen äußeren Erscheinung oder Gesundheit, etwa durch Puls- oder Blutdruckkontrolle
- [ ] der physischen Umgebung, beispielsweise von Türschlössern, Fenstern, Haushaltsgeräten oder Öfen
- [ ] ob Aufbewahrungsbehälter verschlossen sind, indem man sich dessen mit übertriebenem Kraftaufwand versichert
- [ ] ob Türen verschlossen sind, indem man dies unzählige Male wiederholt

ZWANGHAFTES SAMMELN UND AUFBEWAHREN

- [ ] Aufbewahren oder Sammeln allem Anschein nach nutzloser Gegenstände
- [ ] Aufheben wertloser Dinge vom Boden
- [ ] Unfähigkeit, allen Anschein nach nutzlose Dinge wegzuwerfen, weil sie irgendwann in Zukunft einmal nützlich sein könnten

ZWANGHAFTES WIEDERHOLEN, ZÄHLEN UND ORDNEN

- [ ] Exzessiv wiederholtes Lesen von Texten
- [ ] Exzessiv häufiges Umformulieren von Texten
- [ ] Wiederholen von Routineaktivitäten wie Gehen durch eine Tür, Aufstehen von Stühlen und Wiederhinsetzen, Kämmen des Haars, Zubinden der Schnürsenkel oder An- und Ausziehen
- [ ] Ausführen von Aktivitäten in einer bestimmten Anzahl von Wiederholungen
- [ ] Zählen von Gegenständen wie der Bücher in einem Regal, der Elemente der Deckenvertäfelung oder vorüberfahrender Autos
- [ ] Zählen während zwanghafter Aktivitäten wie Prüf- oder Waschzwängen
- [ ] Anordnen von Gegenständen nach einem bestimmten Muster, beispielsweise von Büchern, Stiften oder des Inhalts von Schränken

ZWANGHAFTE HANDLUNGEN, DIE DAS KÖRPERBILD BETREFFEN

- ☐ Exzessives Überprüfen des eigenen Körpers auf Anzeichen für einen Mangel
- ☐ Intensive Bemühungen, Mängel, die man bei sich selbst sieht, vor anderen Menschen zu verbergen
- ☐ Verändern des eigenen Äußeren, um körperliche Mängel, die man bei sich sieht, zu verbergen oder zu »beheben«

ZWANGHAFTE HANDLUNGEN, DIE SICH AUF DIE GESUNDHEIT BEZIEHEN

- ☐ Wiederholtes Bemühen um die Bestätigung dessen, daß man nicht an einer lebensbedrohlichen Krankheit leidet
- ☐ Wiederholte Durchführung medizinischer Untersuchungen
- ☐ Exzessives Überprüfen körperlicher Anzeichen für eine Krankheit (beispielsweise des Blutdrucks und der Herzfrequenz)
- ☐ Exzessives Recherchieren im Internet mit dem Ziel herauszufinden, ob man unter einer lebensbedrohlichen Krankheit leidet

ZWANGHAFTE HANDLUNGEN VERSCHIEDENER ART

- ☐ Geistige Rituale wie Gebete oder ständiges Wiederholen »guter« Gedanken, die »schlechten« Gedanken entgegenwirken sollen (um Angst zu verringern oder zu neutralisieren)
- ☐ Beruhigende Selbstinstruktionen oder unablässiges Rezitieren von Mantras (um Angst zu verringern oder zu neutralisieren)
- ☐ Exzessives Bedürfnis, andere um Bestätigung zu bitten, obwohl das, was man bestätigt zu bekommen wünscht, für die anderen eine Selbstverständlichkeit ist und sie dies auch schon mehrfach erklärt haben
- ☐ Stark Drang, »Fehlverhalten« zu bekennen, selbst wenn die Verfehlungen geringfügig waren oder es sich nur um mutmaßliche Verfehlungen handelt
- ☐ Abergläubisches Verhalten, das sehr viel Zeit kostet
- ☐ Der Drang, bestimmte Objekte oder Menschen zu berühren, anzutippen oder zu streicheln
- ☐ Aktivitäten, die ebenso wie Prüfzwänge dazu dienen, Schaden von einem selbst oder von anderen abzuwenden, beispielsweise indem man bestimmte Objekte vermeidet oder durch extreme Vorsichtsmaßnahmen äußerst unwahrscheinliche Schädigungen und Gefahren abzuwenden versucht
- ☐ Eßrituale, denen bestimmte Regeln zugrunde liegen, beispielsweise was die Anordnung der Speisen oder des Geschirrs auf dem Tisch angeht, sowie das Essen

zu bestimmten Zeitpunkten oder das Essen der Speisen in einer bestimmten Reihenfolge

ZWANGHAFTE HANDLUNGEN, DIE MIT EINER BESTIMMTEN ART
VON ZWANGSSTÖRUNG VERBUNDEN SIND

- ☐ Ausreißen von Haaren aus der Kopfhaut, den Augenbrauen, den Wimpern oder dem Schambereich
- ☐ Selbstschädigungen oder Selbstverstümmelungen, beispielsweise in Form von Hautverletzungen
- ☐ Zwanghaftes Einkaufen (tritt oft in Zusammenhang mit Sammelzwängen auf; beispielsweise in Form übertriebener Bevorratung, weil man fürchtet, irgendwann einmal nicht genug von etwas zu haben)

Wie wird eine Zwangsstörung diagnostiziert?

Der Weg zur Genesung von einer Zwangsstörung beginnt mit einer präzisen Diagnose. Wenn Sie vermuten, daß Sie an einer Zwangsstörung leiden, können Sie mit Hilfe der folgenden Seiten herausfinden, ob das zutrifft. Wenn Sie sich unsicher sind, ob bei Ihnen eine Zwangsstörung vorliegt, kann Ihre Unsicherheit ein Symptom einer solchen Störung sein. In jedem Fall ist eine genaue Diagnose von einem Fachmann ratsam.

Zur Diagnose einer Zwangsstörung wird eine psychiatrische oder psychologische Untersuchung durchgeführt, Symptome und Beschwerden werden dokumentiert, und es wird geprüft, wie sehr die Symptome die Bewältigung des Alltags beeinträchtigen. Je nach Art der Symptome und nach Dauer und Häufigkeit ihres Auftretens unterscheidet der untersuchende Psychiater oder Psychologe, ob es sich tatsächlich um eine Zwangsstörung handelt oder um ein anderes Problem, das mit ähnlichen Symptomen verbunden ist; dabei kann es sich um Schizophrenie, Phobien, eine Panikstörung und eine Generalisierte Angststörung handeln. Außerdem sollte eine körperliche Untersuchung durchgeführt werden, um auszuschließen, daß die vorliegenden Symptome auf andere Ursachen zurückzuführen sind. Eine Blutuntersuchung, die Zwangsstörungen zuverlässig diagnostiziert, gibt es nicht. Wie unterscheiden dann Psychiater und Psychologen Menschen, die unter einer Zwangsstörung leiden, von solchen, die sich einfach nur viele Sorgen machen?

Aus vorliegenden Untersuchungen geht hervor, daß 80 bis 99 Prozent aller Menschen gelegentlich unerwünschte Gedanken haben (Niehous & Stein 1997). Doch die meisten Menschen können ihnen unangenehme Gedanken ertragen, ohne sich besonders unwohl zu führen, oder sie können solche Gedanken sogar völlig ausblenden. Bei ihnen sind die unangenehmen Gedanken von kürzerer Dauer, weniger intensiv und treten seltener auf als bei Menschen, die unter einer Zwangsstörung leiden. Die für eine Zwangsstörung typischen aufdringlichen Gedanken setzen zu einem konkreten Zeitpunkt ein, erzeugen starkes Unbehagen und erzeugen einen starken oder sogar überwältigenden Drang, sie zu neutralisieren oder zumindest abzuschwächen. Die zwanghaften Gedanken, Vorstellungen und Handlungen, die für eine Zwangsstörung charakteristisch sind, wirken sich auf das Leben der Betroffenen sehr unangenehm aus. Denjenigen, die unter einer solchen Störung leiden, ist klar, daß ihr Denken und Tun übertrieben oder unangemessen ist – zumindest in den meisten Fällen.

Es gibt verschiedene Hilfsmittel für die Erstellung einer Diagnose auf Zwangsstörung. Die *Yale-Brown Obsessive Compulsive Scale* (Y-BOCS) ist ein Fragebogen zur Identifikation und Einschätzung der Symptome einer Zwangsstörung. Außerdem wird dieser Test benutzt, um zu überwachen, wie Patienten auf die Behandlung reagieren. Es gibt auch eine Version dieses Tests speziell für Kinder. Weitere Einschätzungstests sind die *Compulsive Activity Checklist* (CAC), das *Leyton Obsessional Inventory* (LOI), das *Maudsley Obsessive Compulsive Inventory* (MOCI), das *Padua Inventory* (PI) und die *National Institute of Mental Health Global Obsessive-Compulsive Scale* (NIMH Global OC).

Zwangsstörungen und Scham

Menschen, die unter einer Zwangsstörung leiden, halten ihre zwanghaften Gedanken und ihr zwanghaftes Verhalten meist geheim und schämen sich deswegen. Im Gegensatz zur Situation bei vielen anderen psychischen Krankheiten sind sich Menschen mit einer Zwangsstörung zumindest zeitweise der Dysfunktionalität ihrer zwanghaften Gedanken und Handlungen bewußt.

Weil viele Betroffene ihr Problem zu verheimlichen versuchen, warten sie oft Jahre oder sogar Jahrzehnte, bis sie sich um Hilfe bemühen. Inzwischen verfestigen sich die zwanghaften Gedanken und Verhaltensweisen weiter. Durchschnittlich vergehen zwischen dem ersten Auftreten der Symptome und dem ernsthaften Bemühen um eine adäquate Behandlung über sieben Jahre (Yaryura-Tobias & Neziroglu 1997b).

Es ist zu hoffen, daß die weitere Erforschung der Zwangsstörung und Fortschritte in ihrem Verständnis zu einer deutlichen Verkürzung dieser Zeitspanne führen werden.

Weil so viele Menschen mit Zwangsstörungen sich ihres Problems schämen, bemühen sie sich oft nicht um psychotherapeutische Hilfe. Aufmerksame Ärzte können entsprechende Symptome entdecken, wenn Patienten wegen völlig anderer Probleme zu ihnen kommen, und Hausärzte sind tatsächlich meist diejenigen, die zuerst Anzeichen für eine Zwangsstörung erkennen. Eltern und andere Verwandte äußern sich manchmal besorgt darüber, daß sich ein Familienmitglied häufig wäscht, ständig zählt oder unverhältnismäßig oft Dinge überprüft. Auch übertriebene Besorgnis wegen Aids oder einer anderen schweren Krankheit, häufige Arztbesuche und die ständig wiederholte Bitte, bestimmte Untersuchungen durchzuführen, können Ärzte darauf aufmerksam machen, daß eine Zwangsstörung vorliegt.

Auch andere Fachärzte können im Rahmen ihrer Tätigkeit Zwangsstörungen entdecken, beispielsweise Dermatologen, Schönheitschirurgen, Zahnärzte, Geburtshelfer, Neurologen, Neurochirurgen, orthopädische Chirurgen, Kinderärzte, internistische Spezialisten für Infektionskrankheiten und sogar Onkologen. Einem Dermatologen kann auffallen, daß die Hände eines Patienten rissig sind oder daß bei ihm infolge übertrieben häufigen Händewaschens ekzemartige Erscheinungen auftreten. Manchmal wenden sich auch Menschen, die völlig normal aussehen, an Schönheitschirurgen und bitten sie, vermeintlich stark entstellende Deformationen ihres Körpers zu beheben. Einem Zahnarzt können Verletzungen des Zahnfleischs infolge übertriebener Zahnpflege auffallen. Und ein orthopädischer Chirurg wird manchmal von einem Patienten wegen muskuloskelettaler Probleme oder Gelenkprobleme aufgesucht, die durch häufig wiederholte Bewegungen entstanden sind, beispielsweise weil der Patient immer wieder die Kühlschranktür zugedrückt hat, um ganz sicher sein zu können, daß sie wirklich geschlossen ist. Anzeichen für eine Zwangsstörung können während einer Schwangerschaft und nach einer Geburt verstärkt auftreten und deshalb vom Geburtshelfer bemerkt werden. Neurologen und Neurochirurgen erkennen Anzeichen für eine Zwangsstörung manchmal in Verbindung mit dem Tourette-Syndrom, Kopfverletzungen, Epilepsie und anderen Störungen des Nervensystems (worauf wir später in diesem Kapitel näher eingehen). Ein kundiger Arzt mit scharfem Blick erkennt Zwangsstörungen und schickt den Patienten zu einem Psychiater oder Psychotherapeuten, statt sein Verhalten als merkwürdig oder »verrückt« abzutun und sich nicht weiter darum zu kümmern.

Zwangsstörung und Depression

Viele Menschen mit einer Zwangsstörung leiden mehr oder minder stark unter depressiven Symptomen, die von leicht (»der Blues«) bis schwer variieren können, und manchmal auch unter lebensbedrohlichen depressiven Erkrankungen, für die starke und anhaltende Gefühle der Traurigkeit, Hoffnungslosigkeit, Hilflosigkeit, Verlust des Interesses an normalen Aktivitäten, Energiemangel, Störungen des Schlafs und des Appetits sowie suizidale Gedanken charakteristisch sind. Bei Menschen mit einer Zwangsstörung, die sich in Behandlung begeben, wird in etwa einem Drittel der Fälle eine schwere klinische Depression festgestellt – eine Major-Depression, die am stärksten beeinträchtigende Form dieser Störung –, und etwa zwei Drittel von ihnen haben in ihrem Leben mindestens einmal unter einer Major-Depression gelitten. Die meisten unter einer Zwangsstörung und außerdem unter Dysthymie Leidenden sind depressiv, weil die Zwangsstörung sich sehr negativ auf die Lebensqualität auswirkt. Eine erfolgreiche Behandlung der Zwangsstörung hat bei ihnen häufig zur Folge, daß auch die Dysthymie verschwindet.

Die Ansichten darüber, ob eine Depression eine eigenständige Krankheit und mit einer Zwangsstörung nicht unmittelbar verbunden ist oder ob es sich dabei um eine durch eine Zwangsstörung verursachte Sekundärstörung handelt, sind unterschiedlich. Im Rahmen einer Studie wurde bei 56,9 Prozent der unter einer Zwangsstörung leidenden Teilnehmer zunächst eine Major-Depression diagnostiziert. Einige Experten schätzen, daß bei 90 Prozent der Patienten mit einer Zwangsstörung sekundär eine Depression vorliegt (Yaryura-Tobias & Neziroglu 1997b).

Interessant ist auch, daß viele Medikamente, die zur Behandlung von Depression verwendet werden, auch bei Zwangsstörungen gute Resultate erzielen. Dies läßt vermuten, daß in beiden Fällen ähnliche neurologische Probleme und neurochemische Abnormitäten vorliegen. Zweifellos werden zukünftige Untersuchungen unser Wissen über die Beziehung zwischen Zwangsstörungen und Depression erweitern. Vielleicht ist eine Depression eine normale Folgeerscheinung des Vorliegens einer schweren psychiatrischen Erkrankung, wie eine Zwangsstörung es ist. Tatsächlich kann es sehr deprimierend sein, unter einer Zwangsstörung zu leiden.

Falls bei Ihnen eine Zwangsstörung besteht, sollten Sie auf Anzeichen für das Vorliegen einer Major-Depression achten, denn Menschen mit einer Major-Depression können oft nicht erkennen, was bei ihnen vor sich geht. Eben deshalb sollten auch Ärzte und Familienangehörige auf solche Warnzeichen achten, weil das Vorliegen einer Major-Depression die Behandlung einer Zwangsstörung erheblich verkompliziert. Falls Sie unter einer starken Depression leiden, können Sie möglicherweise nicht optimal von dem hier vorgestellten Selbsthilfeprogramm profitieren, weil für eine klinische Depression Störungen der Lernfähigkeit und der Gedächtnisleistung charakteristisch sind. Eine Depression sollte möglichst ein dafür ausgebildeter Facharzt diagnostizieren, der das Vorliegen dieser Störung und ihre Schwere mit Hilfe zahlreicher Tests feststellen kann.

Wenn Sie herausfinden wollen, ob Sie depressiv sind und deshalb einen Psychiater oder Psychologen aufsuchen sollten, können Sie die folgenden Einschätzungshilfen benutzen. Die erste besteht aus einer Liste von Anzeichen, die für eine schwere Depression typisch sind. Markieren Sie alle Punkte, die nach Ihrer Auffassung bei Ihnen vorliegen (oder notieren Sie sich diese auf einem Blatt Papier):

- ☐ Depressive Stimmung fast den ganzen Tag lang und an fast allen Tagen
- ☐ Deutliche Verringerung des Interesses oder der Freude an allen oder fast allen Aktivitäten
- ☐ Starkes Ab- oder Zunehmen oder fast tägliche Appetitverringerung oder -steigerung
- ☐ Schlaflosigkeit oder exzessives Schlafbedürfnis an fast allen Tagen
- ☐ Extreme Unrast oder Verlangsamung
- ☐ Erschöpfung oder Energiemangel fast täglich
- ☐ Gefühl der Wertlosigkeit oder unverhältnismäßige Schuldgefühle fast täglich
- ☐ Einschränkung der Denk- oder Konzentrationsfähigkeit oder Unschlüssigkeit, fast täglich
- ☐ Wiederholte Gedanken an Tod oder Suizid (jedoch nicht mit einem konkreten Plan verbunden) oder Plan, Selbstmord zu begehen bzw. entsprechender konkreter Versuch

Eine Major-Depression zu diagnostizieren ist gerechtfertigt, wenn bei Ihnen mindestens fünf der oben genannten Symptome vorliegen, wenn diese seit zwei Wochen bestehen und wenn sich Ihre normale Funktionsfähigkeit im Alltag deutlich verändert hat. Außerdem muß zu den Symptomen entweder eine depressive Stimmung oder ein Mangel des Interesses oder der Freude an Aktivitäten zählen (American Psychiatric Association 2000).

Eine andere Möglichkeit einzuschätzen, ob Sie depressiv sind, bietet ein Selbsteinschätzungsinstrument wie die *Zung Self-Rating Depression Scale* (Zung 1965), die im folgenden in adaptierter Form wiedergegeben wird. Prüfen Sie wie stark jede der folgenden Aussagen *im Moment* auf Sie zutrifft, und markieren Sie das entsprechende Feld der Tabelle.

SKALA ZUR ERMITTLUNG DES INDIVIDUELLEN DEPRESSIONSWERTES*				
	nie	manchmal	meist	immer
1. Ich fühle mich matt, grüblerisch und ohne jeden Antrieb.				
2. Nach dem Aufstehen bin ich sehr gut drauf.				
3. Manchmal heule ich ohne Unterlaß oder fürchte, bald heftig heulen zu müssen.				
4. Ich leide unter Schlafproblemen.				
5. Ich esse wie immer.				
6. Sex ist mir nach wie vor sehr wichtig – und es geht mir gut dabei.				
7. Ich bin schlanker geworden.				
8. Ich habe Probleme mit meinem Stuhlgang.				
9. Ich habe eine höhere Herzfrequenz als sonst.				
10. Wie aus heiterem Himmel werde ich plötzlich müde.				
11. Mein Geist ist so klar und ungetrübt wie immer.				
12. Vertraute Dinge erledige ich wie immer mit großer Leichtigkeit.				
13. Ich bin unruhig und rastlos.				
14. Ich sehe mit Optimismus in die Zukunft.				
15. Ich bin empfindlicher als sonst und leicht auf die Palme zu bringen.				
16. Entscheidungen zu treffen bereitet mir keine Probleme.				
17. Ich habe den Eindruck, daß mich die anderen brauchen und ich viel Wertvolles tue.				
18. Ich bin mit meinem Leben recht zufrieden.				
19. Ich habe den Eindruck, für die Menschen in meiner Umgebung wäre es besser, wenn ich tot wäre.				
20. Nach wie vor bereiten mir all jene Dinge viel Freude, die ich schon immer tue.				

* Adaptiert nach »Zung Self-Rating Depression Scale« (Zung 1965).

Auswertung

Berechnen Sie bei den Fragen 1, 3, 4, 7, 8, 9, 10, 13, 15 und 19 für »nie« 1 Punkt, für »manchmal« 2 Punkte, für »meist« 3 Punkte und für »immer« 4 Punkte. Berechnen Sie bei den Fragen 2, 5, 6, 11, 12, 14, 16, 17, 18 und 20 jeweils 4 Punkte für »nie«, 3 für »manchmal«, 2 für »meist« und 1 für »immer«. Addieren Sie die erzielten Punkte, und berechnen Sie das Resultat wie folgt: Teilen Sie die Summe durch 80, und multiplizieren Sie das Ergebnis der Division mit 100. So erhalten Sie den Wert für Ihre Depression. Und dies ist die Bedeutung der verschiedenen Ergebnisspannen:

unter 50   = im Normalbereich
50 bis 59   = geringfügige bis leichte Depression
60 bis 79   = mäßige bis deutliche Depression
70 oder mehr = schwere bis extreme Depression

Benutzen Sie diese Skala, um sich über Ihre Situation klarzuwerden. Falls Sie feststellen, daß Sie mäßig oder stark depressiv sind, sollten Sie sofort Ihren Arzt informieren und mit ihm besprechen, was weiter zu tun ist. Depression effektiv zu behandeln ist heute kein Problem mehr. Und wenn es Ihnen gelingt, Ihre Depression zumindest zu lindern, ebnen Sie damit der Überwindung Ihrer Zwangsstörung den Weg.

Falls Sie unter einer Major-Depression leiden – und insbesondere falls diese mit auch nur gelegentlichen Suizidgedanken verbunden ist –, raten wir Ihnen dringend, umgehend einen sachkundigen Psychotherapeuten aufzusuchen. In vielen Regionen gibt es mittlerweile Telefondienste für Suizidgefährdete, die Sie zu der Art von Hilfe geleiten, die Sie in Ihrer Situation brauchen. Ganz gleich, ob Sie persönlich an Selbstmord denken oder darüber reden oder ob ein Mitglied Ihrer Familie oder einer Ihrer Freunde dies tut: Zögern Sie nicht, sondern *suchen Sie sofort Hilfe*.

Wodurch entsteht eine Zwangsstörung?

Niemand weiß genau, wie eine Zwangsstörung entsteht, aber die Wissenschaft ist dabei, sich der Klärung dieser Frage in mühsamer Kleinarbeit zu nähern. Zwangsstörungen scheinen durch eine Kombination genetisch übertragener Tendenzen oder genetischer Prädispositionen und signifikanter Umweltfaktoren zu entstehen. Bei den genetischen Faktoren handelt es sich um minimale Varianten der Struktur des Gehirns, der Neurochemie und der neuronalen Verschaltung. Zu den Umweltfaktoren, die eine Rolle spielen können, zählen psychische und körperliche Traumata, Vernachlässigung in der Kindheit, Mißbrauchserlebnisse, belastende familiäre Situationen, Krankheiten und Todesfälle in der Familie, Ehescheidungen und dies alles in Verbindung mit wichtigen Übergangsphasen im Leben wie Adoleszenz, Auszug aus der Ursprungsfamilie, Ehe, Elternschaft und Austritt aus dem Berufsleben. Ererbte biologische Prädispositionen können in Verbindung mit »Blitzschlägen« aus der Umgebung Symptome einer Zwangsstörung wie eine Art Zunderbüchse entfachen und aktivieren.

Können Zwangsstörungen in Familien »vererbt« werden?

Zwangsstörungen scheinen zumindest teilweise genetisch bedingt zu sein. Dafür spricht, daß sie unter eineiigen Zwillingen häufiger vorkommen als unter zweieiigen (Billett, Richter & Kennedy 1998). Seit 1930 liegen Studien vor, nach denen Merkmale einer Zwangsstörung unter Blutsverwandten mit einer Häufigkeit von 20 bis 40 Prozent zu finden sind (Yaryura-Tobias & Neziroglu 1997b). Außerdem könnte das Vorkommen von subklinischen Zwangsstörungen sowie von Tics und des Tourette-Syndroms unter den Verwandten von Menschen mit einer Zwangsstörung höher sein (Alsobrook & Pauls 1998), und diejenigen, die schon seit ihrer Kindheit unter einer Zwangsstörung leiden, haben mit erhöhter Wahrscheinlichkeit einen ebenfalls unter einer Zwangsstörung leidenden Blutsverwandten (Geller 1998).

Doch ungeachtet dessen, daß sich Zwangsstörungen oft in Familien häufen, ist nicht geklärt, wie diese Störung von Generation zu Generation weitergegeben werden könnte. Wahrscheinlich spielen genetische Faktoren eine Rolle, aber bisher geht die Forschung nicht davon aus, daß ein bestimmtes Gen Zwangsstörungen verursacht. Vielmehr vermutet man, daß mehrere Gene in Kombination für die Entstehung einer Zwangsstörung anfällig machen. Allerdings spielt die Genetik bei der Entstehung von Zwangsstörungen im Kindesalter offenbar eine wichtigere Rolle als bei erst im Erwachsenenalter auftretenden (Abramowitz, Taylor & McKay 2009). Dies zu klären ist Untersuchungen vorbehalten, die teilweise zur Zeit schon durchgeführt werden.

Neurologische Faktoren

Nach der am weitesten verbreiteten Theorie werden Zwangsstörungen durch Beeinträchtigungen der Produktion von Serotonin, eines der wichtigsten Botenstoffe des Gehirns, verursacht. Serotonin spielt bei vielen biologischen Vorgängen eine Rolle und wirkt sich unter anderem auf Schlaf, Appetit, Körpertemperatur, Schmerz, Stimmungslage, Aggression und Impulskontrolle aus. Störungen des Serotoninspiegels werden auch für andere psychische Krankheiten wie Depression, Eßstörungen, Selbstverstümmelung und Schizophrenie verantwortlich gemacht (Yaryura-Tobias & Neziroglu 1997b).

Serotonin gehört zur Gruppe der *Neurotransmitter*, die von Nervenzellen benutzt werden, um miteinander zu kommunizieren. Neurotransmitter erledigen ihre Arbeit in jenem winzigen Bereich zwischen zwei Nervenzellen, der *synaptische Spalte* genannt wird. Die Informationsübermittlung endet, sobald der Neurotransmitter wieder in die übermittelnde Zelle resorbiert worden ist, ein Vorgang, der *Wiederaufnahme* genannt wird. Bestimmte Medikamente können die verfügbare Serotoninmenge erhöhen, offenbar indem sie in einigen Nervenmembranen die Beschaffenheit der Rezeptoren verändern. Man vermutet, daß diese Rezeptoren bei Menschen, die unter einer Zwangsstörung leiden, abnorm sind (Jenike 1996).

Nach neueren Studien könnte der im Gehirn vorhandene chemische Stoff Glutamat bei der Entstehung von Zwangsstörungen eine Rolle spielen (Lafleur *et al.* 2005; Coric *et al.* 2005). Wie Serotonin ist auch Glutamat ein Neurotransmitter, der unverzichtbar ist, wenn das Gehirn optimal funktionsfähig bleiben soll. Kürzlich wurde festgestellt, daß Medikamente, welche die Glutamatregulation im Gehirn verbessern – beispielsweise Riluzol (Rilutek) –, bei Patienten, die auf andere Mittel nicht ansprechen, die Symptome einer Zwangsstörung lindern.

Abgesehen von Störungen der Neurotransmitterproduktion und -distribution können auch strukturelle Probleme im Gehirn einer Zwangsstörung zugrunde liegen. Aus Brain-imaging-Studien geht hervor, daß bei Menschen mit Zwangsstörungen in mehreren Gehirnbereichen Abnormitäten vorkommen; dies gilt etwa für Thalamus, Nucleus caudatus, Orbitofrontalkortex und Gyrus cinguli.

Der *Thalamus* verarbeitet sensorische Botschaften, die aus dem gesamten Körper ins Gehirn übermittelt werden. Der *Nucleus caudatus*, ein Teil der *Basalganglien*, der tief im Zentrum des Gehirns liegt, steuert die Filterung der Gedanken. In diesem Gehirnbereich werden sensorische Informationen sortiert, wobei normalerweise unwichtige Informationen ausgesondert werden. Bei Menschen, die unter einer Zwangsstörung leiden, filtert der Nucleus caudatus weniger effizient, weshalb die Betroffenen von unerwünschten Gedanken und Drängen geplagt werden. Der Nucleus caudatus eines Menschen mit einer Zwangsstörung ähnelt einem Türsteher, dem es nicht so recht gelingt, unerwünschte Besucher fernzuhalten.

Der *Orbitofrontalkortex* ist der vordere Teil des Gehirns, der über den Augen liegt. Dort werden Gedanken und Emotionen miteinander verbunden. Er sagt uns, ob etwas nicht in Ordnung ist und ob wir etwas meiden sollten. Es handelt sich hier um eine Art Frühwarnsystem des Gehirns, das bei Menschen, die unter einer Zwangsstörung leiden, offenbar überaktiv ist. Läßt der Nucleus caudates unerwünschte Gedanken und Impulse zu, erschwert das dem Orbitofrontalkortex die adäquate Erfüllung seiner Funktion erheblich.

Der *Gyrus cinguli* im Zentrum des Gehirns hilft, die Aufmerksamkeit von einem Gedanken oder Verhalten zu einem anderen zu lenken. Ist dieser Gehirnteil übermäßig aktiv, fixieren wir uns auf bestimmte Verhaltensweisen, Gedanken oder Ideen. Außerdem signalisiert dieser Gehirnteil Gefahr und sagt aufgrund dessen voraus, daß etwas Schreckliches geschehen wird, wenn man bestimmte Zwangshandlungen nicht ausführt.

Versuchen Sie sich vorzustellen, daß alle diese Gehirnteile Sie anschreien, wenn Ihre Zwangssymptome besonders stark sind:

- Der Thalamus übermittelt Botschaften aus anderen Körperbereichen und macht Sie übermäßig wachsam gegenüber allem, was in Ihrer Umgebung geschieht.
- Der Nucleus caudatus öffnet die Tür und läßt unerwünschte aufdringliche Gedanken ein.
- Der Orbitofrontalkortex vermischt Gedanken mit Emotionen und sagt dann zu Ihnen: »Hier stimmt etwas nicht! Unternimm etwas dagegen!«
- Und der Gyrus cinguli fordert Sie auf, bestimmte Zwangshandlungen auszuführen, um die Angst zu lindern, die Ihr restliches Gehirn produziert hat.

Mittlerweile denken Sie wahrscheinlich: »Kein Wunder, daß ich Probleme habe!« Hoffentlich machen Sie sich auch klar, daß Sie für Ihre Zwangsstörung nicht verantwortlich sind. Ihr Gehirn ist der Übeltäter! Natürlich haben wir die Zusammenhänge stark vereinfacht, und tatsächlich wissen die Experten bis heute nicht genau, was die einzelnen Gehirnbereiche bewirken. Wie wir bereits erwähnten: Die Arbeit an der Vervollständigung des Puzzles ist noch längst nicht abgeschlossen.

Weitere physiologische Faktoren

Auch bestimmte Autoimmunkrankheiten wie rheumatisches Fieber, Streptokokkeninfektionen im Kindesalter, Lupus und Seydenham-Chorea (Veitstanz) können mit einer Zwangsstörung verbunden sein (Mell, Davis & Owens 2005; Pavone *et al.* 2006; Huey *et al.* 2008). Außerdem haben einige Studien eine Verbindung zwischen Zwangsstörungen und Kopfverletzungen, Gehirntumoren, Epilepsie, Läsionen des Hypothalamus und Enzephalitis lethargica nachgewiesen. Allerdings sind die Ursachen von Zwangsstörungen meist nicht so dramatisch (Jenike 1998; Yaryura-Tobias & Neziroglu 1997b). In Kapitel 17 werden wir uns eingehender mit durch Streptokokken verursachten neuropsychiatrischen Autoimmunstörungen im Kindesalter beschäftigen, einer sehr seltenen Autoimmunreaktion, die bei Kindern manchmal Symptome einer Zwangsstörung hervorrufen kann.

Es gibt Grund zur Hoffnung!

Obwohl viele Zusammenhänge noch nicht geklärt sind, häuft sich die Zahl der Belege dafür, daß neurochemische Probleme, Störungen der neuronalen Aktivität und Beeinträchtigungen der Gehirnstruktur bei der Entstehung von Zwangsstörungen wichtige Rollen spielen. Auch Umgebungsfaktoren und besondere Vorfälle in der Entwicklungszeit scheinen sich auf Ausbruch, Ausdruck und Stärke der Symptome von Zwangsstörungen auszuwirken. Klar ist auch, daß Eltern, Partner und andere Familienmitglieder nicht für die Entstehung einer Zwangsstörung verantwortlich sind. Unabhängig von der Rolle der genannten Aspekte für die Ausprägung einer Zwangsstörung bei einem bestimmten Menschen – ob genetische oder biologische Einflüsse oder Umgebungsfaktoren –, gibt es in jedem Fall Grund zur Hoffnung. Medikamente können helfen, Störungen der Serotoninproduktion und -distribution zu beheben. Und man hat festgestellt, daß eine kognitiv-behaviorale Therapie die Funktionsfähigkeit des Gehirns positiv beeinflussen kann (Nakatani *et al.* 2003). Kombiniert können diese hochwirksamen Behandlungsmöglichkeiten Sie von der Macht einer Zwangsstörung befreien.

HILFE FÜR FAMILIENANGEHÖRIGE UND FREUNDE

In diesem Kapitel wurde erklärt, was eine Zwangsstörung ist, welche Symptome für sie charakteristisch sind, wie man sie diagnostizieren kann und wie sie entstehen könnte. Lesen Sie das Kapitel vollständig. Es wird Ihnen helfen, die Krankheit, unter der ein Mensch, den Sie lieben, leidet, besser zu verstehen. Wie bereits erwähnt, schämen sich Menschen mit einer Zwangsstörung oft und verheimlichen ihre zwanghaften Gedanken, Vorstellungen und Handlungen. Vielleicht verbirgt der Mensch, der Ihnen besonders nahesteht, solche Symptome vor Ihnen. Wenn Sie beide sich über das Wesen einer Zwangsstörung informieren, wird Ihr Freund, Partner oder Verwandter Ihnen gegenüber offener werden, insbesondere wenn Sie bereit sind, sich ein genaueres Bild von seinem Zustand zu machen, und wenn Sie ihn besser zu verstehen versuchen. Beachten Sie: zu verstehen *versuchen*. Niemand kann völlig verstehen, was ein anderer Mensch durchmacht.

Sich darüber zu informieren, was Sie und ein Mensch, der Ihnen nahesteht, erlebt, ist ein Anfang. Wahrscheinlich erleben Sie beide auf dieser gemeinsamen Reise zur Genesung die verschiedensten Gefühle: Erleichterung darüber, daß es Grund zur Hoffnung gibt; Angst vor dem Unbekannten; Akzeptieren; die Befreiung von Scham und Verlegenheit; Unbehagen bei dem Versuch, sich auf eine kognitiv-behaviorale Therapie einzulassen, und viele andere. Sprechen Sie miteinander über diese Gefühle, über die positiven wie die negativen.

3 Wie kann man Zwangsstörungen behandeln?

*Wenn du tust, was wir alle fürchten,
ist der Tod der Furcht gewiß.*

— RALPH WALDO EMERSON

Zwangsstörungen wurden einmal als unbehandelbare psychiatrische Krankheit angesehen; in den letzten drei Jahrzehnten jedoch hat man hinsichtlich der Behandlung dieses Problems erstaunliche Fortschritte erzielt. Mittlerweile liegen zahlreiche klinische und wissenschaftliche Bestätigungen dafür vor, daß sich diese Störung durch eine kognitiv-behaviorale Therapie in Verbindung mit einer medikamentösen Behandlung bekämpfen läßt. Dank dieser Entwicklung können heute viele Menschen, die unter einer Zwangsstörung leiden, ein produktives und erfülltes Leben führen.

Das Wort »kognitiv« in der Bezeichnung kognitiv-behaviorale Therapie bezieht sich auf bestimmte Methoden und Techniken, die Menschen helfen, unzutreffende Vorstellungen und Überzeugungen zu verändern, darunter auch diejenigen, die für eine Zwangsstörung charakteristisch und wichtig sind. Das Wort »behavioral« bezieht sich auf bestimmte Methoden, mit deren Hilfe sich Verhaltens- oder Handlungsweisen verändern lassen, so beispielsweise die für Zwangsstörungen typischen Rituale. Die kognitiv-behaviorale Therapie umfaßt viele unterschiedliche Ansätze und Techniken. Eine als für die Behandlung von Zwangsstörungen besonders wirksam geltende heißt *Exposition und Reaktionsverhinderung* (*Exposure and Response Prevention* – ERP), und manchmal ist auch von *Exposition und Ritualprävention* die Rede. Das im vorliegenden Buch beschriebene Übungsprogramm nutzt viele Techniken der kognitiv-behavioralen Therapie, darunter auch die ERP.

In diesem Kapitel werden wir uns eingehender mit der kognitiv-behavioralen Therapie beschäftigen. Außerdem enthält es einen Überblick über die momentan gebräuchlichen Medikamente zur Behandlung von Zwangsstörungen. Die letztere Information mag Ihnen als nützlich erscheinen, doch ändert sie nichts an der Notwendigkeit, die Entscheidung über eine medikamentöse Behandlung Ihrer Zwangsstörung Ihrem Arzt zu überlassen.

Außerdem beschäftigt sich dieses Kapitel mit den sogenannten Redetherapien und ihrem geringen Nutzen bei der Behandlung von Zwangsstörungen, sowie schließlich auch mit der Neurochirurgie – einer extremen und sehr invasiven Behandlungsmethode, die grundsätzlich nur in besonders schweren und hartnäckigen Fällen angewendet werden sollte. Außerdem werden einige sogenannte alternative Behandlungsmethoden beschrieben, deren Wirksamkeit bei Zwangsstörungen allerdings in keinem Fall wirklich erwiesen ist. Wir möchten Sie ganz generell über alle existierenden Behandlungsmöglichkeiten informieren, weil eine ungeeignete Behandlung großen Schaden anrichten kann.

Medikamentöse Behandlungen

Die wirksamsten Mittel für die Behandlung von Zwangsstörungen stammen aus der Gruppe der Antidepressiva und speziell der Serotonin-Wiederaufnahme-Hemmer (SSRI). Die am häufigsten benutzten unter diesen Mitteln sind Fluvoxamin, Fluoxetin, Sertralin, Paroxetin, Citalopram und Escitalopram. Auch Venlafaxin, Duloxetin und andere Antidepressiva könnten nützlich sein, ihre Wirkung ist aber noch nicht ausreichend erforscht.

Clomipramin, das erste Mittel, das erfolgreich zur Behandlung von Zwangsstörungen eingesetzt wurde, gehört zu einer älteren Familie von Wirkstoffen mit Namen trizyklische Antidepressiva. Es wird seit den 1970er Jahren auf der ganzen Welt eingesetzt, und es wurde im Jahre 1990 in den Vereinigten Staaten von der Arzneimittelbehörde zugelassen. Seine Verwendung gilt als erster wichtiger Durchbruch bei der medikamentösen Behandlung von Zwangsstörungen. Es hat einen starken Einfluß auf den Serotoninspiegel, aber auch auf Dopamin und andere wichtige Botenstoffe. Weil die nächste Wirkstoffgeneration spezifischer auf den Serotoninspiegel zielt und weniger ungünstige Nebenwirkungen hervorruft, nennt man sie »selektive Serotonin-Wiederaufnahme-Hemmer« (*selective serotonin reuptake inhibitors* – SSRI): Ihre Wirkung beschränkt sich selektiv auf den Botenstoff Serotonin. SSRI-Präparate machen im Gehirn mehr Serotonin verfügbar.

Es folgt nun zunächst ein kurzer Überblick über die Wirkung dieser Medikamente bei Zwangsstörungen. Zu diesem Zweck vergegenwärtigen wir uns noch einmal, was schon in Kapitel 2 über die Rolle des Serotonin gesagt wurde. Serotonin ist ein Neurotransmitter, ein chemischer Botenstoff, den die Nervenzellen im Gehirn benutzen, um miteinander zu kommunizieren. Neurotransmitter sind aktiv, wenn sie sich in jenem winzigen Raum zwischen zwei Nervenzellen befinden, der synaptische Spalte genannt wird. Eine Nervenzelle kann mit einer anderen nur dann kommunizieren, wenn verschiedene Neurotransmitter in die synaptische Spalte gelangen. Nach Abschluß der Kommunikation oder Informationsübermittlung zwischen den Nervenzellen werden die chemischen Botenstoffe in die übermittelnde Zelle reabsorbiert, und dieser Prozeß wird Wiederaufnahme genannt. Weil Clomipramin und die SSRIs die Wiederaufnahme von Serotonin verlangsamen, steht in der Zelle, welche die Botschaft empfängt, mehr davon zur Verfügung, und dadurch wirkt der Botenstoff länger auf das Gehirn.

Diese Erhöhung der verfügbaren Serotoninmenge verändert offenbar bestimmte Strukturen an den Nervenenden, die sogenannten Rezeptoren. Man kann sich die Rezeptoren als Verschlüsse vorstellen und das Serotonin als den chemischen Schlüssel, der die Verschlüsse zu öffnen vermag. Damit die Übermittlung der Impulse von einer Nervenzelle zur anderen funktioniert, müssen der chemische Schlüssel und der als Verschluß fungierende Rezeptor genau aufeinander abgestimmt sein. Noch weiter verkompliziert wird die Situation dadurch, daß die Serotoninrezeptoren bei Menschen mit einer Zwangsstörung abnorm sein können.

Wenn bei einem Patienten ein bestimmter SSRI seine Aufgabe nicht erfüllt, empfiehlt es sich, einen anderen Wirkstoff der Gruppe auszuprobieren. Außerdem kann ein bestimmter SSRI-Wirkstoff andere chemische Botenstoffe beeinflussen, die bei bestimmten Menschen das »perfekte Zusammenpassen« des Serotonin und entsprechender Rezeptoren ermöglichen. Manchmal muß man zwei oder mehr SSRIs ausprobieren, bis man den Wirkstoff findet, der in einem bestimmten Fall seine Funktion erfüllt.

Falls keiner der SSRI-Wirkstoffe die Symptome zu lindern vermag, kann man andere Medikamente hinzuziehen, um die Wirkung zu verstärken. Eine Gruppe von Mitteln, die »atypische Antipsychotika« genannt und hauptsächlich zur Behandlung von Schizophrenie eingesetzt werden, wird zunehmend als Kombinationswirkstoff zur Behandlung von Zwangsstörungen eingesetzt. Ihr Arzt sollte sich gründlich darüber informieren, wie sich Wirkstoffe kombinieren lassen, um bei der Behandlung einer Zwangsstörung die beste Wirkung zu erzielen.

Dosierung

Meist sind hohe Dosen eines Antidepressivums erforderlich, um Symptome einer Zwangsstörung zu lindern – Dosen, die höher sind, als dies zur Behandlung einer Depression in der Regel erforderlich ist. Allerdings gibt es Menschen, bei denen unerwünschte Nebenwirkungen schon bei relativ niedriger Dosierung auftreten. Deshalb sollte man mit einer möglichst niedrigen Dosis beginnen – eventuell sogar Tabletten halbieren – und die Wirkstoffmenge nur ganz allmählich erhöhen. Einige

SSRI-Wirkstoffe (Fluoxetin, Citalopram, Escitalopram und Paroxetin) gibt es auch in flüssiger Form, was es erleichtert, mit einer sehr niedrigen Dosis zu beginnen.

Bei einer sehr kleinen Zahl von Patienten läßt sich durch die üblichen hohen Dosierungen bei Zwangsstörungen keine Symptomverringerung erreichen, wohingegen sich mit extrem niedrigen Dosen gute Ergebnisse erzielen lassen. Warum das so ist, wurde bisher nicht geklärt, und diese Art von Reaktion ist ganz sicher atypisch. Patienten, die solche Mittel zum ersten Mal benutzen, rät man in der Regel, sich darauf einzustellen, daß sie zunächst die höchste für sie noch verträgliche Dosis einnehmen sollten.

Bis die Wirkung von Medikamenten gegen Zwangsstörungen einsetzt, können bis zu zwölf Wochen vergehen. In den ersten Wochen treten zwar möglicherweise unangenehme Nebenwirkungen auf, es kommt aber nicht zu einer Linderung der Symptome. Selbst Ärzte sind manchmal versucht, die Gabe eines Medikaments vorzeitig zu beenden, weil sich bei der Gabe von Antidepressiva gewöhnlich schon nach vier bis sechs Wochen eine deutliche Wirkung einstellt und der Zustand sich bessert.

Über den Umgang mit Nebenwirkungen

Alle Medikamente können Nebenwirkungen verursachen, also auch die zur Behandlung von Zwangsstörungen eingesetzten. Bei den meisten Menschen sind solche Nebenwirkungen nur leicht und erträglich, bei einigen aber ziemlich stark. Falls ein bestimmtes Mittel bei Ihnen unerträgliche Nebenwirkungen verursacht, ist es wahrscheinlich für Sie nicht geeignet, und Sie sollten es mit einem anderen versuchen. Außerdem lassen Nebenwirkungen oft nach einer Weile nach oder verschwinden völlig. Geben Sie dem Mittel also ein wenig Zeit. Viele Menschen mit Zwangsstörungen meiden eine medikamentöse Behandlung, weil sie unangenehme Nebenwirkungen fürchten, oder sie nehmen ein solches Mittel so kurz ein, so daß ihr Körper sich nicht daran gewöhnen kann. Bei den meisten derjenigen, die ihre Medikamente länger einnehmen, tritt jedoch eine deutliche Besserung ein, und ihren Berichten zufolge übertreffen die positiven Wirkungen der Medikamente die durch die Nebenwirkungen verursachten Unannehmlichkeiten bei weitem.

Informieren Sie in jedem Fall Ihren Arzt über unangenehme Nebenwirkungen oder ungewöhnliche Symptome, die Sie bei sich beobachten. Er wird Ihnen dann sagen, ob die Erscheinungen gefährlich sind und ob Ihre Medikation verändert werden muß. Veränderungen der Dosis, Aufteilung der Dosis über den Tagesverlauf und Veränderung des Zeitpunkts der Einnahme vermögen Nebenwirkungen häufig zu lindern. Aber solche Veränderungen sollten Sie keinesfalls ohne Absprache mit dem behandelnden Arzt vornehmen. Falls Sie ein Medikament absetzen müssen, muß wahrscheinlich über einen längeren Zeitraum die Dosis verringert werden, um

Entzugserscheinungen zu vermeiden, die sich unter anderem in Form von Übelkeit, Erbrechen, Hyperthermie (Überwärmung), Kopfschmerzen, Schlafstörungen und allgemeinem Unwohlsein äußern können.

Lassen Sie sich durch Nebenwirkungen nicht von der Einnahme von Medikamenten gegen Ihre Zwangsstörung völlig abbringen. Die meisten Nebenwirkungen treten nur vorübergehend auf, und man kann sie wirksam bekämpfen. Berichten Sie Ihrem Arzt über alle Symptome, von denen Sie annehmen, daß sie durch Medikamente verursacht worden sind. Sind diese Symptome stark, kann Ihr Arzt die Dosis verringern, das Mittel durch ein anderes ergänzen oder völlig andere Medikamente wählen. Es folgt eine Zusammenstellung der häufigsten Nebenwirkungen in Verbindung mit Tips für den Umgang mit ihnen.

Schlafstörungen Medikamente für die Behandlung von Zwangsstörungen verursachen manchmal Schlafstörungen. In solchen Fällen sollten Sie Ihren Arzt fragen, ob Sie das Mittel zu einer anderen Tageszeit einnehmen können. Generell sollte man Mittel, die den gesamten Körper aktivieren können, morgens einnehmen und sedierende Mittel vor dem Zubettgehen. Allerdings reagieren Menschen auf Medikamente unterschiedlich. Ein Mittel, das einige schläfrig macht, macht andere wach.

Rastlosigkeit Einige Patienten fühlen sich zumindest am Anfang rastlos oder wie »unter Strom«, wenn sie Medikamente gegen eine Zwangsstörung einnehmen. Bei manchen Mitteln werden die bestehenden Zwangssymptome sogar ein paar Stunden oder Tage lang verstärkt. Bei besonders starker Rastlosigkeit und Nervosität könnte Ihr Arzt Ihnen eine Zeitlang ein anderes Mittel verschreiben, das Ihnen hilft, sich zu entspannen.

Gewichtsveränderungen Seien Sie darauf gefaßt, daß sich Ihr Appetit verändern kann. Viele nehmen zu, wenn sie SSRIs einnehmen, andere nehmen zeitweise ab. Überprüfen Sie Ihre Ernährung und Ihr Trainingsprogramm, bevor Sie mit der Einnahme von Medikamenten beginnen, durch die Sie zunehmen könnten. Wenn Sie darauf vorbereitet sind, ist die Gefahr, daß Sie tatsächlich zunehmen, geringer – oder Sie nehmen zumindest weniger stark zu. Von einigen Medikamenten, beispielsweise von Antiepileptika wie Topiramat und vom Antidepressivum Bupropion ist bekannt, daß zu ihren Nebenwirkungen Gewichtsverlust zählt. Ihr Arzt kann Ihnen solch ein Mittel eventuell verschreiben, wenn Sie stark zunehmen. Cherry Pedrick nahm in den ersten beiden Jahren, in denen sie SSRIs einnahm, etwa 15 Kilo zu. Durch bewußte Ernährung und Körpertraining gelang es ihr, die zusätzlichen Pfunde wieder zu verlieren. Wahrscheinlich war die Gewichtszunahme nicht allein den Medikamenten zuzuschreiben, sondern auch eine Folge ihrer Depression. Wenn sie sehr depressiv war, verlor sie zwar Gewicht, aber sobald es ihr wieder besser ging, aß sie mehr, und außerdem aß sie, wenn sie nervös war und Angst hatte. Wie viele andere, die einen SSRI-Stoff einnehmen, hatte sie einen starken Drang, sich Kohlehydrate einzuverleiben, insbesondere in Form von Süßigkeiten. Doch in ihrem Fall war das teilweise eine Ausrede. Sie mußte die Kontrolle über ihre Ernährung wiedergewinnen. Nachdem ihr dies gelungen war, verlor sie auch die zusätzlichen Pfunde.

Mundtrockenheit Diese verbreitete und unangenehme Nebenwirkung einiger Medikamente gegen Zwangsstörungen entsteht durch eine Verringerung der Speichelproduktion. Durch regelmäßige Zufuhr geringer Flüssigkeitsmengen läßt sich die Neigung zu Mundtrockenheit verringern. Auch das Lutschen von Fruchtbonbons kann helfen. Probieren Sie es mit zuckerfreien Bonbons, um Karies zu verhindern. Weil Speichel die Plaquebildung reduziert und die Zähne härtet, kann die Einschränkung der Speichelproduktion Zahnprobleme fördern. Wird die Trockenheit des Mundes Ihnen zu unangenehm, kann Ihr Arzt Ihnen empfehlen, Ihren Mund mit künstlichem Speichel feucht zu halten.

Übelkeit Die Medikamente zusammen mit einer kleinen Menge an Nahrung einzunehmen kann helfen, Übelkeit zu vermeiden. Ruhen Sie sich nach Einnahme der Mittel ein wenig aus, aber legen Sie sich nicht hin, weil das Sodbrennen verursachen kann.

Sodbrennen Wenn Sie zu Sodbrennen neigen, sollten Sie sich zwei Stunden nach Mahlzeiten oder nach der Einnahme von Medikamenten nicht hinlegen. Sie können nächtliches Sodbrennen lindern, indem Sie Ihren Kopf mit Hilfe eines zusätzlichen Kissens höher betten. Falls Sie das Problem so nicht in den Griff bekommen, sollten Sie Ihren Arzt bitten, Ihnen ein Medikament dagegen zu verschreiben.

Verstopfung Sie können vieles tun, um Verstopfung gar nicht erst entstehen zu lassen. Achten Sie darauf, mit der Nahrung ein möglichst hohes Maß an Ballaststoffen aufzunehmen; diese sind vor allem in Früchten und Gemüse enthalten. Viel zu trinken ist der Verdauung ebenfalls förderlich. Ballaststoffreich sind Rohkost, Früchte und Vollkorngetreide. Auch Körpertraining fördert die Verdauung. Wenn all dies Ihre Verstopfung nicht beseitigt, sollten Sie Ihren Arzt bitten, Ihnen ein ballaststoffreiches oder verdauungsförderndes Mittel zu verschreiben.

Durchfall Bei Durchfall sollten Sie bevorzugt ballaststoffarme Nahrung essen, beispielsweise Bananen. Tragen Sie nach dem Stuhlgang Vaseline auf den Anus auf, um Wundheit, Jucken, Schmerzen und Brennen zu vermeiden. Trinken Sie möglichst viel, um nicht zu dehydrieren. Informieren Sie Ihren Arzt, wenn Sie sich sehr geschwächt oder benommen fühlen oder merken, daß Sie weniger Urin als normalerweise ausscheiden. Dies kann Dehydration anzeigen. Hält Ihr Durchfall länger an, sollten Sie Ihren Arzt bitten, Ihnen ein Mittel dagegen zu verschreiben.

Benommenheit Niedriger Blutdruck, ein schneller Puls, Dehydration infolge von Durchfall oder nichtsymptomatische Wirkungen des Medikaments können Benommenheit verursachen. Lassen Sie Ihren Arzt feststellen, ob die Benommenheit nicht durch etwas verursacht wird, das Grund zur Sorge gibt. Sie müssen unbedingt genug trinken. Treffen Sie Vorsichtsmaßnahmen, damit Sie nicht stürzen oder in einen Unfall verwickelt werden – indem Sie beispielsweise langsam aufstehen und im Stehen ein paar Sekunden warten, bevor Sie zu gehen beginnen. Fahren Sie nicht Auto, wenn Sie fürchten, Sie könnten sich benommen oder schläfrig fühlen.

Sexuelle Dysfunktion Clomipramin und die SSRIs wirken sich sowohl bei Männern als auch bei Frauen oft ungünstig auf die Sexualität aus. Das kann unter anderem in Form einer Schwächung des Sexualtriebs, von Orgasmusverzögerungen und von völliger Unfähigkeit zur Erektion oder zum Orgasmus zum Ausdruck kommen. Bei anderen Patienten wird das Interesse an sexuellen Aktivitäten durch die Medikamenteneinnahme eher verstärkt. Wenn Sie diese Art von Nebenwirkungen bei sich beobachten, sollten Sie mit Ihrem Arzt sprechen. Das braucht Ihnen nicht peinlich zu sein; Ihren Arzt wird das Problem kaum überraschen, weil es bei vielen Medikamenten auftritt. Möglicherweise verschreibt er Ihnen dann ein Mittel wie Sildenafil (Viagra), das die unerwünschten Nebenwirkungen behebt. Einige konnten die sexuellen Nebenwirkungen verringern und zumindest an Wochenenden sexuelle Aktivitäten genießen, indem sie das Medikament an Freitagen und Samstagen absetzten. Allerdings ist das bei Fluoxetin nicht möglich, weil dieses Mittel länger wirkt. In jedem Fall sollten Sie Ihre Medikamenteneinnahme nicht ohne Rücksprache mit Ihrem Arzt verändern.

Vorsichtsmaßnahmen bei der Medikamenteneinnahme

Die Medikamente, die Sie zur Behandlung einer Zwangsstörung einnehmen, sind ein wichtiger Teil des Behandlungsplans. Durch ein paar einfache Vorsichtsmaßnahmen können Sie die Medikamenteneinnahme sicherer und effektiver machen. Wenn Ihnen ein Arzt ein Medikament verschreibt, sollten Sie ihn bitten, Sie umfassend darüber zu informieren. Die folgenden Fragen können Sie Ihrem Arzt zu diesem Zweck stellen:

- Wie wirkt sich das Mittel auf die Symptome meiner Zwangsstörung aus?
- Wie lange dauert es gewöhnlich, bis sich eine positive Wirkung einstellt?
- Welche Dosis dieses Medikaments soll ich einnehmen und wie oft?
- Wie lange muß ich das Mittel einnehmen, und was wird wahrscheinlich passieren, wenn ich damit aufhöre?
- Was ist, wenn das Medikament nicht wirkt?
- Welche Nebenwirkungen sind zu erwarten?
- Welche dieser Nebenwirkungen sind gefährlich? Und worüber sollte ich Sie sofort informieren?
- Wie kann ich die Nebenwirkungen verringern?
- Muß ich irgendwelche Ernährungsregeln beachten, solange ich das Medikament einnehme?
- Muß ich vor oder während der Einnahme dieses Medikaments einen Test durchführen?

Obwohl Ärzte grundsätzlich verpflichtet sind, Sie über Mittel, die sie verschreiben, gut zu informieren, müssen Sie ihnen durch möglichst genaue Informationen über Ihre eigene Situation helfen, Ihnen das für Sie beste Mittel auszuwählen. Informieren Sie Ihren Arzt über folgende Faktoren, die er bei der Medikamentenwahl eventuell berücksichtigen muß:

- bekannte Allergien
- andere Medikamente, die Sie einnehmen, auch nicht verschreibungspflichtige
- ob Sie schwanger sind, schwanger zu werden versuchen oder ein Baby mit Muttermilch ernähren
- ob Sie an einer Anfallserkrankung leiden oder ob bei Ihnen Herzgeräusche festgestellt wurden
- ob Sie unter irgendwelchen anderen medizinischen oder psychiatrischen Problemen leiden.

Der Arzt verschreibt Ihnen zwar das Medikament, aber *Sie* müssen es einnehmen. Es folgt eine Liste von Vorsichtsmaßnahmen, durch die Sie eine optimale Behandlung sicherstellen können:

- Der Arzt, der Ihnen ein Medikament gegen Ihre Zwangsstörung verschreibt, sollte Psychiater oder zumindest sehr erfahren in der Behandlung psychischer Störungen sein.
- Bitten Sie Ihren Arzt, Ihnen den Namen des Mittels, die Dosierung, die er empfiehlt, und wie oft Sie es täglich einnehmen sollen, aufzuschreiben. Wenn Sie das

Rezept bekommen, vergleichen Sie das, was darauf steht, mit dem, was der Arzt für Sie aufgeschrieben hat.
- Schildern Sie dem Arzt Ihre vollständige Krankengeschichte, denn manche Vorerkrankungen können bei der Auswahl eines geeigneten Mittels eine wichtige Rolle spielen.
- Berichten Sie dem Arzt über Nebenwirkungen, die Sie bemerken, und über neu auftauchende Symptome. Wenn Sie nicht sicher sind, ob ein Symptom auf das verschriebene Medikament zurückzuführen ist, sollten Sie unbedingt Ihren Arzt anrufen.
- Sorgen Sie dafür, daß Sie eine Kontaktperson haben, die Sie anrufen können, wenn Ihr Arzt nicht erreichbar ist.
- Lassen Sie alle von Ihrem Arzt empfohlenen Tests durchführen, bevor Sie mit der Einnahme eines Medikaments beginnen, und wiederholen Sie bestimmte Tests, beispielsweise Blutuntersuchungen und EEGs, auch während der Einnahme.
- Informieren Sie alle Ihre Ärzte darüber, welche Medikamente Sie regelmäßig einnehmen.
- Kaufen Sie Ihre Medikamente immer in der gleichen Apotheke. Wenn ein Apotheker über alle Mittel, die Sie einnehmen, informiert ist, kann er Sie auf problematische Wechselwirkungen hinweisen, und diese können vermieden werden.
- Merken Sie sich, wie Ihre Medikamente aussehen. Manchmal wird man Ihnen das gleiche Medikament, jedoch von einem anderen Unternehmen produziert, geben. Wenn die Tabletten oder Kapseln anders aussehen, als Sie es gewöhnt sind, sollten Sie vorsichtshalber Ihren Apotheker fragen, ob es wirklich das gleiche Mittel ist.
- Setzen Sie ein Medikament niemals ab und verringern Sie auch nie die Dosis, ohne vorher mit Ihrem Arzt darüber gesprochen zu haben.
- Sprechen Sie mit Ihrem Arzt auch, wenn Sie ein anderes Mittel einnehmen wollen. Dies gilt auch für rezeptfreie Präparate.
- Besprechen Sie mit Ihrem Arzt, was Sie tun sollen, wenn Sie einmal vergessen haben, ein Medikament einzunehmen.
- Informieren Sie einen Freund oder ein Mitglied Ihrer Familie darüber, welche Medikamente Sie regelmäßig einnehmen. Schreiben Sie Namen und Dosierungen dieser Mittel auf, damit jemand die Liste nötigenfalls einem Arzt oder dem Personal einer Notfalleinrichtung zeigen kann.
- Wenn ein Mittel Sie schläfrig oder benommen machen könnte, müssen Sie sich mit Ihren Aktivitäten darauf einstellen. Solange Sie nicht sicher sind, wie Sie reagieren könnten, sollten Sie kein Auto fahren und keine Maschine bedienen.
- Halten Sie Medikamente grundsätzlich von Kindern und Haustieren fern, auch von Kindern, die nur gelegentlich zu Ihnen zu Besuch kommen.

- Lagern Sie Medikamente kühl und trocken. Feuchtigkeit in Badezimmern verringert die Wirkung mancher Mittel.
- Legen Sie sich vor Urlauben und Feiertagen einen ausreichenden Medikamentenvorrat zu. Besorgen Sie sich neue Rezepte immer einige Tage vor dem akuten Bedarf, denn manchmal muß der Apotheker Ihren Arzt anrufen, um von ihm die Erlaubnis einzuholen, Ihr Rezept einzulösen.
- Bewahren Sie Medikamente in der Originalverpackung auf, und stellen Sie sicher, daß das Etikett gut zu lesen ist.
- Lesen Sie immer das Etikett auf einer Arzneimittelflasche, bevor Sie das Mittel einnehmen. Besonders im Dunkeln kann es leicht passieren, daß man die falsche Flasche zur Hand nimmt.
- Entwickeln Sie ein System, das Ihnen hilft, daran zu denken, wann Sie Ihre Medikamente einnehmen müssen. Die Schachteln für eine Wochenration Tabletten, die man in Apotheken kaufen kann, sind sehr nützlich. Wenn Sie einen solchen Behälter am Wochenanfang auffüllen, können Sie jederzeit mit einem Blick feststellen, ob Sie die Medikamente für den betreffenden Tag eingenommen haben. Routineaktivitäten, die man Tag für Tag ausführt, kann man leicht vergessen. Wenn Sie viele Medikamente einnehmen, können Sie sich einen Aufbewahrungsbehälter mit zahlreichen Abteilungen für jeden einzelnen Tag zulegen.

Vorsicht Alkohol sollte man aus verschiedenen Gründen generell nur sehr vorsichtig konsumieren. Trinkt man zuviel davon, kann die therapeutische Wirkung der Medikamente darunter leiden. Außerdem kann die Kombination von Alkohol mit Medikamenten, die zur Behandlung von Zwangsstörungen eingesetzt werden, aggressives Verhalten fördern. Weiterhin ist bekannt, daß Alkohol Depression verschlimmert. Und was den Alkohol selbst betrifft, so kann er auf Menschen, die wegen einer Zwangsstörung medikamentös behandelt werden, stärker wirken. Ein Glas eines alkoholischen Getränks kann in Verbindung mit Medikamenten leicht die Wirkung von zwei Gläsern haben. Falls Sie regelmäßig Alkohol konsumieren, sollten Sie darüber unbedingt mit dem Arzt sprechen, der Ihnen Ihre Medikamente verschreibt. Alkohol ist in solch einem Zusammenhang nichts weiter als ein anderer chemischer Stoff, der die positive Wirkung Ihrer Medikamente verringern kann.

Teile der obigen Empfehlungen stammen aus dem Buch *Mature Years* von Cherry Pedrick (1999).

Kognitiv-behaviorale Therapie

Die kognitiv-behaviorale Therapie spielt bei der Heilung von Zwangsstörungen eine wichtige Rolle. Untersuchungen von Dr. Lewis Baxter von der UCLA haben gezeigt, daß die durch Verhaltenstherapie erreichbare positive Beeinflussung neuronaler Verbindungen derjenigen einer erfolgreichen medikamentösen Behandlung gleicht (Yaryura-Tobias & Neziroglu 1997b). Eine kognitiv-behaviorale Therapie gibt Menschen, die unter einer Zwangsstörung leiden, die Möglichkeiten, mit ihren zwanghaften Gedanken und Verhaltensweisen besser umzugehen. Die längerfristige Nutzung der Werkzeuge einer kognitiv-behavioralen Therapie und der Fertigkeiten, die in diesem Rahmen vermittelt werden, erleichtert den Umgang mit den Symptomen. Eine kognitiv-behaviorale Behandlung kann nur bei ausreichender Motivation des Patienten und wenn er zu täglichem Üben bereit ist, erfolgreich sein. Diese Arbeit ist manchmal anfangs recht schwierig oder wirkt sogar beängstigend, aber die Aussicht auf Linderung der Symptome läßt die erforderliche Mühe als gerechtfertigt erscheinen. Erfolgen die medikamentöse und die kognitiv-behaviorale Behandlung gleichzeitig, können sie einander ergänzen. Die Medikation wirkt sich dann positiv auf den Serotoninspiegel aus, und die kognitiv-behaviorale Therapie trägt zur Verhaltensveränderung bei, denn der Patient lernt durch sie, sich zwanghaften Handlungen und Gedanken zu widersetzen. Indem die Medikation das Angstniveau verringert, erleichtert sie die Nutzung der Werkzeuge und Techniken der kognitiv-behavioralen Therapie.

Exposition und Reaktionsverhinderung (ERP)

Exposition und Reaktionsverhinderung (ERP) ist die wichtigste kognitiv-behaviorale Technik für die Behandlung von Zwangsstörungen. Die ERP dient dazu, die mit zwanghaften Gedanken verbundenen Empfindungen der Angst und des Unbehagens zu reduzieren. Dies wird durch den natürlichen Prozeß der sensorischen *Habituation* erreicht. Die Habituation, die im Gehirn »fest verdrahtet« ist, gewöhnt das zentrale Nervensystem durch wiederholten, längerfristigen Kontakt (die Exposition) an bestimmte Reize; man könnte sogar sagen, daß das Nervensystem dazu gebracht wird, sich angesichts dieser Reize zu »langweilen«. Im Alltagsleben gibt es unzählige Beispiele für die Wirkung der Habituation. Eines ist der blitzartige Kälteschauer, den wir verspüren, wenn wir in ein Becken mit kaltem Wasser tauchen. Die Sinnesneuronen in der Haut (die sensorische Informationen über heiß und kalt registrieren sollen), senden augenblicklich einen Informationsschwall zum Gehirn, das dann schließt: »Mannomann, ist das Wasser kalt!« Bleiben wir jedoch im Wasser, ermüden die gleichen Neuronen nach einigen Sekunden, und die Übermittlung von

Informationen über Hitze- oder Kälteempfindungen kommt praktisch zum Erliegen. Die Kälteempfindungen nehmen ab, und das kalte Wasser fühlt sich nach relativ kurzer Zeit fast warm an. Natürlich wird das Wasser real nicht wärmer, sondern das Nervensystem stumpft gegenüber den Kälteempfindungen ab, weil wir uns an die Kälte gewöhnen.

Ein weiteres Beispiel für dieses Phänomen können Sie jetzt sofort ausprobieren: Füllen Sie sich den Mund mit etwas, das Sie wirklich gern essen, und halten Sie diese Speise eine Minute dort, ohne zu schlucken. Daß die intensive Geschmacksempfindung nach einer Weile nachläßt, deutet auf eine Habituation hin. Und falls Sie schon einmal irgendwo gearbeitet haben, wo im Hintergrund ständig ein Radio dudelte oder wo Flugzeuge über das Gebäude flogen, ist Ihnen wahrscheinlich aufgefallen, daß Sie sich nach einer Weile so in Ihre Arbeit vertieft hatten, daß Sie die Hintergrundgeräusche gar nicht mehr hörten. Längerer und wiederholter Kontakt mit einem beliebigen physischen oder psychischen Reiz führt zur Habituation. Darauf kann man sich auch in Situationen verlassen, in denen anfangs Gefühle der Angst und Furcht geweckt werden. Wenn Sie mit diesen Erlebnissen ständig in Kontakt bleiben, führt dies zur Habituation. Somit ist Habituation eine natürliche Möglichkeit, über das Vermeiden angstauslösender Situationen hinauszugelangen.

EXPOSITION

Sie können diesen Prozeß nutzen, indem Sie eine auf reale Lebenssituationen bezogene längere Exposition initiieren, wenn diese Situationen bei Ihnen Angst hervorrufen und Sie dazu veranlassen, bestimmte Rituale auszuführen. Diese Methode wird *In-vivo-Exposition* genannt. Beispielsweise kann man jemanden, der sich vor Kontamination fürchtet, auffordern, ein Objekt, vor dem er sich fürchtet, zu berühren oder auf andere Weise direkt dazu in Kontakt zu treten, etwa zu einem leeren Müllbehälter, ohne daß der Betroffene seine Angst gleich anschließend durch Händewaschen zu lindern versucht. Übt er dies wiederholt, wird ihm allmählich klar werden, daß die katastrophalen Konsequenzen, die er gefürchtet hat, nicht eintreten, was wiederum zur Folge hat, daß die für ihn zunächst mit der Situation verbundene starke Angst abnimmt.

Eine Exposition stuft man am besten ab: Man nähert sich dem letztendlichen Ziel der vollständigen Habituation in winzigen Schritten. Beispielsweise könnte die Konfrontation mit der Angst vor einem »kontaminierten« Müllbehälter damit beginnen, daß der Betroffene eine »ungefährliche« Ecke des Behälters mit einem einzigen Fingernagel berührt. Allmählich kommt es dann zur Berührung mit einem Finger, und man bleibt auf dieser Stufe so lange, bis die Habituation eingetreten ist. Als nächstes kann man mehrere Finger einbeziehen, dann den gesamten vorderen Teil der Hand und schließlich den Handrücken. Bei jedem dieser Teilschritte wird der Patient mit seiner Furcht konfrontiert, er erlebt seine Angst und dann die allmähliche und natürliche Habituation. (Anmerkung: Wenn wir in diesem Buch das Wort »kontaminiert« in Anführungszeichen wiedergeben, meinen wir damit, daß die Person, die unter einer Zwangsstörung leidet, das Objekt oder die Situation, um die es geht, für schmutzig, ekelhaft und gefährlich hält und glaubt, sie um jeden Preis vermeiden zu müssen, wohingegen die meisten anderen Menschen das betreffende Phänomen als in keiner Hinsicht gefährlich ansehen.)

Manchmal ist es entweder zu schwierig oder unmöglich, eine gefürchtete Situation zu rekonstruieren. Ein Beispiel hierfür ist die Angst davor, krank zu werden oder einen geliebten Menschen zu verlieren. In solchen Fällen nutzt man die Methode der *imaginativen Exposition*. Dabei handelt es sich um eine längerfristige und wiederholte mentale Vorstellung des befürchteten Anblicks oder der gefürchteten Situation, die bis zum Eintritt der Habituation aufrechterhalten wird. In Verbindung mit einer In-vivo-Exposition kann die imaginative Exposition auch helfen, die Furcht vor bestimmten Gedanken zu überwinden, die so viele Menschen mit einer Zwangsstörung plagt. Das vorliegende Buch enthält ausführliche Anleitungen sowohl für die Durchführung einer In-vivo-Expositon als auch einer imaginativen Exposition. Beides kann Ihnen helfen, sich von Ihrer Zwangsstörung zu befreien. Wenn Sie geduldig sind und genügend üben, können Sie auf diese Weise die Intensität Ihrer zwanghaften Gedanken deutlich verringern.

REAKTIONSVERHINDERUNG

Man kann die Reaktionsverhinderung als eine Methode bezeichnen, durch die man sich selbst willentlich daran hindert, Rituale (Waschen, Prüfen usw.) auszuführen, durch die man gewöhnlich die Angst zu neutralisieren versucht, die bestimmte zwanghafte Gedanken erzeugen. Die Reaktionsverhinderung soll die Habituation beängstigender Gedanken und Situationen zu fördern und letztlich die Ausführung zwanghafter Rituale einschränken. Wenn Sie im Falle der Konfrontation mit Reizen, vor denen Sie sich fürchten, den Drang verspüren, bestimmte Rituale wie Händewaschen oder übertriebenes Prüfen auszuführen, unterdrücken Sie diesen Impuls augenblicklich. Vielleicht können Sie zunächst nur Dauer und Häufigkeit der Ausführung eines solchen Rituals verringern. Doch wenn Sie weiter daran arbeiten, sich dem Zwang immer nachdrücklicher zu widersetzen, wird Ihnen dies immer besser gelingen. Letztlich geht es bei der Reaktionsverhinderung jedoch darum, die zwanghaften Rituale völlig zu unterbinden. Das mag Ihnen als beängstigend oder gar als unmöglich erscheinen, aber wenn Sie sich regelmäßig bemühen, das Angestrebte zu üben, und wenn Sie außerdem von einem Therapeuten oder einem Mitglied Ihrer

Familie unterstützt werden, ist Reaktionsverhinderung ein erreichbares Ziel – und eine der wirksamsten Methoden zur Befreiung von einer Zwangsstörung.

Kognitive Umstrukturierung

Die kognitive Komponente der kognitiv-behavioralen Therapie besteht in der aktiven Konfrontation mit verzerrten Denkmustern und dysfunktionalen Überzeugungen, aus denen sich zwanghafte Gedanken und Handlungen speisen. In der kognitiven Therapie werden die Patienten aufgefordert, unzutreffende Überzeugungen zu erkennen und durch zutreffendere und realistischere Einschätzungen zu ersetzen. Dieser Ansatz findet traditionell seinen Ausdruck in Form von Interaktionen zwischen Therapeut und Klient, und dieser Prozeß wird häufig *kognitive Umstrukturierung* genannt. Man kann diese Technik aber auch zur Selbsthilfe nutzen, so wie es im vorliegenden Buch beschrieben wird. Es folgt eine Liste der wichtigsten kognitiven Irrtümer von Menschen, die unter einer Zwangsstörung leiden, und jeder dieser Denkfehler wird anhand von Beispielen veranschaulicht.

Überschätzen von Risiken, Schäden und Gefahren   Beispiele: »Wenn ich auch nur das geringste Risiko eingehe, wird wahrscheinlich etwas Schreckliches passieren.« – »Die bloße Möglichkeit einer Gefahr ist gleichbedeutend damit, daß eine gefährliche Situation wahrscheinlich eintreten wird.«

Übermäßige Kontrolle und Perfektionismus   Beispiel: »Was immer ich tue, ist untragbar, wenn ich es nicht perfekt hinbekomme.«

»Katastrophendenken«   Beispiele: »Eine offene Wunde auf meinem Arm zeigt, daß ich mit Sicherheit an Aids erkranken werde, wenn ich mich in der Nähe eines Menschen aufhalte, der meiner Meinung nach Aids hat.« – »Wenn ich etwas nicht perfekt schaffe, habe ich es entsetzlich schlecht gemacht.«

Schwarzweiß-Denken/Alles-oder-nichts-Mentalität   Beispiele: »Wenn ich nicht in völliger Sicherheit bin, bin ich in zu großer Gefahr.« – »Wenn ich etwas nicht perfekt hinbekomme, habe ich es völlig vermurkst.«

Magisches Denken   Beispiel: »Wenn ich einen erschreckenden Gedanken habe, wird mit Sicherheit etwas Übles oder Entsetzliches passieren.«

Verquickung von Denken und Handeln (ähnlich dem magischen Denken)   Beispiel: »Wenn ich den erchreckenden Gedanken habe, jemanden zu schädigen, fühlt sich das für mich so an, als ob ich dies wirklich getan hätte oder als ob die Wahrscheinlichkeit, daß ich es in Zukunft tun werde, größer wird.«

Überbewertung von Gedanken   Beispiel: »Wenn ich an etwas Schreckliches denke, ist die Wahrscheinlichkeit sehr groß, daß es tatsächlich eintritt.«

Übertriebenes Verantwortungsgefühl   Beispiel: »Ich muß mich immer und jederzeit davor hüten, einen Fehler zu machen, der einen Unschuldigen schädigen könnte, so unwahrscheinlich diese Möglichkeit auch erscheinen mag.«

Neigung zu pessimistischen Einschätzungen   Beispiel: »Wenn etwas Übles geschehen wird, wird es eher mir oder einem Menschen, den ich liebe, als jemand anderem passieren.«

Was-wäre-wenn-Denken   Beispiele: »Was wäre, wenn ich in Zukunft einen Fehler mache [etwas falsch mache, Aids bekomme, für die Schädigung eines anderen verantwortlich bin, usw.]?«

Nichtertragen von Ungewißheit   Beispiel: »Ich kann mich erst entspannen, wenn ich mir hundertprozentig sicher bin, daß alles gut gehen wird. Wenn ich mir in *irgendeiner* Hinsicht unsicher bin (bezüglich meiner Zukunft, meiner Gesundheit, der Gesundheit von Menschen, die mir nahestehen), ist das für mich unerträglich.«

Übertrieben moralische Einstellung   Beispiel: »Ich werde wegen des kleinsten Fehlers, Irrtums oder Vergehens zur Hölle fahren (oder schwer bestraft werden).«

Der »Märtyrer-Komplex«   Beispiel: »Wie edel und wunderbar ich doch bin! Ich leide gerne und opfere mein Leben auf, indem ich den ganzen Tag über unablässig Rituale ausführe (Waschen, Zählen, Prüfen usw.); dies scheint mir ein geringer Preis dafür zu sein, daß ich diejenigen, die ich liebe, vor Gefahren und Schädigungen schützen kann. Und da noch niemand, der mir nahesteht, gestorben ist oder großen Schaden erlitten hat, muß das, was ich tue, doch richtig sein!«

Obwohl es für die Genesung wichtig ist, die für Zwangsstörungen typischen Überzeugungen zu verändern, besteht unter Klinikern und Forschern keine Einigkeit darüber, wie man dies am besten erreichen kann. Einige kontrollierte Studien haben gezeigt, daß sich der Zustand von Patienten, die ihre Überzeugungen bezüglich für sie beängstigender Situationen aktiv hinterfragen, ebenso stark verändert, wie wenn sie an diesen Situationen mit Exposition und Reaktionsverhinderung arbeiten (van Oppen *et al.* 1995; Cottraux *et al.* 2001; Emmelkamp & Beens 1991). Demnach sind einige Experten der Ansicht, daß eine direkte Konfrontation mit den angstauslösenden Situationen (beispielsweise das Berühren eines »kontaminierten« Toilettensitzes) eventuell gar nicht notwendig ist. Nach der Auffassung, die diesem Buch zugrunde liegt (und die von den meisten der in der Behandlung von Zwangsstörungen sehr erfahrenen Klinikern bestätigt wird), ist die ERP die beste Möglichkeit, für Zwangsstörungen typische Überzeugungen und Verhaltensweisen zu verändern, aber auch die aktive Untersuchung und das Hinterfragen dysfunktionaler Überzeugungen, die Symptome aufrechterhalten (so wie es in Kapitel 8 beschrieben wird), spielen wichtige Rollen, insbesondere bei Menschen, die Gedanken zuviel Bedeutung beimessen, oder bei Patienten, die mit einer Exposition überfordert wären. Bei den meisten unter einer Zwangsstörung Leidenden dürfte eine Verbindung von ERP mit kognitiver Therapie die optimale Kombination sein.

Medikamente oder kognitiv-behaviorale Therapie – oder beides?

Da die Zahl der Möglichkeiten, Zwangsstörungen zu behandeln, immer größer wird, fragen sich die Betroffenen und ihre Angehörigen oft, für welche Methode sie sich entscheiden sollen. Diese Frage stellt sich ihnen vor allem zu Beginn einer Behandlung. Grundsätzlich versteht man die medikamentöse wie auch die kognitiv-behaviorale Therapie (KBT) als einen Bestandteil eines umfassenden Behandlungskonzepts.

Letztlich profitieren die meisten Menschen mit einer Zwangsstörung am stärksten von einer kombinierten medikamentösen und kognitiv-behavioralen Behandlung, wobei die Medikation von einem Psychiater betreut und die KBT von einem Psychologen oder Psychotherapeuten mit speziellen Kenntnissen in der Behandlung von Zwangsstörungen durchgeführt werden sollte. Beide Behandlungsarten haben sich im täglichen Umgang mit zwanghaften Symptomen sehr bewährt. Statt sich zu fragen, welche von beiden die bessere ist, sollten Sie sich fragen, welche im Augenblick für Sie persönlich am besten geeignet ist. Jede Methode hat ihre besonderen Vorteile und ihre Schattenseiten.

Wenn Menschen unter besonders schweren Formen von Zwangsstörungen leiden, aber noch nie fachkundig diagnostiziert oder behandelt worden sind, sollte man in der Regel mit einer medikamentösen Behandlung beginnen. Medikamente reduzieren sehr schnell Ängste, lindern depressive Symptome, hellen die Stimmung auf und verbessern die Konzentrationsfähigkeit; und all das sichert den Patienten bei der harten Arbeit einer KBT einen wichtigen Startvorteil. Man könnte die medikamentöse Behandlung mit jenen Schwimmflügeln vergleichen, die ein Kind, wenn es zu schwimmen lernt, über Wasser halten, bis es sich die Fertigkeiten (in unserem Fall die KBT-Techniken) und die Selbstsicherheit angeeignet hat, die es zum Schwimmen braucht.

Allerdings passiert es häufig, daß Menschen, die unter einer Zwangsstörung leiden, gewissenhaft, genau in der richtigen Dosierung und über die vom Arzt angeordnete Zeitspanne verschiedene Medikamente einnehmen, ohne daß auch nur die geringste Besserung eintritt. Außerdem empfinden einige die Nebenwirkungen solcher Mittel als so unerträglich, daß sie sich nicht in der Lage fühlen, sie über längere Zeit einzunehmen. In Fällen dieser Art ist es wahrscheinlich besser, sich auf die KBT und insbesondere auf die ERP zu konzentrieren. Umgekehrt kann bei Menschen, die mit der harten ERP-Arbeit keine befriedigenden Resultate erzielen, eine zusätzliche medikamentöse Therapie den erhofften Fortschritt bringen. Ein Psychiater oder Psychologe mit großer Erfahrung in der Behandlung von Zwangsstörungen kann wohl am besten beurteilen, welche Behandlungsart in einem bestimmten Fall als nächste Maßnahme am sinnvollsten ist.

Traditionelle Psychotherapie

Bei Zwangsstörungen scheint eine traditionelle Psychotherapie (einer »Redetherapie«) wirkungslos zu sein. Vor einigen Jahrzehnten, also bevor sich unsere aktuelle Sicht der Zwangsstörung herausgebildet hatte, hielt man diese Störung ausschließlich für das Resultat bestimmter bedauerlicher Lebensumstände, beispielsweise einer unglücklichen Kindheit, einer unzuträglichen Beziehung zu den Eltern und in der Kindheit erlernter dysfunktionaler Einstellungen etwa zu Fragen der Hygiene. In einer traditionellen Psychotherapie widmen sich die Klienten langwierigen und tiefreichenden Untersuchungen – und dies einmal oder sogar mehrmals pro Woche, oft über viele Monate oder gar Jahre –, in deren Verlauf sie ihre Unzufriedenheit über frühere Ereignisse artikulieren, die zur Entstehung ihrer aktuellen Frustration stark beigetragen haben. In einer Psychotherapie dieser Art sitzt der Therapeuten geduldig da und hört seinem Klienten Stunde um Stunde aufmerksam zu, in der Hoffnung, auf diese Weise eine Heilung zu erreichen. Zwar bessert sich das Befinden einiger an einer Zwangsstörung Leidender auf diese Weise tatsächlich, aber es gibt nur wenige Belege dafür, daß diese Methode die Situation dauerhaft entscheidend verbessert.

Die meisten kompetenten Therapeuten aller Schulen bestätigen, daß man Zwangsstörungen multimodal behandeln muß. Eine Redetherapie mag die Mechanismen zur Bewältigung alltäglicher Belastungen stärken, welche die Symptome einer Zwangsstörung intensivieren können. Konzentriert sich eine solche Behandlung auf die Wirkung von zwanghaftem Perfektionismus, Unentschlossenheit, Neigung zum Zweifeln und zum Verschieben anstehender Aufgaben, kann sie die Bereitschaft, eine medikamentöse Behandlung sachgerecht durchzuführen und sich auf eine KBT einzulassen, positiv beeinflussen.

Neurochirurgie

Medikamente und KBT sind in den meisten Fällen von Zwangsstörungen die beste Wahl, und in der Regel erzielen diese Behandlungsmethoden – einzeln oder in Kombination – eine gewisse Verbesserung der Situation der Patienten. Allerdings bleibt in sehr wenigen Fällen, in denen Patienten besonders starke und beeinträchtigende Symptome haben, bei der Wahl dieser Behandlungsmöglichkeiten jede Veränderung zum Positiven aus. Die letzte Möglichkeit ist dann ein neurochirurgischer Eingriff. Operationen dieser Art werden weltweit nur in wenigen Behandlungszentren durchgeführt, weil nur sie über eine entsprechende Ausrüstung und über speziell geschultes Personal verfügen.

Neurochirurgische Verfahren zur Behandlung von Zwangsstörungen umfassen Zingulotomie, anteriore Kapsulotomie, subkaudale Traktotomie und limbische Leukotomie. Bei diesen Eingriffen werden bestimmte Schaltkreise im Gehirn, die bei Menschen mit einer Zwangsstörung überaktiv sind, vollständig außer Funktion gesetzt. Die meisten der genannten Operationsverfahren erfordern einen sogenannten stereotaktischen Rahmen, ein Gerät, das es ermöglicht, die störungsverursachenden Schaltkreise durch winzige chirurgische Läsionen präzise auszuschalten. In den letzten Jahren wurde ein Werkzeug mit Namen Gammamesser entwickelt, das nichtinvasive Funkwellen nutzt, um winzige Läsionen zu verursachen. Durch dieses Verfahren lassen sich die typischen Komplikationen neurochirurgischer Eingriffe bei Zwangsstörungen vermeiden, darunter Infektionen, Blutungen, Krampfanfälle und andere Nebenerscheinungen der Wundheilung. Außerdem ist diese neue Methode völlig schmerzfrei.

Eine weitere neue Technik, die *Tiefe Hirnstimulation* (*Deep Brain Stimulation* – DBS), die bei der Behandlung von Parkinson mittlerweile üblich ist, scheint auch bei Patienten mit stark ausgeprägten Zwangsstörungen, die weder auf Medikamente noch auf KBT ansprechen, gute Wirkungen zu erzielen. Bei der DBS implantiert der Chirurg eine Elektrode im Gehirn, die als Stimulator fungieren soll; dabei werden weder Teile des Gehirngewebes noch neuronale Schaltkreise beschädigt. Ein winziger elektrischer Impuls reduziert die Symptome, indem er die überaktiven neuronalen Schaltkreise außer Funktion setzt.

Neurochirurgische Verfahren können zwar bei besonders schweren Zwangsstörungen die Symptome lindern, aber sie heilen nicht. Nur bei 39 bis 45 Prozent der Behandelten läßt sich anschließend entweder eine deutliche Besserung oder völlige Symptomfreiheit feststellen (Husted & Shapira 2004). Allerdings können solche Maßnahmen die Wirkung von Standardbehandlungen verbessern, die vor dem chirurgischen Eingriff kaum etwas auszurichten vermochten. Eine KBT ist nach solchen Eingriffen häufig ein wichtiger Bestandteil der postoperativen Nachsorge, und manchmal ist zusätzlich auch noch eine Medikation erforderlich. Die Symptome werden nach solchen Operationen oft eher allmählich als sofort gelindert, und es kann einige Wochen oder sogar Monate dauern, bis die Wirkung sich vollständig zeigt.

Wann empfiehlt sich bei Zwangsstörungen eine neurochirurgische Behandlung? Jemand, der dieses Buch liest, benötigt höchstwahrscheinlich keine. Ratsam ist sie generell nur bei Menschen, die unter einer äußerst schweren, chronischen und extrem hinderlichen und nie nachlassenden Zwangsstörung leiden – also nur dann, wenn die normale Funktionsfähigkeit dauerhaft stark beeinträchtigt ist. Außerdem fordern alle Behandlungszentren, die solche Operationen durchführen können, daß zuvor wirklich *alle* anderen verfügbaren Behandlungsmöglichkeiten erfolglos versucht und daß die Behandlungen von Experten für Zwangsstörungen durchgeführt wurden. Es müssen also auch eine intensive KBT-Behandlung und entsprechende Behandlungen mit allen geeigneten pharmakologischen Mitteln (jeweils mindestens über zehn Wochen und in der maximal verträglichen Dosierung) ausprobiert worden sein. Die meisten Operationszentren verlangen zudem, daß sich die Patienten mindestens fünf Jahre lang um eine intensive Behandlung bemüht haben, bevor sie um eine neurochirurgische Behandlung ersuchen (Jenike 1998).

Alternative Behandlungsmethoden

Zu den sogenannten alternativen Behandlungsmethoden, die bei Zwangsstörungen empfohlen werden, zählen unter anderem homöopathische Behandlungen, Akupunktur, Biofeedback und die Einnahme bestimmter Nahrungsergänzungsstoffe. Nun mag all dies bei der Behandlung vieler Probleme von Nutzen sein, doch was ihre Wirksamkeit bei Zwangsstörungen angeht, so steht der Beweis dafür noch aus. Und warum sollte man so genannte Alternativbehandlungen mit nicht erwiesener Wirksamkeit ausprobieren, obwohl die Wirksamkeit medikamentöser Behandlungen und der KBT eindeutig belegt ist? Wir können uns einige solche Gründe durchaus vorstellen. Menschen mit einer Zwangsstörung sind gegenüber den herkömmlichen medizinischen Verfahren manchmal sehr mißtrauisch. Außerdem haben einige – und das gilt nicht nur für Menschen mit einer Zwangsstörung – grundsätzliche Einwände gegen den Einsatz von Medikamenten, weil sie grundsätzlich »natürliche« Behandlungsverfahren bevorzugen. Im übrigen ändert die erwiesene Wirkung der KBT nichts daran, daß viele Patienten sie meiden, weil sie es für zu schwierig halten, nach dieser Methode zu arbeiten. Tatsächlich kann die KBT anfangs beängstigend wirken. Weiterhin bevorzugen einige Betroffene alternative Behandlungsmethoden, obwohl sie sich für bewährte Methoden entscheiden könnten, weil in 25 Prozent aller

Fälle von Zwangsstörung die Behandelten aus bisher kaum geklärten Gründen einfach nicht sonderlich von den bewährten Behandlungsverfahren profitieren. Falls es auch Ihnen so geht, ist das vielleicht der Grund, aus dem Sie Ihre Hoffnung in eine Alternativbehandlung setzen. Achten Sie in jedem Fall darauf, daß eine Behandlung, die Sie ausprobieren wollen, durch wissenschaftliche Untersuchungen abgesichert ist und daß man bei ihr einen Wirkungsgrad festgestellt hat, der besser als der eines Plazebos ist. Im übrigen haben wir schon zu Beginn dieses Kapitels festgestellt: Die falsche Behandlung kann schädigend wirken.

Treffen Sie bei der Auswahl einer Behandlung eine kluge Entscheidung

Einige Menschen probieren Behandlungsmethoden aus, deren Wirksamkeit nicht belegt ist, weil sie keine fundierten Informationen darüber haben, für welche Methoden die Wirksamkeit nachgewiesen wurde. Sie werden dann leicht zu Opfern schlecht informierter Therapeuten und manchmal von Menschen mit unlauteren Motiven. Zwar steigt die Zahl der Psychotherapeuten mit einer guten KBT-Ausbildung, aber es sind immer noch relativ wenige. Die KBT kann für Therapeuten sehr anstrengend sein, weil sie im Rahmen einer solchen Behandlung oft die Praxisräume mit ihren klaren Grenzen verlassen und mit den Klienten in einer realen Alltagssituation, in der ihre Symptome auftreten, arbeiten müssen.

Es ist wichtig, einen Therapeuten zu finden, der in der KBT ausgebildet oder zumindest bereit ist, sich ernsthaft damit auseinanderzusetzen und diese Methode zu erlernen. Durch das vorliegende Buch können Therapeuten, die noch nicht auf die Behandlung von Zwangsstörungen spezialisiert sind, lernen, für Sie beim Durcharbeiten des Selbsthilfeprogramms als Coach oder Ratgeber zu fungieren.

Viele Menschen mit einer Zwangsstörung vergeuden Jahre darauf, nach einer Wunderkur zu suchen, sich über die Ursachen ihres Problems klar zu werden und sich selbst die Schuld an der Entstehung ihrer Krankheit zu geben. Wenn Sie glauben, daß Sie unter einer Zwangsstörung leiden, empfehlen wir Ihnen dringend, nicht länger sich selbst oder andere dafür verantwortlich zu machen und Ihre Krankheit ebenso wie Ihr Leben in die eigenen Hände zu nehmen. Wenn Sie das Selbsthilfeprogramm in diesem Buch durcharbeiten, tun Sie damit den ersten wichtigen Schritt. Teil II führt Sie auf eine große Reise. Vielleicht ist es die schwierigste Reise, die Sie jemals angetreten haben, aber dies zu tun verspricht Ihnen den größtmöglichen Lohn: die Linderung Ihrer Symptome.

HILFE FÜR FAMILIENANGEHÖRIGE UND FREUNDE

Wenn Sie Familienangehöriger, Freund oder Partner eines Menschen sind, der unter einer Zwangsstörung leidet, sollten Sie sich zunächst gründlich über das Wesen von Zwangsstörungen, ihre Ursachen sowie über Möglichkeiten ihrer Behandlung informieren. Aber dabei dürfen Sie es nicht bewenden lassen. Als nächstes sollten Sie dem Kranken bei der Auswahl geeigneter Behandlungsmethoden helfen. Unterstützen Sie ihn bei der Auseinandersetzung mit den verschiedenen Möglichkeiten. Die Entscheidung für eine bestimmte Art von medikamentöser Behandlung darf grundsätzlich nicht auf die leichte Schulter genommen werden, und für Zwangsstörungen gilt dies ganz besonders. Manchmal erschwert das Wesen der Zwangsstörung selbst sogar den Entscheidungsprozeß. Bei einigen Betroffenen führt das ständige ängstliche Bemühen um »die perfekte Behandlung« in Verbindung mit Ängsten, sie könnten die falsche Entscheidung treffen, zur unnötigen Verzögerung des Behandlungsbeginns. Patienten und Familienmitglieder, die sich im Internet regelmäßig über Behandlungsmöglichkeiten informieren, sind oft entsetzt über die riesige Menge an manchmal recht widersprüchlichen Informationen über Zwangsstörungen, die sie finden. Die Entscheidung darüber, welche Art von Hilfe man bei welchem Anbieter suchen sollte, kann auch den motiviertesten Patienten handlungsunfähig machen. Die ohnehin schwierige Entscheidung für die ERP kann durch die Ängste, die die ersten Schritte auf diesem Weg oft hervorrufen, zusätzlich erschwert werden.

Wenn der leidende Mensch, der Ihnen nahesteht, sich an diesem Punkt befindet, sollten seine Freunde und Angehörigen vor allem Geduld aufbringen. Möglicherweise braucht der Betroffene wesentlich länger, als Ihnen lieb ist, um tatsächlich mit der Arbeit zu beginnen. Allerdings können die folgenden Kapitel diesen Prozeß erleichtern. Lassen Sie sich nicht entmutigen, und unterstützen Sie den Leidenden geduldig bei seiner Suche nach der für ihn persönlich besten Behandlungsmöglichkeit.

TEIL II

Das Selbsthilfe-programm

4 Kognitiv-behaviorale Therapie bei Zwangsstörungen

Einführung in das Selbsthilfeprogramm

Jedes Aktionsprogramm ist mit Risiken und Kosten verbunden, aber diese sind wesentlich geringer als die langfristigen Risiken und Kosten von bequemer Inaktivität.
— JOHN F. KENNEDY

In diesem Kapitel wird das Selbsthilfeprogramm zur Überwindung einer Zwangsstörung vorgestellt. Es basiert auf den Prinzipien der KBT. Wie schon im vorigen Kapitel erwähnt wurde, unterscheidet sich die KBT grundsätzlich von den traditionellen Redetherapien, die sich hauptsächlich mit Ereignissen aus der Vergangenheit beschäftigen, die zur Entstehung der aktuellen Symptome beigetragen haben könnten. In der KBT geht es in erster Linie um die Gegenwart und speziell darum, Überzeugungen, Gedankenmuster und Verhaltensweisen zu erkennen und zu verändern, die den aktuellen Symptomen zugrunde liegen und diese aufrechterhalten. Eine der wichtigsten Methoden der KBT, die Exposition und Reaktionsverhinderung (ERP), wird von vielen als eine Art Goldstandard der KBT-Behandlung von Zwangsstörungen angesehen. Wissenschaftliche Untersuchungen über 30 Jahre und das Zeugnis von Tausenden, die unter Zwangsstörungen leiden, deuten darauf hin, daß die ERP die Symptome von Zwangsstörungen sehr wirksam reduziert.

Die ERP besteht aus zwei Teilen: der Konfrontation mit gefürchteten Situationen und den mit ihnen verbundenen Gedanken, Gefühlen, Vorstellungen und Drängen (die Exposition) sowie der Reaktionsverhinderung, womit die willentliche Blockierung zwanghafter Verhaltensweisen gemeint ist. Dies mag einfach klingen, es erfordert jedoch harte Arbeit, viel Engagement und außerdem Mut, weil die Vorstellungsbilder, Impulse und Ängste, die mit einer Zwangsstörung verbunden sind, so real und lebendig wirken. Die zwanghaften Antriebe und Rituale sind so stark und hartnäckig, daß die Aussicht ihrer Veränderung regelrechtes Entsetzen hervorrufen kann. Aber solche Gefühle sind zu erwarten. Wäre es nicht so, würde es sich nicht um eine Zwangsstörung handeln.

Warum die ERP wirkt

Die Methode der Exposition und Reaktionsverhinderung basiert teilweise auf der wissenschaftlich belegten Erkenntnis, daß wir Angst überwinden können, indem wir uns mit den Objekten oder Situationen konfrontieren, die uns in Angst und Schrecken versetzen und uns dazu bringen, das, was wir fürchten, zu vermeiden. Die Exposition nutzt zwei wichtige und miteinander verbundene Lernprozesse: die Habituation und die Extinktion (Löschung).

Habituation

Wie schon in Kapitel 3 erwähnt wurde, ist Habituation die natürliche Tendenz des Nervensystems, Reize durch wiederholten, längeren Kontakt mit einem neuen Reiz zu neutralisieren. Dieser Effekt wurde auch »Heilung durch Langweilen des Nervensystems« (Ciarrocchi 1995, 76) genannt. Wir alle erleben den Prozeß der Habituation im Alltag. In Kapitel 3 wurde das Beispiel der plötzlichen Kälteempfindung beim Eintauchen in kaltes Wasser erwähnt. Der Prozeß der Habituation bewirkt in diesem Fall, daß wir nach einigen Minuten die Kälte des Wassers nicht mehr spüren.

Eine ERP-Behandlung nutzt den Prozeß der Habituation, um Ihnen zu helfen, Empfindungen der Furcht und des Schreckens in Situationen, an denen andere Menschen beteiligt sind (beispielsweise Obdachlose), an bestimmten Orten (etwa in Flugzeugen) und, im Falle einer Zwangsstörung, sogar Ängste vor den eigenen Gedanken, generell zu überwinden. Durch häufige und längere Konfrontation mit Situationen, die Sie fürchten oder scheuen, neutralisiert Ihr Nervensystem automatisch die Furchtreaktionen und bringt sie auf ein erträglicheres Niveau.

Es folgt ein simples Beispiel dafür, wie Habituation dazu beiträgt, Furcht zu überwinden, in diesem Fall die irrationale Furcht vor Wasser: Die Person, die sich fürchtet, nähert sich zunächst so lange dem Rand eines Swimming-pools, bis ihre Angst unangenehm stark wird – was beispielsweise in einem Abstand von einem bis zwei Metern der Fall sein könnte –, und bleibt dort stehen. Während der nächsten Minuten löst sich die ursprüngliche Furcht auf, weil die Habituation den Reiz neutralisiert. Sobald die Person sich dann wieder ruhig fühlt, nähert sie sich dem Swimming-pool erneut ein wenig, so daß sie vielleicht noch einen halben Meter vom Wasser entfernt ist, woraufhin die Furcht erneut unangenehm stark wird. Dann wartet die Person erneut, bis die Habituation das Unbehagen auf ein erträgliches Maß senkt. Der gesamte Prozeß wird in kleinen Schritten etliche Male wiederholt. Nach einer Weile versucht die Person, eine Zehe ins Wasser zu tauchen, dann einen Fuß, dann beide Füße, dann die Beine bis zu den Fußgelenken und schließlich die Beine bis zu den Knien. Hat sie dies geschafft, taucht sie beide Beine vollständig ins Wasser, und anschließend nach und nach den ganzen Körper, ohne daß dies noch besonders viel Angst verursacht. Das Beispiel ist zwar ein wenig vereinfacht, aber der Prozeß des allmählichen Überwindens von Ängsten, die durch eine Zwangsstörung hervorgerufen werden, verläuft ganz ähnlich. Man muß also auch Reaktionsverhinderung üben – die Ausführung zwanghafter Verhaltensweisen und Reaktionen ganz bewußt unterdrücken –, damit diese Methode ihre Wirkung entfalten kann.

Extinktion

ERP basiert auch auf dem Grundprinzip der *Extinktion* (Löschung). Um es zu verstehen, müssen wir einen Schritt zurücktreten und uns ansehen, wie Verhalten entsteht. Alles Verhalten – sowohl dasjenige, das Sie sehen können – z. B. Essen und die Fahrt zur Arbeit –, als auch unsichtbares Verhalten wie Denken und Fühlen – wird durch seine Konsequenzen beeinflußt. Konsequenzen formen unser Verhalten. Sie sind entweder positiv – in Form von Lob, Umarmungen, Gehaltsschecks, einem köstlichen Geschmack, verlockendem Aroma, angenehmen Empfindungen oder der Aufmerksamkeit eines anderen Menschen, der uns wichtig ist – oder negativ – etwa in Form von Bestrafung, Kritik, Beschämung, Strafzetteln wegen Falschparkens, Geldstrafen oder Gefängnisstrafen. Positive Konsequenzen werden auch Verstärker genannt.

Verstärker wirken, indem sie angenehme Gefühle und Zufriedenheit erzeugen oder indem sie unangenehme Gefühle und Empfindungen wie Hunger, Schmerz oder Anspannung verringern bzw. verhindern. Verhaltensweisen wie Essen, Alkoholkonsum oder Fernsehen, die als Flucht vor etwas benutzt werden, gelten als Verstärker, wenn sie Unbehagen oder unangenehme Empfindungen verringern. Denken Sie an die vielen Verhaltensweisen von Ihnen, die verstärkt oder belohnt werden: wenn Sie sich für den nächsten Gehaltsscheck oder für einen Bonus besonders anstrengen; wenn Sie Blumen kaufen, um einem Menschen, den Sie lieben, ein Lächeln oder eine Umarmung zu entlocken; wenn Sie sich Ihrem Lieblingssport widmen, um ein wenig Freude zu erleben oder sich zu entspannen. Und nun versuchen Sie sich einmal vorzustellen, was geschehen könnte, wenn genau diese Verhaltensweisen, warum auch immer, Sie nicht mehr durch die Verstärkung belohnen, die Sie sich davon versprechen: Man streicht Ihnen den Bonus, obwohl Sie so hart gearbeitet haben; der Mensch, den Sie lieben, lächelt oder umarmt Sie nicht mehr, wenn Sie ihm Blumen mitbringen; oder Ihr Lieblingssport erfüllt Sie nicht mehr mit Freude und wirkt auch nicht mehr entspannend auf Sie. Meist hat dies zur Folge, daß das Verhalten *gelöscht* wird – Sie führen die betreffende Handlung nicht mehr so engagiert wie bisher aus, und schließlich kommen Sie völlig davon ab.

Insofern dieses Verhalten von seinen Konsequenzen gesteuert wird, ist es nicht schwer, sich klarzumachen, wie etwa Zwangsrituale wie Händewaschen, ständiges

Prüfen und Ordnungsmanie, die zwanghafte Neigung zu Sorgen und Befürchtungen stärken. Zwanghafte Rituale verstärken Zwänge und Sorgen, indem sie zumindest zeitweilig die mit zwanghaften Gedanken und Gefühlen verbundene Anspannung, Sorgen und Ängste verringern. Im Falle der ERP verringert die Reaktionsverhinderung in Form des willentlichen Unterlassens von Ritualen die zwanghaften Sorgen durch Extinktion. Wenn Sie Verhaltensweisen, die Sorgen verstärken und sie so aufrechterhalten, nicht zulassen, lassen letztere irgendwann nach.

In-vivo-Exposition

In vivo bedeutet »im Leben«. In Zusammenhang mit der Exposition bezeichnet der Ausdruck eine längere unmittelbare Konfrontation mit angsterzeugenden Situationen, Objekten, Gedanken oder Vorstellungsbildern im realen Leben. Es folgen einige Beispiele für In-vivo-Exposition bei unterschiedlichen Problemen, die in Zusammenhang mit einer Zwangsstörung auftreten können:

- *Waschzwang:* Berühren eines »kontaminierten« Objekts, einer Person oder eines Ortes, ohne sich gleich anschließend zu waschen.
- *Prüfzwang:* Einmaliges Ausschalten des Lichts, des Herdes und von Haushaltsgeräten oder langsames Fahren mit einem Auto durch eine Gegend, wo kleine Kinder auf der Straße spielen, ohne daß man sich anschließend umdreht, um zu prüfen, ob ein Unglück geschehen ist, obwohl man das starke Gefühl hat, mit dem Auto ein Kind angefahren zu haben.
- *Ordnungszwang:* Haushaltsgegenstände »unvollkommen« belassen (beispielsweise »unordentlich«, nicht genau in der Mitte oder nicht im rechten Winkel ausgerichtet), ohne dem Drang nachzugeben, etwas gerade auszurichten, auszubalancieren oder zu korrigieren.
- *Primär die Gedanken betreffende Zwangsstörung:* Absichtliches Denken belastender Gedanken, indem man sie immer wieder aufschreibt oder sie sich anhört – sie also nicht vermeidet und nichts dagegen tut, sondern sie einfach zuläßt und da sein läßt.

Die *In-vivo*-Exposition kann nur effektiv sein, wenn man sich an zwei wichtige Regeln hält: Sie muß bewußt und sehr anschaulich Situationen reinszenieren, die Angst, Entsetzen, Zweifel und Vermeiden hervorrufen. Und sie muß so lange dauern, bis die Angstgefühle durch Habituation verringert werden. Es kann wenige Minuten oder auch mehrere Stunden dauern, bis die Angst auf ein erträgliches Niveau gesunken ist.

Die Exposition verändert die Einschätzung von Gefahr und möglichen Schädigungen in bestimmten Situationen. Denken Sie noch einmal an den ein wenig früher beschriebenen Vergleich zurück: das Eintauchen in einen Swimming-pool mit kaltem Wasser. Ihr Gehirn und Ihr zentrales Nervensystem passen sich innerhalb weniger Minuten auf natürliche Weise (durch Adaptation oder Habituation) an die unangenehmen Empfindungen an, ohne daß Sie auch nur das Geringste zu tun brauchen. Nicht das Wasser im Pool verändert sich, sondern die Art, wie Ihr Gehirn die Wassertemperatur einschätzt. Wenn Sie eine wirksame Exposition durchführen, geben Sie Ihrem Gehirn die Möglichkeit, die von Ihrer Zwangsstörung ausgesandten Botschaften *umzudeuten oder neueinzuschätzen*. Es folgen einige Beispiele.

Zwanghafter Gedanke		**Umgedeuteter Gedanke**
»Es ist extrem gefährlich, dies zu (berühren, denken).«	*wird zu*	»Wenn ich das tue, wird nichts Entsetzliches geschehen. Ich kann dieses Wagnis eingehen.«
»Ich muß dies viele Male wiederholen.«	*wird zu*	»Ich kann es auch einfach nur einmal tun, und das ist dann okay.«
»Ich muß schon ziemlich böse sein, wenn ich solch einen üblen Gedanken haben kann.«	*wird zu*	»Das ist nur einer von diesen dämlichen zwanghaften Gedanken.«
»Ich muß mich immer wieder umdrehen, um mich zu vergewissern, daß niemand verletzt worden ist.«	*wird zu*	»Wenn ich mich ständig umdrehe, verschlimmere ich dadurch nur meine Zwangsstörung.«

Manche Ängste beziehen sich auf Katastrophen, die man kaum im Rahmen einer *In-vivo*-Exposition simulieren kann. Befürchtete Situationen, die in ferner Zukunft eintreten könnten, beispielsweise daß man schwer erkrankt oder stirbt, lassen sich nicht simulieren. Andere Ängste sind entweder zu komplex, als daß man sich mit ihnen in vivo konfrontieren könnte, oder sie sind ganz einfach zu wirklichkeitsfern für eine In-vivo-Reinszenierung. Dazu zählen Ängste, man könne für die Erkrankung oder den Tod eines anderen Menschen verantwortlich sein oder man habe eine Gefängnisstrafe in Aussicht, weil man etwas Ungesetzliches oder Unmoralisches getan habe. In solchen Fällen ist die imaginative Exposition nützlich. Sie besteht darin, sich die gefürchtete Situation über einen längeren Zeitraum vorzustellen oder sie sich auf andere Weise im Geiste zu vergegenwärtigen. Kapitel 7 beschäftigt sich speziell mit der imaginativen Exposition.

Reaktionsverhinderung

Eine Exposition kann nur wirksam sein, wenn man alle Verhaltensweisen eliminiert, abblockt oder stark einschränkt, die durch die zwanghaften Gedanken und Vorstellungen hervorgerufene Gefühle der Angst und des Unbehagens neutralisieren oder verringern. Vereinfacht ausgedrückt bedeutet Reaktionsverhinderung, daß man sich selbst daran hindert, Rituale auszuführen, durch die man die eigene Situation sonst erträglicher zu machen versucht. Ist die Möglichkeit, diese Rituale auszuführen, blockiert, kann das Gehirn die angstauslösende Situation durch den natürlichen Prozeß der Habituation neutralisieren. Dadurch werden realistischere und adaptivere Deutungen jener Situationen möglich, welche die bisherigen, von Angst geprägten Einschätzungen ersetzen.

Durch das Blockieren von Ritualen lassen Sie bewußt den Ausdruck Ihrer Ängste zu. Auf diese Weise können neue Adaptationen entstehen. Wie die Exposition muß auch die Reaktionsverhinderung, um wirksam werden zu können, so lange anhalten, daß zuvor entstandene Assoziationen zwischen angsterzeugenden Reizen und Ritualen sich aufzulösen beginnen. Ein Beispiel hierfür ist die Assoziation zwischen einem »kontaminierten« Türknauf und dem Drang, sich sofort die Hände zu waschen, nachdem man ihn angefaßt hat. Wenn man die Technik der Reaktionsverhinderung nutzen will, muß man bereit sein, anfangs ein starkes Unbehagen zu ertragen, weil der Drang, durch die Ausführung eines zwanghaften Rituals – im vorliegenden Fall das Händewaschen – Anspannung und Angst zu lindern, zu diesem Zeitpunkt noch sehr stark ist. Es folgen einige weitere Beispiele für Reaktionsverhinderung:

- Sich einen ganzen Tag lang (oder länger) nicht waschen, nachdem man etwas »Kontaminiertes« berührt hat.
- Sich nicht beruhigen lassen. So könnten Sie beispielsweise Ihren Partner auffordern, Ihre Bitten um Bestätigung und beruhigende Versicherungen bezüglich Ihrer zwanghaften Gedanken freundlich aber bestimmt zurückzuweisen. Bestätigung und Beruhigung suchen Menschen mit einer Zwangsstörung häufig dann, wenn es um zwanghafte Gedanken in Zusammenhang mit Kontamination, der Sicherheit anderer oder einer mutmaßlich unmoralischen oder gesetzwidrigen Tat geht. Entfällt diese Unterstützung, und Sie müssen mit Ihrer Unsicherheit und Ihren Zweifeln leben, lösen sich Ihre bohrenden Sorgen irgendwann von selbst auf.
- Sich beim Autofahren nicht umdrehen, um nachzuschauen, ob Sie jemanden überfahren haben, obwohl Sie genau das gespürt zu haben glauben. Lassen Sie

Ihre Ängste statt dessen eine für Sie unangenehme Stärke erreichen, ohne Ihrem Drang nachzugeben, zu überprüfen, ob die Katastrophe tatsächlich eingetreten ist.
- Hinauszögern des erneuten Überprüfens dessen, ob Sie die Türen tatsächlich abgeschlossen haben oder ob der Herd tatsächlich ausgeschaltet ist, nachdem Sie bereits eine erste Überprüfung vorgenommen haben. Für dieses Hinauszögern können Sie eine bestimmte Zeitspanne festlegen, beispielsweise 30 Minuten.

Reaktionsverhinderung ist eines der wichtigsten Werkzeuge, die Sie im Rahmen des Selbsthilfeprogramms zu benutzen lernen und anwenden werden. Dabei treffen Sie wichtige Entscheidungen, die Ihre rituellen Verhaltensmuster stark verändern – indem Sie dem Drang, sie auszuführen, nicht sofort nachgeben, indem Sie die Rituale verkürzen, verlangsamen oder völlig aufgeben. So entscheiden Sie sich dafür, Angst, Zweifel, Furcht und Entsetzen, die Sie bisher vermieden haben, in voller Stärke zu spüren. Falls Sie sich bei der Reaktionsverhinderung nicht zumindest ein wenig unwohl fühlen, blockieren Sie Ihre habituelle Reaktion wahrscheinlich nicht so stark, daß sich dadurch an Ihrer Zwangsstörung etwas verändert. Die Entscheidung, »Unbehagen zu spüren«, einfach »dabei zu bleiben« oder »es zuzulassen«, ohne zu versuchen, etwas daran zu verändern und es zu kontrollieren, wirkt sich auf Ihre Bemühungen, sich aus der Umklammerung der Zwangsstörung zu befreien, positiv aus.

WERDEN SIE SICH ÜBER IHRE ÄNGSTE VOR VERÄNDERUNGEN KLAR

Zu Beginn der Therapie beschrieb ein Mann, der seit 40 Jahren unter einer Zwangsstörung litt, was er bei der Vorstellung, sich mit seinen Ängsten und Ritualen zu konfrontieren, dachte. Er sagte: »Das ist für mich so, als ob ich aufgefordert würde, vom Dach eines fünfstöckigen Gebäudes einen Kopfsprung in einen Eimer Wasser zu machen.« Jeder Mensch mit einer Zwangsstörung fühlt sich ähnlich, wenn er vor der Entscheidung steht, mit der ERP zu beginnen, und oft führen Menschen in dieser Situation ähnliche Gründe für ihre Furcht vor Veränderungen an. Wir haben einige der Ängste und Sorgen, von denen wir immer wieder hören, zusammengestellt. Markieren Sie diejenigen, die Sie selbst empfinden, und falls Ihnen noch andere einfallen, können Sie diese in die dafür vorgesehene Zeile oder in Ihr Tagebuch schreiben.

- ☐ Wenn ich meine Rituale nicht ausführe, wie kann ich dann erreichen, daß ich mich sicher fühle?
- ☐ Wenn ich mich mit meiner Angst vor Schmutz, Krankheitserregern, Aids usw. konfrontiere, wer garantiert mir dann, daß die Katastrophe, die ich befürchte (daß ich krank werde, einen geliebten Menschen verliere, meine Kinder verletze), nicht eintritt?
- ☐ Wenn es sowieso keine zuverlässige Heilungsmethode für Zwangsstörungen gibt, warum soll ich mir dann die Mühe machen?
- ☐ Ich weiß, daß ich es nicht schaffen werde. Ich habe doch auch bisher ständig versagt.
- ☐ Wenn das jetzt auch wieder schief geht, bin ich am Ende der Fahnenstange angekommen; dann gibt es nichts mehr, was mir helfen könnte.
- ☐ Wenn ich das ausprobiere und versage, halten mich alle, die mich kennen und mich unterstützen, für einen Verlierer.
- ☐ Mit der KBT habe ich es doch schon einmal versucht, und es hat zu nichts geführt.
- ☐ Ich würde lieber nur Medikamente einnehmen. Das hier ist mir zu schwierig.
- ☐ Ich brauche meine Rituale, um die Gefahren abzuwehren, vor denen ich mich fürchte.
- ☐ Ich bin zu alt, um noch einmal etwas Neues auszuprobieren.
- ☐ Ich habe Angst, verrückt zu werden (krank zu werden, anderen etwas anzutun usw.), wenn ich meine Rituale nicht ausführe.
- ☐ Ich bin in meiner Kindheit mißbraucht worden (mißhandelt, vernachlässigt, im Stich gelassen worden, krank gewesen usw.). Wenn meine Eltern nicht so ahnungslos gewesen wären (meine Lehrer nicht so ignorant, ich nicht so von einem Mitschüler tyrannisiert worden, jener Arzt nicht so inkompetent gewesen wäre usw.), ginge es mir heute nicht so schlecht!
- ☐ Meine Gedanken sind so übel, daß ich einen ziemlich schlechten Kern haben muß. Ich verdiene gar nicht, daß es mir besser geht.
- ☐ Wenn es mir besser ginge oder ich glücklich wäre, würde mit Sicherheit etwas Übles geschehen. Dieses Risiko will ich gar nicht erst eingehen.
- ☐ Andere: _____
- ☐ Andere: _____
- ☐ Andere: _____
- ☐ Andere: _____

Wenn Sie mit der ERP-Arbeit beginnen, werden Sie eventuell Ängste entdecken, die Ihnen bisher noch gar nicht aufgefallen waren. Wenn das eintritt, können Sie die obige Liste um neu entdeckte Ängste ergänzen. Schauen Sie sich die markierten Ängste und Sorgen jeden Tag an, bis Sie konstruktiv mit ihnen umgehen können oder bis sie Ihnen nicht mehr viel ausmachen. Vergessen Sie nicht: Es geht nicht darum, die Ängste loszuwerden, sondern darum, daß es Ihnen gelingt, trotz Ihrer Ängste entscheidungsfähig zu bleiben. Das ist die Zielsetzung des Selbsthilfeprogramms.

Wie Sie mit Ihren Ängsten vor Veränderung umgehen können

Nachdem Ihnen nun klar geworden ist, welche Ängste und Sorgen Sie hinsichtlich der Arbeit im Rahmen des Selbsthilfeprogramms haben, schauen wir uns nun Möglichkeiten an, mit diesen Ängsten und Sorgen umzugehen.

Wenn ich meine Rituale nicht ausführe, wie kann ich dann erreichen, daß ich mich sicher fühle? Ihr Bedürfnis, sich völlig sicher zu fühlen, ist ein Teil ihrer Zwangsstörung. Wenn Sie das Risiko eingehen, Ihr Unbehagen nicht durch Rituale einzudämmen, erschließen Sie sich dadurch andere Möglichkeiten, mit Ihrem Unbehagen umzugehen. Sie erzielen Fortschritte, indem Sie das »Risiko« eingehen, Ihre Rituale einzuschränken oder völlig aufzugeben.

Wenn ich mich mit meiner Angst vor Schmutz, Krankheitserregern, Aids usw. konfrontiere, wer garantiert mir dann, daß die Katastrophe, die ich befürchte, nicht eintritt? Niemand kann Ihnen ein Leben frei von Gefahren, Schmerzen, Verlusten, Fehlern und Verletzungen garantieren. Das Problem ist, daß Ihr Gehirn eine irrige Verbindung zwischen Ihrem Zwangsverhalten und Gefühlen der Sicherheit und des Behagens hergestellt hat, obwohl solche Gefühle immer nur vorübergehend sein können. Die ERP kann Ihnen helfen, sich aus dem Würgegriff der alltäglichen Rituale zu befreien.

Wenn es sowieso keine zuverlässige Heilungsmethode für Zwangsstörungen gibt, warum soll ich mir dann die Mühe machen? Dieses Alles-oder-nichts-Denken ist typisch für Menschen, die unter einer Zwangsstörung leiden. Schon bescheidene Fortschritte können sich sehr positiv auf die Qualität Ihres eigenen Lebens und des Lebens der übrigen Mitglieder Ihrer Familie auswirken.

Ich weiß, daß ich es nicht schaffen werde. Ich habe doch auch bisher ständig versagt. Das einzige ernstzunehmende Versagen wäre, erst gar nicht zu versuchen, durch das Selbsthilfeprogramm Ihre Lebenssituation zu verbessern.

Wenn das jetzt auch wieder schief geht, bin ich am Ende der Fahnenstange angelangt; dann gibt es nichts mehr, was mir helfen könnte. Sie kommen nie am Ende der Fahnenstange an, bis Sie sterben. So lange Sie noch atmen, gibt es immer neue Möglichkeiten, die Sie erforschen können. Die Suche nach neuen wirksamen Behandlungsmethoden hört nie auf. Sie können nicht wissen, wie der Weg zur Genesung beschaffen ist, bis Sie ihn tatsächlich Schritt für Schritt gehen.

Wenn ich das ausprobiere und versage, halten mich alle, die mich kennen und mich unterstützen, für einen Verlierer. Andere Menschen beurteilen Sie aufgrund Ihrer Entschlossenheit, Ihre Situation zu verbessern. Zu welchen konkreten Resultaten Ihre Bemühungen führen, ist weniger wichtig, als *daß* Sie sich für die Verbesserung Ihrer Situation engagieren.

Mit der KBT habe ich es doch schon einmal versucht, und es hat zu nichts geführt. Oft ist das, was Menschen als ihre früheren Erfahrungen mit der KBT bezeichnen, etwas anderes als ERP, beispielsweise ein Entspannungstraining, kreative Visualisation, Klatschenlassen eines Gummibandes, das sie um ihr Handgelenk tragen, Hypnose oder irgendwelche anderen verhaltenstherapeutischen Techniken, die im Falle einer Zwangsstörung nicht viel ausrichten können. Und selbst wenn Sie schon einmal eine ERP-Behandlung korrekt durchgeführt und keinen Erfolg damit gehabt haben, kann ein erneuter Versuch positiv verlaufen.

Ich würde lieber nur Medikamente einnehmen. Das hier ist mir zu schwierig. Keine Frage, die ERP ist schwierig. Und Medikamente spielen natürlich grundsätzlich bei der Behandlung von Zwangsstörungen eine wichtige Rolle. Aber eine rein medikamentöse Behandlung reicht meist nicht aus. Dazu kommt, daß einige Menschen, wie schon in Kapitel 3 erwähnt wurde, von der Behandlung einer Zwangsstörung mit Medikamenten einfach nicht profitieren oder zu sehr unter deren Nebenwirkungen leiden. Die ERP ist ein wichtiges Element, wenn man eine möglichst weitgehende Genesung von einer Zwangsstörung anstrebt. Aus den Ergebnissen wissenschaftlicher Untersuchungen geht hervor, daß Menschen, die über jene Fertigkeiten verfügen, die in unserem Selbsthilfeprogramm vermittelt werden, unter geringeren Problemen leiden und seltener rückfällig werden, wenn sie aus irgendwelchen Gründen (z. B. wegen einer Schwangerschaft oder wegen starker Nebenwirkungen) (O'Sullivan, Noshirvani & Marks 1991) mit der Einnahme der Medikamente aufhören.

Ich brauche meine Rituale, um die Gefahren abzuwehren, vor denen ich mich fürchte. Wie stark Sie wirklich ununterbrochen daran glauben, daß Ihre Rituale notwendig sind – das Gegenteil wäre, daß Ihnen meist klar ist, wie unsinnig, närrisch und sinnlos sie sind –, ist ein Anhaltspunkt dafür, mit wie starken Fortschritten Sie im Rahmen des Selbsthilfeprogramms wahrscheinlich rechnen können. Wenn Sie fast generell an die Unverzichtbarkeit Ihrer Rituale glauben, so ist dies eindeutig, was man Überschätzung einer Vorstellung nennt. Sie müssen sich dann eventuell zuerst mit dieser Überzeugung auseinandersetzen, bevor Sie mit der Arbeit im Rahmen des Selbsthilfeprogramms beginnen können. Arbeiten Sie Kapitel 8 *(Hinterfragen fehlerhafter Überzeugungen: Kognitive Umstrukturierung)* durch, bevor Sie mit der im vorliegenden Kapitel beschriebenen Arbeit fortfahren.

Ich bin zu alt, um noch einmal etwas Neues auszuprobieren. Die gute Nachricht lautet, daß die Möglichkeit, eine Zwangsstörung zu behandeln, nicht vom Zeitpunkt des Beginns der Arbeit abhängt. Ohne Behandlung werden die Symptome mit zunehmendem Alter zwar oft stärker, aber es gibt keine Altersgruppe, der das Selbsthilfeprogramm grundsätzlich nicht mehr nützlich sein könnte.

Ich habe Angst, verrückt zu werden (krank zu werden, anderen etwas anzutun usw.), wenn ich meine Rituale nicht ausführe. Dr. Hyman hat in mehr als zwei Jahrzehnten mit über tausend Patienten gearbeitet, die eine Zwangsstörung hatten, und er hat nie erlebt, daß jemand durch ERP verrückt, krank oder psychotisch wurde. Die Angst, die während einer ERP-Behandlung aufkommt, mag unangenehm sein, sie ist aber nie gefährlich. Wenn es Ihnen zu unangenehm ist, die Exposition ohne Hilfe durchzuführen, sollten Sie besser mit einem dafür ausgebildeten kognitiv-behavioralen Therapeuten arbeiten, der sich mit Zwangsstörungen auskennt. Die Unterstützung eines Therapeuten kann Wunder wirken.

Ich bin in meiner Kindheit mißbraucht worden (mißhandelt, vernachlässigt, im Stich gelassen worden, krank gewesen usw.). Wenn meine Eltern nicht so ahnungslos gewesen wären (meine Lehrer nicht so ignorant, ich nicht so von einem Mitschüler tyrannisiert worden, jener Arzt nicht so inkompetent gewesen wäre usw.), ginge es mir heute nicht so schlecht! Menschen mit einer Zwangsstörung haben in ihrer Kindheit oft gelitten. Aber das gilt auch für viele, die *nicht* unter einer Zwangsstörung leiden. Die meisten Menschen mit einer Zwangsstörung haben liebevolle, sorgsame Eltern, die sich um ihre Kinder vorbildlich gekümmert haben, manchmal obwohl sie selbst unter einer Zwangsstörung litten oder mit der Zwangsstörung eines weiteren Familienmitglieds fertig werden mußten. Außerdem hatten sie den Nachteil, daß ihnen wesentlich weniger Informationen über diese Störung und ihre Behandlung zur Verfügung standen als heute. Wenn Sie Ihren Eltern oder anderen Menschen die Schuld an Ihrer Zwangsstörung geben, trägt das nur zur Erhaltung des Problems bei. Sie fixieren sich dadurch auf die Opferrolle und rauben sich die Kraft, die Sie eigentlich brauchen, um Ihre Zwangsstörung in der Gegenwart zu bekämpfen. Das Selbsthilfeprogramm ermöglicht Ihnen, in Ihrer jetzigen Situation wirksam gegen Ihre Zwangsstörung vorzugehen.

Vorbereitung auf Veränderung

Außer den bereits erwähnten häufigsten Ängsten, die in Zusammenhang mit der ERP auftreten, können sich auch andere schwelende Ängste, die sich auf den Prozeß beziehen, negativ auswirken. Damit müssen Sie sogar rechnen. Natürlich werden Sie nicht alle zwanghaften Rituale gleichzeitig unterlassen. Die Kapitel 5 bis 7 geleiten Sie Schritt für Schritt durch den gesamten Prozeß. Daß Sie bei der ERP-Arbeit ein gewisses Maß an Angst erleben werden, ist unvermeidbar. Sie werden aber die Erfahrung machen, daß die Angst und das Leid, die Sie im Laufe des Prozesses der Befreiung von Zwängen erleben, viel weniger belastend sind als das, was Sie unter der Herrschaft der Zwangsstörung ertragen müssen. Doch bevor Sie sich Kapitel 5 zuwenden, sollten Sie sich (sowie Ihre Familie und Ihre Freunde) auf die einerseits fordernde, aber andererseits lohnende Arbeit, die vor Ihnen liegt, vorbereiten. Vor allem müssen Sie die Befreiung von der Zwangsstörung zu Ihrer obersten Priorität machen. Es folgen ein paar Tips, die Ihnen helfen sollen, Ihren Erfolg sicherzustellen:

- Nehmen Sie sich drei bis sechs Wochen Zeit, in denen Sie das Selbsthilfeprogramm zum wichtigsten Teil Ihres Lebens machen.
- Stellen Sie sich darauf ein, daß Sie mindestens zwei bis drei Stunden täglich – und das jeden Tag, aber nicht unbedingt ununterbrochen – mit der ERP-Arbeit verbringen werden.
- Erklären Sie Ihren engsten Angehörigen, was Sie beabsichtigen, und versuchen Sie möglichst sicherzustellen, daß Ihre Angehörigen Ihr Vorhaben bedingungslos unterstützen. Bitten Sie Ihre Familie, Kapitel 18 und den Abschnitt mit der Überschrift »Hilfe für Familienmitglieder und Freunde« weiter unten zu lesen.
- Bitten Sie eine Person aus Ihrer Umgebung, Sie bei der Durchführung des Programms als Coach zu unterstützen. Das kann ein enger Freund, ein Familienmitglied oder ein Therapeut sein. Die Person sollte wissen, was es mit einer Zwangsstörung auf sich hat, sie sollte die Tatsache, daß Sie darunter leiden, akzeptieren, Sie deswegen nicht negativ beurteilen und ein aufrichtiges Interesse daran haben, Ihnen zu helfen.

- Sie brauchen mit der Einnahme von Medikamenten nicht zu warten, bis Sie die Arbeit im Rahmen Ihres Selbsthilfeprogramms abgeschlossen haben. Manchmal verstärken Medikamente die Wirkung des Programms sogar. Umgekehrt kann das Programm die Wirkung von Medikamenten verstärken.
- Informieren Sie die Ärzte, die Sie behandeln, daß Sie mit einem Selbsthilfeprogramm beginnen, um die Symptome Ihrer Zwangsstörung zu reduzieren. Sie können Ihrem Arzt auch dieses Buch mitbringen, um ihn über Sinn und Zweck des Programms zu informieren.

HILFE FÜR FAMILIENANGEHÖRIGE UND FREUNDE

Mit einem Menschen zusammenzuleben, der unter einer Zwangsstörung leidet, ist oft schmerzhaft, verwirrend und frustrierend. Die Störung kann die Geduld und das Mitgefühl der wohlwollendsten Familienangehörigen auf eine harte Probe stellen. Obwohl die meisten, die einen Menschen mit einer Zwangsstörung gut kennen, dem Betroffenen nur das Beste wünschen, kann sich im Laufe der Jahre eine tiefreichende Wut und starker Groll aufstauen. Und unerkannte negative Gefühle, mit denen nicht sachgemäß umgegangen wird, können sich sehr negativ auf den Genesungsprozeß auswirken. Eine ausführliche Darstellung dieser Probleme und der besten Art, mit ihnen umzugehen, finden Sie in Kapitel 18.

Daß die Angehörigen und Freunde gut informiert sind und mitfühlend mit dem Kranken umgehen, ist für den Genesungsprozeß entscheidend. Er kann seine Zwangsstörung nur überwinden, wenn Sie ihn unterstützen und mit ihm kooperieren. Beispielsweise können Sie ihn besser unterstützen, wenn Ihnen klar ist, wie und warum die ERP funktioniert. Beispielsweise helfen Sie ihm definitiv, indem Sie dieses Buch lesen. Außerdem sollten Sie sich über Ihre eigene Rolle bei der Entstehung und Aufrechterhaltung des Problems klar sein; sie kann beispielsweise darin bestehen, daß Sie den Patienten hinsichtlich seiner Zwangsstörung ständig beruhigen und beschwichtigen. Familienmitglieder können zur Aufrechterhaltung von Symptomen unter anderem beitragen, indem sie sich »um des lieben Friedens willen« an zwanghaften Ritualen beteiligen. Wenn eine Mutter mehrmals in der Woche sämtliche Kleidungsstücke der ganzen Familie wäscht, damit sich ihr Sohn frei von »Kontamination« fühlen kann, trägt die Mutter dadurch zur Aufrechterhaltung der Zwangsstörung ihres Sohnes bei. Solche bestätigen-

→

den Verhaltensweisen müssen irgendwann unterbunden werden; aber das muß ganz allmählich und in Absprache mit dem Betroffenen geschehen.

Sie können Ihren kranken Angehörigen auch unterstützen, indem Sie ihm bei der schwierigen ERP-Arbeit helfen. Ein Familienmitglied sollte zwar nicht als »Junior-Verhaltenstherapeut« fungieren, aber Sie können Ihrem kranken Angehörigen bei seinen Bemühungen trotzdem unterstützen. Am nützlichsten machen Sie sich, wenn Sie ihn ermutigen, geleiten und seine Arbeit als empathischer Beobachter verfolgen. Es folgen nun einige konkrete Empfehlungen für Ihre Unterstützerrolle.

- Machen Sie sich klar, daß ein Mensch mit einer Zwangsstörung über die starken Zwänge, die er empfindet, keine Kontrolle hat. Seine Gedanken und Handlungen werden durch eine Störung des Gehirnstoffwechsels und durch bestimmte überhitzte neuronale Schaltkreisen beeinflußt. Er hat ebensowenig Einfluß darauf, daß bei ihm eine Zwangsstörung auftritt, wie andere das Auftreten einer Diabetes oder einer Schilddrüsenerkrankung beeinflussen können.
- Familienmitglieder sollten einem Menschen mit einer Zwangsstörung nie ihren Willen oder ihre Wünsche aufzwingen, insbesondere wenn es um das Selbsthilfeprogramm geht. Die Entscheidung über die Durchführung des Programms sollte einzig und allein dem Betroffenen selbst überlassen bleiben.
- Kritisieren oder schelten Sie die Person mit der Zwangsstörung nicht, wenn ihr Verhalten nicht Ihren Erwartungen entspricht. Sie können über Ihre Gefühle sprechen, aber formulieren Sie Ihre Enttäuschung nicht als Vorwurf.
- Bemühen Sie sich stets um eine nichturteilende Haltung. Insbesondere sollten Sie einen Menschen mit einer Zwangsstörung nie aufgrund seiner Fortschritte (oder deren Ausbleiben) im Rahmen des Selbsthilfeprogramms beurteilen.
- Machen Sie sich auf Rückschläge und Rückfälle gefaßt. Fortschritte treten oft ein, indem ein Patient zwei Schritte vor und einen zurück geht. Lassen Sie sich keinesfalls entmutigen, was auch geschehen mag, und verfallen Sie nie in Negativität. Wenn Sie positiv bleiben und unbeirrt weiterarbeiten, wird mit Sicherheit eine Besserung eintreten!
- Loben Sie den Patienten, um seine Fortschritte anzuerkennen, seien sie auch noch so gering und scheinbar unbedeutend. Ihnen persönlich mag

→

eine Reduzierung der Überprüfungen von fünfzig auf vierzig als nicht besonders aufregend erscheinen, doch für einen Menschen, der unter einer Zwangsstörung leidet, kann dies ein wichtiger Meilenstein sein.

- Falls Ihr Kind oder Ehepartner an einer Zwangsstörung leidet, sollten Sie unbedingt aufhören, sich selbst die Schuld am Auftreten des Problems zu geben. Sie *haben* die Zwangsstörung nicht verursacht. Ihre Ursachen liegen meist in genetischen und biologischen Dispositionen – also in Faktoren, auf die Sie keinen Einfluß haben. Lösen Sie sich von Ihren Schuldgefühlen, die Ihnen nur Energie rauben, und die brauchen Sie dringend, um dem Menschen, den Sie lieben, wirksam helfen zu können.
- Machen Sie sich klar, das die Symptome einer Zwangsstörung grundsätzlich nicht besonders sinnvoll und oft sogar unerträglich inkonsistent und unverständlich sind. Dr. Hyman hatte einmal einen Klienten, der sich vor Krankheitskeimen fürchtete und in der ständigen Angst lebte, jemand könnte ihn durch Speichel kontaminieren. Andererseits freute dieser Mann sich jedesmal, wenn er von der Arbeit nach Hause kam und sein Hund ihm freudig das ganze Gesicht ableckte. So etwas ist typisch für Zwangsstörungen: Die Symptome sind oft völlig unlogisch.
- Machen Sie sich klar, daß der Mensch, den Sie lieben, nicht mit seiner Zwangsstörung identisch ist. Deshalb sollten Sie nicht allzuviel in seine Symptome hineinlesen. Dr. Hyman erinnert sich an eine junge Patientin, die glaubte, ihr Vater sei mit Krankheitserregern »kontaminiert«, weshalb sie jeden körperlichen Kontakt zu ihm mied. Aus diesem Verhaltensmuster leitete der Vater ab, daß er trotz aller Opfer, die er gebracht hatte, um sie aufzuziehen, der Liebe seiner Tochter vielleicht nicht würdig sei. Nachdem er einen Spezialisten für Zwangsstörungen aufgesucht hatte, wurde ihm klar, daß das Problem die Zwangsstörung war, nicht seine Beziehung zu seiner Tochter. Er merkte, daß die Symptome nichts anderes bedeuteten, als daß es sich eben um eine Zwangsstörung handelte. Im Laufe der Zeit lernte er, seine Tochter in ihrem Kampf gegen die Zwangsstörung emotional zu unterstützen.
- Tun Sie Ihr Bestes, um zur Aufrechterhaltung einer ruhigen, stabilen und verläßlichen Atmosphäre zu Hause beizutragen. Wenn die zwanghaften Symptome des Betroffenen besonders stark sind, sollten unbedingt alle Veränderungen des Alltags und des Familienlebens vermieden werden, selbst wenn es um positive Dinge geht. Instabilität der familiären Situation verschlimmert Zwangsstörungen.

5 Vorbereitung auf die Arbeit

Selbsteinschätzung

> *Durch jedes Erlebnis, in dessen Verlauf Sie wirklich innehalten, um der Angst ins Gesicht zu blicken, gewinnen Sie Stärke, Mut und Selbstvertrauen. Sie können sich dann sagen: »Ich habe dieses Entsetzen durchlebt, und ich bin bereit, mich dem nächsten Problem, das mir begegnet, zu stellen.« Sie müssen immer das tun, wovon Sie glauben, Sie könnten es nicht.*
>
> — Eleanor Roosevelt

Mittlerweile wissen Sie, was eine Zwangsstörung ist, und Sie haben eine gewisse generelle Vorstellung davon, was es bedeutet, sich davon befreien zu wollen. Sie sind nun bereit, Ihre Zwangsstörung durch das Selbsthilfeprogramm aktiv zu bekämpfen. Doch bevor Sie sich mit diesem Programm beschäftigen, müssen Sie mit einem Psychiater oder Psychotherapeuten sprechen, der zumindest eine gewisse Erfahrung in der Diagnose und Behandlung von Zwangsstörungen hat. Ein Psychiater oder Psychologe sollte unbedingt feststellen, ob Sie tatsächlich primär unter einer Zwangsstörung leiden. Außerdem sollten Sie mit der Arbeit im Rahmen des Selbsthilfeprogramms besser nicht beginnen, wenn eine der folgenden Beschreibungen auf Sie zutrifft:

◆ Eine schwere klinische Depression oder Substanzmißbrauch belastet Ihr Leben im Moment stärker als die Zwangsstörung. Wenn Sie solche Probleme zur Zeit nicht unter Kontrolle haben, können Sie nicht optimal von dem Selbsthilfeprogramm profitieren. Sobald eine adäquate Behandlung die Situation stabilisiert hat, können Sie das Selbsthilfeprogramm unbesorgt angehen, und Sie werden daraus Nutzen ziehen. Falls Sie zur Zeit am stärksten unter einem der genannten Probleme leiden, ist es besonders wichtig, daß Sie sich an einen qualifizierten Psychiater oder Psychotherapeuten wenden, bevor Sie mit dem Selbsthilfeprogramm beginnen.

- Sie stehen unter starkem Streß und befinden sich in einer Umbruchs- oder Übergangssituation. Beispielsweise ist jemand, der Ihnen besonders nahe steht, gestorben oder schwer erkrankt, oder Sie haben mit einer neuen Arbeit begonnen oder sind arbeitslos geworden oder ziehen gerade um. Der Streß, den solche Veränderungen verursachen, wirkt sich wahrscheinlich negativ auf die Durchführung des Selbsthilfeprogramms aus. Wenn Ihr Leben wieder stabiler geworden ist, werden Sie von dem Selbsthilfeprogramm stärker profitieren. Natürlich erlebt jeder Mensch gelegentlich Streß, und durch normalen Alltagsstreß sollten Sie sich nicht davon abhalten lassen, mit der Durchführung des Selbsthilfeprogramms zu beginnen.
- Ihre nächsten Familienangehörigen unterstützen Sie nicht bei Ihren Bemühungen, sich selbst zu helfen. Auch die wohlgesonnensten Angehörigen sabotieren manchmal unabsichtlich Bemühungen um Genesung. Falls Ihnen die Dynamik in Ihrer Familie als problematisch erscheint, sollten Sie sich vor Beginn Ihrer Arbeit um eine Familienberatung bei einem Psychotherapeuten bemühen, der sich auch mit Zwangsstörungen auskennt. Sichern Sie sich die Unterstützung möglichst vieler Angehöriger. Die Unterstützung der Familienmitglieder, die Ihnen am nächsten stehen, ist für Sie während Ihrer Arbeit besonders wichtig.

Ein erfahrener Psychiater oder Psychotherapeut kann Sie bei Ihrer Arbeit im Rahmen des Selbsthilfeprogramms ausgezeichnet begleiten und unterstützen. Falls ein Therapeut Ihren Plan, das Programm durchzuarbeiten, nicht gutheißt, sollten Sie mit ihm ausführlich darüber sprechen, was er dagegen einzuwenden hat. Sollten Sie danach immer noch unsicher sein, können Sie einen zweiten Fachkundigen nach seiner Meinung fragen. Wie Sie jemanden finden, der sich besonders gut mit Zwangsstörungen auskennt, wird in Kapitel 19 erklärt.

Die Einschätzung:
Der erste Schritt auf dem Weg zur Genesung

In diesem Kapitel beginnen Sie damit, Ihr ganz individuelles Selbsthilfeprogramm zu entwickeln. Der erste Schritt ist eine gründliche Einschätzung Ihrer zwanghaften Symptome und Verhaltensweisen. Ihre konkreten Symptome – beispielsweise Ordnungszwang, Waschzwang oder Prüfzwang – sind ausschlaggebend für die Gestaltung Ihres individuellen Programms.

EINSCHÄTZUNG IHRER ZWANGHAFTEN GEDANKEN UND HANDLUNGEN

Für die Selbsteinschätzung nehmen Sie sich am besten noch einmal die Liste der für Zwangsstörungen typischen Symptome aus Kapitel 2 vor. Schauen Sie sich noch einmal an, welche Symptome Sie in Kapitel 2 markiert haben, und schreiben Sie diese in die entsprechenden Abschnitte des weiter unten beginnenden Formulars. Notieren Sie, welche Symptome bei Ihnen auftreten, und entscheiden Sie anhand der Beispiele aus Kapitel 2, wo Sie sie jeweils auflisten. Dokumentieren Sie mit Hilfe der Markierungskästchen unter »früher« und »jetzt«, ob ein Symptom in der Vergangenheit ein Problem war oder es heute ist – oder beides. Nutzen Sie anschließend die folgende Einschätzung der Beeinträchtigung, und geben Sie an, wie sehr ein Symptom *gegenwärtig* ein Problem für Sie ist. Um es noch einmal klarzustellen: Sie brauchen eine solche Einschätzung nur für Symptome, die Sie augenblicklich plagen. (Auch diese Übung können Sie in Ihrem Tagebuch ausführen, wenn Ihnen das lieber ist.)

Beeinträchtigungswert (nur für momentan auftretende Symptome)
1 = leichtes Symptom, nur leichte Beeinträchtigung oder geringfügiges Problem
2 = mäßig starkes Symptom, das im Alltagsleben eine gewisse Angst und Beeinträchtigung hervorruft
3 = schweres Symptom, das im Alltag starke Angst und Beeinträchtigung hervorruft

Erkennen Sie Ihre zwanghaften Gedanken, Ideen und Impulse

Diese inneren Zwänge sind meist unrealistisch, verursachen starke Angst, und erweisen sich als sehr hartnäckig. Innere Zwänge sollen meist etwas Gefährliches von Ihnen selbst oder anderen Menschen fernhalten.

Kontaminationsängste (übertriebene Angst vor Schmutz, Krankheitskeimen und Impulsen, die ungerufen in Ihrem Geist auftauchen, sowie Ekel vor diesen Dingen)

Symptom	*früher*	*jetzt*	Beeinträchtigungseinschätzung
_____	☐	☐	_____
_____	☐	☐	_____
_____	☐	☐	_____
_____	☐	☐	_____

Zwanghaftes Anhäufen, Aufbewahren und Sammeln von Dingen (exzessives Ansammeln von Gegenständen, die andere für nutzlos oder geringwertig halten)

Symptom	früher	jetzt	Beeinträchtigungseinschätzung
_____	☐	☐	_____
_____	☐	☐	_____
_____	☐	☐	_____
_____	☐	☐	_____

Ordnungszwang (exzessives Bedürfnis nach Symmetrie, nach exakter Ausrichtung von Dingen und nach Ordnung)

Symptom	früher	jetzt	Beeinträchtigungseinschätzung
_____	☐	☐	_____
_____	☐	☐	_____
_____	☐	☐	_____
_____	☐	☐	_____

Zwanghafte Gedanken und Bedenken religiöser Art (übertriebene Ängste und Sorgen wegen und Beschäftigung mit mutmaßlichen Verstößen gegen die Moral sowie gegen die religiösen Gesetze und Regeln)

Symptom	früher	jetzt	Beeinträchtigungseinschätzung
_____	☐	☐	_____
_____	☐	☐	_____
_____	☐	☐	_____
_____	☐	☐	_____

Zwanghafte Beschäftigung mit dem eigenen Körperbild (übertriebene Ängste und Sorgen wegen und Beschäftigung mit dem Aussehen bestimmter Körperteile)

Symptom	früher	jetzt	Beeinträchtigungseinschätzung
_____	☐	☐	_____
_____	☐	☐	_____
_____	☐	☐	_____
_____	☐	☐	_____

Zwanghafte Beschäftigung mit der eigenen Gesundheit (übertriebene Angst, Sorgen und Beschäftigung mit der Möglichkeit, an einer schweren oder unheilbaren Krankheit zu leiden)

Symptom	früher	jetzt	Beeinträchtigungseinschätzung
_____	☐	☐	_____
_____	☐	☐	_____
_____	☐	☐	_____
_____	☐	☐	_____

Zwanghafte Aggressivität (übertriebene Gedanken, Vorstellungsbilder oder Dränge, die sich darauf beziehen, daß man sich selbst oder anderen Schaden zufügen könnte)

Symptom	früher	jetzt	Beeinträchtigungseinschätzung
_____	☐	☐	_____
_____	☐	☐	_____
_____	☐	☐	_____
_____	☐	☐	_____

Zwanghafte Gedanken über Sexualität (Die Betroffenen leiden unter unerwünschten, beunruhigenden und aufdringlichen Gedanken, Vorstellungsbildern oder Drängen, die sich auf Sexualität beziehen.)

Symptom	früher	jetzt	Beeinträchtigungseinschätzung
_____	☐	☐	_____
_____	☐	☐	_____
_____	☐	☐	_____
_____	☐	☐	_____

Vermischte Zwänge (diejenigen, die in keine der obigen Kategorien hineinpassen)

Symptom	früher	jetzt	Beeinträchtigungseinschätzung
_____	☐	☐	_____
_____	☐	☐	_____
_____	☐	☐	_____
_____	☐	☐	_____

Erkennen Sie Ihre zwanghaften Verhaltensweisen

Zwanghafte Verhaltensweisen sind solche, die Sie (widerwillig) ausführen, um durch zwanghafte Gedanken hervorgerufene Ängste möglichst rasch (wenn auch nur zeitweilig) zu lindern. Bei Zwangsstörungen dienen zwanghafte Handlungen dazu, das durch zwanghafte Gedanken und Vorstellungen hervorgerufene Unbehagen zu neutralisieren. Meist geht es dabei um sichtbare Handlungen wie Händewaschen, wiederholtes Überprüfen von Dingen oder Bemühungen um Bestätigung. Es kann sich aber auch um geistige Aktivitäten handeln, beispielsweise um Zählen, Beten, Erinnern vergangener Ereignisse oder Denken des »richtigen« Gedankens. Es gibt drei wichtige Möglichkeiten, zwanghafte Handlungen zu verstehen. *Erstens* wirken zwanghafte Aktivitäten sich zwar sofort lindernd auf die durch einen zwanghaften Gedanken hervorgerufene Angst aus, doch diese Wirkung hält nicht lange an und führt fast immer dazu, daß ein anderer zwanghafter Gedanke auftaucht. Und wenn Sie *zweitens* die zwanghafte Handlung nicht ausführen, empfinden Sie extrem starke Angst, die Sie zu überwältigen droht. Und *drittens* sind zwanghafte Handlungen sehr frustrierend, weil man dabei das Gefühl hat, man müsse sie ständig wiederholen, und zwar auf eine ganz bestimmte, einzig und allein richtige Weise.

Reinigungs- und Waschzwänge

Symptom	früher	jetzt	Beeinträchtigungseinschätzung
_____	☐	☐	_____
_____	☐	☐	_____
_____	☐	☐	_____
_____	☐	☐	_____

Prüfzwänge

Symptom	früher	jetzt	Beeinträchtigungseinschätzung
_____	☐	☐	_____
_____	☐	☐	_____
_____	☐	☐	_____
_____	☐	☐	_____

Zwanghaftes Horten, Aufbewahren und Sammeln

Symptom	früher	jetzt	Beeinträchtigungseinschätzung
_____	☐	☐	_____
_____	☐	☐	_____
_____	☐	☐	_____
_____	☐	☐	_____

Zwanghaftes Wiederholen, Zählen oder Ordnen

Symptom	früher	jetzt	Beeinträchtigungseinschätzung
_____	☐	☐	_____
_____	☐	☐	_____
_____	☐	☐	_____
_____	☐	☐	_____

Suche nach Bestätigung/Beruhigung

Symptom	früher	jetzt	Beeinträchtigungseinschätzung
_____	☐	☐	_____
_____	☐	☐	_____
_____	☐	☐	_____
_____	☐	☐	_____

Verschiedene zwanghafte Handlungen

Symptom	früher	jetzt	Beeinträchtigungseinschätzung
_____	☐	☐	_____
_____	☐	☐	_____
_____	☐	☐	_____
_____	☐	☐	_____

EINSCHÄTZUNG DER FAKTOREN, DIE BEI IHNEN VERMEIDUNGSVERHALTEN AUSLÖSEN

Symptome einer Zwangsstörung führen oft dazu, daß die Betroffenen Situationen, Personen und Orte vermeiden, die bei ihnen zwanghafte Gedanken und Vorstellungen und die damit verbundene Angst aktivieren könnten. Situationen, die von Menschen mit einer Zwangsstörung oft gemieden werden, sind das Benutzen öffentlicher Toiletten, der Aufenthalt an bestimmten Orten oder das Zusammensein mit Menschen, die sie als »kontaminiert« ansehen, oder das Verlassen des Hauses, wenn niemand überprüfen kann, ob die Türen wirklich abgeschlossen sind. Außerdem versuchen Zwangskranke das wiederholte Auftauchen erschreckender oder beunruhigender Gedanken zu vermeiden. Um ein Selbsthilfeprogramm entwickeln zu können, das möglichst genau auf Ihre speziellen Bedürfnisse abgestimmt ist, müssen Sie herausfinden, welche Situationen, Personen und Orte Sie meiden. Falls Ihnen das schwerfällt, können Sie die weiter oben markierten zwanghaften Gedanken und Handlungen noch einmal durchgehen und darüber nachdenken, was Sie aufgrund dieser Symptome meiden. Führen Sie anschließend im dafür vorgesehenen Leerraum oder in Ihrem Tagebuch Arten des Vermeidens auf, die sich besonders schädlich auf Ihr Leben auswirken, und geben Sie anhand einer von 0 bis 100 reichenden Skala jeweils die Stärke der betreffenden Vermeidung an.

- 0 = Ich vermeide das nie.
- 25 = Ich vermeide das nur gelegentlich.
- 50 = Ich vermeide das die Hälfte der Zeit.
- 75 = Ich vermeide das die meiste Zeit.
- 100 = Ich vermeide das generell und um jeden Preis.

Vermiedene Situationen, Menschen, Dinge oder Gedanken	Stärke des Vermeidens (0–100)

ANVISIEREN BESTIMMTER SYMPTOME

Wahrscheinlich ist Ihnen schon aufgefallen, daß oft mehrere unangenehme Zwangssymptome gleichzeitig auftreten. So geht es zwar vielen, aber das ist für Sie sicher ein schwacher Trost, weil Sie sich in solchen Fällen hilflos und hoffnungslos fühlen und sich angesichts der vielen Symptome fragen, wie sich Ihr Zustand jemals bessern soll. Vermutlich erscheint es Ihnen als völlig unmöglich, bezüglich all dieser Symptome gleichzeitig eine Besserung zu erzielen. Glücklicherweise ist es nicht das Ziel des hier vorgestellten Selbsthilfeprogramms, an allen Symptomen gleichzeitig zu arbeiten.

Notieren Sie im Leerraum weiter unten oder in Ihrem Tagebuch alle zwanghaften Gedanken, Vorstellungen und Handlungen, denen Sie eine beeinträchtigende Wirkung von Stärke 3 (schwer) zuschreiben. Führen Sie die Symptome nach der Rangfolge ihrer Schwere auf, wobei das Symptom an erster Stelle stehen sollte, das Ihr Leben am stärksten beeinträchtigt. Falls Sie sich nicht so recht vorstellen können, was Sie tun sollen, sollten Sie zunächst das folgende Beispiel studieren.

ZIELE, DIE UNBEHAGEN VERURSACHENDE SITUATIONEN, GEDANKEN, VORSTELLUNGEN ODER IMPULSE BETREFFEN

1. Was ist, wenn ich dafür verantwortlich bin, daß Menschen, die ich liebe, krank werden oder sterben?
2. Was ist, wenn ich es nicht schaffe, Schädigungen, die durch Krankheitskeime entstehen, zu verhindern?
3. Was ist, wenn ich es nicht schaffen würde, das Abbrennen meines Hauses zu verhindern?
4. Was ist, wenn ich den Menschen, die ich liebe, durch Gewalttätigkeit Schaden zugefügt habe?

ZIELE, DIE UNBEHAGEN NEUTRALISIERENDE ÄUSSERE UND INNERE AKTIVITÄTEN BETREFFEN

1. Hundertmaliges tägliches Händewaschen
2. Langes ritualisiertes Duschen und Vermeiden von Orten, die ich für kontaminiert halte
3. Zwanzigmaliges tägliches Prüfen des Herdes, der Kaffeemaschine oder anderer Haushaltsgeräte
4. Sechsmaliges Wiederholen des Satzes »Ich liebe den Herrn« in Dreiergruppen im Geiste

ZIELE, DIE UNBEHAGEN VERURSACHENDE SITUATIONEN,
GEDANKEN, VORSTELLUNGEN ODER IMPULSE BETREFFEN

1. _____
2. _____
3. _____
4. _____
5. _____
6. _____
7. _____
8. _____

ZIELE, DIE UNBEHAGEN NEUTRALISIERENDE
ÄUSSERE UND INNERE AKTIVITÄTEN BETREFFEN

1. _____
2. _____
3. _____
4. _____
5. _____
6. _____
7. _____
8. _____

Kehren Sie nun zur Übung »Einschätzung der Faktoren, die bei Ihnen Vermeidungsverhalten auslösen« zurück, die etwas früher in diesem Kapitel beschrieben wurde, und wählen Sie die fünf Trigger für Vermeidungsverhalten, die sich auf Ihr Leben am katastrophalsten auswirken. Notieren Sie diese im folgenden Leerraum.

WICHTIGE AUSLÖSER (TRIGGER) FÜR VERMEIDEN

1. _____
2. _____
3. _____
4. _____
5. _____

Ein Schritt nach dem anderen

Beim Versuch, die gesamte Problematik einer Zwangsstörung auf einmal zu lösen, kann man sich leicht entmutigen lassen. Deshalb ging es in diesem Kapitel darum, Ihnen zu helfen, Ihre wichtigsten zwanghaften Gedanken und Aktivitäten und die für Sie wichtigen Trigger für Vermeidungsverhalten zu finden. Anschließend haben Sie aus den vorher zusammengestellten Listen die Symptome herausgesucht, die sich besonders negativ auf Ihre normale Funktionsfähigkeit im Beruf, zu Hause und in Ihren Beziehungen auswirken. Das Selbsthilfeprogramm wird für Sie übersichtlicher, wenn Sie eines oder zwei dieser Symptome herausgreifen und sie zu Ihren anfänglichen Zielen bei der Arbeit im Rahmen Ihres Programms machen.

Es wurde bereits darauf hingewiesen, daß bei bei vielen Menschen in mehreren Bereichen Symptome einer Zwangsstörung auftreten. Beispielsweise kann jemand Angst vor Kontamination haben und unter einem Prüfzwang leiden. Oder jemand wird von dem Gedanken geplagt, er könnte an Aids erkranken, außerdem von Gedanken verfolgt, er könnte andere Menschen schädigen, und schließlich fühlt er sich gezwungen, fünfzigmal täglich die Hände zu waschen und zu überprüfen, ob wirklich alle Türen verschlossen und der Herd und andere Haushaltsgeräte ausgeschaltet sind. Falls das bei Ihnen so ist, sollten Sie sich fragen: »Welches unter meinen Symptomen würde, wenn es wegfiele, sich am positivsten auf mein Leben auswirken?« Wenn Sie das herausgefunden haben, sollten Sie an diesem Symptom unbedingt zuerst arbeiten. Haben Sie damit einen gewissen Erfolg erzielt, wird es Ihnen wahrscheinlich leichter fallen, sich auch mit anderen, die Ihnen im Moment Schwierigkeiten bereiten, zu befassen. So wie in den meisten schwierigen Situationen im Leben gilt auch hier, daß die erfolgreiche Bewältigung eines Teils der Schwierigkeiten die Wahrscheinlichkeit erhöht, daß das gesamte Problem gelöst werden kann. Fahren Sie geduldig fort, an Ihren Symptomen in der Reihenfolge ihrer Wichtigkeit zu arbeiten, jeweils an einem oder höchstens zweien. Wenn Sie nach der in diesem Buch beschriebenen Methode weiterarbeiten, werden wir Ihnen helfen, sich systematisch mit Ihren sämtlichen Symptomen auseinanderzusetzen. Zu diesem Zweck werden Sie im nächsten Kapitel die Listen, die Sie aufgrund Ihrer Einschätzungen und Zielsymptome zusammengestellt haben, zur Entwicklung eines Plans nutzen, der Sie zur Befreiung von Ihrer Zwangsstörung führen wird.

HILFE FÜR FAMILIENANGEHÖRIGE UND FREUNDE

In diesem Kapitel hat der Ihnen nahestehende Mensch, der unter einer Zwangsstörung leidet, versucht, die Symptome seiner Zwangsstörung genau einzuschätzen, und er hat einige besonders problematische Symptome ausgewählt, an denen er zuerst arbeiten möchte. In Kapitel 6 wird er einen Plan entwickeln, der ihm helfen soll, sich mit den ausgewählten Symptomen zu konfrontieren und sie zu überwinden. Es ist wichtig, daß Sie ihn bei der Verwirklichung seines Plans unterstützen. Deshalb bitten wir Sie, sich noch einmal anzuschauen, was am Ende von Kapitel 4 über die optimale Erfüllung dieser Aufgabe geschrieben steht. Außerdem ist dies der richtige Zeitpunkt, um einzuschätzen, inwieweit Sie zur Unterstützung in der Lage sind. Wahrscheinlich ist es noch zu früh für Sie, die zwanghaften Verhaltensweisen Ihres Angehörigen nicht mehr mitzutragen oder ihm keine Bestätigung mehr zu gewähren; aber sicher ist es jetzt an der Zeit, mit ihm über diese Dinge zu sprechen. Wählen Sie im Rahmen dieser Einschätzungsphase zwei Bereiche aus, an denen zu arbeiten sich besonders positiv auf Ihre gemeinsame Beziehung auswirken würde. Es folgen Beispiele für Verhaltensweisen, die momentan besonders sinnvoll wären:

- Tadeln oder kritisieren Sie den Zwangskranken nicht, weil Sie finden, daß er sich zu wenig engagiert zeigt oder zu geringe Fortschritte erzielt. Versetzen Sie sich in eine Haltung der Neugier und des Interesses, führen Sie mit dem Betroffenen ein Gespräch über die möglichen Gründe für sein geringes Engagement, und bemühen Sie sich um eine möglichst produktive Haltung.
- Loben Sie den Menschen, der Ihnen nahesteht, weil er mit dem Selbsthilfeprogramm begonnen hat und sich dadurch für Veränderungen geöffnet hat.
- Helfen Sie Ihrem Angehörigen oder Freund, falls er Sie darum bittet, die in diesem Kapitel beschriebenen Übungen auszuführen.
- Informieren Sie sich weiterhin möglichst gründlich über Zwangsstörungen, indem Sie Literatur darüber lesen und sich seriöse Websites zum Thema anschauen.
- Sprechen Sie mit Ihrem Angehörigen oder Freund darüber, wie Sie ihn in der Aufrechterhaltung seiner Zwangsstörung unterstützen, beispielsweise indem Sie ihm bei der Ausführung seiner Rituale helfen, ihn darin bestärken, bestimmte Situationen zu vermeiden, oder indem Sie ihn in dem, was er tut, bestätigen.
- Kümmern Sie sich körperlich, emotional und spirituell um sich selbst und Ihre Familie. Verhalten Sie sich in diesen Veränderungsprozeß so flexibel und gleichzeitig zielbewußt wie möglich, indem Sie Ihre Kraft erneuern und vor allem jetzt, zu Beginn der Arbeit, verläßlich bei der Sache bleiben.
- Schließen Sie sich einer Unterstützungsgruppe für Familien und Freunde von Menschen mit Zwangsstörungen an, entweder einer realen Gruppe, die an Ihrem Wohnort tagt, oder im Internet. Wie Sie solche Gruppen finden, erläutert Kapitel 19.

6   Ihre Interventionsstrategie

Exposition und Reaktionsverhinderung

Fürchte dich nicht vor einem notwendigen großen Schritt. Man kann eine gewaltige Kluft nicht in zwei kleinen Sprüngen überwinden.

— David Lloyd George

Nachdem Sie nun genau untersucht haben, welche Zwangssymptome bei Ihnen vorliegen, können Sie anfangen, Ihren ganz individuellen Plan für die ERP-Arbeit zu entwickeln. Dieser Plan wird *Angst-/Expositionshierarchie* genannt. Es handelt sich um nichts weiter als eine Liste von Situationen, die Sie fürchten und deshalb vermeiden, und die einzelnen Positionen sind nach der Stärke der Angst, die sie hervorrufen geordnet. Wie ein Projektplan zeigt die Angst-/Expositionshierarchie Ihnen, womit Sie beginnen sollten, womit Sie sich erst zuletzt befassen sollten und welchen Weg Sie am besten zwischen Anfang und Ende gehen.

Die Stärke Ihrer Ängste in verschiedenen für Sie angstauslösenden Situationen können Sie mit Hilfe der *SUD-Skala* (*Subjective Units of Distress Scale* – SUDS = »Skala der subjektiven Belastungsstärke«) einschätzen. Diese Selbsteinschätzungsskala mißt die Stärke der Angst, über die jemand berichtet. Die Skala wurde erstmals in den 1960er Jahren von Edward Wolpe, MD, und Arnold Lazarus, Ph. D., benutzt, die beide Professoren der Psychiatrie am Medizinischen Institut der *Temple University* waren. Die Skala hilft Ihnen, Ihre persönliche Angst-/Expositionshierarchie zu entwickeln. Sie umfaßt 100 Prozentpunkte, wobei der Wert 100 der stärksten angstauslösenden Situation, die Sie jemals erlebt haben, entspricht und der Wert 0 das völlige Fehlen von Angst anzeigt. Der SUD-Wert 50 steht für ein mittleres Angstniveau – also für eines, das weder sehr hoch noch sehr niedrig ist.

Denken Sie an einige Situationen in Ihrem Leben, die bei Ihnen ein Höchstmaß an Angst und Furcht hervorgerufen haben. Oder stellen Sie sich eine sehr beängstigende Situation vor, mit der Sie niemals konfrontiert zu werden hoffen. Falls Sie keine Lust haben, länger an solche Situationen zu denken, ist das auch in Ordnung. Es geht hier nur um eine kurze mentale Übung, die Ihnen schnell eine Vorstellung davon vermitteln soll, welche Art von Situationen bei Ihnen einen SUD-Wert von 100 Punkten erzeugen würde.

Stellen Sie sich als nächstes eine Situation vor, die bei Ihnen mittelstarke Angst erzeugt – also nicht besonders viel, aber auch nicht wenig. Ein Beispiel hierfür ist, daß Sie Ihr Kind am ersten Schultag zur Schule bringen oder daß Sie an einer Prüfung teilnehmen müssen, auf die Sie nicht gut vorbereitet sind, deren Resultat für Sie aber ziemlich wichtig ist. Solche Situationen erzeugen oft eine gewisse Angst – und können deshalb als Beispiele für einen SUD-Wert von ca. 50 Punkten angesehen werden.

Stellen Sie sich nun eine neutrale oder sehr angenehme Situation vor, z. B. daß Sie zum Markt gehen, ein heißes Bad nehmen oder eine Zeitschrift lesen. Bei den meisten Menschen entsprächen solche Erlebnisse in den meisten Fällen dem SUD-Wert 0. Übrigens ist das Wort »subjektiv« in dem Ausdruck »Skala subjektiver Belastungsstärke« sehr wichtig. Es weist darauf hin, daß jeder Mensch anderen, für ihn charakteristischen Situationen einen niedrigen, mittleren oder hohen SUD-Wert zuschreibt.

Tips für das Zusammenstellen Ihrer Angst-/Expositionshierarchie

Nachdem Sie nun wissen, wie Sie den SUD-Wert nutzen können, um die Stärke Ihrer Angst einzuschätzen, verfügen Sie über fast alles, was Sie brauchen, um Ihre persönliche Angst-/Expositionshierarchie zusammenzustellen. Dabei sollten Sie folgende Ratschläge beherzigen:

- Ihre Liste sollte 10 bis 15 konkrete Situationen umfassen, die bei Ihnen Furcht und Angst unterschiedlicher Stärke auslösen: einige, die schwache Angst erzeugen (mit SUD-Werten unter 40), einige, die mäßig starke Angst erzeugen (mit Werten zwischen 40 und 70) und einige, die starke Angst erzeugen (mit Werten zwischen 70 und 100). Manchmal ist es am besten, die in Kapitel 5 zusammengestellte Liste der wichtigsten Trigger für Vermeidungsverhalten als Ausgangspunkt zu wählen.
- Schätzen Sie für jede Situation oder jeden potentiellen Trigger das SUD-Niveau ein, und orientieren Sie sich dabei an dem, was Sie glauben, daß Sie es spüren würden, wenn Sie mit der angsterzeugenden Situation konfrontiert würden und Ihre für solche Situationen typischen Zwangshandlungen *nicht ausführen könnten bzw. an deren Ausführung gehindert würden*. Dies hilft Ihnen, Ihr tatsächliches SUD-Niveau in einer bestimmten Situation oder bei Aktivierung eines bestimmten Triggers genauer einzuschätzen. Beispielsweise können Sie für den Zwang, immer wieder zu überprüfen, ob Sie wirklich den Herd ausgeschaltet haben, Ihren SUD-Wert anhand dessen einschätzen, wie es sich anfühlen würde, wenn Sie nicht in der Lage wären, den Herd zu überprüfen, oder wenn Sie mehr als einmal daran gehindert würden, es zu tun. Falls Sie unter einem Waschzwang leiden, können Sie Ihren SUD-Wert anhand dessen einschätzen, wie Sie sich fühlen

würden, wenn man Sie daran hinderte, sich die Hände zu waschen, nachdem Sie beispielsweise in einer öffentlichen Toilette den Türgriff berührt hätten. Dies wäre dann Ihr tatsächlicher SUD-Wert für diese Zwangshandlung.
- Die Situationen oder Trigger auf Ihrer Liste sollten sich voneinander jeweils um 5 bis 10 SUD-Einheiten unterscheiden. Ihre Ausgangshierarchie sollte mindestens zwei oder drei Beispiele für jeden Bereich (leicht, mittel und stark) umfassen.
- Ordnen Sie die Punkte auf der Liste nach der Stärke des Unbehagens, die sie jeweils bei Ihnen hervorrufen, wobei der am stärksten beängstigende Punkt an der Spitze stehen sollte und derjenige, der die geringste Angst verursacht, ganz unten. Ihre Aufgabe besteht dann darin, sich von unten bis zur Spitze der Hierarchie emporzuarbeiten.
- Aus Ihrer Ausgangshierarchie können Sie weiterhin eine oder mehrere Mini-Hierarchien bilden, die sich auf eine bestimmte Situation, einen bestimmten Trigger oder ein spezielles Vermeidungsverhalten beziehen. Beispielsweise könnten sich die Punkte einer solchen Mini-Hierarchie auf das gleiche gefürchtete Objekt oder die gleiche Situation beziehen und sich nur hinsichtlich Ihrer Nähe zum betreffenden Objekt oder zur gewählten Situation unterscheiden.

Vielleicht erscheint es Ihnen als nützlich, sich einige Beispiele für die Angst-/Expositionshierarchien anderer anzuschauen, bevor Sie selbst eine solche Liste zusammenstellen. Sie finden im folgenden Beispiele für Mini-Hierarchien, die von Mary, Melody, Ben und Jack stammen, die Sie schon in Kapitel 1 kennengelernt haben. Nachdem Sie sich die Hierarchien dieser Personen angeschaut haben, werden wir Ihnen helfen, eine eigene Hierarchie für Ihre unangenehmsten Symptome zu entwickeln.

Marys Angst-/Expositionshierarchien (Waschen)

Wir schauen uns nun Marys Angst-/Expositionshierarchien an. Mary leidet unter einer Zwangsstörung, seit sich ihr ältester Sohn fünf Jahre zuvor eine lebensbedrohliche Viruserkrankung zugezogen hatte. Sie hat starke Angst vor Blut, Krankheiten, Schmutz und Krankheitserregern und vermeidet diese; deshalb hat sie sehr beeinträchtigende Händewasch- und Duschrituale entwickelt. Sie wäscht sich etwa hundert Mal am Tag die Hände, ihr tägliches Duschritual nimmt ungefähr eine Stunde in Anspruch, und sie meidet bestimmte Orte in der Stadt, in der sie wohnt, weil sie diese für kontaminiert hält.

Spezifische Trigger für Mary sind unter anderem rote Flecken und Objekte (die ihrer Meinung nach Blutflecken verbergen könnten), Obdachlose (von denen sie annimmt, daß sie mit höherer Wahrscheinlichkeit offene Wunden haben und Krankheiten übertragen können) und Krankenhäuser (weil dort besonders viel Blut anzutreffen ist!). Mary hält in ihrem Haushalt bestimmte Bereiche strikt »sicher und sauber«, zu denen kein anderes Familienmitglied Zutritt hat, insbesondere nicht ihr Mann, der für einen Lieferdienst arbeitet, der täglich Waren an lokale Krankenhäuser ausliefert. Deshalb hält sie ihn für kontaminiert und setzt ihn auf ihre Liste. Es folgt nun die Angst-/Expositionshierarchie, die Mary zunächst zusammenstellte.

Marys Angst-/Expositionshierarchie für Furcht und Kontamination durch eine Krankheit	SUD-Wert (0–100)
Jeder, der mein Schlafzimmer betritt, ohne vorher zu duschen	100
Mein Mann, wenn er im gereinigten Bereich im Wohnzimmer sitzt, ohne vorher geduscht zu haben	80
Rote Flecken in einem öffentlichen Aufzug berühren	75
Briefe berühren, die ein verdächtig aussehender Briefträger angefaßt hat	60
Neben einem Nachbarn parken, der kürzlich krank war	55
Von einem krank aussehenden Verkäufer im Supermarkt Gemüse kaufen	50
Berühren und Benutzen eines Geldautomaten	40
Besuch von jemandem, der vorher einen Patienten in einem Krankenhaus besucht hat	35
Auf der Straße nahe an einem Obdachlosen vorbeigehen oder -fahren	30
Einen roten Flecken in einem Buch berühren	20

Marys Zwangsstörung schließt ein, daß sie mehrere »gefährliche« Situationen vermeidet, die mit Krankenhäusern und Obdachlosen zusammenhängen. Deshalb hat sie separate Mini-Hierarchien zusammengestellt, die sich speziell auf diese Situationen bezogen. Daß sich die einzelnen Punkte auf diesen Listen hinsichtlich ihrer SUD-Werte unterscheiden, hängt mit der jeweiligen Nähe zum gefürchteten Objekt oder zur angstweckenden Situation zusammen: Menschen, die sie verdächtigt, Aids zu haben und Krankenhäuser, in denen sie behandelt werden, sowie krank wirkende Obdachlose mit »Krankheitserregern«. Es folgt nun zunächst Marys Mini-Hierarchie für krankenhausbezogene Trigger.

Marys Mini-Angst-/Expositionshierarchie für krankenhausbezogene Trigger	SUD-Wert (0–100)
Zu Hause auf einem Stuhl sitzen, nachdem ich aus einem Krankenhaus zurückgekommen bin	100
Einen Stuhl in einem Raum im Krankenhaus berühren	95
In einem Raum im Krankenhaus auf einem Stuhl sitzen	90

In einem Krankenzimmer im Krankenhaus stehen	80
In einem Warteraum im Krankenhaus einen Stuhl berühren	70
In einem Warteraum im Krankenhaus auf einem Stuhl sitzen	60
Ein Krankenhaus betreten und im Warteraum stehen	55
Ein Krankenhaus betreten, von dem bekannt ist, daß dort Aids-Patienten behandelt werden, dort eine Minute lang stehen und dann das Haus verlassen	40

Es folgt Marys Mini-Hierarchie für ihre Angst vor Obdachlosen. Beachten Sie, daß die Punkte ihrer Liste der Situation, die sie am meisten fürchtet, allmählich immer näher kommen (an einem Ort, wo Obdachlose zusammenkommen, den Boden berühren, dann das Innere ihres Autos zu berühren, wobei ihr SUD-Niveau bei 100 liegt). Denken Sie darüber nach, wie Ihre zwanghaften Ängste und Trigger für Vermeidungsverhalten auf ähnliche Weise in kleinere Einheiten oder Schritte unterteilt werden könnten.

Marys Mini-Angst-/Expositionshierarchie für Angst vor Obdachlosen	**SUD-Wert (0–100)**
In Bereichen, wo Obdachlose zusammenkommen, den Boden und anschließend das Innere des eigenen Autos berühren	100
Einem Obdachlosen eine Münze geben und dabei mit Sicherheit seine Haut berühren	90
In einem Bereich, in dem Obdachlose zusammenkommen, direkt den Boden berühren	80
In einem Bereich stehen, wo Obdachlose zusammenkommen	75
Sich bis auf 3–4 Metern einem Ort nähern, wo Obdachlose zusammenkommen	70
Sich bis auf 8 Meter einem Ort nähern, wo Obdachlose zusammenkommen	65
Durch eine Gegend fahren, in der Obdachlose zusammenkommen, und die Autofenster offen lassen	60
Durch eine Gegend fahren, in der Obdachlose zusammenkommen, wobei die Autofenster einen Spaltbreit offen stehen	55
Durch einen Bereich fahren, in dem Obdachlose zusammenkommen, und die Autofenster geschlossen halten	50

Beachten Sie, daß Marys zweite Mini-Hierarchie und die folgenden Beispiele keine Punkte enthalten, deren SUD-Wert unter 50 liegt. Das ist in Ordnung und kann den

Fortschritt beschleunigen. Doch falls Sie es als zu unangenehm empfinden, mit einer Exposition dieser Stärke zu beginnen, müssen Sie Punkte mit niedrigeren SUD-Werten (20 bis 50) in Ihre Hierarchie einbeziehen. Die Situation sollte aber zumindest ein geringes Maß an Angst hervorrufen, denn nur dann kann die ERP-Arbeit wirken.

Melodys Angst-/Expositionshierarchien (Prüfen)

Wir werden uns nun einige Mini-Hierarchien von Melody anschauen, die umfangreiche Rituale zur Überprüfung von Lichtschaltern, Türschlössern und Elektrohaushaltsgeräten entwickelt hat. Ein wichtiger Bestandteil ihres zwanghaften Verhaltens ist ihre Angst, dafür verantwortlich zu sein, wenn ein Hausbrand entsteht oder ein Einbrecher ins Haus kommt. Diese Angst wird um so stärker, je länger sie plant, dem Haus fern zu bleiben.

Melodys Mini-Angst-/Expositionshierarchie für das Prüfen von Haushaltsgeräten	SUD-Wert (0–100)
Alle kleinen Küchengeräte über Nacht am Strom lassen	100
Die Türschlösser abends nur einmal vor dem Zubettgehen prüfen	95
Kleine Küchengeräte am Strom lassen, das Haus verlassen und erst am nächsten Tag zurückkommen	85
Kleine Küchengeräte am Strom lassen, das Haus verlassen und erst nach sechs Stunden zurückkommen	80
Kleine Küchengeräte am Strom lassen, das Haus verlassen und nach drei Stunden zurückkommen	75
Kleine Küchengeräte am Strom lassen, das Haus verlassen und nach einer Stunde zurückkommen	70
Die Kaffeemaschine ausschalten und über Nacht am Strom lassen	65
Den Herd ausschalten und weggehen, ohne zu prüfen, ob er wirklich ausgeschaltet ist	60
Die Kühlschranktür einmal schließen und dann weggehen, ohne dies noch einmal zu überprüfen	50

Melody stellte folgende Mini-Hierarchie für ihren Zwang, Türschlösser immer wieder zu überprüfen, zusammen. Die Liste zeigt, daß die SUD-Werte um so stärker steigen, je länger Melody von zu Hause weg ist. Dies wird sich später als nützlich erweisen, wenn sie Expositionsübungen entwickelt, die ihre Toleranz gegenüber dem Fernsein von zu Hause ohne vorherige Überprüfung der Türen verstärken soll.

Melodys Mini-Angst-/Expositionshierarchie für das Überprüfen der Türschlösser	SUD-Wert (0–100)
Die Eingangstür einmal abschließen, dann weggehen, ohne dies zu überprüfen, und über Nacht fortbleiben	100
Die Eingangstür einmal abschließen, dann weggehen, ohne dies zu überprüfen, und acht Stunden fortbleiben	95
Die Eingangstür einmal abschließen, dann weggehen, ohne dies zu überprüfen, und vier Stunden fortbleiben	85
Die Eingangstür einmal abschließen, dann weggehen, ohne dies zu überprüfen, und zwei Stunden fortbleiben	80
Die Eingangstür einmal abschließen, dann weggehen, ohne dies zu überprüfen, und eine Stunde fortbleiben	75
Die Eingangstür einmal abschließen, dies einmal überprüfen und dann weggehen	70
Die Eingangstür einmal abschließen, dies zweimal überprüfen und dann weggehen	65

Bens Angst-/Expositionshierarchie (Ordnen und Symmetrie herstellen)

Ben, der seit seiner Kindheit unter einer Zwangsstörung leidet, beharrt darauf, daß alle Gegenstände in seiner Wohnung exakt nach seinen Vorstellungen arrangiert sind. Beispielsweise müssen in seiner Speisekammer die Dosen mit Nahrungsmitteln wie die Zinnsoldaten ausgerichtet sein, geordnet nach Größe, mit genau gleichem Abstand zueinander, und die Etiketten müssen nach vorne weisen. Teppichfransen müssen perfekt gerade liegen. Möbel und Ziergegenstände im rechten Winkel zur Wand plaziert werden. Wäschestücke sind präzise aufeinander aufzuschichten. Die kleinste Abweichung von der Ordnung, Störung oder falsche Ausrichtung eines Gegenstandes erzeugt bei Ben starke Angst. Es folgt seine Angst-/Expositionshierarchie.

Bens Angst-/Expositionshierarchie für Ordnen und symmetrisches Ausrichten von Gegenständen	SUD-Wert (0–100)
Die Stühle im Eßzimmer nicht genau gerade ausrichten, sondern so, daß sie 7–8 cm von der regulären Position abweichen	100
Dekokissen stark von ihrer regulären Position abweichend plazieren	95
Dekokissen leicht von ihrer regulären Position abweichend plazieren	90
Die Eßzimmerstühle nicht genau symmetrisch ausrichten, sondern ca. 5 cm abweichend	85

Die Eßzimmerstühle nicht genau symmetrisch ausrichten, sondern ca. 2–3 cm abweichend	80
Die Lebensmitteldosen im Vorratsraum so umstellen, daß sie nicht mehr perfekt ausgerichtet sind	75
Dekokissen etwas von ihrer regulären Position abweichend plazieren	70
Die Kleider im Kleiderschrank so aufhängen, daß sie nicht mehr nach Farbtönen geordnet sind	65

Grundsätzlich steigen Bens SUD-Werte, je weiter Objekte von ihrer »perfekten« Position entfernt plaziert sind. Wie Mary und Melody könnte auch Ben Mini-Hierarchien für bestimmte Teilprobleme zusammenstellen, beispielsweise eine Hierarchie speziell für das Eßzimmer, eine für »falsch« aufgestellte Küchengeräte usw. Wie in Melodys Fall sind diese Hierarchien bei der Entwicklung von Expositionsübungen von Nutzen, die dazu dienen, seine zwanghaften Tendenzen hinsichtlich des Ordnens und der symmetrischen Ausrichtung von Dingen zu überwinden.

Jacks Angst-/Expositionshierarchien (zwanghafte Langsamkeit)

Jack hat beim Anziehen und Duschen eine zwanghafte Langsamkeit entwickelt. Er braucht für diese Aktivitäten zwei bis drei Stunden, weil er das Gefühl hat, er müsse bestimmte Rituale ausführen, bevor sich irgendein Kleidungsstück »richtig« anfühlt. Zu seinen Ritualen zählen das Wiederholen (beispielsweise dreimaliges Binden der Schnürsenkel), das Zählen (bis zu einer »guten« Zahl) und das Glattstreichen der Kleidung, bis sie sich »genau richtig« anfühlt. Wie Mary hat sich auch Jack angewöhnt, übermäßig lang und ritualisiert zu duschen, allerdings aus einem anderen Grund als sie. Während Mary so ausgiebig duscht, weil sie sich vor Kontamination durch Krankheitskeime und vor einer HIV-Infektion fürchtet, duscht Jack lange, weil er beim Duschen alles »genau richtig« machen muß. Beispielsweise muß er die einzelnen Körperteile in der »richtigen« Reihenfolge und sich eine bestimmte, »richtige« Anzahl von Malen waschen. Furcht vor Kontamination spielt für ihn keine Rolle. Es folgt Jacks Angst-/Expositionshierarchie und anschließend eine Mini-Hierarchie für seine langen Duschzeremonien.

Jacks Angst-/Expositionshierarchie für zwanghafte Langsamkeit	**SUD-Wert (0–100)**
Das Schlafzimmer verlassen, ohne vorher dreimal bis acht zu zählen	100
Das Schlafzimmer mit dem falschen Fuß zuerst verlassen	95

Den Reißverschluß der Hose nur einmal (statt etliche Male) aufziehen	90
Den Fuß auf die falsche Art in die Hose führen, so daß die nackten Füße die Innenseite des Hosenbeins berühren	80
Das Hemd etwas »falsch« in die Hose stecken, ohne es glattzustreichen oder abzuklopfen	75
Die Schnürsenkel nur einmal binden und ohne anschließend ein Fingertippritual auszuführen	70
Die Schnürsenkel nur einmal binden	60
Den linken Schuh (statt des rechten) zuerst anziehen	55
Die Kleidung nicht perfekt ausgerichtet auf das Bett legen	50

Jacks Mini-Angst-/Expositionshierarchie für langes Duschen	**SUD-Wert (0–100)**
Die Körperteile nur einmal waschen und dann die Dusche verlassen	100
Die Körperteile die falsche Anzahl von Malen waschen und dann die Dusche verlassen	95
Beim Duschen alle Körperteile in der falschen Reihenfolge waschen	85
Beim Duschen drei Körperteile in der falschen Reihenfolge waschen	75
Beim Duschen zwei Körperteile in der falschen Reihenfolge waschen	65
Beim Duschen einen Körperteil in der falschen Reihenfolge waschen	55

Entwickeln Sie Ihre persönliche Angst-/Expositionshierarchie

Orientieren Sie sich an den vorangegangenen Beispielen, und entwickeln Sie mit ihrer Hilfe eine eigene Angst-/Expositionshierarchie für eines Ihrer Zielsymptome von der Liste, die Sie am Ende von Kapitel 5 zusammengestellt haben. Kopieren Sie das folgende Blankoformular für die Angst-/Expositionshierarchie, damit Sie die Übung auch für andere Zielsymptome ausführen können. Denken Sie stets daran, daß Sie Ihre allgemeine Hierarchie in kleine Schritte unterteilen und mehrere Mini-Hierarchien entwickeln können, die sich auf unterschiedliche Ängste beziehen, beispielsweise eine Hierarchie für alles, was im Bad passiert, eine Aids-Hierarchie oder eine Hierarchie speziell für Ihre Probleme mit dem Wasserhahn. Wie alle Übungen können Sie auch diejenigen in diesem Kapitel in Ihrem Tagebuch ausführen.

Angst-/Expositionshierarchie **SUD-Wert (0–100)**

Exposition und Reaktionsverhinderung (ERP) Schritt für Schritt

Nachdem Sie eine Angst-/Expositionshierarchie für Ihre Triggersymptome entwikkelt haben, können Sie mit der eigentlichen ERP-Arbeit beginnen. Eine Exposition besteht darin, sich mit den Situationen, die Sie auf Ihrer Liste erfaßt haben, zu konfrontieren, um Ihre Art, auf diese Situationen zu reagieren, zu verändern. Die Konfrontation mit den Situationen wird allmählich immer intensiver, und das ist eine völlig andere Art, mit ihnen umzugehen, als Sie dies bisher getan haben – nämlich beispielsweise durch exzessives Händewaschen, Reinigen oder Prüfen. Wenn Ihnen dies zunächst als beängstigend erscheint, so bedenken Sie, daß Sie dabei sind, die Grundlagen für Ihre Genesung von der Zwangsstörung zu schaffen. Im folgenden werden wir uns mit jedem Einzelschritt dieser Arbeit detailliert beschäftigen; doch zunächst wollen wir Ihnen einen ersten Eindruck vom gesamten Prozeß vermitteln:

1. Wählen Sie eine Hierarchie oder eine Mini-Hierarchie aus und aus dieser etwas, das bei Ihnen leichte bis mäßige Angst hervorruft.
2. Führen Sie für die betreffende Situation die Exposition durch, und lassen Sie das dadurch ausgelöste Unbehagen zu. Stellen Sie sich der Empfindung, statt sie zu vermeiden!
3. Praktizieren Sie während der Exposition Reaktionsverhinderung.
4. Wiederholen Sie die Exposition so lange, bis Ihr SUD-Wert für die betreffende Situation auf 20 oder tiefer gefallen ist. Wenden Sie sich danach dem nächsthöheren Punkt Ihrer Hierarchie zu, und arbeiten Sie an diesem.

Schritt 1: Beginnen Sie mit einem Punkt Ihrer Liste, der leichte bis mäßige Angst hervorruft

Der Punkt, den Sie für die Exposition auswählen, muß zumindest leichte bis mäßige Angst hervorrufen. Am besten eignet sich ein SUD-Wert von 40 bis 60, aber wenn dies im Moment für Sie noch zu stark ist, können Sie auch mit einem Punkt Ihrer Liste beginnen, der weiter unten steht. Wenn Sie jedoch merken, daß Sie bei der Expositionsarbeit mit einem bestimmten Punkt keinerlei Furcht oder Angst empfinden, dann wenden Sie sich der Situation oder dem Trigger zu, der auf Ihrer Liste die nächsthöhere Position besetzt. Die Exposition soll Ihnen ermöglichen, den Habituationsprozeß – die natürliche Reaktion Ihres Nervensystems auf länger einwirkende Reize – unmittelbar zu erleben. Dadurch wird im Laufe der Zeit Ihr Angstniveau und in Verbindung damit Ihr Erregungsgrad sinken. Sie können von der Habituation aber nur profitieren, wenn die Situation mit der Sie sich konfrontieren, ein genügend starkes Unbehagen bei Ihnen hervorruft. Sicher haben Sie schon oft das englische Sprichwort »*No pain, no gain*« (»Kein Schmerz, kein Erfolg«) gehört. Das ist bei der ERP-Arbeit der Schlüssel zum Erfolg. Weil es die Motivation sehr stärkt, wenn Sie Tag für Tag Ihre Fortschritte verfolgen, raten wir Ihnen dringend, das später in diesem Kapitel abgedruckte *Formular zur Überwachung der Ergebnisse der täglichen Expositionsübungen* (S. 130) auszufüllen. Dieses direkte Verfolgen Ihrer Fortschritte hilft Ihnen, bei der schweren ERP-Arbeit durchzuhalten.

In den Beispielen bezieht sich eine von Marys Mini-Listen auf die Angst vor Kontamination durch einen Obdachlosen. Der Punkt auf ihrer Liste, der sie am wenigsten ängstigt, lautet: »Durch einen Bereich fahren, in dem Obdachlose zusammenkommen, und die Autofenster geschlossen halten«. Mary führte diese Exposition aus, indem sie mit ihrem Auto durch den »kontaminierten« Bereich fuhr. Ihr SUD-Wert lag am Anfang bei 50. Es gelang ihr, ihre Angst zuzulassen.

Wenn Sie sich zu Beginn bei der Expositionsarbeit zu unwohl fühlen, können Sie versuchen, diese ein wenig angenehmer und damit leichter zu gestalten. Fürchten Sie sich beispielsweise davor, »kontaminierte« Gegenstände mit der Hand zu berühren, können Sie ein solches Objekt zunächst nur mit einem Fingernagel oder sogar nur mit dessen Spitze berühren. Wenn es Sie zu sehr ängstigt, aus dem Haus zu gehen, ohne vorher zu prüfen, ob Sie einen Wasserhahn wirklich abgestellt haben, können Sie sich anfangs gestatten, den Wasserhahn zumindest einmal kurz zu überprüfen. Und wenn Sie die Entfernung eines Gegenstandes von seinem »richtigen« Platz um 15 cm als zu unerträglich empfinden, können Sie testen, wie es für Sie ist, das Objekt nur 2 bis 5 Zentimeter von seinem Platz zu entfernen. Entscheidend ist nicht, wo Sie beginnen, sondern daß Sie überhaupt irgendwo beginnen!

Schritt 2: Führen Sie die Exposition durch, und lassen Sie zu, daß Ihr Unbehagen stärker wird

Spüren Sie, wie Ihr SUD-Wert bei einer Konfrontation mit der Triggersituation steigt. Lassen Sie dieses Gefühl zu, statt es zu vermeiden oder abzublocken. Selbst wenn Ihr SUD-Wert sehr stark steigt, ist das in Ordnung. Je mehr Angst Sie jetzt akzeptieren, um so besser für Sie. Zuviel ist besser als zu wenig! Geben Sie sich Mühe, sich nicht von der Furcht vor Unbehagen überwältigen zu lassen. Wenn Sie das Gefühl haben, Sie könnten sterben oder verrückt werden, sollten Sie sich mit dem Wissen beruhigen, daß dies im Rahmen der Expositionsarbeit noch niemandem passiert ist. Nach einer Weile – vielleicht schon nach wenigen Minuten – werden Sie feststellen, daß Ihr SUD-Wert wieder sinkt. Dies zeigt an, daß die Habituation eintritt. Die Herausforderung besteht darin, mit den Situationen, vor denen Sie, wenn es nach Ihrer Angst ginge, weglaufen oder die Sie unbedingt vermeiden würden, ständig in Kontakt zu bleiben, bis der SUD-Wert, den Sie damit verbinden, um etwa die Hälfte gesunken ist oder bis Sie spüren, daß sich Ihr Drang, der Situation zu entfliehen oder sie zu vermeiden, hinsichtlich seiner Stärke und Intensität deutlich verändert. Das kann ein paar Minuten, aber auch einige Stunden dauern. Falls Sie die Exposition unterbrechen, wenn Ihre Angst sehr stark ist oder wenn noch keine deutliche innere Veränderung stattgefunden hat, lassen Sie eine wichtige Chance, einen Fortschritt zu erzielen, ungenutzt.

Falls Ihr SUD-Wert nicht besonders hoch steigt, müssen Sie untersuchen, ob Sie Ihre Angst während der Exposition irgendwie blockieren. Es folgen Beschreibungen einiger typischer Methoden von Menschen, ihre Angstempfindungen abzublocken:

FALLEN BEI DER EXPOSITIONSARBEIT: TYPISCHE ARTEN DES ABBLOCKENS ODER VERMEIDENS WÄHREND DER EXPOSITION

- Das Erlebte absichtlich von sich abprallen lassen. Man sollte wachsam und mit den Angstempfindungen, die die Exposition hervorruft, in Kontakt bleiben.
- Sich auf ein *Signal für Sicherheit* verlassen, beispielsweise auf einen Ehepartner, Therapeuten oder Freund, der Sie während einer Exposition in übertriebener Weise zu beruhigen versucht. Zwar kann ein Freund oder Helfer auch motivieren, aber seine Anwesenheit sollte nicht zur Neutralisierung von Ängsten genutzt werden. Ein Beispiel hierfür ist ein Freund oder Helfer, der Ihnen hilft, das Haus zu verlassen, ohne immer wieder zu prüfen, ob die Türen abgeschlossen und der Herd ausgeschaltet ist, und der Sie ständig daran erinnert, daß alles in bester Ordnung ist und nichts Übles geschehen ist. Ein anderes Beispiel ist ein Freund, der Ihnen Passagen aus medizinischen Fachbüchern heraussucht, die bestätigen, daß man nicht an Aids erkranken kann, wenn man nur flüchtig zu einem HIV-Positiven Kontakt hat. Das ständige Inanspruchnehmen solcher beruhigenden Äußerungen kann zu einem neuen Zwang werden und ist deshalb kontraproduktiv. Wenn Sie merken, daß Sie sich auf die Bestätigung anderer verlassen, um sich während der Expositionsarbeit wohlzufühlen, sollten Sie irgendwann den Schritt wagen, auf diese Hilfsmittel zu verzichten, damit Sie optimal von Ihrer Arbeit profitieren.
- Private Rituale beispielsweise in Form von Zählen oder Beten ausführen, um die Angst oder das Unbehagen angesichts der Exposition zu neutralisieren.
- Dissoziation vom Erlebten, indem man beispielsweise denkt: »Ich bin gar nicht die Person, die das tut; es muß jemand anders sein.« Dies ist eine Form von magischem Denken, in das sich Menschen mit einer Zwangsstörung flüchten, um mit Ihrem während der Expositionsarbeit aufkommenden Unbehagen fertig zu werden.

- Übertriebener Perfektionismus hinsichtlich der Expositionsarbeit. Dies kann die ERP-Arbeit beeinträchtigen; beispielsweise kann man viel zu eifrig versuchen, die »perfekte« Exposition für den Beginn der Arbeit zu finden, was diesen Beginn beeinträchtigen kann. Ebenso können exzessive Bemühungen, während der Exposition das Angstniveau zu überwachen, um bei der Arbeit einen ausreichend hohen SUD-Wert zu haben, die Habituation behindern. Auch übertriebene Sorgfalt mit dem Ziel, die Reaktionsverhinderung »korrekt« auszuführen, kann wieder zu einer zwanghaften Handlung werden. Entscheidend ist, das Expositionserlebnis *zuzulassen*, damit es sich ebenso wie das mit ihm verbundene Unbehagen aus sich selbst heraus entfaltet, statt daß man es zu erzwingen versucht. Die Bereitschaft, sich auf die Ungewißheit der Expositionssituation einzulassen, ist für den Erfolg wesentlich wichtiger, als sich eine perfekte Exposition auszudenken und sie durchzuführen.

Denken Sie ein wenig darüber nach, wie Sie persönlich während der Exposition Angst abblocken und vermeiden wollen könnten. Notieren Sie diese Möglichkeiten in der Liste Ihrer persönlichen Expositionsfallen auf diese Seite, und beschreiben Sie dort auch, wie Sie diesen Problemen entgegenwirken könnten, um von der Exposition maximal zu profitieren.

EXPOSITIONSFALLEN	
Wie ich Expositionserlebnisse blockiere oder vermeide	Wie ich von einer Exposition optimal profitiere

Schritt 3: Praktizieren Sie während der Expositionsarbeit Reaktionsverhinderung

Wie bereits in Kapitel 3 erklärt wurde, erfüllt die Exposition nur dann ihren Zweck, wenn sie in Verbindung mit der Reaktionsverhinderung durchgeführt wird. Dabei wird die Ausführung zwanghafter Rituale bewußt unterbunden, was für den Erfolg des Selbsthilfeprogramms entscheidend ist. Reaktionsverhinderung beinhaltet beispielsweise, daß man dem Drang, eine juckende Hautpartie zu kratzen, widersteht, weil man weiß, daß das Jucken dadurch noch stärker wird. Schafft man es, sich nicht zu kratzen, ermöglicht man dem Jucken, von selbst wieder zu verschwinden.

ALLGEMEINE REGELN FÜR DIE REAKTIONSVERHINDERUNG

- Ein Verwandter oder Freund kann Sie bei der Expositionsarbeit unterstützen. Der Betreffende muß die Regeln dieser Arbeit kennen und Sie, falls Sie versucht sind, gegen diese Regeln zu verstoßen, ruhig, aber bestimmt auffordern, sich an die Regeln zu halten.
- Falls Sie den Drang verspüren, ein Ritual auszuführen oder einem zwanghaften Verhalten nachzugeben, sollten Sie vorher Ihren Unterstützer informieren. Bitten Sie ihn, bei Ihnen zu bleiben, bis der Drang so weit abgeklungen ist, daß Sie ihm alleine widerstehen können.
- Grundsätzlich sollten Menschen mit einer Zwangsstörung nicht durch physische Gewalt gehindert werden, Rituale auszuführen. Allerdings gibt es Situationen, in denen ein physisches Eingreifen gerechtfertigt sein kann, beispielsweise wenn ein Ritual den Betreffenden in Lebensgefahr bringen könnte oder wenn Sie vor Beginn Ihrer Arbeit im Rahmen des Selbsthilfeprogramms mit Ihrem Unterstützer vereinbart haben, daß er Sie in bestimmten Fällen durch körperliches Eingreifen hindern soll, einem bestimmten Drang nachzugeben.

Menschen mit einer Zwangsstörung fürchten sich aus vielen Gründen davor, ihre Rituale nicht auszuführen. Einige typische Ängste, die bei ihnen im Falle einer solchen Unterlassung aufkommen, beinhalten, daß sie selbst sterben könnten, daß sie andere verletzen könnten, daß sie die Schädigung anderer nicht verhindern könnten, daß sie verrückt werden könnten, daß jemand, den sie schätzen, durch sie krank werden könnte; daß sie für eine üble Tat verantwortlich gemacht werden und deshalb zu einer Gefängnisstrafe verurteilt werden oder daß sie ihre Arbeit verlieren könnten. Die folgende Übung hilft Ihnen, sich über Ihre Ängste bezüglich der Reaktionsverhinderung Klarheit zu verschaffen.

Notieren Sie in der folgenden Tabelle die Konsequenzen, die Sie fürchten, wenn Sie Ihre Rituale nicht ausführen. Ordnen Sie den einzelnen Befürchtungen in der zweiten Spalte jeweils einen SUD-Wert zu. Und vermerken Sie in der dritten Spalte in Form eines Wertes zwischen 0 und 100, wie sehr Sie daran glauben, daß die gefürchtete Konsequenz wirklich eintreten wird. Beispielsweise könnten Sie Ihre Befürchtung »Ich oder jemand, den ich liebe, wird krank werden und sterben« mit einem SUD-Wert von 100 für den Fall der Nichtausführung des Rituals in Verbindung bringen und Ihren Glauben daran, daß dies wirklich eintreten wird, mit 50 Prozent einschätzen.

- 0% = Sehr unwahrscheinlich. Ich weiß, daß das völlig unsinnig ist, und habe keinen Zweifel an dieser Einschätzung.
- 25% = Ich glaube nicht, daß das wirklich passieren wird, aber ich will kein Risiko eingehen.
- 50% = Ich kann mir vorstellen, daß es passieren wird, aber ich will kein Risiko eingehen.
- 75% = Ich bin mir ziemlich sicher, daß es passieren wird, und ich will kein Risiko eingehen.
- 100% = Ich bin mir völlig sicher, daß das passieren wird. Ich habe nicht den geringsten Zweifel daran, und ich will kein Risiko eingehen.

Bei Unterlassung von Ritualen befürchtete Konsequenzen	SUD-Wert (0–100)	Stärke des Glaubens daran (0–100%)

Wenn Sie Ihren Glauben daran, daß sich Ihre Befürchtung für den Fall der Nichtausführung Ihres Rituals bewahrheiten wird, mit 70 Prozent oder höher eingeschätzt haben, müssen Sie nach den vorliegenden Forschungsergebnissen (Steketee 1993) davon ausgehen, daß Sie mit der Expositionsarbeit und der Reaktionsverhinderung keine guten Resultate erzielen werden. Wir empfehlen Ihnen für diesen Fall, den Rest dieses Kapitels und Kapitel 7 zunächst zu überschlagen und sich gleich Kapitel 8 *(Hinterfragen fehlerhafter Überzeugungen: Kognitive Umstrukturierung)* zuzuwenden. Dies wird Ihnen helfen, die Stärke Ihres Glaubens an die Konsequenzen, die Sie befürchten, zu modifizieren. Gelingt es Ihnen, diese Überzeugungen abzuschwächen, werden Sie mit erheblich größerer Wahrscheinlichkeit von den ERP-Übungen profitieren.

Schritt 4: Wiederholen der Expositionsaufgabe

Wie bereits in Kapitel 3 erwähnt, erfordert der Prozeß der Habituation ausgiebigen und längeren Kontakt mit den Angst auslösenden Situationen, Orten und Objekten. Grundsätzlich ist der erfolgreiche Verlauf der Habituation daran zu erkennen, daß die SUD-Werte im Laufe einer Expositionssitzung um mindestens die Hälfte sinken. Dies wird *Habituation in der Sitzung* genannt. Durch Wiederholung der gleichen Exposition an aufeinanderfolgenden Tagen wird die Habituation allmählich stabiler und wird dann *Habituation zwischen den Sitzungen* genannt. Das Ziel ist, den SUD-Wert nach wiederholter Exposition bezogen auf das gleiche Ziel auf 20 oder weniger zu reduzieren. Sobald dies eintritt, können Sie anfangen, am nächsthöheren und somit problematischeren Ziel Ihrer Angst-/Expositionshierarchie zu arbeiten.

Verfolgen Sie Ihre Fortschritte

Das folgende *Formular zur Überwachung der Ergebnisse der täglichen Expositionsübungen* soll Ihnen helfen, die Arbeit im Rahmen Ihres Selbsthilfeprogramms durchzuhalten und Ihre Fortschritte zu beobachten. Ergänzen Sie es jedes Mal, wenn Sie sich der ERP-Übung widmen. Es empfiehlt sich, das Blankoformular mehrfach zu kopieren, damit Sie es für verschiedene Expositionsübungen benutzen können.

FORMULAR ZUR ÜBERWACHUNG DER ERGEBNISSE DER TÄGLICHEN EXPOSITIONSÜBUNGEN					
Expositionsaufgabe:						
Ritualverhinderung:						
Anfänglicher SUD-Wert (vor Beginn der ERP):						
Angestrebter Ziel-SUD-Wert (nach der ERP):						
Veranschlagte Dauer der Exposition (in Minuten oder Stunden):						
Häufigkeit der Expositionen pro Tag oder Woche:						

	Dauer		SUD-Wert (0–100)		
Datum	Beginn	Stop	Beginn	Ende	Kommentare

Marys ERP-Programm

Mary beschloß, zu Beginn ihres ERP-Programms an einer Mini-Hierarchie zu arbeiten, die sich auf ihre Ängste vor Kontamination durch Obdachlose bezog. Sie wiederholte ihre erste Exposition *(Durch einen Bereich fahren, in dem Obdachlose zusammenkommen, und die Autofenster geschlossen halten)* immer wieder und stellte fest, daß sich jedesmal der SUD-Wert veränderte. Nachdem Sie die Exposition zwei Tage lang etliche Male wiederholt hatte, war Ihr SUD-Wert für die Zielsituation auf 20 gesunken. Obwohl diese Situation bei ihr noch am Vortag so starke Angst hervorgerufen hatte, war sie für sie nun einfach langweilig geworden.

Nachdem Mary für die erste Expositionssituation den SUD-Wert 20 erreicht hatte, war sie nun bereit, sich dem nächsthöheren Punkt ihrer Mini-Hierarchie zuzuwenden *(Durch eine Gegend fahren, in der Obdachlose zusammenkommen, wobei die Autofenster einen Spaltbreit offen stehen)*. Der SUD-Wert stieg bei dieser Arbeit zunächst auf 60 bis 70. Obwohl es sogar Mary selbst völlig unlogisch vorkam, fürchtete sie aufgrund ihrer Zwangsstörung, die »kontaminierte Luft« in jenem Bereich könnte auch das Innere ihres Autos kontaminieren. Doch trotz ihrer Furcht wiederholte sie auch diesmal die Exposition am gleichen Tag und an den nächsten Tagen viele Male, bis der SUD-Wert für diese Situation schließlich unter 20 lag.

So arbeitete Mary Stück für Stück in aufsteigender Reihenfolge an allen Punkten ihrer Expositionsliste, wobei Sie jeweils die Schritte 2 bis 4 des weiter oben beschriebenen Prozesses wiederholte. Als die Zeit gekommen war, sich mit der Situation, die Sie am stärksten fürchtete, zu konfrontieren *(In Bereichen, wo Obdachlose zusammenkommen, den Boden und anschließend das Innere des eigenen Autos berühren)*, bekam sie starke Angst, und es tauchten mehrere beängstigende Gedanken auf:

- *Ich werde nie mehr sauber sein.*
- *Wenn ich von meinem Auto in das Haus, in dem ich wohne, gehe, kontaminiere ich das ganze Haus.*
- *Alles wird kontaminiert, und ich kann es nie mehr vollständig reinigen.*

Trotz ihrer Ängste setzte sie die Expositionsarbeit fort, wobei sie die Aufgabe variierte, indem sie viele verschiedene Stellen im Auto berührte. Als Mary es geschafft hatte, mit dieser Aufgabe fertig zu werden – womit sie die Mini-Liste für das Problem mit den Obdachlosen komplett durchgearbeitet hatte –, wendete sie sich der »Krankenhaus«-Liste zu. Weil es ihr als zu beängstigend erschien, Stühle im Warteraum eines Krankenhauses direkt zu berühren (sie glaubte, sie könnte sich durch Kontakt damit eine HIV-Infektion zuziehen), betupfte sie mit einem winzigen Teil von einer Papierserviette die Rücklehne der Stühle. Dieses Stückchen Papier nahm sie später mit nach Hause und berührte damit ganz leicht zahlreiche Gegenstände, darunter Handtuchhalter im Badezimmer, Möbelstücke im Schlafzimmer und sogar das Waschbecken in der Küche.

Mary übte diese Art von Exposition täglich einige Stunden lang. Nach einer Woche konnte sie fast alle Gegenstände in ihrer Wohnung mit dem Papierserviettenteil berühren, ohne sich sonderlich zu fürchten. Ihr Ziel war, »Vermeidungsverhalten zu vermeiden«. Deshalb trat Sie dem Gefühl, sie wolle einen Gegenstand vor »Kontamination« bewahren, entgegen, indem Sie das betreffende Objekt mit dem Serviettenteil berührte, wobei sie das Gefühl der »Kontamination« ignorierte. So gewann sie allmählich das Vertrauen, daß ihr oder den Menschen, die ihr nahestanden, nichts Schreckliches passieren würde, und ihre zwanghaften Befürchtungen ließen nach.

ERP bei einigen Problemen, die bei Zwangsstörungen häufig vorkommen

Nachdem Sie nun einige Grundprinzipien der ERP kennen, werden wir Ihnen genauer erklären, wie sich diese Prinzipien bei einigen der am häufigsten vorkommenden Symptome von Zwangsstörungen anwenden lassen. Wir beginnen mit den Waschzwängen, die durch Furcht vor Kontamination entstehen. Sie sollten sich diesen Abschnitt aber auch dann genau durchlesen, wenn Sie nicht unter einem Waschzwang leiden, denn er verschafft Ihnen einen guten Überblick über die Anwendung der ERP-Strategie. Später werden wir erläutern, inwiefern man bei Prüf-, Ordnungs- und Perfektionszwängen, die mit zwanghafter Langsamkeit verbunden sind, ähnlich vorgehen kann.

ERP im Falle eines Waschzwangs

Wir beschreiben im folgenden zwei Möglichkeiten, ERP bei Waschzwängen anzuwenden: ein Schnellverfahren und eine stärker abgestufte Methode. Allerdings empfehlen wir Ihnen, möglichst das Schnellverfahren anzuwenden, weil es am zügigsten zu den angestrebten Ergebnissen führt. Sollten Sie diese Methode als zu belastend empfinden, können Sie aber auch die stufenweise Methode benutzen und werden auch damit gute Resultate erzielen.

DAS SCHNELLVERFAHREN

Beim Schnellverfahren muß man das Waschen von Anfang an stark einschränken und darf von Beginn der Expositionsarbeit an nur eine normale Wassermenge benutzen. Das mag am Anfang als beängstigend erscheinen, wenn man sich strikt an die Spielregeln hält, aber man kann auch mit rascheren Resultaten rechnen. Halten Sie sich mindestens drei Wochen lang streng an die weiter unten folgenden Richtlinien. Damit kreieren Sie die Grundlage für eine völlig neue Wasch- und Reinigungspraxis, die Ihnen nicht von Ihrer Zwangsstörung diktiert wird.

- Schränken Sie die Duschzeit in der ersten Woche, wenn Sie ein Mann sind, auf eine Dusche von sieben Minuten, und wenn Sie eine Frau sind, auf eine Dusche von zehn Minuten *an jedem zweiten Tag* ein. Das schließt auch die Haarwäsche ein. Falls Sie besonders langes Haar haben, können Sie jeweils drei bis fünf Minuten länger duschen. Stellen Sie beim Duschen eine Stoppuhr auf die vorgegebene Zeitspanne ein. Wiederholtes oder ritualisiertes Waschen bestimmter Körperbereiche, beispielsweise der Genitalien und des Haars, müssen entweder völlig unterbunden oder zumindest möglichst stark eingeschränkt werden. Wenn Sie nach dem Duschen das Gefühl haben, Sie hätten sich nur »unvollständig« gewaschen, zeigt dies, daß Sie auf dem richtigen Weg sind.
- Ab Beginn der zweiten Woche können Sie jeden Tag einmal normal duschen, so wie es im vorigen Punkt beschrieben wurde.
- Händewaschen sollte nicht länger als zwanzig Sekunden dauern (dies wird von den *U. S. Centers for Disease Control and Prevention* als »normale« Zeitspanne für das Händewaschen bezeichnet). Das ist ungefähr die Zeit, die man braucht, um stumm zweimal »Happy Birthday« zu singen. Nehmen Sie sich höchstens einen centgroßen Spritzer Flüssigseife oder wenden Sie ein Stück Seife einmal in beiden Händen, so daß eine sehr geringe Menge Schaum entsteht. Wenn Sie so die Hände waschen, haben Sie danach das Gefühl, daß die Aktivität »nicht abgeschlossen« ist – und genau so soll es sein.
- Beschränken Sie das Händewaschen auf folgende Situationen:
  - je einmal vor und nach Mahlzeiten
  - einmal nach dem Benutzen der Toilette
  - einmal, nachdem Sie glitschige oder *sichtbar* schmutzige Dinge angefaßt haben
  - einmal unmittelbar vor und nach der Zubereitung von Essen, insbesondere wenn Sie rohes Fleisch, Geflügel oder rohen Fisch berührt haben.
  - Wenn Sie ein Kleinkind versorgen, sollten Sie sich jeweils nach dem Wechseln der Windel einmal die Hände waschen.
  - Auch nachdem Sie das Katzenklo ausgeschüttet, den Müll entsorgt oder Wäsche gewaschen haben, sollten Sie sich einmal die Hände waschen.

Ihr Ziel ist, die Zahl »illegaler« Waschvorgänge allmählich zu verringern und sich nach drei Wochen nur noch regelkonform zu waschen. Natürlich müssen Sie während der Anwendung dieser neuen Waschrichtlinien gleichzeitig Ihren täglichen

Kontakt mit Situationen intensivieren, die bei Ihnen den Drang, sich zu waschen, deutlich verstärken. Es geht darum, solche Situationen im Laufe der Zeit immer besser zu meistern, ohne zum zwanghaften Waschen Zuflucht nehmen zu müssen, um Angst zu lindern.

WEITERE RICHTLINIEN FÜR DAS WASCHEN

- Cremes und andere Pflegemittel (Deodorants usw.) können Sie benutzen, sofern Sie diese Dinge nicht zur Verringerung von »Kontamination« einsetzen. Meiden Sie Produkte, die sich als »anti-bakteriell« charakterisieren, was auf Cremes, Seifen und andere Toilettenartikel zutreffen kann.
- Wenn Sie sich aus beruflichen Gründen häufiger die Hände waschen müssen (beispielsweise weil Sie mit Nahrungsmitteln in Berührung kommen oder in der Gesundheitspflege arbeiten), dann waschen Sie sich so oft wie erforderlich, aber halten Sie sich trotzdem an die obigen Richtlinien.
- Wenn Sie mit Säuglingen oder Kleinkindern zusammenleben, sollten Sie sich grundsätzlich an die Regeln für »normales« Waschen halten, sich aber an Ihrem gesunden Menschenverstand orientieren und die Ratschläge Ihres Kinderarztes befolgen, wenn er Ihnen sagt, welche Hygienemaßnahmen er für unverzichtbar hält. Falls Sie für Ihr Baby spezielles feuchtes Toilettenpapier benutzen, sollten Sie sich überlegen, wieviel davon wirklich erforderlich ist (beispielsweise ein Blatt pro neuer Windel), und sich dann konsequent daran halten.
- Unterlassen Sie auch den exzessiven Gebrauch von feuchten Reinigungstüchern für die Hände und von Desinfektionsflüssigkeiten. Beschränken Sie deren Benutzung auf Situationen, in denen Sie in der Öffentlichkeit eindeutig Risiken ausgesetzt sind, z. B. in einem Krankenhaus, einer Tagesklinik oder einer Arztpraxis.
- Falls Sie übertriebene Reinigungsrituale entwickelt haben, die beispielsweise die Benutzung von Bleichmitteln oder unnötig starken Reinigungsmitteln beinhalten, mit denen Sie Ihren Körper oder »kontaminierte« Oberflächen reinigen, sollten Sie diese Mittel für die Zeit, in der Sie aktiv Ihr ERP-Programm durcharbeiten, völlig aus dem Haushalt entfernen. Jede wirklich notwendige Reinigung im Hause können Sie mit einfachen, milden Haushaltsreinigern durchführen. Sobald Sie durch die ERP-Arbeit erste deutliche Fortschritte erzielt haben, können Sie sich wieder eine begrenzte Menge stärkerer Reinigungsmittel besorgen, die Sie aber auch dann weiterhin nur für wirklich notwendige Reinigungsarbeiten benutzen.
- Latexhandschuhe als Barriere gegen »Kontamination« in Situationen zu benutzen, in denen die meisten Menschen (die nicht an einer Zwangsstörung leiden) dies für unnötig halten würden – beispielsweise beim Stuhlgang oder bei der Körperpflege – ist nicht gestattet.

Verfolgen Sie Ihre täglichen Wasch- und Duschaktivitäten in den nächsten drei Wochen mit Hilfe des unten abgedruckten Formulars. Kopieren Sie es, und deponieren Sie eine Kopie in dem Bad bzw. der Toilette, das oder die Sie am häufigsten benutzen, und halten Sie dort auch einen Stift bereit. Alle Waschvorgänge, die den obigen Richtlinien für normales Waschen entsprechen, markieren Sie durch ein »L« als »legal«. Alle übrigen Wasch- oder Reinigungsvorgänge und diejenigen, die eindeutig gegen die Richtlinien verstoßen, markieren Sie durch ein »I« als »illegal«.

Für Menschen, die sich vor Kontamination fürchten und die unter einem Waschzwang leiden, besteht das Ziel der ERP-Arbeit darin, ihre Beziehung zu Wasser und zur Funktion von Reinigungs- und Waschaktivitäten zu verändern. Ist diese von ei-

FORMULAR ZUR ÜBERWACHUNG DER TÄGLICHEN WASCHAKTIVITÄTEN			
Datum	Händewaschen	Duschen	andere Reinigungsaktivitäten

ner Zwangsstörung bestimmt, werden Wasser, Seife, Reinigungsmittel und dergleichen zur Verringerung der Angst eingesetzt, die durch zwanghaftes Sich-Sorgen entsteht. Hingegen dienen normale Reinigungs- und Waschvorgänge dazu, das Gefühl zu erzeugen, daß man selbst oder daß bestimmte Dinge frisch und sauber sind.

DIE ABGESTUFTE METHODE

Wenn Ihnen das oben beschriebene Schnellverfahren als zu brutal erscheint, können Sie die folgende modifizierte Form ausprobieren, bei der die Wasch- und Reinigungsrituale allmählich reduziert werden. Führen Sie diese Methode am besten in drei Phasen aus, wobei Sie selbst das Tempo vorgeben.

1. In Phase 1 benutzen Sie drei Tage lang das obige Formular zur Überwachung Ihrer täglichen Waschaktivitäten: Sie notieren die tatsächliche Anzahl Ihrer Wasch- und Duschaktivitäten und dokumentieren so eine Art Ausgangsbasis Ihres Verhaltens. Dabei sollten Sie auch festhalten, wie oft Sie infolge Ihrer Zwangsstörung feuchte Reinigungstücher oder andere Reinigungsmittel benutzen.
2. In Phase 2 arbeiten Sie darauf hin, sowohl die Dauer Ihres Händewaschens als auch die Anzahl der Waschvorgänge auf die Hälfte zu reduzieren, ebenso die Länge der Duschzeit, die Frequenz der Benutzung feuchter Reinigungstücher und dergleichen mehr. Diese Phase kann einige Tage oder länger als eine Woche dauern. Sobald es Ihnen mindestens drei Tage in Folge gelungen ist, Ihre Wasch- und Reinigungsaktivitäten auf die Hälfte reduziert zu halten, können Sie mit Phase 3 beginnen.
3. In Phase 3 versetzen Sie sich zunehmend in Situationen, die Sie beängstigen, wobei Sie Ihre Wasch- und Reinigungsaktivitäten auf das für das Schnellverfahren festgelegte Normalmaß reduzieren. Befolgen Sie auch alle übrigen Regeln des Schnellverfahrens, und dokumentieren Sie Ihre Fortschritte weiterhin im *Formular zur Überwachung der Ergebnisse der täglichen Expositionsübungen.*

Mit dieser abgestuften Methode erzielen Sie zwar nicht so schnell und deutlich Fortschritte wie mit dem Schnellverfahren, aber die Arbeit damit könnte Ihnen leichter fallen. Beide Vorgehensweisen können sehr wirksam sein, und beide können Ihnen helfen, Ihr Ziel, die Befreiung von Ihrer Zwangsstörung, zu erreichen.

WERKZEUGE FÜR DIE VERSTÄRKUNG DER ERP-ARBEIT BEI WASCHZWÄNGEN

Ganz gleich, welche der beiden obigen Methoden Sie bevorzugen, Sie können Ihre Expositionsarbeit bezüglich der Kontaminationsängste in jedem Fall durch Hinzunahme einiger weiterer Techniken verstärken. Diese beschleunigen garantiert Ihre Fortschritte.

Ganzkörper-Exposition Nachdem Sie in einer Expositionssitzung ein kontaminiertes Objekt berührt haben, können Sie eine *Ganzkörper-Exposition* durchführen. Bewegen Sie Ihre »kontaminierten« Hände auf Ihrem Körper auf- und ab, sowohl auf der Kleidung als auch eventuell auf unbedeckter Haut, von den Zehen bis zum Kopf einschließlich des Haars. Anschließend halten Sie die »kontaminierten« Hände direkt auf Ihr Gesicht und lassen sie fünf Sekunden lang dort liegen. Zum Abschluß legen Sie ein kleines Bonbon, beispielsweise eine Pfefferminzpastille, einige Sekunden lang in Ihre »kontaminierte« Hand und essen die Pastille anschließend. Diese Technik ist sehr wirksam, und wenn Sie sie bei jeder auf den Kontaminationszwang zielenden Exposition anwenden, werden Sie erheblich schneller Fortschritte erzielen.

Vollständiges Eintauchen Sie können die Konfrontation mit einem »Kontaminationsstoff« erheblich verstärken – und damit gleichzeitig die diesbezügliche Habituation beschleunigen –, indem Sie den Stoff mit Hilfe Ihrer »kontaminierten« Hände in Ihrer gesamten Wohnung verbreiten. Berühren Sie die gefürchtete Kontaminationsquelle, reiben Sie sich wenn möglich darüber Ihre Hände, und berühren Sie anschließend mit den Händen möglichst viele verschiedene Oberflächen in Ihrer ganzen Wohnung: in der Küche, im Bad, im Schlafzimmer, die Kommode, die Wäschekörbe, die Waschmaschine und den Wäschetrockner, die Schränke und besonders die Bereiche, die Sie unbedingt »frei von Kontamination« halten wollen. Wenn Sie viel Zeit in Ihrem Auto verbringen, dann »kontaminieren« Sie auch dieses. Tun Sie all dies zehn Tage oder zwei Wochen lang oder so lange, bis Sie einen deutlichen Rückgang Ihres ständigen Drangs zu Wasch- und Reinigungsaktivitäten und zum Duschen bemerken.

Benutzen eines kontaminierten Handtuchs Es ist nützlich, ein Handtuch zu kontaminieren und es dann zu benutzen, um die Reaktionsverhinderung zu verstärken. Bringen Sie einen Waschlappen oder ein Handtuch mit einem »kontaminierten« Objekt in Berührung, so daß ersteres »kontaminiert« wird, wobei Sie darauf achten sollten, daß der »Kontaminationsgrad« einen SUD-Wert von 60 bis 80 hervorruft. Bewahren Sie das Handtuch im Badezimmer in der Nähe des Waschtischs auf, damit Sie es jederzeit leicht erreichen können. Berühren Sie unmittelbar nach jedem Händewaschen oder Duschen das kontaminierte Handtuch mit beiden Händen, und widmen Sie sich dann ganz normal Ihren Alltagsaktivitäten. Wenn Sie geduscht haben, empfiehlt sich eine Ganzkörper-Exposition. Dies verhindert die Linderung der durch die Zwangsstörung hervorgerufenen Angst, nach der sich der Betroffene sehnt und was er normalerweise durch seine Wasch- und Reinigungsrituale erreicht. Ihr Gehirn beginnt dann, die infolge der Zwangsstörung starke Verbindung zwischen der Angst und dem Gebrauch des Wassers zu ihrer Linderung aufzulösen. Falls Sie einen Fehler machen und sich waschen, obwohl Sie dies nach den Richtlinien nicht hätten tun sollen, können Sie Ihre Hände unmittelbar nach dem Waschen mit dem Kontaminationshandtuch »rekontaminieren«, um die Fokussierung auf die Expositionsarbeit zu erneuern. Da Ihr Gehirn sich irgendwann an das »kontaminierte« Handtuch gewöhnt hat, müssen Sie es alle zwei bis drei Tage »wieder aufladen«, bevor Sie mit der Expositionsübung fortfahren.

ERP BEI VERMEIDEN INFOLGE VON EKEL

Einige Menschen mit einem Waschzwang fürchten sich nicht davor, »schmutzig« zu sein, weil sie sich selbst oder Menschen, die ihnen wichtig sind, eventuell schädigen könnten. Vielmehr empfinden sie den Kontakt mit bestimmten Menschen (beispielsweise Obdachlosen) bzw. mit bestimmten Objekten oder Oberflächen (etwa Ladentischen in Billigläden) als so ekelhaft oder unangenehm, daß bei ihnen dadurch abnorme Furcht und ein entsprechender Vermeidungsdrang hervorgerufen werden. Ihnen ist zwar klar, daß es nicht besonders gefährlich ist, solche Menschen oder Objekte zu berühren, doch Sie meiden den Kontakt mit ihnen trotzdem ähnlich extrem. ERP wirkt in solchen Fällen ähnlich wie in den zuvor beschriebenen. Wenn Sie durch wiederholtes Berühren des »unangenehmen« Objekts oder indem Sie mit diesem in Kontakt bleiben (ohne sich anschließend zu waschen) eine Exposition herbeiführen, sinkt das mit dem Objekt oder der Situation verbundene Unbehagen irgendwann auf ein erträgliches Maß.

ERP bei Prüfzwängen

Wenn Sie die ERP-Arbeit zur Bekämpfung eines Prüfzwanges nutzen wollen, sollten Sie darauf hinarbeiten, in Situationen, in denen die meisten Menschen nur eine einzige Prüfung durchführen, selbst ebenfalls mit nur einer Prüfung auszukommen. Beispielsweise können Sie sich zum Ziel setzen, die Türschlösser, Wasserhähne, Küchengeräte usw. nur einmal zu prüfen, bevor Sie aus dem Haus oder zu Bett gehen. Oder Sie prüfen den Herd, den Backofen und andere Küchengeräte nur einmal, nachdem Sie sie benutzt haben. Arbeiten Sie daran, Dinge in Situationen, in denen man sie normalerweise nicht überprüft, nicht trotzdem zu prüfen – beispielsweise indem Sie wiederholt nachschauen, ob Sie beim Bezahlen einer Rechnung den richtigen Betrag auf den Scheck geschrieben haben.

Eine strikte Reaktionsverhinderung bei Prüfzwängen ist sehr schwierig. Sie können versuchen, mit starken Prüfzwängen durch die Nutzung folgender Techniken besser fertig zu werden:

- Statt ein Türschloß immer wieder zu prüfen, prüfen Sie es einmal und nehmen sich dann vor, es eine Stunde lang alle fünf Minuten zu prüfen. Diese »Überkorrektur« macht das Prüfen mühsamer und könnte den Zwang deshalb hemmen.
- Nutzen Sie das Aufschieben als Bestandteil der Reaktionsverhinderung. Das heißt, daß Sie mit sich selbst vereinbaren, die Angelegenheit später zu prüfen. Oft ist der Drang, etwas zu überprüfen, abgeklungen, wenn der »spätere« Zeitpunkt gekommen ist.
- Während der Reaktionsverhinderung manifestiert sich ein sehr starker Drang, Rituale auszuführen! Er gleicht einem starken Magneten, der Sie zu dem zurückzuziehen versucht, was Sie nicht geprüft haben, was es auch sein mag. Erziehen Sie sich dazu, diesem Drang zu widerstehen, indem Sie Ihren Geist davon ablenken. Konzentrieren Sie sich auf eine andere Aktivität. Erledigen Sie etwas, führen Sie ein Telefongespräch, oder widmen Sie sich einer körperlich anstrengenden Aktivität, beispielsweise dem Walken oder einem anstrengenden Körpertraining.
- Weil Prüfzwänge oft mit Ängsten vor katastrophalen zukünftigen Ereignissen und Konsequenzen und entsprechenden Vorstellungen verbunden sind, sollten Sie in Verbindung mit der ERP die imaginative Exposition (die in Kapitel 7 erläutert wird) benutzen, um sich mit Ihren Ängsten bezüglich des Unterlassens der Prüfaktivitäten auseinanderzusetzen.
- Kämpfen Sie gegen den Drang, Dinge zu prüfen, an, indem Sie Selbstinstruktionstechniken benutzen, die ausführlicher im Abschnitt »Korrigieren fehlerhafter Überzeugungen« in Kapitel 8 (S. 171 f.) erläutert werden.

Benutzen Sie bei der ERP-Arbeit an Prüfzwängen das *Formular zur täglichen Dokumentation der Prüfaktivitäten* (S. 140), um Ihre Fortschritte festzuhalten, also beispielsweise wenn es um die Überprüfung von Türschlössern, des Herdes, anderer Küchengeräte, von Wasserhähnen oder Autos (Licht, Radio, Klimatisierung, Heizung usw.) geht. Bei jeder »illegalen« Überprüfung, die Ihnen auffällt, markieren Sie den Vorfall durch ein »I«. »Illegal« ist eine Überprüfung, sobald Sie über eine einzige Überprüfung in einer beliebigen Situation hinausgeht. Markieren Sie »legale« Prüfungen mit einem »L«. Am Ende eines Tages addieren Sie die »illegalen« Überprüfungen, die Sie ausgeführt haben. Wenn Sie wollen, können Sie dieses Formular in ein kleines Spiralheft kopieren, das Sie ständig in der Tasche mitführen können. Dann haben Sie das Formular stets in Reichweite und können Ihre Fortschritte augenblicklich notieren.

FORMULAR ZUR TÄGLICHEN DOKUMENTATION DER PRÜFAKTIVITÄTEN		
Datum	Überprüfungen	Summe der »illegalen« Überprüfungen

Wenn Sie die ERP bei Prüfzwängen nutzen, sollten Sie bedenken, daß die Reaktionsverhinderung selbst dabei die Exposition ist – in diesem Fall eine Exposition, die sich auf die Vorstellung bezieht, daß Sie ständig exzessiv prüfen müssen, wenn Sie weder sich selbst noch andere Menschen gefährden wollen. Falls es Ihnen als zu schwierig erscheint, sich mit der »Einmal-prüf-Regel« einverstanden zu erklären, können Sie sich auch zwei oder drei Tage Zeit nehmen, um festzuhalten, wie oft Sie in der Regel illegale Überprüfungen durchführen; das Resultat ist dann die Basis für alle weiteren Überprüfungen. Anschließend können Sie beginnen, die Zahl der Überprüfungen allmählich zu reduzieren. Wenn Sie beispielsweise normalerweise sechsmal die Türen überprüfen, bevor Sie zu Bett gehen, können Sie dies nun drei Tage lang auf die Hälfte reduzieren und in den nächsten drei Tagen jeweils noch eine Überprüfung weglassen. Fahren Sie so fort, bis Sie mit je einer Überprüfung auskommen.

Entscheidend bei allen ERP-Übungen bei Prüfzwängen ist, daß Sie das Unbehagen bewußt hervorrufen, indem Sie Zahl und Dauer Ihrer Überprüfungen allmählich reduzieren. Auf diese Weise können Sie das Unbehagen durch Habituation überwinden.

ERP bei Ordnungs- und Symmetriezwängen

Ordnungs- und Symmetriezwänge beinhalten eine Intoleranz gegenüber Objekten, die genau am richtigen Platz und perfekt bzw. ein wenig asymmetrisch ausgerichtet sind. Bei solchen Zwängen besteht die ERP-Arbeit in einer allmählichen Habituation bezüglich der Ordnungsmängel, wobei man Objekte absichtlich an die »falschen« Orte stellt oder sie nicht »genau richtig« positioniert. Reaktionsverhinderung besteht in solchen Fällen darin, auf den Zwang, die Objekte wieder in ihre »perfekte« Position zu bringen, einzuwirken.

Benutzen Sie das früher in diesem Kapitel beschriebene Vier-Schritte-Programm: Schauen Sie sich zunächst Ihre Angst-/Expositionshierarchie noch einmal genau an; beginnen Sie dann, an einer Situation zu arbeiten, die mäßig starkes Unbehagen hervorruft, wobei der SUD-Wert zwischen 40 und 60 liegen sollte. Wenn Ihnen auch dies zu unangenehm ist, müssen Sie eine Situation wählen, die in der Hierarchie noch weiter unten rangiert. Nachdem Sie ein Objekt absichtlich aus seiner »perfekten« Position entfernt haben, erhalten Sie die Reaktionsverhinderung aufrecht, indem Sie das Objekt nicht wieder perfekt ausrichten. Lassen Sie zu, daß Ihr Unbehagen ansteigt, und widersetzen Sie sich weiter dem Drang, die Ordnung wiederherzustellen, bis er auf ein erträgliches Niveau absinkt. Wiederholen Sie diese Exposition, bis Ihr SUD-Wert auf etwa 20 sinkt, während das Objekt sich »am falschen Ort« befindet. Ist das erreicht, können Sie sich dem nächsthöheren Punkt auf Ihrer Liste zuwenden.

Wenn Sie nicht die geringste Reaktionsverhinderung ertragen können, müssen Sie ein sanfteres, abgestuftes Verfahren wählen. Zum Beispiel können Sie eine Woche lang jeden Tag versuchen, ein Objekt oder mehrere Objekte im Haus an einen »falschen Ort« zu stellen, etwa eine Bettüberdecke oder Dekokissen. Anschließend versuchen Sie, die Wiederherstellung der Ordnung eine vorher festgelegte Zeitspanne lang hinauszuzögern. Experimentieren Sie, bis Sie eine Zeitspanne finden, die Ihren SUD-Wert auf ca. 50 bis 60 erhöht. Das können 15 Minuten, eine halbe Stunde oder eine noch längere Zeit sein.

Wiederholen Sie dies ein paar Tage lang zwei- oder dreimal täglich, bis die Habituation eintritt. Ob das der Fall ist, erkennen Sie daran, daß Ihr SUD-Wert erheblich niedriger ist und Sie sich beim Hinauszögern Ihrer Symmetrierituale wohler fühlen. Dann können Sie das Hinauszögern auf zwei Stunden verlängern. Und sobald auch dieses Zeitintervall habituiert ist, können Sie die Wartezeit nochmals verlängern. Fahren Sie auf diese Weise fort, bis Sie es mit geringem Unbehagen ertragen können, daß »in Unordnung gebrachte« Objekte einen Tag lang nicht wieder in Ordnung gebracht werden. Machen Sie sich keine Sorgen: Ihrer Familie wird es nichts ausmachen, daß das Haus nicht »perfekt in Ordnung« ist. Wahrscheinlich werden Ihre Angehörigen sich über Ihre Bemühungen, sich selbst zu helfen, sogar freuen!

Manchmal glauben Familienangehörige, es sei nützlich, wenn sie absichtlich Dinge in Unordnung bringen, die das unter einer Zwangsstörung leidende Familienmitglied normalerweise symmetrisch ausrichtet und an seinem angestammten Platz hält. Wird das »Durcheinanderbringen« von der Person mit der Zwangsstörung nicht ausdrücklich erbeten, ist es nicht von Nutzen und verschlimmert die Situation sogar, weil das Familienmitglied mit der Zwangsstörung dadurch aufgebracht wird.

Viele Menschen mit Ordnungs- und Symmetriezwängen fürchten, wenn sie von ihrem Problem »geheilt« würden, würden sie unordentlich oder schlampig. Aber das trifft nicht zu. Wer sich von dieser besonders tyrannischen Form von Zwangsstörung befreit, entwickelt eine wesentlich gesündere und flexiblere Beziehung zu den Objekten in der Umgebung.

ERP bei zwanghafter Langsamkeit

Wenn ein Mensch mit einer Zwangsstörung extrem lange für die einfachsten Alltagsaktivitäten braucht – beispielsweise für Baden, Körperpflege, Rasieren, Zähneputzen und Ankleiden –, wird dies oft als *zwanghafte Langsamkeit* bezeichnet. Diese Form von Zwangsstörung ist oft ein Nebeneffekt eines extremen Festhaltens am Perfektionismus und eines Nichtertragens dessen, daß man Aufgaben nicht »genau richtig« ausführt. Oft zwingt der Betroffene sich, die einzelnen Elemente einer Aktivität in einer ganz bestimmten Reihenfolge auszuführen und gleichzeitig durch verschiedene andere rituelle Aktivitäten wie Zählen, wiederholtes Rezitieren, Fingertippen und dergleichen das Gefühl zu erzeugen, daß er die betreffende Sache »genau richtig« macht. Im allgemeinen ist ein Mensch in dieser Lage so tief in seine rituellen Aktivitäten versunken, daß er den Wald vor lauter Bäumen nicht mehr sieht, weil für ihn das Ziel, die Aufgabe zu erledigen und sich dann etwas anderem zuzuwenden, gegenüber dem Bemühen, alles »richtig« zu machen, zweitrangig wird.

Die Langsamkeit wird oft noch stärker, wenn solche Menschen versuchen, sich mehr anzustrengen. Je mehr sie sich unter Druck setzen, schneller zu werden, um so langsamer werden sie. In Fällen zwanghafter Langsamkeit sollte sich die ERP-Arbeit darauf konzentrieren, das Gegenteil dessen zu habituieren, was der Klient anstrebt: »es falsch zu machen«.

VERRINGERUNG DER AUF DIE ERLEDIGUNG VON AUFGABEN VERWANDTEN ZEIT

Wenn zwanghafte Langsamkeit für Sie ein Problem ist, profitieren Sie davon, wenn Sie zunächst feststellen, wieviel Zeit Sie brauchen, um verschiedene Aufgaben zu erledigen, bei denen Ihre Langsamkeit zum Ausdruck gelangt, beispielsweise Ankleiden oder Duschen, um einen Ausgangswert zu definieren. Anschließend können Sie ein Ziel festlegen, indem Sie definieren, wie lange es nach Ihrer Auffassung dauern sollte, diese Aktivitäten zum Abschluß zu bringen. Als nächstes können Sie sich ein Ziel setzen, indem Sie beispielsweise festlegen, daß Sie die Zeitspanne für die Erledigung einer Aufgabe um zwei bis fünf Minuten verringern wollen. Benutzen Sie dazu eine Stoppuhr, oder lassen Sie einen Freund oder ein Mitglied Ihrer Familie stoppen, wie lange Sie für die Erledigung der Aufgabe brauchen. Wir haben ein Formular entwickelt, auf dem Sie Ihre Fortschritte verfolgen können. Vor dem Blankoformular finden Sie ein ausgefülltes Beispielformular, das von Jack aus Kapitel 1 stammt. (Kopieren Sie das Blankoformblatt aus diesem Buch, bevor Sie es ausfüllen, damit Sie es mehrmals für verschiedene Aufgaben benutzen können.)

JACKS FORMULAR ZUR UNTERSUCHUNG DER LANGSAMKEIT							
Zielaktivität: *Duschen*							
Ziel: *Duschzeit verringern*							
Ausgangswert: *zwei Stunden duschen*							
Zielzeit: *15 Minuten* oder reduzieren um: *25%* pro ~~Tag oder~~ Woche							
Datum	Beginn	Ende	Gesamtzeit	Datum	Beginn	Ende	Gesamtzeit
13.03.10	8:30	10:30	2 Stunden	22.03.10			
14.03.10	8:25	10:15	1 Std. 50 Min.	23.03.10			
15.03.10	8:30	10:35	2 Std. 05 Min.	24.03.10			
16.03.10	8:28	10:27	1 Std. 59 Min.	25.03.10			
17.03.10	8:32	10:15	1 Std. 43 Min.	26.03.10			
18.03.10	8:26	9:56	1 Std. 30 Min.	27.03.10			
19.03.10				28.03.10			
20.03.10				29.03.10			
21.03.10				30.03.10			

FORMULAR ZUR UNTERSUCHUNG DER LANGSAMKEIT							
Zielaktivität:							
Ziel:							
Ausgangswert:							
Zielzeit:		oder reduzieren um:			pro Tag oder Woche		
Datum	Beginn	Ende	Gesamtzeit	Datum	Beginn	Ende	Gesamtzeit

REDUZIEREN DER HÄUFIG WIEDERHOLTEN RITUALE, DIE ZWANGHAFTE LANGSAMKEIT VERURSACHEN

Manchmal ist Langsamkeit eine Folge des Wiederholens verbaler oder mentaler Rituale, die sich auf Wörter/Phrasen, Zahlen, Reime oder Bilder beziehen, die entweder innerlich oder hörbar ständig wiederholt werden müssen, um bei der Körperpflege, beim Rasieren, beim Frisieren oder beim Ankleiden »genau das richtige Gefühl« zu erzeugen. Wenn das Ritual nicht »perfekt« ausgeführt wird, muß es wiederholt werden. In solchen Fällen besteht die ERP-Arbeit darin, entweder die Zahl der Wiederholungen oder deren Dauer zu verringern oder aber die Ausführung des Rituals völlig zu unterbinden. Das Verfahren geht wie folgt vonstatten:

1. Stellen Sie eine Liste aller Aktivitäten zusammen, in deren Verlauf Sie Rituale ausführen. Legen Sie für jede dieser Aktivitäten ein gesondertes Blatt Papier an, auf dem Sie ganz oben die Aktivität vermerken, beispielsweise »Ritual beim Rasieren«, »Ritual beim Frisieren«, »Ritual beim Ankleiden« usw.
2. Stellen Sie eine Liste aller Rituale zusammen, die Sie während einer bestimmten Aktivität ausführen. Notieren Sie hinter jedem Ritual Ihrer Liste den SUD-Wert, den Sie der Angst oder dem Unbehagen zuschreiben, die/das Sie empfänden, *wenn Sie das Ritual nicht ausführen würden*. So erhalten etwas, das einer Angst-/Expositionshierarchie ähnelt. (Ein Beispiel für Jacks Situation finden Sie nach dieser Beschreibung.) Erstellen Sie für jede Aktivität, die Sie in Schritt 1 angeführt haben, eine solche Liste der benutzten Rituale.
3. Beginnen Sie mit dem Expositionsprozeß, indem Sie die zwei oder drei Punkte Ihrer Ritualliste mit den niedrigsten SUD-Werten auswählen und diese Aktivitäten ausführen, während Sie sich bewußt darin üben, das für Sie normalerweise damit verbundene Ritual zu unterlassen.
4. Wiederholen Sie diesen Prozeß zwei oder drei Tage lang, bis Ihre SUD-Werte für die betreffenden Aktivitäten mindestens auf die Hälfte gesunken sind.
5. Wählen Sie zwei oder drei weitere Punkte Ihrer Ritualliste mit den nächsthöheren SUD-Werten, und wiederholen Sie den Vorgang, wobei Sie diesmal die Rituale für alle Aktivitäten mit SUD-Werten dieser Höhe und niedriger unterlassen. Schreiben Sie bei jeder Expositionsübung den erwarteten und den tatsächlich erlebten SUD-Wert auf.
6. Fahren Sie mit dieser Übung so lange fort, bis Sie die betreffende Aktivität mit einem Minimum an Ritualen – oder ganz ohne Rituale – ausführen können.

Jacks Rituale beim Rasieren	SUD-Wert (0-100)
Das Rasiermesser in die Hand nehmen und von 26 rückwärts bis 1 zählen.	60
Das Rasiermesser unter Wasser zweimal hin und herdrehen und dabei den Ausdruck »180 Essensmarke« aussprechen.	40
Die Dose mit der Rasiercreme nehmen und dreimal auf den Spender tippen.	80
Auf den Spender drücken und eine kleine Menge Rasiercreme herauspressen, diese in die Hand nehmen und zweimal sagen: »Alle Mann an Deck!« und sich dabei so lange ein Bild des Papstes vorstellen, bis sich dieses Bild »genau richtig« anfühlt.	90
Die Rasiercreme in symmetrischen Kreisen auf beiden Seiten des Gesichts verteilen, bis es sich genau richtig anfühlt.	50
Mit dem Rasieren beginnen, und zwar immer auf der rechten Seite, und die Striche wiederholen; beim Stutzen des Schnäuzers das Bild des Dalai Lama in einer leuchtenden Aura visualisieren.	55
Das Rasiermesser abspülen und dabei dreimal nacheinander »zweiundzwanzig rechts« sagen.	70
Das Rasiermesser auf dem Waschtisch seitlich und im rechten Winkel zum Spiegel hinlegen und sechsmal sagen: »Durch die Ferne wächst die Liebe.«	80
Die Dose mit der Rasiercreme mit dem Deckel verschließen und dabei sechsmal wiederholen: »neununddreißig Schritte«.	60

Über Ihre Ängste hinaus

Um sich von allen Formen von Zwangsstörungen zu befreien, muß man ein wenig über die eigenen Grenzen hinausgehen. Sie müssen bei der ERP-Arbeit bereit sein, sich »in vernünftigem Maße in Extremsituationen zu begeben«. Das bedeutet, daß Sie einige kalkulierte Risiken eingehen und sich auf Aktivitäten einlassen müssen, die Menschen mit einer Zwangsstörung unangenehm sind, ihnen als unsicher oder sogar als gefährlich erscheinen – beispielsweise indem Sie einen Gegenstand berühren, den Sie für kontaminiert halten. Eine Zwangsstörung lebt von diesen Ängsten und fordert von Ihnen vollkommene Gewißheit, Sicherheit und Kontrolle. Um sich hiervon zu befreien, müssen Sie die potentiellen Risiken und Ungewißheiten akzeptieren – wodurch Sie sich die Tür zu neuen, positiven Erlebnissen öffnen. Gehen Sie das Risiko einer Veränderung ein!

Denken Sie daran, daß es okay und sogar normal ist, wenn Sie sich während der ERP manchmal fürchten; das ist sogar ein zwingend notwendiger Teil dieser Arbeit. Lassen Sie sich nicht nervös machen, wenn Ihre Ängste und Sorgen zeitweise noch stärker werden. In Wahrheit ist das ein gutes Zeichen, das Fortschritte signalisiert. Ihre Furcht und Angst wird nachlassen, wenn Sie mit der ERP-Arbeit fortfahren. Richten Sie Ihre Wut auf die Zwangsstörung! Wut kann sehr motivierend wirken, wenn Sie sich weiterhin mit Ihren Ängsten konfrontieren.

Bemühen Sie sich nach Kräften, »das Vermeiden zu vermeiden«. Machen Sie sich klar, daß jede Exposition, die Sie vermeiden, als Angst weiterbesteht und irgendwann Ihre Fortschritte gefährdet. Seien Sie hart gegen sich selbst. Machen Sie die tägliche ERP-Arbeit zu einem festen Bestandteil Ihres Lebens. Wenn Sie Fortschritte erzielen, finden Sie Möglichkeiten, sich darin zu üben, über Ihre bisherigen Grenzen hinauszugehen.

SCHLÜSSEL FÜR DIE BEFREIUNG MIT HILFE VON ERP

- Viele der Verhaltensmuster, die wir von unserer frühen Kindheit an erlernen – wie wir gehen, reden, essen, uns ankleiden und uns ganz generell verhalten –, entstehen durch Nachahmung positiver und negativer Verhaltensweisen, die wir bei anderen Menschen beobachten. Sie können das Prinzip der Verhaltensaneignung durch Nachahmung nutzen, um den Mut zu entwickeln, Expositionen durchzuführen, die Ihnen als sehr beunruhigend erscheinen. Fragen Sie sich: »Würde ein vernünftiger Mensch, der keine Zwangsstörung hat, das Berühren dieses Gegenstandes strikt vermeiden, nur weil ihm dies unangenehm ist?« Falls Sie diese Frage mit nein beantworten, sollten Sie erwägen, den Gegenstand zu berühren, um sich vom zwanghaften Vermeiden zu befreien. Fragen Sie sich anschließend: »Würde ein vernünftiger Mensch, der nicht unter einer Zwangsstörung leidet, das Berühren dieses Gegenstandes für gefährlich halten?« (In diesem Zusammenhang bedeutet »gefährlich«, daß Sie sich selbst oder andere durch die Berührung höchstwahrscheinlich schädigen werden.) Falls Sie die Frage mit nein beantworten, sollten Sie erwägen, den Gegenstand zu berühren und sich der Exposition zu stellen.

→

- Falls Ihnen die Konfrontation mit gefürchteten oder gemiedenen Situationen beängstigend erscheint, sollten Sie über den Unterschied zwischen »vielleicht schädlich oder gefährlich« und »wahrscheinlich schädlich oder gefährlich« nachdenken. »Vielleicht« bedeutet, daß etwas geschehen *könnte* – aber eben auch, daß es *nicht* geschehen könnte. Hingegen bedeutet »wahrscheinlich«, daß man ziemlich sicher mit etwas rechnen muß. Weiterhin müssen Sie sich klarmachen, daß viel mehr Dinge ungünstig verlaufen können, als es Dinge gibt, bei denen dies »wahrscheinlich« ist. Beispielsweise können Sie an einem regnerischen Tag in Florida beim Spazierengehen von einem Blitz getroffen werden, obwohl das nicht wahrscheinlich ist. Ebenso kann das Berühren eines Türgriffs und das Versäumnis, sich danach die Hände zu waschen, gefährlich sein, aber tatsächlich ist es wahrscheinlich harmlos. Auch daß Sie aus dem Haus gehen und nur einmal überprüfen, ob die Türen verschlossen sind, kann gefährlich sein, und doch ist es in den meisten Fällen harmlos. Für Menschen, die unter einer starken Zwangsstörung leiden, ist es schwierig, zwischen »vielleicht schädlich oder gefährlich« und »wahrscheinlich schädlich oder gefährlich« zu unterscheiden, weil sie auch unwahrscheinliche Entwicklungen oft für wahrscheinlich halten. Falls Sie im Rahmen der ERP-Arbeit immer häufiger mit beängstigenden Situationen konfrontiert werden, sollten Sie sich fragen: »Diese Situation mag schädlich oder gefährlich sein, aber ist das *wahrscheinlich*?«

HILFE FÜR FAMILIENANGEHÖRIGE UND FREUNDE

Die Ausführung des Selbsthilfeprogramms wird nun für den Angehörigen oder Freund von Ihnen schwieriger, denn er muß Angst-/Expositionshierarchien entwickeln und die ERP anwenden. Es ist normal, daß Menschen, die mit beängstigenden Situationen konfrontiert werden, eine Zeitlang ängstlicher und allgemein reizbarer werden. Mitanzusehen, wie ein Mensch mit einer Zwangsstörung unter dem Unbehagen leidet, das bei einer Expositionstherapie unvermeidbar ist, kann schwierig sein. Ob es dem Betreffenden gelingt, mit der ERP-Arbeit fortzufahren und größtmöglichen Nutzen daraus zu ziehen, hängt nicht zuletzt auch von Ihrer Einstellung ihm gegenüber ab. Für Ihre Unterstützerrolle gilt das bekannte Prinzip, daß weniger oft mehr ist: Je weniger Sie sagen, um so besser. Sparen Sie sich beruhigende Äußerungen wie »Mach' dir keine Sorgen, alles ist okay« oder »Alles wird gut«. Solche Sprüche mögen zwar unterstützend gemeint sein und auch so klingen, aber sie beeinträchtigen die Wirkung der ERP. Natürlich können und sollten Sie den Mut und die Bereitschaft des Menschen, den Sie unterstützen, einen kleinen Schritt nach dem anderen zu gehen, fördern und loben.

Hinsichtlich der Reduzierung Ihrer »fördernden« Funktion bei der Aufrechterhaltung der Zwangsstörung ist Kommunikation der Schlüssel. Sprechen Sie mit dem Kranken darüber, daß es für seine Genesung sehr wichtig ist, daß Sie Ihre Beteiligung an der Aufrechterhaltung der Zwangshandlungen und der Durchführung seiner Rituale reduzieren. Sobald Sie sich darüber prinzipiell einig geworden sind, können Sie konkret darüber reden, wie Ihre Beteiligung langsam, aber sicher verringert werden kann. Ebensowenig wie Sie von einem Menschen mit einer Zwangsstörung erwarten würden, daß er an allen Symptomen gleichzeitig arbeitet, sollten Sie auch von sich selbst nicht fordern, alle schädliche Unterstützung auf der Stelle zu unterlassen. Beginnen Sie mit Dingen, die Sie für leicht machbar halten und durch deren Unterlassung die Wirkung der Zwangsstörung auf die Familie verringert würde, ohne daß für ihn eine zu große Belastung entsteht. Fragen Sie sich: »Was würde unser Familienleben am stärksten verbessern?«

Stellen Sie eine Beziehung zwischen den Veränderungen Ihres eigenen Verhaltens und den Herausforderungen her, mit denen sich Ihr

→

Angehöriger oder Partner im Rahmen seines Selbsthilfeprogramms konfrontiert sieht. Arbeitet Ihr Mann beispielsweise daran, das Haus zu verlassen, ohne zu überprüfen, ob er die Tür abgeschlossen hat, und erwartet er manchmal von Ihnen, daß Sie dies überprüfen, dann warnen Sie ihn ein paarmal, bevor Sie ganz aufhören, dies für ihn zu übernehmen. Und wenn Ihre Tochter daran arbeitet, das Händewaschen und Duschen einzuschränken, dann kaufen Sie zunächst seltener Körperpflegeprodukte, bevor Sie sich darauf beschränken, nur noch die Mengen zu besorgen, die für alle anderen Familienmitglieder ausreichen. Und wenn Ihr Sohn darauf bestanden hat, daß alle Familienmitglieder beim Betreten des Hauses die Kleidung wechseln, so verringern Sie über einige Tage allmählich die Situationen, in denen die Familienmitglieder seinem Wunsch entsprechen, und arbeiten Sie darauf hin, daß sich schließlich nie mehr jemand darauf einläßt, sich an der Durchführung dieses Rituals zu beteiligen.

Für alle Zwangssymptome gilt, daß man die Bestätigung entsprechender Rituale und die Beteiligung an ihnen generell verringern und alle bestätigenden Verhaltensweisen schließlich unterbinden muß. Bleiben Sie trotzdem in intensivem Austausch mit dem Kranken und allen anderen Familienmitgliedern. Manche Angehörige glauben, sie würden einem Kranken helfen, seinen Ordnungs- oder Symmetriezwang zu überwinden, indem sie bewußt Unordnung erzeugen. Doch das geht meist ins Auge und verärgert den Kranken häufig so stark, daß die innerfamiliären Konflikte noch verschärft werden.

7   Imaginative Exposition

Stellen Sie sich vor, was Sie befürchten

> *Wir werden von einem Leiden nur geheilt,*
> *wenn wir es vollständig durchleben.*
>
> — MARCEL PROUST

Die ERP-Arbeit bildet das Zentrum des in diesem Buch beschriebenen Selbsthilfeprogramms. Man kann diesen Ansatz aber erweitern und noch wirksamer machen, wenn man ihn durch andere Werkzeuge und Techniken ergänzt. Die imaginative Exposition ist bei Zwangsstörungen besonders wirksam, weil die Betroffenen immer wieder von überwältigenden Bildern potentieller Gefahren heimgesucht werden. Zwar tauchen diese Bilder oft in relativ harmlosen Situationen auf, doch wirken sie meist sehr beängstigend. Sie beschwören zukünftige Katastrophen herauf, schüren dadurch Ängste und veranlassen zur Ausführung zwanghafter Rituale.

Die ERP-Arbeit hat die Befreiung von unnötigen Sorgen hinsichtlich möglicher Gefahren und Katastrophen zum Ziel. Die In-vivo-Exposition beinhaltet die Konfrontation mit Situationen, vor denen sich die Betroffenen im realen Leben fürchten. Sie sollen sich dadurch unter anderem darüber klar werden, daß das, was sie befürchten, sehr unwahrscheinlich ist und folglich kaum wirklich geschehen wird. Allerdings lassen sich einige Situationen entweder gar nicht in der Realität nachstellen oder es ist ziemlich unnütz, dies zu versuchen.

So war es bei Mary, die Sie schon aus früheren Kapiteln kennen. Ihre größte Angst war, daß sie sich eine HIV-Infektion zuziehen und auf Menschen, die ihr nahestünden, übertragen könnte. Sie wußte zwar ganz genau, wie HIV übertragen wird, konnte sich aber trotzdem nicht von der Vorstellung lösen, daß das Benutzen öffentlicher Toiletten, Händeschütteln oder der zufällige Aufenthalt im »Dunstkreis« eines Husten- oder Niesanfalls sie dem Virus aussetze.

Mary wusch sich mindestens hundertmal täglich die Hände und duschte eine geschlagene Stunde. Mit ihrer Angst, an Aids zu erkranken, verband sie Bilder von sich selbst in einem Zustand, in dem sie nicht mehr für ihre Familie sorgen konnte. Die Aussicht, ihre häuslichen Pflichten als Frau und Mutter nicht mehr erfüllen zu können, empfand sie als besonders belastend. Außerdem stellte sie sich immer wieder vor, wie andere ihretwegen krank wurden und wie sie sich schämte, weil sie ihre nächsten Angehörigen und ihre erweiterte Familie enttäuschen mußte.

ERP-Arbeit an Situationen, die sie fürchtete, beispielsweise die der Benutzung öffentlicher Toiletten und des Händeschüttelns, erwies sich als nützlich, aber Mary brauchte die ERP auch, um sich von ihren Ängsten vor einer HIV-Infektion und der Erkrankung an Aids zu befreien. Dies ermöglichte ihr die imaginative Exposition. Sie werden sehen, daß diese Methode auch nützlich ist, wenn es um Bilder geht, die sich auf den Verlust eines geliebten Menschen, auf »Verrücktwerden«, Verantwortung für ein Verbrechen und Zurückweisung beziehen.

Die Ausführung der imaginativen Exposition

Bei der imaginativen Exposition führt man sich unangenehme und angsterzeugende Gedanken vor Augen und konzentriert sich so lange darauf, bis die Habituation eintritt und die belastende Wirkung nachläßt. Man kann die betreffenden Gedanken dann zulassen, ohne starkes Unbehagen zu empfinden. Man hat weniger Angst, wenn ein »schlechter« Gedanke im Geist auftaucht und lernt, solche Gedanken als das zu akzeptieren, was sie sind: Gedanken und nichts weiter. Mit der Zeit wird wahrscheinlich die Intensität angsterzeugender Gedanken abnehmen. Ziel einer In-vivo-Exposition ist, im realen Leben Möglichkeiten der Habituation gefürchteter Situationen zu nutzen. Ziel der imaginativen Exposition hingegen ist, die Habituation hinsichtlich der eigenen angsterzeugenden Gedanken zu ermöglichen.

Die imaginative Exposition ist im Grunde ein sehr einfacher Vorgang: Sie beschreiben das gefürchtete Szenario in Form einer ausführlichen Erzählung, stellen davon eine Audioaufnahme her und hören sie sich wiederholt an, so wie es weiter unten beschrieben wird. Allerdings ist es angebracht, vor Beginn dieser Arbeit eine Warnung auszusprechen. Nicht jeder sollte sich ohne die Begleitung durch einen erfahrenen Therapeuten an die imaginative Exposition heranwagen. Wichtig ist diese Betreuung vor allem bei Menschen mit Borderline-Persönlichkeitsstörung, bei allen, die schon einmal eine Psychose hatten, sowie bei Patienten mit einer besonders schweren Zwangsstörung, die fest davon überzeugt sind, daß ihre zwanghaften Gedanken der Realität entsprechen und sinnvoll sind. Wenn Sie meinen, all dies sei bei Ihnen nicht der Fall, können Sie nun mit der Arbeit beginnen.

Aufschreiben und Aufnehmen der Erzählung

Schreiben Sie in der ersten Person Gegenwart (»Ich bin ...«) eine drei bis fünf Minuten lange Schilderung dessen, was Sie fürchten, das passieren könnte, wenn Sie nicht ständig Dinge prüfen oder zwanghafte Rituale oder Handlungen ausführen würden. Gestalten Sie die Beschreibung so anschaulich wie möglich, und berücksichtigen Sie darin alle für Sie wichtigen Angstauslöser und alle Situationen, die Sie vermeiden. Beschreiben Sie, als handle es sich um eine Szene aus einem Film, also Bild für Bild. Dabei sollten Sie alle im folgenden aufgeführten Elemente berücksichtigen.* Wir haben für jedes dieser Elemente ein Beispiel aus Marys Geschichte beigefügt:

1. Die Trigger-Situation: *Als ich in einem Lebensmittelgeschäft einkaufte, streifte ich zufällig einen Obdachlosen, der am Arm eine Schnittwunde hatte.*
2. Anfänglicher ängstlicher Gedanke: *Was ist, wenn ich mir jetzt eine HIV-Infektion zugezogen habe?*
3. Emotionale Reaktionen und körperliche Symptome: *Ich bin naß geschwitzt und zittere vor Angst.*
4. Weitere ängstliche und zweifelnde Gedanken: *Ich frage mich, ob meine Tochter den Mann mit der Schnittwunde auch am Arm berührt hat.*
5. Der Drang ein rituelles Verhalten auszuführen, dem aber nicht nachgegeben wird: *Ich wollte mit meiner Tochter die Toilette im Lebensmittelladen aufsuchen, damit sie sich waschen könnte; aber sie wollte davon nichts wissen.*
6. Was würde dies im schlimmstmöglichen Fall über mich aussagen: *Ich wäre eine schlechte Mutter, wenn ich nicht darauf bestünde, daß meine Tochter gründlich duscht, sobald wir wieder zu Hause sind.*
7. Die zentrale Angst oder Worst-case-Szenarien: *Ich lasse das auf sich beruhen, und dann wird einen Monat später anläßlich einer Blutspende festgestellt, daß meine Tochter HIV-positiv ist. Innerhalb des nächsten halben Jahrs stirbt sie einen langsamen, sehr schmerzhaften Tod, und daran bin allein ich schuld. Ich hätte dann mein ganzes weiteres Leben lang Schuldgefühle.*

Ebenso wie bei der In-vivo-Exposition entstehen auch bei der imaginativen Exposition am Anfang hohe SUD-Werte. Je höher der SUD-Wert ist, den Sie durch Ihre Erzählung hervorrufen und den Sie dann ertragen, um so besser wirkt die Exposition. Allerdings kann es sein, daß Ihnen manche Bilder, beispielsweise der Tod eines geliebten Menschen, als so beängstigend erscheinen, daß Sie diese – insbesondere am Anfang – nicht in eine Erzählung einbeziehen können. Beschreiben Sie in solchen Fällen eine Situation, die eine mittelstarke bis starke Angst verursacht (einen SUD-Wert von ca. 60 bis 75), beispielsweise daß ein Mensch, der Ihnen nahesteht, sich das Fußgelenk verstaucht oder an Grippe erkrankt. Nachdem bezüglich einer

---

* Wir danken Dr. Patricia Perrin für die persönliche Mitteilung dieses Materials.

solchen Situation die Habituation eingetreten ist, können Sie sich eine Erzählung mit beängstigenderen Bildern ausdenken, die zu einem Anstieg des SUD-Werts auf ca. 80 bis 90 führt. Falls Sie unsicher sind, wie Sie beim Schreiben Ihrer Erzählung vorgehen sollen, lesen Sie am besten zunächst weiter. Später in diesem Kapitel folgen einige Beispiele.

Sobald Sie eine anschauliche zusammenhängende Erzählung entwickelt haben, stellen Sie davon eine Audioaufnahme her. Diese Aufnahme hören Sie sich etwa 45 Minuten lang täglich und eine Woche lang immer wieder an. Falls Sie für die Aufnahme ein Kassettengerät benutzen, sollten Sie den Text drei- bis fünfmal in Folge aufnehmen, damit Sie nicht ständig zurückspulen müssen. Im Falle einer Digitalaufnahme ist es problemlos möglich, die Aufnahme immer wieder abzuspielen.

Falls Sie den Klang Ihrer Stimme auf einer solchen Aufnahme nicht mögen, können Sie den Text auch einfach wiederholt laut vorlesen. Und falls das Anhören der Aufnahme zu starke Angst hervorruft, kann das wiederholte Verlesen des Textes ebenfalls die Lösung sein. Sobald der SUD-Wert dann auf ein erträglicheres Maß gesunken ist, können Sie die Erzählung aufnehmen und dann so verfahren, wie es vorher beschrieben wurde.

Nutzung der Aufnahme für die imaginative Exposition

Hören Sie sich Ihre Aufnahme mindestens eine Woche lang jeden Tag über längere Zeit an. Überprüfen Sie nach jeder Wiederholung der Erzählung deren SUD-Wert (0–100), und dokumentieren Sie die Ergebnisse auf dem folgenden *Formular zur Überprüfung der imaginativen Exposition*. (Kopieren Sie es, damit Sie es mehrfach benutzen können. Sie brauchen je ein Exemplar für jede Übungssitzung.) Sie können Ihre SUD-Werte aber auch in Ihrem Tagebuch notieren. Sie sollten sich die Erzählung so lange immer wieder anhören, bis Ihr SUD-Wert auf 20 oder darunter gesunken ist, weil dann höchstwahrscheinlich die Habituation eingetreten ist. Oft ist das nach ca. 45 Minuten der Fall. Aber jeder Mensch ist anders, und bei manchen tritt die Habituation schon früher ein.

Wie bei der In-vivo-Exposition sollten Sie, sobald die Bilder Ihrer Erzählung kein starkes Unbehagen mehr hervorrufen, eine andere Erzählung entwickeln, die eine beängstigendere Situation beschreibt, die Sie dann ebenfalls für die imaginative Exposition benutzen. Fahren Sie so fort, bis Sie sich mit allen beängstigenden Vorstellungen konfrontiert haben und Ihre Angst vor allen diesen Bildern deutlich geringer geworden ist.

FORMULAR ZUR ÜBERPRÜFUNG DER IMAGINATIVEN EXPOSITION

Datum: _____   gesamte Expositionszeit: _____

SUD-Wert	SUD-Wert	SUD-Wert
1. _____	7. _____	13. _____
2. _____	8. _____	14. _____
3. _____	9. _____	15. _____
4. _____	10. _____	16. _____
5. _____	11. _____	17. _____
6. _____	12. _____	18. _____

Durchschnittlicher SUD-Wert für diese Übungssitzung (Summe der SUD-Werte, geteilt durch die Anzahl der Wiederholungen:) _____

Was Mary bei der imaginativen Exposition erlebte

Weil Mary Bilder vom Tod enger Familienangehöriger als zu beängstigend empfand, um sie gleich zu Beginn der Arbeit zu benutzen, wählte sie für ihre erste Erzählung Bilder, die eine mäßig starke Angst hervorrufen sollten (solche, bei denen der SUD-Wert auf ca. 40 bis 60 stieg). Sie stellte sich vor, sie habe verschuldet, daß ein guter Bekannter von ihr sich eine HIV-Infektion zugezogen habe, später an Aids erkrankt und nach langem Leiden schließlich verstorben sei. Sie wählte für die Arbeit das Bild einer alleinerziehenden Mutter, die in der Nähe wohnte und mit der sie ziemlich gut befreundet war. Ihre Erzählung beschreibt eine Situation (ihr war klar, daß diese sehr unwahrscheinlich oder sogar absurd war), in der die Nachbarin aufgrund ihrer »Nachlässigkeit« kontaminiert wurde. Dem Szenario gemäß lastete die alleinige Verantwortung für die Erkrankung und den Tod ihrer Nachbarin auf Mary. Die folgende Erzählung entwickelte Mary für die imaginative Exposition. Sie erfüllt die weiter oben aufgeführten Kriterien.

> *Ich sitze in meiner Küche am Tisch, und es klingelt an der Haustür. Meine Nachbarin kommt ins Haus und bittet mich, ihr ein wenig Zucker zu leihen. Ich gebe ihr einen Glasbehälter mit Zucker, aber weil meine Hände vom Kochen naß sind, rutscht mir das Glas aus der Hand. Es fällt auf den Boden und zerspringt in tausend Stücke.*

Ein paar besonders scharfe Glassplitter schneiden meiner Nachbarin in die Hand, die daraufhin blutet. Ich befeuchte ein Papiertaschentuch mit Wasser und wasche ihre Wunden, und als ich einmal kurz wegschaue, geht die Nachbarin zum »kontaminierten« Stuhl meines Mannes und setzt sich darauf, damit wir die Schnitte an ihrem Bein behandeln können.

Als mir klar wird, was geschehen ist, erstarre ich entsetzt. Wegen der offenen Wunden hat sie sich mit Sicherheit eine HIV-Infektion zugezogen. Ich versorge die Wunden der Frau, und schließlich steht sie auf und geht. Sechs Monate später besuche ich sie in ihrem Haus, und sie offenbart mir unter Tränen, daß ein HIV-Test positiv ausgefallen und die Aids-Erkrankung schon ausgebrochen ist. Die Ursache ist offensichtlich, was sechs Monate vorher in meiner Küche passiert ist. Ich bin völlig fertig. Ich habe diese Tragödie durch mein Mißgeschick verursacht, und nun wird die Nachbarin an Aids sterben. Ich bin fahrlässig, verantwortungslos und einfach widerwärtig!

Im Laufe der nächsten Monate erlebe ich, wie sich der Zustand der Nachbarin immer weiter verschlechtert. Sie wird immer dünner und schwächer. Ich weiß, daß sie jede Woche zum Arzt muß, um sich wegen ihrer Krankheit behandeln zu lassen. Sie hat vier kleine Kinder, die nun aufgrund meiner Nachlässigkeit ihre Mutter verlieren werden. Während der folgenden Wochen wird sie immer kränker, und schließlich kann sie nicht mehr für sich selbst sorgen. Ich ertrage es nicht, den armen Kindern in die Augen zu schauen. Meine Familie meidet mich wegen meines verantwortungslosen Verhaltens. Ich kann es nicht ertragen, nun für immer im Bewußtsein meines Fehlers und seiner Folgen leben zu müssen.

Mary hörte sich diese dreiminütige Erzählung täglich eine Stunde lang an. In der ersten Woche rief sie starken Schmerz und Entsetzen hervor. Es fiel Mary sehr schwer, sich die Aufnahme anzuhören, und es rief sogar Entsetzen bei ihr hervor. Sie hatte das Gefühl, das bloße Anhören dieser Gedanken bewirke auf irgendeine Weise, daß diese schrecklichen Vorstellungen zur Realität würden. Doch wenn sie sich die Erzählung etwa zehnmal angehört hatte, merkte sie, daß sie anfing, sich von den entsetzlichen Vorstellungen abzulenken, indem Sie sich gegen sie taub stellte oder indem sie an irgendwelche Belanglosigkeiten dachte, die ihr zufällig in den Sinn kamen. Immer wenn ihr Geist abschweifte, bemühte sie sich, ihre Aufmerksamkeit wieder auf die Bilder ihrer Erzählung zu richten. Es ist wichtig, mit der Absicht auf die Erzählung zu fokussieren, daß deren Bilder irgendwann langweilig werden. Tritt dies ein, können sie nicht mehr beunruhigen.

In der zweiten Woche berichtete Mary, das Anhören der Aufnahme beunruhige sie nicht mehr so sehr. Außerdem könne sie den Text mittlerweile auswendig sprechen, als sei es ein auswendig gelerntes Film-Skript. Am Ende dieser zweiten

Woche war Marys durchschnittlicher SUD-Wert auf ca. 30 bis 40 gesunken, und sie langweilte sich beim Anhören der Erzählung. Die Bilder wirkten nun wesentlich schwächer auf sie als zu Beginn der Arbeit.

Daraufhin entwickelte sie eine neue Erzählung, die Bilder davon enthielt, wie sie selbst sich durch Berührung eines Obdachlosen eine HIV-Infektion zugezogen hatte. Widerstrebend nahm sie in diese neue Erzählung auch Bilder davon auf, wie ihre Familie sie zurückwies und sie schließlich starb und deshalb ihre Kinder nicht heranwachsen sehen konnte. Wie im Falle der ersten Erzählung verloren auch die wesentlich aufwühlenderen und beängstigenderen Bilder der zweiten allmählich ihre Bedrohlichkeit und Intensität. Außerdem hielt die Klientin es nach einer Weile für unwahrscheinlicher, daß so etwas jemals passieren könnte. Während sie weiter mit der Aufnahme arbeitete, gelang es ihrem »logischen Gehirn« besser, die durch die Zwangsstörung hervorgerufenen irrationalen Bilder zu neutralisieren. Nach nur einer Woche täglichen Übens war sie in der Lage, diese Bilder besser zu ertragen.

Wie Melody die imaginative Exposition erlebte

Erinnern Sie sich noch an Melody, die College-Studentin aus Kapitel 1? Ihr Bedürfnis, die Tür, den Herd, die Fenster und die Haushaltsgeräte zu überprüfen, kostete sie immer mehr Zeit, und außerdem wurde sie von der Angst gequält, sie könnte einem anderen Menschen Schaden zugefügt haben. Man hatte bei ihr eine Zwangsstörung diagnostiziert, und ihr Zustand war mit Hilfe von Medikamenten verbessert worden. Sie schaffte ihren College-Abschluß, legte im Alter von 33 Jahren die Anwaltsprüfung ab, war immer noch alleinstehend und arbeitete erfolgreich als Anwältin – kämpfte aber weiter mit ihrer Zwangsstörung.

Zu Melodys Symptomen zählte, daß sie abends immer wieder ihr Auto überprüfte. Sie fürchtete, morgens könnte ein Reifen platt sein, oder es könnte irgendein mechanisches Problem auftreten. Nacht für Nacht wachte sie besorgt auf und verbrachte eine oder zwei Stunden damit, ihr Auto auf Probleme und die Reifen auf Undichtigkeit zu überprüfen. Sie erklärte, es sei für sie entsetzlich, sich vorzustellen, daß sie zu spät zur Arbeit komme und deshalb gekündigt werde, so daß ihre vielversprechende Karriere rasch an ihrem Ende angekommen sei. Letztlich fürchtete sie, ihre Eltern könnten wegen all dieser Dinge enttäuscht von ihr sein. Es folgt nun die Erzählung für die imaginative Exposition, die Melody nach den obigen Regeln entwickelte:

> *Es ist der erste Tag meiner Arbeit für eine angesehene Anwaltsfirma. Ich mache mich bereit, um zur Arbeit zu gehen. Ich verlasse meine Wohnung, gehe die Treppe hinab und schaue mir mein Auto an. Was ich sehe, schockiert mich. Ein Reifen ist platt.*

Ich frage mich, wie ich nun zu meinem Arbeitsplatz kommen soll. Ich spüre, daß ich stark schwitze. Ich gehe um das Auto und sehe, daß sich unter dem Motor eine Öllache gebildet hat. Ich öffne die Motorhaube und stellt entsetzt fest, daß der gesamte Motorraum voller Öl ist: der Motor, die Elektrik, die Heizung und alle Kabel. Alles ist mit einer dicken, glitschigen Substanz überzogen.

Ich setze mich ins Auto und versuche, es zu starten, aber es tut sich nichts. Als mein Blick zum Beifahrersitz schweift, fängt mein Herz noch heftiger an zu pochen, denn auch dort entdecke ich eine Öllache. Ich fühle mich völlig hilflos und verzweifelt. Ich kehre in meine Wohnung zurück, um eine Autowerkstatt anzurufen. Dort sagt man mir, es werde mindestens einige Stunden dauern, bis sich jemand meinen Wagen ansehen könne, falls es überhaupt möglich sei. Daraufhin rufe ich eine andere Werkstatt an und höre das gleiche noch einmal. Anrufe bei weiteren Werkstätten führen zum gleichen Ergebnis. Alle haben zuviel zu tun und können mir momentan nicht helfen.

Ich schwitze mittlerweile aus allen Poren, und mein Herz pocht so heftig und schnell, daß ich fürchte, einen Herzinfarkt zu erleiden. Ich rufe meinen neuen Chef an, um ihm zu sagen, daß ich frühestens in einigen Stunden zur Arbeit erscheinen kann und daß es eventuell gar nicht möglich sein wird. Er antwortet mir kalt, unwirsch und mit deutlich kritisierender Stimme: »Wenn das die Art ist, wie Sie Dinge erledigen, haben Sie es vielleicht nicht verdient, in einer Anwaltskanzlei zu arbeiten! Wie könnte jemand, der sich so verantwortungslos, so unachtsam verhält, ein zuverlässiger Anwalt sein?« Ich bitte ihn zu berücksichtigen, daß etwas völlig Unvorhergesehenes passiert ist, etwas, worauf ich keinerlei Einfluß gehabt habe; aber er läßt das nicht gelten. Er antwortet, er sei der Meinung, ich sollte mir einen anderen Job suchen, aber nur nicht glauben, irgendeine Kanzlei in dieser Stadt werde jemanden nehmen, der seinen beruflichen Pflichten gegenüber so wenig Verantwortungsbewußtsein zeige.

Ich fühle mich zurückgewiesen, hoffnungslos, entmutigt und wütend. Wie soll ich denn in dieser Stadt jemals eine andere Stelle finden? Vielleicht werde ich nie mehr einen Job bekommen ... Jemand, der so unbedacht und unverantwortlich ist, verdient es nicht, für Menschen zu arbeiten, die in Schwierigkeiten sind. Mein mangelndes Verantwortungsbewußtsein wird sich herumsprechen, und nachdem ich monatelang ein Vorstellungsgespräch nach dem anderen absolviert habe, werde ich immer noch keine Arbeit gefunden haben. Ich werde nirgendwo mehr Arbeit finden, ganz gleich welche. Allmählich frage ich mich, ob ich in Zukunft immer allein und einsam sein werde. Kein Mann würde doch mit einer so unverantwortlichen Person wie mir zusammen sein wollen. Ich werde für meine Eltern und die Gesellschaft zur Last werden und schließlich als Obdachlose enden und auf der Straße leben.

Melody nahm diese imaginierte Erzählung auf und hörte sie sich täglich eine Stunde lang an, wobei sie sich das Geschilderte genau vorstellte. Anfangs rief diese Exposition bei ihr starke Angst hervor, und bei dem Gedanken, von ihrem Chef abgekanzelt zu werden und ihre Stelle zu verlieren, kamen ihr sogar die Tränen. Ihr SUD-Wert lag bei dieser ersten Erzählung durchschnittlich bei 85. Nachdem sie sich die Erzählung eine Woche lang angehört hatte, war der durchschnittliche SUD-Wert gerade erst auf 70 gesunken.

Doch in der Mitte der zweiten Woche berichtete sie, die Erzählung komme ihr nun etwas eintönig vor oder langweile sie sogar. Der durchschnittliche SUD-Wert sei auf etwa 25 gesunken, und infolge des häufigen Anhörens des Textes gelinge es ihr mittlerweile besser, ihren Verstand sprechen zu lassen und sich zu versichern, daß ihr Chef ihre beruflichen Leistungen als ausgezeichnet beurteilt hatte.

Obwohl Melody immer noch von Gedanken an katastrophale Schädigungen ihrer Karriere geplagt wurde, erschien ihr die Vorstellung, sie könne wegen Zuspätkommens gekündigt werden, als völlig absurd und unrealistisch. Eine weitere positive Auswirkung des Anhörens der Aufnahme für die imaginative Exposition war, daß Melody sich ihrer Neigung zu übertriebenem Perfektionismus und dessen, wie diese sich auf ihr Leben auswirkte, bewußter wurde. Auch konnte sie mittlerweile besser schlafen. Die Imaginationsübung bestärkte sie darin, das nächtliche rituelle Überprüfen ihres Autos zu unterlassen, und nachdem sie sich die Aufnahme fünf Wochen lang angehört hatte, stand sie nachts nicht mehr auf, um nach dem Auto zu sehen, und oft schlief sie die ganze Nacht durch.

Wie Robert seine imaginative Exposition erlebte

Robert, den Sie ebenfalls schon in Kapitel 1 kennengelernt haben, war 32 Jahre alt, arbeitete als Vertreter und litt seit sechs Monaten unter einer Zwangsstörung. Zu seinen Symptomen zählten zwanghafte Sorgen und die ständige Beschäftigung mit der Möglichkeit, er könnte beim Autofahren einen anderen Menschen schädigen. Sobald er sich ans Steuer seines Autos setzte, litt er unter albtraumhaften Schuldgefühlen und Ängsten. Schon eine Unebenheit in der Straße, ein unerwartetes Geräusch, ein Schatten oder das Aufblitzen eines Lichts reichten, um bei ihm Herzklopfen zu verursachen und ihn zu veranlassen, mit quietschenden Reifen zum Ort des vermeintlichen Geschehens zurückzukehren. Robert konnte mit seiner Panik und seinem Entsetzen nur fertig werden, indem er an den Ort zurückkehrte, wo nach seiner Vermutung ein Unfall passiert sein mußte. Nur so konnte er sich dessen vergewissern, daß nichts passiert war.

Sobald er sich dessen versichert hatte, daß kein Unfall passiert war, wich seine Angst, wenn auch nur für kurze Zeit. Wenn die Zweifel und Ängste zurückkehrten, zwangen sie ihn, erneut den Ort des vermeintlichen Unfalls aufzusuchen. Besonders nervenaufreibend war für ihn die Nähe von Schulen, Kindern und Radfahrern. Wenn er durch Schlaglöcher oder über Bremsschwellen fuhr, glaubte er, über einen menschlichen Körper zu fahren, was ihn dazu zwang, sich zu vergewissern, ob er tatsächlich jemanden verletzt hatte.

Im Rahmen der imaginativen Exposition beschrieb Robert seinen schlimmsten Albtraum: das Verschulden eines Autounfalls und eine dadurch bedingte Gefängnisstrafe. Es folgt die Erzählung, die Robert für dieses Szenario entwickelte. Darin werden in anschaulichen Bildern seine Schuld- und Schamgefühle und sein Verlust der Freiheit beschrieben.

Ich bin mit ein paar Freunden unterwegs. Wir schauen uns in unserer Stammkneipe ein Football-Spiel an. Ich trinke ein Bier und esse etwas, und nach dem Spiel breche ich nach Hause auf. An einer Tankstelle in der Nähe meines Hauses halte ich, um zu tanken.

Ich gehe in den Kassenraum, bezahle das Benzin und setze mich wieder ins Auto. Während ich aus der Parktasche auf die Straße fahre, spüre ich plötzlich einen kräftigen Stoß. Ich fahre an den Straßenrand, steige aus und schaue nach, was passiert ist.

Tatsächlich liegt ein Kind auf dem Boden. Es ist verletzt und blutet. Mein Herz pocht heftig, und mir dreht sich bei diesem entsetzlichen und grausigen Anblick der Magen um. Das etwa sieben Jahre alte Mädchen ist bewußtlos. Überall ist Blut. Ich sehe Blutspuren auf meinem Kotflügel und weiß, daß ich dieses arme unschuldige Kind angefahren habe. Als ich aufblicke, sehe ich, daß ein Polizeiauto mit Blaulicht und Sirene näherkommt, und ein wenig später taucht auch ein Rettungswagen auf. Ich empfinde einen unerträglichen Schmerz. Wegen meines Leichtsinn und meiner Unaufmerksamkeit hängt das Leben dieses unschuldigen Kindes an einem seidenen Faden! Wäre ich vorsichtiger und verantwortungsbewußter gewesen, hätte dies nie passieren können.

Das Mädchen wird ins nächste Krankenhaus gefahren. Seine völlig verzweifelten und unter Schock stehenden Eltern tauchen in der Notfallambulanz auf. Sie schauen mich verächtlich an und fragen mich, warum ich das getan habe. Ich kann ihnen nicht antworten. Ich habe ein Gefühl, als stehe der Weltuntergang unmittelbar bevor. Nach ein paar Stunden wird mir mitgeteilt, daß das Kind tot ist. Mir geht es so schlecht wie noch nie in meinem Leben. Ich habe das Gefühl, mich übergeben zu müssen. Die Trauer und Zerknirschung, die ich empfinde, überwältigen mich.

Nach ein paar Tagen teilt man mir mit, daß man mich wegen fahrlässiger Tötung und grobfahrlässigem Autofahren anklagen wird. Im Falle der Verurteilung droht mir eine Gefängnisstrafe und eine jahrelange Bewährungszeit. Statt mich gegen die Anklage zu wehren, erkläre ich mich für schuldig. In einer kurzen Gerichtsverhand-

lung werde ich vom Richter zu einer zehnjährigen Gefängnisstrafe verurteilt. Man führt mich aus dem Gerichtssaal und bringt mich in eine Haftanstalt, wo ich die nächsten zehn Jahre meines Lebens mit Kriminellen aller Art leben muß, die Menschen auf unterschiedlichste Weisen Gewalt angetan haben. Das Gefühl, daß ich eingesperrt werde und meine Freiheit verliere, daß mein Leben den Bach hinunter geht, kann ich kaum ertragen.

Robert hörte sich seine Erzählung 45 Minuten bis eine Stunde lang täglich, und dies zehn Tage lang, an. Sein anfänglicher SUD-Wert lag bei 95. Obwohl er sich bei dieser Arbeit zunächst äußerst unwohl fühlte, sank der SUD-Wert in der zweiten Woche auf ca. 50. Durch Kombination der imaginativen Exposition mit einer In-vivo-Exposition gelang es ihm sehr schnell, seine Symptome unter Kontrolle zu bringen.

Ein paar Tips für eine effektive imaginative Exposition

Es folgt die Beschreibung einiger bei der imaginativen Exposition häufig vorkommender Probleme sowie einiger Möglichkeiten, solche Schwierigkeiten zu beheben.

Sie können die Angst nicht ertragen, die Ihre imaginative Exposition verursacht. Die Unfähigkeit, Angst zu ertragen, ist oft mit einer Angst vor der Angst verbunden. Vielleicht glauben Sie, daß Angst Ihnen irgendwie gefährlich werden oder dazu führen könnte, daß Sie die Kontrolle verlieren. Diese Vorstellung sollte man in Teilschritten hinterfragen. Denken Sie zunächst darüber nach, ob und wie Sie Ihre Erzählung verkürzen und so verändern können, daß sie weniger Angst hervorruft. Streben Sie ein SUD-Niveau von 50 bis 60 an, statt es bei 90 bis 100 zu belassen. Falls es Ihnen gelingt, die Erzählung als ziemlich absurd oder sogar lächerlich erscheinen zu lassen, nehmen Sie ihr die Schärfe. Sobald bezüglich der geschilderten Situation die Habituation eingetreten ist, können Sie eine neue Erzählung mit beängstigenderen Bildern entwickeln, wobei der anfängliche SUD-Wert bei 80 bis 90 liegen kann. Sie werden – wie bei aller ERP-Arbeit – um so mehr von der Exposition profitieren, je mehr Unannehmlichkeiten Sie zu ertragen bereit sind.

Ihre imaginative Exposition weckt keine Angst. Vielleicht ist Ihre Erzählung nicht spezifisch genug. In diesem Fall müssen Sie sie lebendiger gestalten und belastende Bilder von Situationen, vor denen Sie sich fürchten, einbeziehen. Wenn Sie beispielsweise fürchten, Sie könnten in Zukunft krank sein, beschreiben Sie ein konkretes Bild von sich im Krankenhaus, wie Sie an einen Tropf und an eine Beatmungsmaschine angeschlossen sind, oder ein Bild, auf dem Sie allein sind und niemanden zur Hilfe rufen können. Auch könnte es sein, daß Sie beim Zuhören die emotionale Wirkung des Erlebnisses blockieren, beispielsweise indem Sie sich ablenken oder indem Sie über andere Dinge nachdenken, während Sie sich die Aufnahme Ihrer Erzählung anhören. Versuchen Sie, sich so intensiv wie möglich in die Worte, Gefühle und Bilder hineinzuversetzen.

Sie verlassen sich auf Signale für Sicherheit. Ein anderer Grund, aus dem eine Exposition nicht viel Angst hervorrufen kann, ist die Wirkung von Signalen für Sicherheit. Dabei handelt es sich um aus der Umgebung oder Situation stammende Signale, die ein Gefühl der Sicherheit vermitteln und dadurch die Exposition stören. Wenn beispielsweise Ihr Partner, ein Freund oder ein Mitglied Ihrer Familie während der Expositionsarbeit anwesend ist, so mag das beruhigend wirken, aber es hemmt auch die Aktivierung Ihrer Angst. Ein anderes Beispiel hierfür wäre, daß Sie alle Messer aus Ihrem Haushalt entfernen, während Sie mit der imaginativen Exposition auf Ihren Gedanken fokussieren, Sie könnten die Kontrolle verlieren und jemandem etwas mit einem Messer antun. Durch Signale für Sicherheit ein Gefühl der Sicherheit zu erzeugen kann zu Beginn der Arbeit mit der imaginativen Exposition eine nützliche Strategie sein. Sie müssen sich aber irgendwann dazu durchringen, Expositionen ohne dieses Hilfsmittel durchzuführen, weil Sie dann am meisten davon profitieren.

Sich die beängstigende Szene nur vorzustellen reicht nicht aus, um Angst hervorzurufen. Einige Menschen können sich Szenen sehr intensiv vorstellen, aber absichtliches Nachdenken über gefürchtete Möglichkeiten erzeugt bei ihnen keine Angst. Wenn das bei Ihnen so ist, sollten Sie vorzugsweise mit der in Kapitel 6 beschriebenen In-vivo-Exposition arbeiten.

Machen Sie die Imagination zu Ihrem Verbündeten gegen die Zwangsstörung

Für viele Menschen, die unter einer Zwangsstörung leiden, sind die Ängste und Sorgen, die durch Versuche, ein vorgestelltes gefürchtetes, aber unwahrscheinliches Ereignis abzuwehren, entstehen, emotional belastender als eine schwierige reale Lebenssituation, die tatsächlich eintritt. Mit Hilfe der imaginativen Exposition können sie den Spieß herumdrehen und die Imagination zu Ihrem Verbündeten *gegen* die Zwangsstörung machen. Benutzen Sie diese hochwirksame Technik, um sich mit ihren durch die Zwangsstörung verursachten Ängsten zu konfrontieren und sie zu überwinden, wenn Sie sie im realen Leben nicht reinszenieren können. So wie Robert können auch Sie die imaginative Exposition zur Ergänzung von In-vivo-Expositionen nutzen.

HILFE FÜR FAMILIENANGEHÖRIGE UND FREUNDE

Die imaginative Exposition ist ein sehr wirksames Werkzeug für Menschen, die unter zwanghaften Sorgen wegen drohender Gefahren und Katastrophen leiden, welche sie in der Zukunft befürchten. Bei dieser Arbeit geht es darum, daß Sie lernen, Gedanken als das zu sehen, was sie tatsächlich sind: nichts weiter als Gedanken. Diese Methode kann nur dann wirken, wenn die Exposition tatsächlich die Ängste, das Entsetzen und die Zweifel des Übenden aktiviert. Loben und bestärken Sie den Menschen, der Ihnen nahesteht, wenn er die imaginative Exposition mit Erfolg anwendet. Verhalten Sie sich aber nicht wie ein »Expositionspolizist«. Falls Sie Anzeichen für ein Vermeiden der imaginativen Exposition erkennen, beispielsweise indem der Übende sich ablenken läßt oder »abschaltet«, können Sie ihn sanft an die Ziele erinnern, die er sich im Rahmen seines Selbsthilfeprogramms gestellt hat. Warten Sie nötigenfalls auf einen guten Zeitpunkt für ein Gespräch über die erzielten Fortschritte. Arbeitet Ihr Angehöriger oder Freund weiterhin engagiert an der Verbesserung seiner Situation? Falls es ihm zu schwierig ist, die Exposition selbständig durchzuführen, muß er vielleicht doch die Hilfe eines Fachkundigen in Anspruch nehmen.

Wenn Menschen, die unter einer Zwangsstörung leiden, sich durch imaginative Exposition ihren Ängsten stellen, müssen sie sich auch damit auseinandersetzen, was es bedeutet, mit Ungewißheit und Gefahr zu leben. Jeder Mensch muß lernen, trotz Unsicherheiten und Ungewißheiten sein Leben zu führen. Häufig versuchen Menschen mit einer Zwangsstörung, der Tatsache der Ungewißheit zu entgehen – wodurch sie ihre Angst perpetuieren –, indem sie Menschen, denen sie vertrauen, um Bestätigung ersuchen. Dadurch erschließen sie sich einen bequemen Ausweg: »Wenn etwas Übles passieren sollte, weil ich mein Ritual nicht ausführe, ist das nicht meine Schuld, denn du hast mir ja schließlich gesagt, das gehe in Ordnung.« Familienmitglieder sollten diesem Bedürfnis, sich rückzuversichern, nicht stattgeben. Besprechen Sie deshalb vorab mit ihnen, wie Sie mit Bitten um Bestätigung während der Expositionsübungen umzugehen gedenken. (Ausführlichere Empfehlungen hierzu finden Sie in Kapitel 18.) Je häufiger Menschen mit einer Zwangsstörung mit Unsicherheit konfrontiert werden, weil sie ihre Rituale nicht ausführen, um so geringer wird der Einfluß der Zwangsstörung auf ihr Leben.

8 Hinterfragen fehlerhafter Überzeugungen
Kognitive Umstrukturierung

> *Wenn ich auf all diese Sorgen zurückblicke, fällt mir die Geschichte des alten Mannes ein, der auf seinem Totenbett sagte, er habe in seinem Leben eine Menge Probleme gehabt, von denen die meisten niemals wahr geworden seien.*
> — Sir Winston Churchill

Obwohl Struktur und biologische Funktionsweise des Gehirns für die Erforscher der Zwangsstörung wichtig sind, haben sie sich auch immer für die Denkmuster der Betroffenen interessiert. Und offenbar spielen unzutreffende Überzeugungen bezüglich des Bestehens von Gefahren und der Möglichkeit von Schädigungen eine wichtige Rolle für die Entstehung von Angst und Furcht bei Menschen mit Zwangsstörungen (Salkovskis 1985; Freeston, Rheaume & Ladouceur 1996). Man kann diese unzutreffenden Überzeugungen auch als unzutreffende Einschätzungen oder Deutungen verstehen.

Stellen Sie sich vor, Sie gingen mit ein paar Freunden durch einen dichten Wald. Es ist ein wunderschöner Tag, und Sie genießen, was Sie sehen und hören. Sie sind ruhig und entspannt und erfreuen sich am Gesang der Vögel und am Anblick der Tiere des Waldes. Plötzlich sagt einer Ihrer Freunde, er glaube, er habe eine Giftschlange gesehen.

Im nächsten Moment steht Ihnen das Bild einer Schlange vor Augen, die durch das Gras herangleitet und Sie angreift. Die Folge ist, daß Ihr Körper sich auf die drohende Gefahr vorbereitet. Unruhe überkommt Sie, und Sie sind plötzlich besorgt und ängstlich. Ihr Herz pocht, Ihre Muskeln spannen sich an, und Sie gehen schneller und denken darüber nach, wie Sie möglichst schnell aus dem Wald herauskommen können. Leichte Bewegungen im Gebüsch und Blätterraschen – Dinge, die Sie kurz vorher nicht beachtet oder als angenehm empfunden haben – erzeugen nun Furcht. Sie werden sich erst wieder entspannen, wenn Sie den Wald verlassen haben.

Nachdem Ihnen dies unbeschadet gelungen ist, seufzen Sie erleichtert. Sie haben zwar keine reale Schlange gesehen, aber das war Ihrem Gehirn egal. Ihre Angst basierte auf nichts weiter als Ihrer Beurteilung der Situation: auf Ihrer Überzeugung, daß eine Schlange in der Nähe sei. Ob tatsächlich eine Schlange da war, spielte dabei keine Rolle. Dies ist ein typisches Beispiel für die Macht von Überzeugungen, heftige Körperempfindungen und -reaktionen hervorzurufen.

Menschen mit einer Zwangsstörung haben feste Überzeugungen bezüglich der Wahrscheinlichkeit, daß eine bestimmte Situation für sie oder andere gefährlich ist. Oft lassen sich solche Überzeugungen durch die vorliegenden Fakten nicht belegen oder rechtfertigen, und manchmal liegen sogar Fakten vor, die definitiv gegen die Überzeugung sprechen. In solchen Fällen ist die Überzeugung fehlerhaft. Die meisten unzutreffenden Überzeugungen entstehen durch bestimmte Arten kognitiver Irrtümer. Es folgen einige Denkmuster dieser Art, die typisch für Menschen mit Zwangsstörungen sind, wobei der Denkfehler jeweils anhand eines Beispiels veranschaulicht wird.

Überschätzen von Risiken, potentiellen Schädigungen und Gefahren
* Ich muß mich (oder andere oder mir nahestehende Menschen) schützen, wenn auch nur die geringste Wahrscheinlichkeit besteht, daß etwas Übles geschehen kann. Ich gehe lieber auf Nummer sicher, als mir später Vorwürfe machen zu müssen. Ich gehe so lange von der Gefährlichkeit einer Situation aus, bis ihre Ungefährlichkeit erwiesen ist.

Übertriebenes Streben nach Kontrolle und Perfektion
* Ich muß die absolute Kontrolle über meine Gedanken, Gefühle und Aktivitäten sowie über alles, was in meinem Leben geschieht, behalten.
* Wenn ich nicht alles perfekt mache, ist das für mich ein unerträglicher Zustand.
* Wenn ich mich selbst, die Menschen, die mir wichtig sind, und unschuldige andere nicht perfekt schütze, können extreme Gefahren entstehen und Schädigungen eintreten.
* Wenn etwas nicht genau richtig aussieht oder sich anfühlt, ist das für mich unerträglich.

Katastrophendenken
* Wenn jemand in der Nähe ist, von dem ich annehme, daß er Aids hat, und ich eine offene Wunde am Arm habe, werde ich definitiv an Aids erkranken.
* Wenn ich mit meiner Mutter Streit bekomme, muß ich ein gewalttätiger Mensch sein.

Schwarzweiß-Denken und Alles-oder-Nichts-Mentalität
* Wenn ich nicht in völliger Sicherheit bin, schwebe ich in einer großen Gefahr. Besteht auch nur eine geringe Möglichkeit (eins zu einer Million), daß etwas Übles geschehen wird, so ist diese Gefahr genauso groß, als läge die Wahrscheinlichkeit, daß so etwas passiert, bei 99,99 Prozent.

- Wenn ich etwas nicht perfekt mache, habe ich es entsetzlich schlecht gemacht.
- Wenn ich andere nicht perfekt vor Schaden schütze, wird man mich schwer bestrafen.
- Wenn ich nicht alles, was ich lese, gänzlich verstehe, fühle ich mich, als ob ich gar nichts verstehen würde.

Ständiges Zweifeln

Selbst wenn es nicht sinnvoll zu sein scheint und es auch nicht durch die Fakten bestätigt wird,
- war ich vielleicht nicht sorgfältig genug, und deshalb wird etwas Schlimmes passieren.
- habe ich vielleicht jemanden geschädigt (belästigt, verletzt, betrogen).
- habe ich vielleicht etwas gestohlen (ohne Genehmigung benutzt, etwas Schreckliches, Anstößiges, Unmoralisches, Übles getan).

Magisches Denken
- Gedanken sind sehr mächtig. Einen üblen oder erschreckenden Gedanken auch nur zu denken führt mit Sicherheit dazu, daß etwas Schreckliches passiert.

Fusion von Denken und Handeln
- Wenn ich einen üblen oder erschreckenden Gedanken habe, der beinhaltet, daß ich jemandem Schaden zufüge, dann empfinde ich das so, als hätte ich die Tat wirklich begangen.
- Wenn ich darüber nachdenke, daß etwas Übles geschieht, bin ich dafür verantwortlich, falls es daraufhin tatsächlich geschieht.

Überbewerten von Gedanken
- Wenn ich etwas Übles denke, bedeutet dies, daß ich schlecht, gefährlich oder verrückt bin.
- Meine Gedanken geben zutreffend Aufschluß darüber, wer ich bin und was ich wahrscheinlich tun werde.
- Wie man mich beurteilt, hängt ebenso sehr von der Art und Qualität meiner Gedanken wie von meinem Tun ab.

Abergläubisches Denken
- Indem ich mein Ritual ausführe (waschen, Tippen mit dem Finger, wiederholen, berühren, mich drehen usw.), kann ich verhindern, daß mir etwas Übles passiert, und ich kann auf diese Weise auch die Menschen, die mir wichtig sind, schützen.
- Es gibt schlechte und gute Zahlen. Schlechte Zahlen bewirken, daß üble Dinge passieren, und gute Zahlen bewirken, daß Gutes passiert oder daß üble Dinge *nicht* passieren.

Unfähigkeit, Unsicherheit zu ertragen
- Ich muß mir immer und in jeder Situation hundertprozentig sicher sein, und ich muß hundertprozentig wissen, daß alles gut gehen wird. Wenn ich mir auch nur im geringsten wegen etwas unsicher bin (bezüglich meiner Zukunft, meiner Gesundheit oder der Gesundheit eines mir nahestehenden Menschen), ist das für mich unerträglich, und ich muß etwas tun, egal was, um mir wieder sicher sein zu können, daß alles in Ordnung kommt.

Übertriebenes Verantwortungsgefühl
- Vielleicht bin ich schuld, daß etwas Übles passiert ist. Da ich es nicht habe verhindern können, muß ich ein schlechter Mensch sein.
- Ich muß mich immer und zu jeder Zeit davor schützen, einen Fehler zu machen, der einen unschuldigen Menschen schädigen könnte, so unwahrscheinlich diese Möglichkeit auch zu sein scheinen mag.

Pessimistische Voreingenommenheit
- Wenn etwas Übles geschehen wird, ist die Wahrscheinlichkeit, daß es mir oder jemandem, der mir nahesteht, passiert, wesentlich größer, als daß andere davon getroffen werden. Und das ist einzig und allein deshalb so, weil ich bin, wer ich bin.

Was-wenn-Denken
Was ist, wenn ich in Zukunft ...
- etwas falsch mache?
- an Aids erkranke?
- Schuld daran bin, daß jemand verletzt wird?

Unfähigkeit, Angst zu ertragen
- Angst ist für mich gefährlich, und ich kann es nicht ertragen, sie auch nur kurze Zeit zu spüren. Ich werde alles tun, um mich jetzt auf der Stelle besser zu fühlen.

Emotionale Argumentation
- Wenn ich mich nicht in großer Gefahr befände, hätte ich nicht so schreckliche Angst.
- Irgendwie fühlt es sich nicht so an, als ob alles in Ordnung wäre; folglich muß irgendwas ziemlich schieflaufen.

Außergewöhnliche Ursache-Wirkungs-Beziehungen
- Gegenstände können den Naturgesetzen trotzen; beispielsweise können sich Herde spontan einschalten, Kühlschränke können sich öffnen, Schlösser können sich aufschließen – und all das, ohne daß ein Mensch seine Hand im Spiel hat.
- Krankheitskeime und Viren können große Entfernungen überwinden – sogar Straßen überqueren – und so mich und andere kontaminieren.

Das ABCD der fehlerhaften Überzeugungen

Welche Rolle unzutreffende Überzeugungen bei der Aufrechterhaltung der Symptome einer Zwangsstörung spielen, läßt sich mit Hilfe der ABCD-Methode darstellen. Diese basiert auf der von Albert Ellis (1962) erfundenen und von Aaron Beck, Gary Emery und Ruth Greenberg (1985) weiterentwickelten ABC-Methode der kognitiven Therapie. Bei der ursprünglichen ABC-Methode stand A für »aktivierendes Ereignis« *(activating event)*, B für »fehlerhafte Überzeugungen« *(beliefs)* bezüglich eines Ereignisses (oder Einschätzungen desselben) und C für die »emotionalen Konsequenzen« *(consequences)* – Angst, Zweifel und Sorgen. In der hier vorgestellten Adaptation für Menschen mit einer Zwangsstörung steht das D für ein neutralisierendes Ritual oder ein zwanghaftes Verhalten. Angst, emotionales Unbehagen und dadurch entstehende zwanghafte Verhaltensweisen treten im Falle einer Zwangsstörung in folgender Reihenfolge auf:

A = Aktivierendes Ereignis und sich aufdrängende Gedanken, Bilder oder Handlungstendenzen

Ein Ereignis wie das Berühren eines Türgriffs, das Ausschalten eines Herdes oder das Umlegen eines Lichtschalters erzeugt einen aufdringlichen Gedanken wie z. B.:

- Was ist, wenn ich die Tür gar nicht richtig abgeschlossen habe und ein Eindringling meine Wohnung zerstört?
- Was ist, wenn der Herd noch eingeschaltet ist, mein Haus abbrennt und ich daran schuld bin?
- Was ist, wenn dieser Gedanke daran, daß ich Gefahren oder Schädigungen verursache, beinhaltet, daß ich gefährlich, verrückt oder pervers bin oder daß mir oder einem Menschen, den ich liebe, etwas Entsetzliches passieren wird?

B = fehlerhafte Überzeugung bezüglich des aufdringlichen Gedankens

Der aufdringliche Gedanke wird automatisch in dem Sinne einer buchstäblichen Ankündigung dessen gedeutet, daß wahrscheinlich etwas Fatales passieren wird, wenn man nicht sofort etwas unternimmt, um die mit dem Gedanken verbundene Angst zu verringern und so zu verhindern, daß einem selbst oder einem nahestehenden Menschen etwas zustößt. Die aufdringlichen Gedanken werden nicht als »nur Gedanken« abgetan, sondern ihnen wird große Bedeutung zugeschrieben. Die Liste kognitiver Irrtümer (s. S. 166 ff.) enthielt Beispiele für spezifische fehlerhafte Überzeugungen. Im folgenden werden wir uns einige Beispiele für Ereignisse oder Situationen anschauen, die typischerweise kognitive Irrtümer aktivieren und zu jenen unrealistischen Überzeugungen führen, die bei Menschen mit Zwangsstörungen häufig vorkommen.

C = Emotionale Konsequenzen: Angst, Zweifel und Sorgen

Unzutreffende Überzeugungen oder Einschätzungen von Gedanken rufen starke Zweifel, Ängste und Sorgen hervor. Die Angst wiederum wird anschließend als unerträglich, inakzeptabel und gefährlich eingeschätzt. Die Angst von Menschen, die unter einer Zwangsstörung leiden, gerät leicht außer Kontrolle, weshalb sie einen starken Drang entwickeln, diese auf jede auch nur irgendwie mögliche Art zu lindern.

D = Neutralisierendes Ritual oder Vermeiden

Eine zwanghafte Handlung oder eine Folge solcher Handlungen wie beispielsweise exzessives oder ritualistisches Waschen, Prüfen, Wiederholen oder Ordnen vermag Angst kurzzeitig unter Kontrolle zu bringen. Doch auch das längerfristige Vermeiden von Trigger-Ereignissen und -Situationen kann als zwanghaft angesehen werden. In jedem Fall wird dadurch die Voraussetzung für das nächste aktivierende Ereignis geschaffen, und so entsteht ein Teufelskreis. Zwar neutralisiert das Ritual die Angst zeitweise, aber dadurch wird der gesamte Zyklus nur weiter verstärkt.

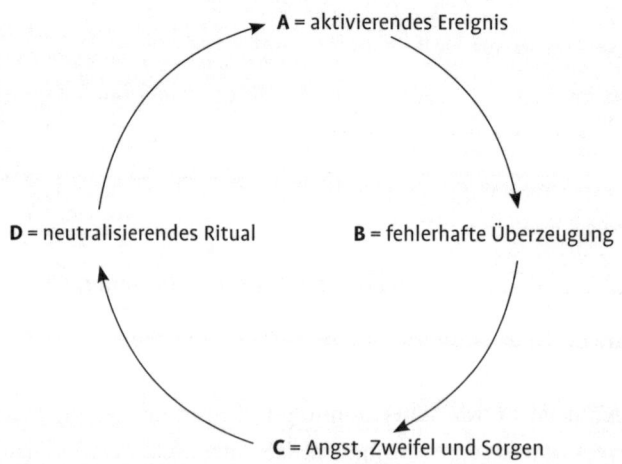

A = aktivierendes Ereignis und aufdringliche(r/s) Gedanke, Bild oder Drang
B = fehlerhafte Überzeugung bezüglich des aufdringlichen Gedankens
C = emotionale Konsequenzen: Angst, Zweifel und Sorgen
D = neutralisierendes Ritual oder Vermeiden

Korrigieren fehlerhafter Überzeugungen

Kognitive Umstrukturierung ist der Fachausdruck für den Prozeß des direkten Hinterfragens kognitiver Irrtümer und der daraus entstehenden unzutreffenden Überzeugungen, wozu auch diejenigen zählen, die den für Zwangsstörungen typischen Verhaltensweisen zugrundeliegen. Der Prozeß der kognitiven Umstrukturierung kann kognitive Irrtümer nicht vollständig beseitigen. Er hilft Ihnen vielmehr auf zwei Arten, nämlich erstens, zu erkennen, daß Sie Ihre Gedanken verschieden deuten können, und zweitens, sich darüber klar zu werden, daß Entscheidungen Ausmaß und Intensität Ihrer Zwangsstörungen unterschiedlich beeinflussen können. Und indem Sie sich der fehlerhaften Deutung Ihrer Gedanken bewußter werden, können Sie sich ihnen gegenüber objektiver verhalten, statt übertrieben heftig darauf zu reagieren.

Kognitive Umstrukturierung: Wie und wann man sie benutzen sollte

Obwohl die kognitive Umstrukturierung zur Korrektur unzutreffender Überzeugungen, durch die eine Zwangsstörung aufrechterhalten wird, zweifellos nützlich ist, sollten Sie vor Beginn Ihrer Arbeit an Ihren falschen Überzeugungen über folgende Punkte nachdenken und sie gegebenenfalls beherzigen:

- Obwohl einige wissenschaftliche Untersuchungen vorliegen, denen zufolge die kognitive Umstrukturierung mindestens ebenso wirksam ist wie ERP (Wilhelm et al. 2005), hat Dr. Hyman festgestellt, daß man die kognitive Umstrukturierung am besten zusätzlich zur ERP, um deren Wirkung zu verstärken, benutzt, also nicht als Ersatz für die ERP. Nach Dr. Edna Foa, einer führenden Expertin für ERP, ist das beste Werkzeug für die Korrektur unzutreffender Überzeugungen bei Zwangsstörungen die ERP. Es ist wichtig, zunächst die zweifellos harte Arbeit zu erledigen, die in den Kapiteln 4 bis 6 beschrieben wird, und erst dann die in diesem Kapitel beschriebenen Übungen zur kognitiven Umstrukturierung auszuführen, um den erzielten Erfolg zu vergrößern.
- Benutzen Sie die kognitive Umstrukturierung, um bestehende unzutreffende Überzeugungen zu verändern, wenn dies mit Hilfe der ERP nicht so gut gelungen ist, wie man es sich gewünscht hätte (beispielsweise die Überzeugung, daß Sie sich wahrscheinlich eine HIV-Infektion eingehandelt haben oder die Überzeugung, daß aufgrund Ihres Versäumnisses, zu überprüfen, ob der Herd wirklich ausgeschaltet war, das Haus abgebrannt ist).
- Kognitive Umstrukturierung ist oft bei Menschen nützlich, die ihre Rituale und Zwänge hauptsächlich im Geist zum Ausdruck bringen.
- In Kapitel 6 haben Sie eingeschätzt, wie sehr Sie an Ihre Zwangsgedanken glauben und für wie notwendig Sie diese halten. Falls Sie Ihre Überzeugung an das Ein-

treten der befürchteten Konsequenzen für die Nichtausführung von Ritualen mit 70 Prozent oder höher eingeschätzt haben, sollten Sie zunächst an der kognitiven Umstrukturierung arbeiten – zumindest bis Sie das Zutreffen Ihrer Überzeugung mit 70 Prozent oder weniger einschätzen.

- Denken Sie daran, daß – wie bereits in Kapitel 2 erwähnt wurde – auch beruhigende Selbstinstruktionen oder Mantras zu Zwangshandlungen werden können, wenn Sie diese Mittel gewohnheitsmäßig nutzen, um die mit zwanghaften Gedanken verbundene Angst zu lindern. Nutzen Sie Techniken der kognitiven Umstrukturierung nie beschwichtigend oder um vor Ihrer Angst zu fliehen. Wenn Sie merken, daß Sie genau das tun, sollten Sie die Übungen zur kognitiven Umstrukturierung fürs Erste unterlassen und sich stärker auf die ERP-Arbeit konzentrieren.

Kognitive Umstrukturierung Schritt für Schritt

Indem Sie lernen, Ihre unzutreffenden Überzeugungen zu hinterfragen, arbeiten Sie dem Teufelskreis der Zwänge und Rituale entgegen und verhindern, daß dieser habituell und automatisiert wird. Unzutreffende Überzeugungen in Frage zu stellen ist so, als würden Sie einen Schraubenschlüssel in das Getriebe des gut geölten Motors Ihres zwanghaften Denkens werfen. Sie erlangen auf diese Weise mehr Freiheit und Kontrolle über die Wirkung Ihrer Gedanken auf Sie und Ihr Verhalten. Unzutreffende Überzeugungen zu hinterfragen ist ein Prozeß, der zwei Schritte umfaßt:

1. Sie identifizieren zunächst Ihre aktivierenden Ereignisse oder Situationen sowie die damit einhergehenden aufdringlichen Gedanken und anschließend die mit den Gedanken assoziierten unzutreffenden Überzeugungen.
2. Sie hinterfragen Ihre fehlerhaften Überzeugungen mittels einer realistischeren Selbstinstruktion.

SCHRITT 1: IDENTIFIZIEREN AKTIVIERENDER EREIGNISSE,
AUFDRINGLICHER GEDANKEN UND FEHLERHAFTER ÜBERZEUGUNGEN

Es ist wichtig, genau zu wissen, welche Situationen oder Ereignisse einen bestimmten aufdringlichen Gedanken bzw. ein entsprechendes Gefühl oder einen Drang aktivieren und welche fehlerhaften Überzeugungen dabei eine Rolle spielen. In der folgenden Tabelle sind einige Beispiele für Ereignisse aufgeführt, die bei Zwangsstörungen häufig aktivierend wirken, außerdem die damit verbundenen aufdringlichen Gedanken und die entsprechenden fehlerhaften Überzeugungen. In der vierten Spalte schließlich haben wir die Kategorien kognitiver Irrtümer aufgeführt, die in den unzutreffenden Überzeugungen jeweils enthalten sind.

8 Hinterfragen fehlerhafter Überzeugungen ♦ 173

HÄUFIG VORKOMMENDE AKTIVIERENDE EREIGNISSE, AUFDRINGLICHE GEDANKEN UND FEHLERHAFTE ÜBERZEUGUNGEN

aktivierendes Ereignis	aufdringlicher Gedanke	fehlerhafte Überzeugung	kognitive Irrtümer
Abschließen der Eingangstür beim morgendlichen Verlassen des Hauses	Was ist, wenn die Tür doch nicht abgeschlossen ist?	Ich muß vorsichtig sein. Wenn ich einen Fehler mache und eingebrochen wird, ist das meine Schuld, und ich werde in Zukunft immer darunter leiden.	• Überbewertung von Gedanken • übermäßiges Kontroll- und Perfektionsbedürfnis • Überschätzen von Risiken, potentiellen Schädigungen und Gefahren • Unfähigkeit, Ungewißheit zu ertragen • übertriebenes Verantwortungsgefühl
Berühren des Türgriffs in einer öffentlichen Toilette ohne Papiertaschentuch	Was ist, wenn ich mir eine schreckliche Krankheit zuziehe?	Wenn ich nichts tue, um das zu verhindern, werde ich ganz bestimmt krank werden.	• Überschätzen von Risiken, potentiellen Schädigungen und Gefahren • Unfähigkeit, Ungewißheit zu ertragen
Die Silhouette eines nackten Kindes in einer Duschkabine sehen und sofort wegschauen	Was ist, wenn ich an dem, was ich gesehen habe, Freude hatte, und sei es auch nur eine Millisekunde lang?	Tief innerlich bin ich im Grunde ein Mensch, der Kinder belästigt, ein Pädophiler.	• Nicht-Unterscheiden zwischen Denken und Handeln • Was-wenn-Denken • Überbewerten von Gedanken
In einen Spiegel schauen, um sich zu vergewissern, daß jedes Haar richtig liegt	Was ist, wenn andere Menschen über mich lachen?	Ich muß meine Haare so lange schneiden, bis sie perfekt aussehen, auch wenn das Stunden dauert.	• übermäßiges Kontroll- und Perfektionsbedürfnis • ständiges Zweifeln
Sehen einer Bananenschale auf dem Gehweg auf der anderen Seite einer stark befahrenen Straße	Was ist, wenn jemand darauf ausrutscht?	Ich mache mich der Fahrlässigkeit schuldig, und man wird mich bestrafen, wenn ich die Bananenschale nicht entferne und dadurch verhindere, daß andere darauf ausrutschen und sich verletzen.	• übertriebenes Verantwortungsgefühl • übermäßiges Kontroll- und Perfektionsbedürfnis
Einen Lichtschalter betätigen und so das Licht löschen	Gedanken daran, daß meine Tochter bei einem Autounfall stirbt	Ich muß das Licht fünfmal nacheinander löschen und das genau richtig machen, weil sonst meiner Tochter etwas Schlimmes passieren wird.	• Überbewerten von Gedanken • übermäßiges Kontroll- und Perfektionsbedürfnis
Den Deckel von Dosen mit Nahrungsmitteln drehen, die extrem fest verschlossen sind	Was ist, wenn sie nicht richtig versiegelt sind?	Ich muß absolut sicher stellen, daß sich der Deckel nicht von selbst öffnet. Wenn der Inhalt der Dose verdirbt, kann jemand sehr krank werden, und wenn das passiert, ist es meine Schuld.	• Überbewerten von Gedanken • übermäßiges Kontroll- und Perfektionsbedürfnis • Was-wenn-Denken • Unfähigkeit, Ungewißheit zu ertragen

HÄUFIG VORKOMMENDE AKTIVIERENDE EREIGNISSE, AUFDRINGLICHE GEDANKEN UND FEHLERHAFTE ÜBERZEUGUNGEN			
aktivierendes Ereignis	aufdringlicher Gedanke	fehlerhafte Überzeugung	kognitive Irrtümer

Nachdem Sie nun einige Beispiele kennengelernt haben, ist es an der Zeit für Sie, Ihre eigenen aktivierenden Ereignisse und die mit diesen verbundenen aufdringlichen Gedanken, unzutreffenden Überzeugungen und kognitiven Irrtümer zu erforschen. Notieren Sie die aktivierende Situation bzw. das entsprechende Ereignis in der ersten Spalte, den damit verbundenen aufdringlichen Gedanken in der zweiten und die entsprechende fehlerhafte Überzeugung in der dritten. In der vierten Spalte schließlich notieren Sie die kognitiven Irrtümer, die Ihre unzutreffenden Überzeugungen enthalten. Dazu können Sie die früher in diesem Kapitel aufgeführte Liste heranziehen. (Natürlich können Sie die in diesem Kapitel beschriebenen Übungen auch in Ihrem Tagebuch ausführen.) Häufig ist in einem bestimmten aufdringlichen Gedanken oder in einer unzutreffenden Überzeugung mehr als ein kognitiver Irrtum enthalten, und einige dieser Irrtümer überschneiden oder ähneln sich. Entscheidend ist nicht, »es richtig zu machen« oder akribisch alle Kategorien aufzuführen, die auch nur eventuell eine Rolle spielen. Identifizieren Sie einfach die kognitiven Irrtümer, die Ihnen als die passendsten erscheinen, so daß Sie Aussagen formulieren können, die ihnen entgegenwirken.

SCHRITT 2: HINTERFRAGEN SIE IHRE FEHLERHAFTEN ÜBERZEUGUNGEN DURCH REALISTISCHE SELBSTINSTRUKTION

Nachdem Sie nun einige Ihrer aufdringlichen Gedanken einschließlich der Situationen, in denen sie auftreten, sowie die mit ihnen verbundenen fehlerhaften Überzeugungen und kognitiven Irrtümer identifiziert haben, können Sie anfangen, diese fehlerhaften Vorstellungen, die Ihr »Zwangsstörungsgehirn« hervorgebracht hat, zu hinterfragen. Solche Bilder und Ideen können sehr stark sein, und fast immer basieren sie auf negativen Gefühlen bezüglich zukünftiger Schädigungen und Gefahren, weshalb sie unwiderstehlich wirken. Um sie hinterfragen zu können, müssen Sie herausfinden, wann sie auftreten, und dann diese unrealistischen Einschätzungen von Triggersituationen hinterfragen. Viele Menschen verwechseln diesen Schritt mit dem sogenannten positiven Denken. Hier geht es darum, *richtig* zu denken, nicht darum, positiv zu denken. Richtig zu denken bedeutet, daß Sie Ihre durch die Zwangsstörung verursachten Gedanken identifizieren und sie entsprechend bezeichnen. Schon dieser einfache Schritt kann Ihnen zu der dringend erforderlichen Distanz von den Gedanken verhelfen. Sobald Sie solche Gedanken als das sehen, was sie sind – nämlich nichts weiter als Gedanken, die für eine Zwangsstörung typisch sind –, verfügen Sie über mehr Freiheit, die wahren Fakten über die Situation herauszufinden und sich dafür zu entscheiden, sie anders einzuschätzen.

Um Ihnen einen Eindruck davon zu vermitteln, wie dies vor sich geht, möchten wir Sie bitten, sich die folgende Tabelle anzuschauen, die an einigen Beispielen aufzeigt, wie man gegen bestimmte unzutreffende Überzeugungen und unrealistische Einschätzungen mit Hilfe realistischer Selbstinstruktion vorgehen kann. Durch diese Strategie können Sie in schwierigen Situationen, in denen Sie von zwanghaften Gedanken geplagt werden, deren Macht und dadurch auch den Drang verringern, mit Hilfe von zwanghaften Handlungen die Wirkung der beunruhigenden Gedanken zu mindern.

BEWÄLTIGUNGSFÖRDERNDE SELBSTINSTRUKTION		
kognitiver Irrtum	fehlerhafte Überzeugung	realistische Antwort
Überschätzen von Risiken, potentiellen Schädigungen und Gefahren	Ich muß mich (oder andere oder Menschen, die ich liebe) immer vor Gefahr schützen, auch wenn nur die geringste Wahrscheinlichkeit besteht, daß etwas Übles passiert. Ich werde grundsätzlich annehmen, daß die Situation gefährlich ist, so lange nicht erwiesen ist, daß sie ungefährlich ist.	• Ich muß lernen, etwas zu riskieren, um besser zu werden. • Was würde ein besonnener Mensch in dieser Situation tun?
Übermäßiges Kontroll- und Perfektionsbedürfnis	Ich muß die absolute Kontrolle über meine Gedanken und Handlungen sowie über alles Üble, das in meinem Leben auftauchen könnte, bewahren.	• Die Kontrolle aufrechtzuerhalten ist so anstrengend. Ich glaube, ich werde es riskieren, einmal nicht perfekt zu sein, auch wenn mir das sehr schwer fällt. • Ich fürchte mich vor Veränderung, aber das ist nur ein Streich meines von der Zwangsstörung beeinflußten Gehirns. • Ich werde zur Abwechslung einmal anstreben, gut genug zu sein, statt mich um Perfektion zu bemühen.
Katastrophendenken, Schwarzweißdenken oder Alles-oder-Nichts-Mentalität	Wenn ich nicht ganz genau weiß, daß alles in bester Ordnung ist, schwebe ich in schrecklicher Gefahr, oder dies gilt für Menschen, die mir sehr wichtig sind.	• Welche Beweise für eine real existierende Gefahr liegen denn vor? Nichts spricht dafür, daß zwangsläufig etwas Übles passieren muß.
Ständiges Zweifeln	Vielleicht habe ich jemanden geschädigt (sexuell belästigt, verletzt, betrogen, bestohlen usw.).	• Das ist ein Streich meines durch die Zwangsstörung beeinträchtigten Gehirns. • Ich weiß selbst, was logisch ist. • Ich mache mir diese unnötigen Ängste nicht zu eigen!
Magisches Denken, Nicht-Unterscheiden zwischen Denken und Handeln, Überbewerten von Gedanken	Schon das bloße Denken eines üblen Gedankens bewirkt, daß etwas Übles passiert.	• Das ist nur ein Gedanke. Ich bin nicht identisch mit meinen Gedanken. Es ist nichts weiter als ein durch die Zwangsstörung hervorgebrachter Gedanke; deshalb bedeutet er gar nichts. Nur Handlungen können schädigen, nicht Gedanken.

Abergläubisches Denken	Indem ich mein Ritual ausführe, kann ich verhindern, daß mir üble Dinge passieren, und ich kann die Menschen, die mir wichtig sind, schützen.	• Diese Rituale sind so ermüdend. Ich muß es wagen, mir darüber klar zu werden, daß ich die äußere Welt nicht auf diese Weise kontrollieren kann. Meine Rituale schützen niemanden, und sie peinigen mich und die Menschen in meiner Umgebung.
Unfähigkeit, Ungewißheit zu ertragen	Wenn ich mir auch nur im Geringsten wegen etwas unsicher bin (z. B. meiner Zukunft, meiner Gesundheit und der Gesundheit von Menschen, die mir nahestehen), so ist das für mich unerträglich.	• Ich kann angesichts von Ungewißheit ruhig bleiben. Da ich sowieso nicht alles kontrollieren kann, weshalb soll ich es überhaupt versuchen? Indem ich versuche, alles zu kontrollieren, verschlimmere ich nur meine Zwangsstörung. • Wenn ich mein Bedürfnis nach absoluter Gewißheit nicht zu erfüllen versuche, läßt der Drang, ein Ritual auszuführen, nach einiger Zeit nach.
Übertriebenes Verantwortungsgefühl	Vielleicht bewirke ich, daß etwas Schlimmes passiert, und wenn ich es nicht verhindern kann, bedeutet das, daß ich ein sehr schlechter Mensch bin.	• Ich bin nur ein Mensch. Meine Verantwortung endet da, wo die Verantwortung anderer beginnt. • Ich kann ein guter Bürger sein, ohne jedermanns Schutzengel sein zu müssen.
Hang zum Pessimismus	Wenn etwas Übles passiert, wird es mit größerer Wahrscheinlichkeit mir oder jemandem, den ich liebe oder der mir wichtig ist, passieren, als anderen Menschen.	• Die Wahrscheinlichkeit, daß mir oder jemandem, der mir wichtig ist, etwas Übles passiert, ist nicht größer als die, daß so etwas jemand anderem passiert. Ich bin kein so besonderer Mensch!
Was-wenn-Denken	Was ist, wenn ich es falsch mache (einen Fehler mache, an Krebs erkranke, an Aids erkranke, jemanden schädige)?	• Die Folter, die ich mir selbst zufüge, indem ich mir Sorgen über die Zukunft mache, ist wahrscheinlich schlimmer als alles, was tatsächlich passieren könnte. Ich werde mich mit Problemen auseinandersetzen, wenn sie tatsächlich auftreten, nicht vorher. • Wenn ich mich im Leben nur an Was-wenn-Fragen orientiere, verschwende ich meine Zeit. Wie groß ist die Wahrscheinlichkeit, daß ich an Krebs oder Aids erkranke oder jemanden schädige, tatsächlich? Jedenfalls wesentlich geringer, als mein von der Zwangsstörung geprägter Geist es gern glauben möchte.
Unfähigkeit, Angst zu ertragen	Ich kann es nicht ertragen, auch nur kurze Zeit Angst zu empfinden. Ich tue alles, um mich jetzt sofort besser zu fühlen.	• Ich kann mit meinem Unbehagen fertig werden. Ich brauche jetzt kein Ritual auszuführen. Meine Angst wird abnehmen, wenn ich einfach abwarte.
Emotionales Argumentieren	Diese Gefahr empfinde ich als so real, daß ich sie einfach nicht ignorieren kann.	• Meine Gefühle sind keine Tatsachen. Ich kann sie wie einen falschen Alarm behandeln, auf den ich bewußt nicht reagiere.

Nachdem Sie nun einen Eindruck davon gewonnen haben, wie man unzutreffende Überzeugungen infolge einer Zwangsstörung durch bewältigungsfördernde Selbstinstruktion in Form realistischerer Einschätzungen bekämpfen kann, können Sie versuchen, selbst Äußerungen zu formulieren, die den in der vorigen Übung identifizierten unzutreffenden Überzeugungen entgegenwirken. Das folgende Arbeitsblatt wird Ihnen helfen einzuschätzen, wie nützlich die einzelnen Äußerungen sind. Stellen Sie vor Beginn Ihrer Arbeit Kopien von dem Blatt her, so daß Sie es für verschiedene aktivierende Ereignisse und unzutreffende Überzeugungen benutzen können. Es folgen einige Instruktionen für die Benutzung des Arbeitsblatts:

1. Notieren Sie ein aktivierendes Ereignis, das bei Ihnen regelmäßig aufdringliche Gedanken und in Verbindung damit Angst hervorruft.
2. Beschreiben Sie den aufdringlichen Gedanken, der in der Situation auftaucht, sowie die unzutreffende Überzeugung, die Angst und Unbehagen verursacht.
3. Stellen Sie den SUD-Wert (0–100) Ihres mit diesem Gedanken verbundenen Unbehagens fest.
4. Geben Sie einen Prozentwert (0–100 %) dafür an, wie sehr Sie Ihre Einschätzung für eine zutreffende Beschreibung der realen Situation halten.
5. Finden Sie heraus, welche Arten von kognitiven Irrtümern Ihrer fehlerhaften Überzeugung zugrunde liegen. Das können mehrere sein; und wenn Sie sich nicht sicher sind, ist auch das okay.
6. Schreiben Sie eine realistischere oder bewältigungsfördernde Aussage, die Sie in der beschriebenen Situation benutzen könnten, um dem durch Ihre Zwangsstörung entstandenen Gedanken entgegenzuwirken. Wenn Sie die Aussage aufschreiben, sollten Sie genau die Worte benutzen, die Ihr logisch denkender Verstand benutzt. Wenn Sie sich unsicher fühlen, können Sie sich an der Spalte »realistische Antwort« aus der vorigen Tabelle orientieren.
7. Geben Sie mit einem Prozentwert (0–100 %) an, wie sehr Sie tatsächlich *in diesem Augenblick* an das Zutreffen dieser realistischeren Aussage glauben.
8. Wiederholen Sie diese Übung für so viele unterschiedliche aktivierende Ereignisse wie möglich.

ARBEITSBLATT: FEHLERHAFTE ÜBERZEUGUNGEN HINTERFRAGEN

Aktivierendes Ereignis: _____

_____

_____

Aufdringlicher Gedanke: _____

_____

_____

Unbehagen (SUD-Wert von 0–100): _____

Fehlerhafte Überzeugung: _____

_____

_____

Wie sehr glauben Sie, daß dieser Gedanke zutrifft? (0–100%): _____

Welche Arten von kognitiven Irrtümern sind hier im Spiel? (Wählen Sie Kategorien aus der obigen Liste.) _____

_____

_____

Realistische Reaktion oder bewältigungsfördernde Selbstinstruktion: _____

_____

_____

Für wie wahr halten Sie diese realistische Reaktion? (0–100%): _____

Weitere Möglichkeiten, fehlerhafte Überzeugungen zu hinterfragen

Im vorigen Abschnitt ging es darum, Ihre fehlerhaften Überzeugungen zu hinterfragen, indem Sie bei Auftauchen eines zwanghaften Gedankens Ihre innere Selbstinstruktion verändern. Dies erfordert ständiges Üben. Eine andere Möglichkeit, die durch eine Zwangsstörung verursachten unzutreffenden Überzeugungen zu hinterfragen, besteht in der Ausführung verschiedener »Verhaltensexperimente«, die Ihnen ermöglichen, sich mit Ihren störungsbedingten Voraussagen über potentielle Schädigungen und Katastrophengefahren auseinanderzusetzen. Indem Sie Ihre unzutreffenden Überzeugungen in der realen Welt überprüfen, verringern Sie deren Einfluß auf Ihr Denken.

Hinterfragen von magischem Denken, Nicht-Unterscheiden zwischen Denken und Handeln und Überbewerten von Gedanken

Mit Hilfe der folgenden Übungen können Sie die unzutreffenden Überzeugungen überprüfen, daß Gedanken negative Ereignisse verursachen können und daß Gedanken das gleiche sind wie Handlungen (Freeston, Rheaume & Ladouceur 1996). Diese Experimente mögen Ihnen zunächst als ein wenig merkwürdig erscheinen, doch Sie können mit ihrer Hilfe überprüfen, ob es wirklich zutrifft, daß Ihre Gedanken etwas bewirken können, das nicht dem tatsächlichen Resultat entspricht, wenn Sie absichtlich bestimmte Gedanken heraufbeschwören. Außerdem können Sie auf diese Weise Ihre unzutreffenden Überzeugungen bezüglich der magischen Kraft Ihrer Gedanken hinterfragen.

Denken und gewinnen Kaufen Sie sich an einem Montag ein Lotterielos, und denken Sie jeden Tag eine halbe oder ganze Stunde daran, daß Sie den Hauptpreis gewinnen werden (was mit einer Wahrscheinlichkeit von 27 000 000 zu eins der Fall sein wird). Stellen Sie sich möglichst intensiv vor, daß dieser Preis Ihnen zufällt. Wenn dann der Hauptgewinn gezogen wird, registrieren Sie das Ergebnis und fragen sich: »Inwieweit hat das wiederholte Heraufbeschwören dieser Gedanken die Gewinnziehung beeinflußt? Welche Wirkung hat mein Denken auf das, was tatsächlich geschehen ist?«

Denken und kaputt machen Wählen Sie ein kleines Haushaltsgerät aus (beispielsweise einen Toaster), der zur Zeit gut funktioniert, und schreiben Sie eine Woche lang jeden Tag hundertmal auf ein Blatt Papier: »Der Toaster wird kaputt gehen.« Stellen Sie sich beim Schreiben den kaputten Toaster vor, und schauen Sie nach einer

Woche, was mit dem Toaster geschehen ist. Haben Ihre Gedanken das Gerät beeinflußt?

Denken Sie, daß der Goldfisch stirbt. Kaufen Sie sich einen Goldfisch und ein Fischglas. Stellen Sie das Glas mit dem Fisch in Ihrer Wohnung auf, und versorgen Sie das Tier ganz normal. Stellen Sie sich dann zweimal täglich je fünfzehn Minuten lang möglichst lebhaft vor, daß der Fisch stirbt: Zunächst schnappt er nach Luft, und später treibt er an der Wasseroberfläche, statt im Glas zu schwimmen. Wiederholen Sie diese Vorstellungsübung eine Woche lang jeden Tag, und stellen Sie fest, wie sie auf den Fisch wirkt. Wenn Sie glauben, daß Gedanken üble Dinge bewirken können, müßte der Goldfisch eigentlich sterben.

Hinterfragen eines übertriebenen Verantwortungsgefühls

Wenn Sie unter einer Zwangsstörung leiden, übersehen Sie möglicherweise oft die vielen Faktoren, die zu einer negativen Entwicklung beitragen können, beispielsweise daß jemand seine Arbeit verliert oder daß jemand, der für den Betreffenden wichtig ist, krank wird. Möglicherweise lasten Sie oft in unsinnigen Fällen die gesamte Verantwortung dafür, daß negative Ereignisse nicht verhindert wurden, sich selbst an. Eine genauere und zutreffendere Zuordnung der Verantwortung für negative Ereignisse ermöglicht die Tortengrafik-Technik.

Um sie zu demonstrieren, werden wir uns nun mit Michaels Situation befassen, der zwanghaft besorgt ist, daß er andere durch seine Sorglosigkeit schädigen könnte. Er überprüft ständig, ob er durch seine Unvorsichtigkeit jemandem einen Schaden zugefügt hat – beispielsweise weil er Wasser auf den Boden gegossen und jemand anders deswegen ausgerutscht und hingefallen ist. Gewöhnlich hält er die Fenster seines Autos verschlossen, weil er fürchtet, etwas aus dem Fahrzeug könnte nach draußen fliegen und einen Unfall verursachen.

Augenblicklich fürchtet er, ein Blatt Papier, das aus seinem Auto geflogen ist, könnte die Sicht eines anderen Autofahrers behindert und so einen Autounfall verursacht haben. Er hatte in der betreffenden Situation nur kurz ein Autofenster geöffnet, um ein wenig frische Luft zu bekommen. Durch den Wind war eine Mappe auf dem Beifahrersitz geöffnet worden, und eines der Blätter darin war aus dem Fenster geflogen. Das Blatt war nicht besonders wichtig gewesen, aber Michael glaubte, daß sein Name und eventuell sogar seine Adresse darauf gestanden hätten.

Nun sorgte er sich wegen dieses Blattes und des Unfalls, den es möglicherweise verursacht hatte. Klingt ziemlich albern, nicht wahr? Das gibt sogar Michael selbst, ein intelligenter Ingenieur, zu. Aber obwohl keinerlei Beweise dafür vorliegen, daß das Blatt Papier tatsächlich einen Unfall verursacht hat, sieht Michael seine Handlungen als die Ursache für eine Kette unglücklicher Ereignisse. Diese Denkweise ignoriert alle Faktoren, die abgesehen von »Unvorsichtigkeit« ebenfalls Autounfälle verursachen können. Mit Hilfe der sogenannten *Technik des abwärtsgerichteten (oder vertikalen) Pfeils* (Burns 2006) können wir uns die für Michaels Zwangsstörung charakteristische Folge von Ideen und Überzeugungen genau anschauen.

Ein Blatt Papier ist aus dem Fenster meines Autos geweht.
↓
Das Blatt ist auf die Windschutzscheibe eines anderen Autos geflogen und hat einen Unfall verursacht.
↓
Fahrer und Beifahrer des anderen Autos wurden schwer verletzt.
↓
Es wurde festgestellt, daß das Blatt Papier aus meinem Wagen stammte.
↓
Ein Richter machte mich für den Unfall verantwortlich – und beschuldigte mich somit eines Verbrechens.
↓
Ich wurde zu einer Gefängnisstrafe verurteilt.
↓
Ich muß ständig mit dem Gefühl leben, daß ich durch mein unverantwortliches Handeln einen anderen Menschen geschädigt habe.

Einmal ganz absehen davon, daß es in Michaels Fall keinen Anhaltspunkt für einen realen Unfall gibt, kann ein Mißgeschick immer durch verschiedene Faktoren verursacht werden. Gründe für einen Autounfall könnten in Michaels Situation beispielsweise sein, daß das Auto technisch nicht in Ordnung ist, daß andere Autofahrer unvorsichtig waren, daß die Straße in einem schlechten Zustand war oder daß schlechtes Wetter herrschte. Um besser einschätzen zu können, ob Sie durch Ihr Handeln zum Stattfinden eines Unfalls beigetragen haben können, müssen Sie alle anderen eventuell ursächlichen Faktoren zusammenstellen und dann jeweils einschätzen, mit wie hoher Wahrscheinlichkeit diese zu dem Unfall beigetragen haben.

Es folgt eine Zusammenstellung der Faktoren, die in Michaels Situation als Verursacher in Frage kamen. Beachten Sie, daß alle diese Faktoren zusammen 100 Prozent ergeben.

Mögliche Ursache für einen Unfall oder ein Unglück	Wahrscheinlichkeit der Mitverursachung (0–100%)
1. Schaden am Auto	15%
2. Unvorsicht des Fahrers	20%
3. Papier flog aus meinem Auto auf die Straße	5%
4. Fahrer des anderen Wagens ist wegen der Erkrankung eines Mitglieds seiner Familie aufgebracht	5%
5. Fahrer des anderen Wagens ist wegen eines Streits mit Ehepartner aufgebracht	5%
6. Schlechtes Wetter	20%
7. Mangelnde Fahrfähigkeit	15%
8. Schlechtes Sehvermögen des anderen Fahrers	5%
9. Schlechter Straßenzustand	10%
INSGESAMT	**100%**

Als Tortengrafik dargestellt, würden die verschiedenen Faktoren folgende Anteile haben:

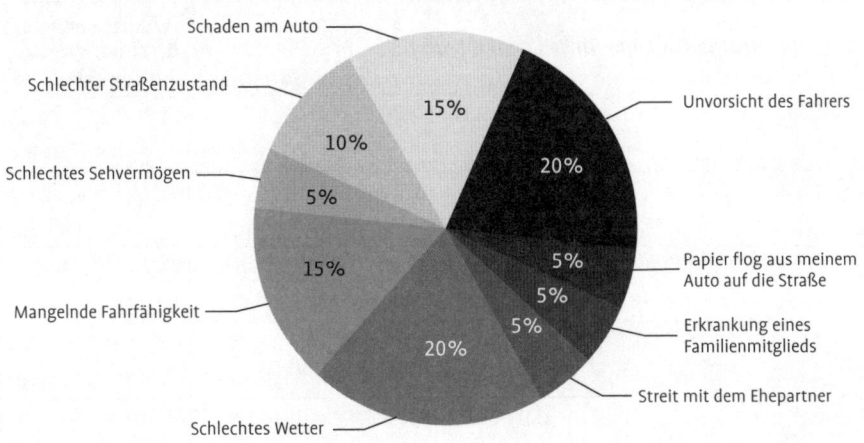

VERANTWORTUNG REALISTISCHER ZUSCHREIBEN

Orientieren Sie sich beim Ausführen der folgenden Übung an Michaels Fall. Das wird Ihnen helfen, sich darüber klar zu werden, welche anderen Faktoren am Zustandekommen eines Unglücks beteiligt sein könnten, und dann die Relevanz der verschiedenen Faktoren einzuschätzen und Ihren eigenen möglichen Anteil an der Verantwortung verhältnismäßig zu sehen. Auf diese Weise lassen sich irrige Annahmen über die eigene Schuld und Verantwortung sehr effektiv korrigieren.

Beschreiben Sie nun detailliert Ihre zwanghaften Sorgen bezüglich Ihrer Verantwortung für die Sicherheit anderer Menschen und für deren mögliche Schädigung. Beschreiben Sie in den folgenden Leerzeilen eine konkrete Situation, in der ein anderer Mensch durch Ihre Nachlässigkeit geschädigt werden könnte:

_____

_____

_____

Notieren Sie nun mit diesem Szenario vor Augen alle Faktoren, die bewirken könnten, daß die Folgen eintreten, die Sie befürchten. Dabei gibt es keine richtigen oder falschen Antworten. Schreiben Sie einfach alles auf, was Ihnen in den Sinn kommt. Schätzen Sie für jede potentielle Ursache den Prozentwert ein, den sie zu Ihrem Szenario beitragen könnte. Falls die verschiedenen Faktoren zusammen keine 100 Prozent ergeben, ist das nicht tragisch; auch ein annähernder Wert reicht aus.

Mögliche Ursache für einen Unfall oder ein Unglück	Wahrscheinlichkeit der Mitverursachung (0–100%)
insgesamt	100%

Stellen Sie sich nun folgende Fragen:

Wenn Sie wüßten, daß tatsächlich ein Unfall passiert ist, und Ihnen über die genauen Umstände nichts bekannt wäre, wie würden Sie dann einzig und allein aufgrund Ihrer Kenntnis der eben aufgeführten möglichen Ursachen und Wahrscheinlichkeiten die Ursache des Unfalls einschätzen?

_____
_____
_____

Welche Fakten sprechen für Ihre Einschätzung?

_____
_____
_____

Basiert Ihre Einschätzung auf den Gefühlen, die Sie bezüglich des möglichen Geschehens haben, oder auf den weiter oben aufgelisteten Möglichkeiten?

_____
_____

Sind Sie bezüglich Ihrer Einschätzung sicher?

_____

Falls Sie nicht sicher sind, wie unangenehm ist es Ihnen dann, die genauen Gründe nicht zu kennen?

_____

Wie hoch schätzen Sie Ihre Verantwortung für den Unfall oder das Unglück ein? (0–100 %)

_____

Falls Sie Ihren Anteil an der Verantwortung mit über 50 Prozent eingeschätzt haben, steht Ihre Einschätzung dann mit dem in Einklang, was Sie weiter oben über sämtliche potentiellen Ursachen notiert haben?

_____

Nach dieser Übung haben Sie vielleicht eine klarere Vorstellung davon, daß bei jedem Unfall oder Unglück nicht nur Sie selbst, sondern noch viele andere Faktoren als Ursachen im Spiel sein können. Offensichtlich ist es gar nicht so einfach festzustellen, wer oder was für etwas, das schiefgegangen ist, verantwortlich ist. Bei Menschen, deren Denken unter dem Einfluß einer Zwangsstörung steht, werden diese komplexen Zusammenhänge so vereinfacht, daß das Resultat sowohl der Logik als auch den erwiesenen Tatsachen widerspricht. Weil es völlige Sicherheit nicht gibt, entwickeln Menschen mit einer Zwangsstörung automatisch Annahmen wie: »All das ist meine Schuld, und ich werde dafür bestraft werden.«

Hinterfragen der »Beweise«, die gegen Sie sprechen

Viele Menschen, die unter einer Zwangsstörung leiden, berichten, sie fühlten sich, als stünden sie vor einem Gericht und seien wegen irgendeiner Nachlässigkeit angeklagt, durch die andere geschädigt worden seien, obwohl es für ihr Schuldgefühl praktisch keine Beweise gebe. Trotzdem seien sie angeklagt und würden vom »Zwangsstörungs-Staatsanwalt« unerbittlich verhört. Anders als in unserem realen Rechtssystem, in dem jemand so lange als unschuldig gilt, bis seine Schuld nachgewiesen ist, fühlen sich Menschen vor dem »Zwangsstörungsrichter« so lange schuldig, bis bewiesen ist, daß sie unschuldig sein müssen. Sie müssen es also irgendwie schaffen, mit absoluter Sicherheit zu beweisen, daß sie nichts Böses getan haben und daß sie weder nachlässig waren noch jemanden geschädigt haben. Der anmaßende und gerissene »Zwangsstörungs-Staatsanwalt« in Ihrem Geist überhäuft Sie mit Vorwürfen und führt noch die nebensächlichsten Beweise an, um Ihre Unschuld in Zweifel zu ziehen. Und jedes dieser »Beweisstücke« erzeugt bei Ihnen Angst und Furcht, und je mehr Sie sich bemühen, sich zu verteidigen oder sich gegen die Vorwürfe des Staatsanwalts zu wehren, um so schuldiger fühlen Sie sich – und um so schuldiger wirken Sie auf die Geschworenen. In der folgenden Tabelle finden Sie einige Beispiele für die »Beweise«, die der »Zwangsstörungs-Staatsanwalt« vorbringen könnte.

zwanghafte Gedanken	»Beweise« des »Zwangsstörungs-Staatsanwalts«
Ich muß beim Autofahren auf dem Highway einen Unfall verursacht haben, weil ich abgelenkt war.	• Ich hatte das Radio ziemlich laut gestellt und zur Musik gesummt. • Ich mußte blinzeln, und die Gläser meiner Brille waren verschmutzt; deshalb konnte ich die Straße nicht richtig sehen. • Mein Handy klingelte, während ich fuhr, und das hat mich eine Sekunde lang abgelenkt.
Ich muß mit HIV in Kontakt gekommen sein, als ich im Lebensmittelgeschäft in der Schlange stand. Ich könnte mein Kind anstecken, wenn ich nicht alles wasche.	• Die Kassiererin hatte sich in den Arm geschnitten, und sie hätte meine Lebensmittel kontaminieren können. • Ich hatte gerade an einem Finger eine Schnittwunde von scharfkantigem Papier. • Ich habe die kontaminierten Lebensmittel im Auto auf den Sitz gelegt, den mein Kind oft benutzt.
Als ich im Büro das Licht ausschaltete, stand mir plötzlich vor Augen, daß meine Mutter im Sterben liegt. Sie ist in Gefahr, wenn ich nicht sofort ein Ritual zu ihrem Schutz ausführe.	• Dieser Gedanke fühlt sich für mich als sehr gefährlich an. • Das passiert immer wieder. Es muß ein Omen sein.

KONFRONTATION MIT DEM »ANKLÄGER«

Diese Übung wird Ihnen helfen, sich mit den durch Ihre Zwangsstörung verursachten Anschuldigungen auseinanderzusetzen. Zunächst sollen Sie Ihre stärkste Angst notieren, beispielsweise daß Sie einen Unfall verursachen bzw. andere oder sich selbst durch eine Nachlässigkeit schädigen könnten. Als nächstes notieren Sie den »Beweis« des Anklägers für die Richtigkeit seiner Aussage. Dabei kann es sich um eine entfernt mit der Befürchtung zusammenhängende Tatsache, um etwas völlig Irrelevantes oder einfach darum, daß »es sich so anfühlt«, handeln. Anschließend schätzen Sie ein, wie sehr Sie *wirklich* glauben, daß die vorgebrachten Argumente beweisen, daß das von Ihnen Befürchtete wirklich geschehen ist und daß Sie in diesem Fall auch tatsächlich schuldig sind.

Im zweiten Teil der Übung hinterfragen Sie logisch, ob der vorgebrachte Beweis *wirklich* belegt, daß Ihre zwanghafte Angst berechtigt ist. Es geht hier nicht darum, sich völlig von jedem Schuldgefühl und von der gesamten Unannehmlichkeit der aufdringlichen Gedanken zu befreien, sondern darum, diese Einflüsse deutlich zu verringern, zu lernen, sie besser zu ertragen, und die auf der Zwangsstörung basierenden Behauptungen, nach denen Sie für irgendwelche Katastrophen verantwortlich sind, zu entkräften.

Der »Beweis«, der gegen Sie spricht

Zwanghafter Gedanke:
_____
_____
_____

Welche Beweise stützen die Auffassung, daß das Ereignis, das Sie fürchten, wirklich stattgefunden hat, oder, falls es stattgefunden hat, daß Sie tatsächlich dafür verantwortlich sind? (Der »Ankläger« zeigt mit dem Finger auf Sie! Schreiben Sie so viele »Beweise« auf, wie Ihnen einfallen. Bei den meisten Menschen sind es drei bis fünf.)

1. _____
2. _____
3. _____
4. _____
5. _____
6. _____
7. _____
8. _____

Schätzen Sie aufgrund dieser »Beweise« ein, wie sehr Sie tatsächlich glauben, daß sich Ihre schlimmste Befürchtung bewahrheiten könnte oder daß Sie in diesem Fall dafür verantwortlich wären. Benutzen Sie dazu eine von 0 bis 100 Prozent reichende Skala: _____ %

Die »Beweise« hinterfragen

1. Ist die Tatsache, daß (hier Beweis 1 einfügen) _____
   _____,
   wirklich ein Beweis für Gefahr? Erklären Sie, warum nicht: _____
   _____

2. Ist die Tatsache, daß (hier Beweis 2 einfügen) _____
   _____,
   wirklich ein Beweis für Gefahr? Erklären Sie, warum nicht: _____
   _____

3. Ist die Tatsache, daß (hier Beweis 3 einfügen) _____
_____,
wirklich ein Beweis für Gefahr? Erklären Sie, warum nicht: _____
_____

4. Ist die Tatsache, daß (hier Beweis 4 einfügen) _____
_____,
wirklich ein Beweis für Gefahr? Erklären Sie, warum nicht: _____
_____

5. Ist die Tatsache, daß (hier Beweis 5 einfügen) _____
_____,
wirklich ein Beweis für Gefahr? Erklären Sie, warum nicht: _____
_____

6. Ist die Tatsache, daß (hier Beweis 6 einfügen) _____
_____,
wirklich ein Beweis für Gefahr? Erklären Sie, warum nicht: _____
_____

7. Ist die Tatsache, daß (hier Beweis 7 einfügen) _____
_____,
wirklich ein Beweis für Gefahr? Erklären Sie, warum nicht: _____
_____

8. Ist die Tatsache, daß (hier Beweis 8 einfügen) _____
_____,
wirklich ein Beweis für Gefahr? Erklären Sie, warum nicht: _____
_____

Beantworten Sie, nachdem Sie zu allen »Beweisen« Stellung genommen haben, folgende Frage: Wie würden Sie *jetzt* auf einer Skala von 0 bis 100 % die Wahrscheinlichkeit einschätzen, daß das, was Sie befürchten, tatsächlich eintreten wird, oder daß Sie, wenn es einträte, dafür verantwortlich wären? _____ %

Inzwischen können Sie den Argumenten des Anklägers wahrscheinlich besser entgegentreten und sich so von der Wirkung der negativen Gedanken, die Ihre Zwangsstörung als »Beweise« hinstellt, lösen. Hinsichtlich dieser Methode ist eine Warnung angebracht: Hüten Sie sich, die Position des Anklägers zu stärken, indem Sie wiederholt auf zwanghafte Weise gegen die Zwangsstörung argumentieren. Dies würde anzeigen, daß die Störung Sie wieder in zwanghafte Gedanken und Verhaltensweisen verwickelt hat. Sollten Sie dies bemerken, müssen Sie es auf der Stelle unterbinden. Sie können wichtige Fortschritte erzielen, indem Sie nichts weiter tun, als sich klarzumachen, daß die Behauptungen des Anklägers nicht gerechtfertigt sind, und indem Sie diese Behauptungen anschließend einfach stehen lassen, ohne sie auch nur auf irgendeine Weise in Frage zu stellen. Der Ankläger fängt dann irgendwann an, sich zu langweilen, und die zwanghaften Gedanken erschöpfen sich aufgrund Ihrer Entscheidung, nicht darauf zu reagieren, von selbst.

Wenn Sie die Vorwürfe, die auf Ihrer Zwangsstörung basieren, hinterfragen und feststellen, daß Ihre Überzeugung, das Befürchtete werde tatsächlich eintreten, nicht schwächer, sondern sogar noch ein wenig stärker geworden ist, sind Ihnen überschätzte Gedanken hinderlich, mit denen wir uns früher in diesem Kapitel und in Kapitel 4 beschäftigt haben. In solch einem Fall können Ihnen eventuell Medikamente helfen, sich von Ihren dysfunktionalen Denkmustern zu befreien.

Hinterfragen Sie die Überschätzung der Wahrscheinlichkeit einer Schädigung

Häufig geht es in den aufdringlichen Gedanken, die uns in diesem Buch immer wieder beschäftigen, um die Überschätzung der Wahrscheinlichkeit, daß aufgrund unserer Unachtsamkeit eine Katastrophe eintreten wird. Solche Gedanken beginnen oft mit der Formel »Was ist, wenn …« – beispielsweise: »Was ist, wenn ich an Aids erkranke?« oder: »Was ist, wenn ich den Herd nicht ausgeschaltet habe?« oder: »Was ist, wenn ich jemanden umrenne, ohne es zu merken?«

Eine nützliche Methode, Was-wenn-Denken zu hinterfragen, ist eine Modifikation der bereits beschriebenen Technik des vertikalen Pfeils, mit deren Hilfe man einschätzen kann, für wie wahrscheinlich man das tatsächliche Eintreten eines gefürchteten Ereignisses hält; der so gewonnene Wert wird dann mit demjenigen der realen Wahrscheinlichkeit verglichen. Wir schauen uns hierzu als Beispiel Michaels Furcht davor an, daß ein Blatt Papier aus dem Fenster seines Autos fliegen, einen entsetzlichen Unfall verursachen und ihm eine Gefängnisstrafe eintragen könnte. Zunächst schätzt Michael die Wahrscheinlichkeit eines solchen Vorfalls mit einem Wert zwischen 0 und 100 ein. Die Wahrscheinlichkeit, daß ein Blatt Papier aus dem Fenster seines Autos fliegt und einen entsetzlichen Unfall verursacht, schätzt er auf 50 Prozent.

Um diese Überzeugung zu hinterfragen, konstruiert er eine Sequenz vertikaler Pfeile, deren Verlauf zeigt, wie er dieses entsetzliche Ereignis wahrnimmt:

Ein kleines Blatt Papier fliegt zufällig aus dem Fenster meines Autos.
↓
Das Blatt Papier wird durch einen Windstoß emporgewirbelt.
↓
Der Wind weht das Papier unter die Autos auf der Straße.
↓
Das Blatt fliegt vor ein anderes Auto.
↓
Es landet auf der Windschutzscheibe des anderen Autos.
↓
Wo es landet, nimmt es dem Fahrer die Sicht.
↓
Der Fahrer erschrickt so, daß er die Kontrolle über sein Fahrzeug verliert.
↓
Das Auto fährt auf ein anderes Fahrzeug auf.
↓
Durch den Aufprall wird einer der Beifahrer, ein Teenager, gegen die Windschutzscheibe geschleudert.
↓
Der Teenager stirbt aufgrund des Aufpralls.
↓
Ein Ermittler findet am Unfallort ein Blatt Papier.
↓
Der Ermittler hält das Blatt Papier für verdächtig.
↓
Weil mein Name und meine Adresse auf dem Blatt stehen, werde ich mit dem Unfall in Verbindung gebracht.
↓
Die Polizei nimmt mich aufgrund der Behauptung fest, indem ich Papier aus meinem Auto geworfen hätte, hätte ich den Unfall verursacht.
↓
Ich werde vor Gericht gestellt und wegen fahrlässiger Tötung angeklagt.
↓
Der Richter verurteilt mich zu fünf Jahren Gefängnis und zu einer hohen Geldstrafe.
↓
Ich verbringe fünf Jahre im Gefängnis und leide mein ganzes weiteres Leben lang unter der unüberwindbaren Schuld, jemanden durch mein unverantwortliches Verhalten geschädigt zu haben.

Als nächstes schätzt Michael die Wahrscheinlichkeit (0–100%) für jeden einzelnen Teil der Verursachungskette ein. Er kommt zu folgenden Ergebnissen.

Was wäre, wenn ein Blatt Papier aus meinem Auto geflogen wäre?	Wahrscheinlichkeit (0–100%)
Ein kleines Blatt Papier fliegt zufällig aus dem Fenster meines Autos.	20%
Das Blatt Papier wird durch einen Windstoß emporgewirbelt.	33%
Der Wind weht das Papier unter die Autos auf der Straße.	5%
Das Blatt fliegt vor ein anderes Auto.	5%
Es landet auf der Windschutzscheibe des anderen Autos.	3%
Wo es landet, nimmt es dem Fahrer die Sicht.	2%
Der Fahrer erschrickt so, daß er die Kontrolle über sein Fahrzeug verliert.	10%
Das Auto fährt auf ein anderes Fahrzeug auf.	10%
Durch den Aufprall wird einer der Beifahrer, ein Teenager, gegen die Windschutzscheibe geschleudert.	20%
Der Teenager stirbt aufgrund des Aufpralls.	33%
Ein Ermittler findet am Unfallort ein Blatt Papier.	5%
Der Ermittler hält das Blatt Papier für verdächtig.	5%
Weil mein Name und meine Adresse auf dem Blatt stehen, werde ich mit dem Unfall in Verbindung gebracht.	5%
Die Polizei nimmt mich aufgrund der Behauptung fest, indem ich Papier aus meinem Auto geworfen hätte, hätte ich den Unfall verursacht.	3%
Ich werde vor Gericht gestellt und wegen fahrlässiger Tötung angeklagt.	3%
Der Richter verurteilt mich zu fünf Jahren Gefängnis und zu einer hohen Geldstrafe.	5%
Ich verbringe fünf Jahre im Gefängnis und leide mein ganzes weiteres Leben lang unter der unüberwindbaren Schuld, jemanden durch mein unverantwortliches Verhalten geschädigt zu haben.	33%

Um die Wahrscheinlichkeit einer vollständigen Ereignisfolge zu errechnen, müssen Sie die Wahrscheinlichkeiten aller Einzelschritte multiplizieren. Für diese Multiplikation sollten alle Prozentwerte als Dezimalzahlen dargestellt werden. In Michaels Fall hieße das, man müßte 0,20 mal 0,33 mal 0,05 usw. – also alle Prozentwerte der gesamten Sequenz miteinander – multiplizieren. Das Resultat war eine unendlich geringe Wahrscheinlichkeit: 0,000000000000000012 Prozent. Und selbst wenn man die Berechnung dort abbricht, wo der Teenager in die Windschutzscheibe stürzt, ist die Wahrscheinlichkeit immer noch sehr gering, nämlich 0,000000002 Prozent. Durch diese Übung wurde Michael klar, daß die Wahrscheinlichkeit, mit der dieses gefürchtete Ereignis eintreten würde, von der *vor* der Übung geschätzten Wahrscheinlichkeit (ca. 50 Prozent) meilenweit entfernt war. Und das ermöglichte es ihm, sich einzugestehen, daß seine zwanghaften Gedanken darüber, daß er durch Unachtsamkeit großen Schaden und Gefahren verursachen könne, stark übertriebene Vorstellungen waren, denen man nicht den geringsten Glauben zu schenken brauchte.

Hinterfragen von aufdringlichen Gedanken bezüglich Kontrollverlust

In Zusammenhang mit dem Was-wäre-wenn-Denken taucht häufig die zwanghafte Beschäftigung mit der Vorstellung auf, man könne die Kontrolle verlieren und sich plötzlich völlig anders verhalten, als man es von sich selbst kenne. Menschen mit dieser Zwangsvorstellung glauben oft, normale Emotionen wie Furcht, Zweifel und Wut seien gefährlich und müßten unbedingt vermieden werden. So vermied Robert, ein Geschäftsmann mit einer Zwangsstörung, jeden intensiveren Kontakt mit anderen Menschen, weil er fürchtete, er könnte in der Öffentlichkeit wütend werden und die Kontrolle verlieren. Bei ihm verläuft die Sequenz mit dem vertikalen Pfeil wie folgt:

Was ist, wenn ich in einem Restaurant bin, den Kellner anschreie und ihn als Trottel bezeichne?
↓
Ich würde extrem starke Angst bekommen.
↓
Wenn ich Angst habe, kann ich die Kontrolle über mich verlieren.
↓
Wenn ich die Kontrolle verliere, kann es passieren, daß ich den Kellner wüst beschimpfe.
↓
Wenn das passierte, würde ich mich vor allen Gästen schämen.
↓
Dann starren mich alle mit Verachtung oder Haß an.
↓
Dann werde ich verrückt.
↓

Sie werden mich in einer Zwangsjacke abführen.
↓
Man wird mich in die geschlossene Psychiatrie bringen.
↓
Weil man mich einsperrt, werde ich noch verrückter.
↓
Es wird mir nie mehr gelingen, mich aus meiner beschämenden Lage zu befreien.

Bei Robert hatte das Was-ist-wenn-Denken in Verbindung mit der Vorstellung, Wut könne gefährlich sein, zu extremer Isolation geführt, weil er jeden Kontakt zu anderen Menschen und jedes Auftauchen in der Öffentlichkeit zu vermeiden versuchte, aus Furcht davor, daß in solchen Situationen bei ihm Wut oder Angst aktiviert werden könnten.

Wenn Sie diese Art von Was-ist-wenn-Denken bei sich beobachtet haben, könnten Sie davon profitieren, sich, wie es in Kapitel 7 beschrieben wird, eine imaginative Exposition zu konstruieren. Wenn Sie sich die Situation, vor der Sie sich fürchten, wiederholt vorstellen und sich so damit konfrontieren, wird die Gefahr, die Sie sich vorstellen, immer weniger bedrohlich.

Eine weitere Strategie besteht darin, mit dem Wütendwerden oder mit dem Kontrollverlust zu experimentieren. Allerdings brauchen Sie dazu einen Partner, der Ihnen hilft, ein Szenario, vor dem Sie sich fürchten, im Rahmen eines Rollenspiels nachzustellen:

1. Machen Sie eine Audioaufnahme von einem fünf Minuten langen Rollenspiel über eine Situation, die bei Ihnen gewöhnlich oder manchmal Wut erzeugt (oder irgendeine andere Emotion, mit der Sie Probleme haben). Es kann sich um eine Situation handeln, die sich in Ihrem Leben häufig wiederholt, oder um etwas, das Sie immer wieder ärgert – beispielsweise Ihr Eindruck, ein Verkäufer versuche absichtlich, Sie zu betrügen. Nutzen Sie diese Beispielsituation, um mit der Person, die die Rolle des Verkäufers spielt, heftig zu streiten. Lassen Sie den Dialog immer hitziger werden, und scheuen Sie sich nicht, sich immer krasser auszudrücken und immer lauter zu werden. Sie können sogar brüllen und eventuell zusätzlich auf ein Kissen schlagen. Lassen Sie es richtig krachen!
2. Nun hören Sie sich die Aufnahme an. Wenn Sie meinen, Sie könnten die Szene noch dramatischer gestalten, dann nehmen Sie die Szene noch einmal neu auf. Sobald Sie mit dem Ergebnis zufrieden sind, hören Sie sich diese Aufnahme an und beobachten Ihr Angstniveau. Steigt es auf einen SUD-Wert von 60 oder 70? Wenn ja, dann hören Sie sich die Aufnahme erneut an, insgesamt so lange, bis der SUD-Wert mindestens auf die Hälfte gesunken ist.

3. Steigt Ihr Angstniveau nicht, so versuchen Sie, das Rollenspiel mit einem Partner im Beisein anderer auszuführen. Das können Sie in einem Restaurant, einem Park oder einem Geschäft tun – an jedem Ort, wo Sie starke Angst spüren, daß die Situation für Sie peinlich werden könnte und Sie Gefahr laufen, die Kontrolle zu verlieren. Widmen Sie sich dem Rollenspiel fünf Minuten lang, und achten Sie dabei auf den SUD-Wert. Führen Sie das Rollenspiel an verschiedenen Orten in der Öffentlichkeit aus, an denen Ihre Angst geweckt wird, bis die Habituation eingetreten ist und Sie sich mit dieser Emotion trotz der Öffentlichkeit relativ wohl fühlen.

Was ist, wenn sich Ihre Überzeugungen nicht verändern?

Manchmal lassen sich unrealistische Annahmen und unzutreffende Überzeugungen nur schwer verändern. Wenn der Teufelskreis der zwanghaften Ängste und Rituale erst einmal entstanden ist, lassen sich Überzeugungen bezüglich dessen, was schädlich und gefährlich ist und was nicht, kaum noch modifizieren. Falls Ihre Überzeugungen sehr resistent sind, können Sie folgende Möglichkeiten ausprobieren:

- Fest verwurzelte zwanghafte Ängste lassen sich manchmal verändern, indem man das Gegenteil dessen tut, was man aufgrund der durch die Zwangsstörung verursachten Überzeugungen eigentlich tun müßte. Falls es Ihnen nicht gelingt, die Überzeugungen direkt zu verändern, können Sie intensiv daran arbeiten, das zu verändern, was Sie angesichts Ihrer unzutreffenden Überzeugungen tatsächlich *tun*. Die beste Möglichkeit, die unzutreffende Überzeugung zu verändern, daß man, um Krankheiten zu verhindern, den Kontakt zu »kontaminierten« Möbeln und das Berühren »kontaminierter« Gegenstände vermeiden müsse, besteht darin, genau das Gegenteil zu tun: sich ganz bewußt mit den eigenen Ängsten zu konfrontieren, indem man sich beispielsweise auf die beängstigenden Möbelstücke setzt und die gefürchteten Gegenstände berührt. (Dies ist der Kern der ERP, die Sie in Kapitel 6 kennengelernt haben.) Tun Sie es einfach, so oft Ihnen Ihr unter dem Einfluß der Zwangsstörung stehendes Denken auch vorhalten mag, Sie riskierten, krank zu werden oder sogar zu sterben. Wenn Sie sich konsequent anders verhalten, als Ihre unter dem Einfluß der Zwangsstörung stehenden Überzeugungen es Ihnen nahelegen, verändern sich Ihre fest verwurzelten Überzeugungen allmählich.
- Auch wenn es Sie ängstigt, sollten Sie daran arbeiten, sich vom Streben nach völliger Kontrolle über das, was Ihnen Sorgen macht, zu lösen. Wenn man dies erreichen will, ist es nützlich, sich selbst etwa wie folgt anzubrüllen: »*Ich sage hier, was*

Sache ist, und ich werde das auf keinen Fall noch einmal tun!« Anschließend gehen Sie weg, ohne Ihr Ritual auszuführen.

- Vergegenwärtigen Sie sich, daß Ihre durch die Zwangsstörung bedingten unzutreffenden Überzeugungen zwar Schmerzen verursachen, Sie aber möglicherweise gar nicht merken, daß Sie an Ihren Überzeugungen festhalten. Möglicherweise widerstrebt es Ihnen einfach, sie zu verändern. Im Sinne der Zwangsstörung ist das durchaus verständlich, weil solche Überzeugungen den Betroffenen ermöglichen, sich in einer Welt, die ihnen oft als beängstigend und unberechenbar erscheint, sicher zu fühlen. Fragen Sie sich, ob der Preis, den Sie für das Gefühl der Kontrolle und Sicherheit zahlen, die unangenehme Wirkung dieser Überzeugungen auf Ihr Leben rechtfertigt.
- Denken Sie über eine medikamentöse Behandlung Ihrer Zwangsstörung nach. Das richtige Medikament kann die Wirkung aufdringlicher Gedanken erheblich verringern und es Ihnen erleichtern, Ihre Gedanken, Rituale und Überzeugungen zu verändern.

HILFE FÜR FAMILIENANGEHÖRIGE UND FREUNDE

Könnte es sein, daß Sie als Angehöriger oder Freund eines Menschen mit einer Zwangsstörung unzutreffende Überzeugungen hegen, die sich auf die Genesung des Betroffenen beziehen? Falls diese Frage Sie schockiert, sollten Sie sich einmal fragen, was Ihrer Meinung nach geschehen würde, wenn Sie den Menschen, den Sie lieben, während eines Anfalls von Zwangsverhalten nicht beruhigen würden. Was würde Ihrer Meinung nach geschehen, wenn Sie sich an seinen Ritualen nicht beteiligten und wenn Sie ihm bestimmte Dinge die er sich wünscht, nicht kaufen würden? Ist der Kranke eventuell robuster, als Sie glauben? Vielleicht würde er mit seiner Zwangsstörung besser fertig, wenn Sie ihm einen Teil Ihrer bisherigen Unterstützung entzögen – nach vorheriger Absprache.

Im folgenden haben wir einige typische unzutreffende Überzeugungen von Freunden und Verwandten von Menschen mit einer Zwangsstörung zusammengestellt und diesen Überzeugungen realistischere Sichtweisen gegenübergestellt. Benutzen Sie diese Liste, um sich mit Ihren eigenen unrealistischen Einschätzungen auseinanderzusetzen.

kognitiver Irrtum	fehlerhafte Überzeugung	realistische Einschätzung
Überschätzen von Risiken, potentiellen Schädigungen und Gefahren	Wenn ich meinen Mann nicht beruhige, wird er sich so unwohl fühlen, daß ich es nicht ertragen kann.	Ich unterstütze die Genesung meines Mannes am besten, indem ich ihm nicht jedesmal ein Rettungsseil zuwerfe, wenn er Angst bekommt. Ich muß der Krankheit Paroli bieten, nicht meinem Mann.
	Ich fühle mich so schuldig, wenn meine Frau sich unwohl fühlt. Wenn etwas Schlimmes passieren würde, würde ich mir das nie verzeihen.	Indem ich meine Frau nicht bestärke, ergreife ich Partei für ihre Weiterentwicklung und ihre Genesung von der Zwangsstörung.
übermäßiges Kontroll- und Perfektionsbedürfnis	Meine Partnerin sollte zulassen, daß ich ihr bei ihren Expositionsübungen mehr helfe.	Es ist okay für mich, wenn sie diese Übungen allein ausführen möchte. Entscheidend ist, daß sie lernt, selbst mit ihrer Zwangsstörung fertig zu werden.
Katastrophendenken	Mein Sohn wird nie einen vernünftigen Job bekommen und auf eigenen Füßen stehen.	Ich bin kein Wahrsager. Niemand weiß, was die Zukunft bringen wird. Und Negativität und Zynismus helfen ihm auch nicht weiter.
Schwarzweißdenken oder Alles-oder-nichts-Mentalität	Er sollte die ERP-Übungen vollständig und perfekt ausführen, sonst wird sich sein Zustand nie bessern.	Keine Expositionsübung wird perfekt ausgeführt. Wichtig ist, daß er es versucht und das Beste tut, was ihm im augenblicklichen Stadium des Genesungsprozesses möglich ist.
	Er hat sich heute nicht an die Regeln gehalten und sich gegen die Abmachung gewaschen. Was für ein entsetzlicher Verlierer er doch ist!	Er hat heute gegen die Abmachung gehandelt. Ich kann ihm helfen herauszufinden, was falsch gelaufen ist. Vielleicht kann er es dann korrigieren und sich darauf freuen, es morgen besser zu machen.

→

kognitiver Irrtum	fehlerhafte Überzeugung	realistische Einschätzung
	Mittlerweile müßte es ihr doch besser gehen. Warum kommt sie nur nicht darüber hinweg?	Sie befindet sich im schwersten Kampf, den sie jemals im Leben hat durchstehen müssen, und eine Zwangsstörung ist ein entsetzlicher Gegner. Ich möchte mich einschalten und ihr über die Durststrecke hinweghelfen.
übertriebenes Verantwortungsgefühl	Wenn ich mich nicht an den Ritualen meines Mannes beteilige, könnte er seine Arbeit verlieren.	Ich werde mich nur insoweit an Ritualen beteiligen, als es darum geht, daß immer etwas zu essen auf den Tisch kommt, und ich werde versuchen, die Genesung meines Mannes zu unterstützen, indem ich meine Unterstützung der Rituale wann immer möglich verringere.
Was-ist-wenn-Denken	Was ist, wenn dieses Programm seinen Zweck nicht erfüllt? Wie wird mein Mann damit fertig werden? Wie werde ich überleben?	Ich kann durchhalten, während dieser Genesungsprozeß sich Schritt für Schritt entfaltet. Ich werde über diese Brücken gehen, wenn ich sie erreiche.

9 Akzeptieren und Achtsamkeit

Trotz Zwangsstörung ein erfülltes Leben führen

Die meisten Ziele erreichen wir nicht, weil wir die Zeit darauf verwenden, zweitrangige Dinge zuerst zu tun.

— ROBERT J. MCKAIN

Ist Ihnen schon einmal aufgefallen, daß um so mehr Dinge bleiben, wie sie sind, oder sogar schlechter werden, je intensiver Sie versuchen, bestimmte Arten von Problemen zu lösen? In diesem Buch geht es hauptsächlich um Techniken, die Ihnen helfen sollen, Ihre Zwangsstörung »loszuwerden«, und diese Techniken können sehr nützlich sein und sind es auch oft. Doch so sorgsam Menschen die Werkzeuge der kognitiv-behavioralen Therapie (KBT) auch benutzen mögen, manchmal bleiben unangenehme Symptome trotzdem bestehen. Natürlich ist das manchmal einfach deshalb so, weil die Betroffenen nicht bereit sind, sich »wirklich Mühe zu geben« oder sich mit schwierigen Dingen zu konfrontieren, obwohl das letztlich befreiend wirken würde.

Aber selbst wenn Sie in der Anwendung der KBT erfahren wären und diese Techniken sachgemäß anwenden würden, könnten Sie sich so sehr bemühen, daß Ihr Angstniveau paradoxerweise hoch bliebe und Sie auf Ihre zwanghaften Gedanken und Handlungen fixiert blieben. Wir bezeichnen dies als zwanghaftes Verhalten im Hinblick auf die Symptome der Zwangsstörung (engl.: *obsessing about obsessing*)! Man kann sich derart darauf versteifen, die eigenen Symptome überwinden zu wollen, daß man nichts anderes im Leben mehr sieht und so einen neuen Zwang kreiert. Wir können Ihnen nur raten: Hören Sie auf der Stelle damit auf – befreien Sie sich aus der Tretmühle, bemühen Sie sich nicht länger, und beginnen Sie, *trotz* Ihrer Symptome zu leben. Eine neue, sogenannte dritte Welle der kognitiven Therapie hat sich zum Ziel gesetzt, Ihnen genau dabei zu helfen. Sie hat den Namen *Acceptance-and-Commitment-Therapie* oder ACT (gesprochen »Äkt«!), und möglicherweise ist dies der »nächste große Trend« in der kognitiv-behavioralen Behandlung von Angststörungen, zu denen ja auch die Zwangsstörungen zählen. Aus ACT-Sicht ist es zwar möglich, Zwangshandlungen unter Kontrolle zu bringen, doch für zwanghafte Gedanken und Ängste gilt dies nur bedingt. Wenn Sie Ihr Ziel darin sehen, Ihr zwanghaftes Verhalten unter Kontrolle zu bringen, statt Ihre zwanghaften Gedanken und Ihre Ängste zu kontrollieren, sehen Sie Ihre Zwangsstörung auf eine völlig neuartige Weise.

Acceptance-and-Commitment-Therapie

Die *Acceptance-and-Commitment-Therapie* (ACT) wurde Mitte der 1980er Jahre von Dr. Steven Hayes entwickelt, der als Professor für Psychologie an der *University of Nevada*, Reno, lehrt und durch seine Arbeit die Ansichten der Profession über zahlreiche psychische Krankheiten, darunter auch der Zwangsstörungen, stark verändert hat. Der ACT-Ansatz des Umgangs mit Zwangsstörungen entspricht zwar den kognitiv-behavioralen Prinzipien, die auch der ERP zugrunde liegen, unterscheidet sich aber von dieser in einigen wichtigen Punkten. Die ACT hilft dem Klienten nicht primär, sich von schmerzhafte Gedanken, Gefühlen und Erlebnissen zu lösen, sondern sie sieht solche Unannehmlichkeiten als im Leben eines Menschen ohnehin unvermeidbar. Die ACT-Arbeit versucht, dem Klienten beizubringen, stärker in der Gegenwart zu leben, sich auf die eigenen Ziele und Werte zu konzentrieren und außerdem Raum für den Umgang mit schwierigen inneren Empfindungen zu schaffen. Die ACT lehrt, mit schmerzhaften Gedanken und Gefühlen umzugehen und sich durch Akzeptieren und Achtsamkeit wohler mit ihnen zu fühlen. Weitere wichtige Ziele der ACT sind, Selbstmitgefühl und Verhaltensflexibilität zu entwickeln. All dies soll Menschen helfen, lebensfördernde Verhaltensmuster zu entwickeln. Die ACT zielt nicht auf die Überwindung von Schmerzen oder die Bekämpfung bestimmter Gedanken oder Emotionen, sondern sie versucht Menschen zu helfen, das Leben anzunehmen und alles zu erleben, was es anzubieten hat, sowohl das Positive, so wie Freude, als auch die zwangsläufig auftretenden Schwierigkeiten, so wie Furcht, Angst und Sorgen. Die ACT weist einen Weg aus dem Leiden, indem sie Menschen hilft, das Leben zu führen, das sie sich am sehnlichsten wünschen, und in diesem Leben alles zuzulassen, was ihnen auf ihrem Lebensweg begegnet. Wir können Ihnen auf den folgenden Seiten nur einen ersten Eindruck davon vermitteln, worum es bei der ACT geht. Falls diese Darstellung Ihr Interesse weckt, empfehlen wir Ihnen, auf die vielen Bücher und Ressourcen zum Thema ACT zurückgreifen, die mittlerweile existieren (einige werden am Ende dieses Buches aufgeführt).

ACT ist im Rahmen einer fundierten wissenschaftlichen Tradition entstanden. Eine engagierte Forschergemeinschaft untersucht zur Zeit die wissenschaftlichen Fundamente der ACT und die Wirksamkeit der ACT-Techniken bei zahlreichen Problemen, unter anderem bei Zwangsstörungen, Angststörungen, Depression und

Substanzmißbrauch, um nur einige zu nennen. Das ACT-Modell basiert auf sechs zentralen Prinzipien, die für die behaviorale und psychologische Flexibilität von großer Bedeutung sind. Im vorliegenden Kapitel werden wir uns damit befassen, wie diese Prinzipien bei der Befreiung von einer Zwangsstörung von Nutzen sein können:

- Akzeptieren (im Gegensatz zum Vermeiden) dessen, was man erlebt
- Kontakt zum gegenwärtigen Augenblick oder Achtsamkeit
- kognitive Defusion (im Gegensatz zur Fusion)
- Selbst als Kontext oder beobachtendes Selbst
- Werte
- engagiertes Handeln

Erlebensvermeidung im Gegensatz zum Akzeptieren dessen, was man erlebt

Die Symptome einer Zwangsstörung werden durch Bemühungen aufrechterhalten, innere Empfindungen wie Zweifel, Angst und Sorgen zu vermeiden. Doch Gedanken und Gefühle sind nicht das Problem, sondern aus ACT-Sicht besteht es in dem Bemühen, diese Dinge unter Kontrolle zu behalten oder sie zu vermeiden. Bemühungen, Schmerz und Unbehagen zu vermeiden, leisten in der Welt des Materiellen gute Dienste. Sie tun dies jedoch nicht, wenn wir unsere privaten, inneren Erlebnisse und Empfindungen zu vermeiden versuchen – unsere Gedanken, Gefühle, Impulse, Empfindungen und Dränge. Die englische Spruchweisheit »*Whatever you resist persists*« (»Das, wogegen du Widerstand entwickelst, bleibt bestehen«) ist in diesem Zusammenhang sehr wichtig (und wir werden uns in Kapitel 10 ausgiebiger damit beschäftigen). Durch das Vermeiden werden die unangenehmen inneren Empfindungen und Gefühle nur noch stärker. Außerdem sollten Sie sich darüber im klaren sein, was Ihr Vermeidungsverhalten Sie kostet. Wie haben Ihre Bemühungen, Angst und zwanghafte Tendenzen zu vermeiden, Ihr Leben verändert? Wir nehmen an, daß diese Strategien Ihr Leben kleiner gemacht haben, nicht größer.

Akzeptieren dessen, was man erlebt, ist das Heilmittel gegen den Treibsand des Vermeidens. Man könnte Akzeptieren als das Nehmen oder Empfangen von etwas Angebotenem definieren. Aus der Perspektive der ACT bedeutet dies, daß man bereit ist, auch unangenehmen Gefühlen, Empfindungen und Drängen Raum zu geben und zuzulassen, daß sie kommen und gehen, ohne daß man gegen sie ankämpft, sie vermeidet oder ihnen übertrieben viel Aufmerksamkeit schenkt. Das Akzeptieren unangenehmer innerer Erlebnisse ist nicht gleichbedeutend mit einer Niederlage oder mit Aufgeben. Wenn es um Zwangsstörungen geht, ist die Bereitschaft, zuvor vermiedene Gedanken zuzulassen, egal wie abstoßend und beängstigend sie einem auch erscheinen mögen, eine Voraussetzung für die Befreiung von dem Entsetzen, das Gedanken dieser Art verursachen. Aus ACT-Sicht ist das Ziel der Behandlung jedoch nicht unbedingt, sich von diesen Gedanken zu befreien, sondern sich nicht in ihren Inhalt zu verstricken und zu lernen, trotz ihrer Existenz die Lebensziele, die einem wichtig sind, zu verfolgen. Jeder hat hin und wieder sehr unangenehme Gedanken, und tatsächlich treten diese Gedanken meist sanft und ganz von selbst wieder in den Hintergrund, wenn man nicht aktiv wird, um sie zu vermeiden, sondern statt dessen zielbewußt den Lebensweg einschlägt, den man als wertvoll ansieht.

Kontakt zum gegenwärtigen Augenblick

Kontakt zum gegenwärtigen Augenblick oder Achtsamkeit ist das Mittel gegen Mühsal. Achtsamkeit beinhaltet, daß man das Gewahrsein bewußt und aus einer Haltung der Offenheit, des Interesses und der Empfänglichkeit heraus auf das Erleben im Hier und Jetzt einschließlich der aktuellen Gedanken richtet (Harris 2006). Durch die Achtsamkeitsübung lernen Sie, Gedanken und Gefühle sein zu lassen, was sie sind, sie kommen und gehen zu lassen, ohne sich darauf zu fixieren und ohne mit ihnen zu kämpfen. Aus ACT-Sicht zielt die Nutzung der Achtsamkeit bei der Behandlung von Zwangsstörungen darauf, eine Möglichkeit zu finden, zwanghafte und von Angst geprägte Gedanken offen und akzeptierend, statt defensiv und reaktiv zu erleben.

Es gibt viele Übungen, die der Entwicklung von Achtsamkeit dienen, in der ACT ebenso wie in anderen evidenzbasierten Behandlungsformen, beispielsweise der *Dialektisch-Behavioralen Therapie* (Linehan 2006), der *Achtsamkeitsbasierten Kognitiven Therapie* (MBCT – Segal, Williams & Teasdale 2008) und der *Stressbewältigung durch Achtsamkeit* (MBSR – Kabat-Zinn 1991). Außerdem haben alle wichtigen religiösen und philosophischen Traditionen Techniken zum Erreichen des Zustandes der Achtsamkeit entwickelt.

Achtsamkeit ist nur durch möglichst regelmäßiges Üben zu erreichen, wobei dies sowohl formell als auch informell geschehen kann. Im Falle der formellen Achtsamkeitsübung, achtsamkeitsbasierte Meditation genannt, nimmt man sich vor, jeden Tag eine bestimmte Zeitspanne, beispielsweise einmal täglich dreißig Minuten oder zweimal täglich je 15 Minuten, der allmählichen Entwicklung der Fähigkeit zur Achtsamkeit zu widmen. Informelle Achtsamkeitsübung beinhaltet, die bereits entwickelte Achtsamkeit in verschiedenen Alltagssituationen zu nutzen. Beide Arten der Achtsamkeitsübung dienen der Zielsetzung der ACT, den Kontakt zum gegenwärtigen Augenblick zu verstärken.

FORMELLE ACHTSAMKEITSBASIERTE MEDITATION

Wir werden weiter unten beschreiben, wie Sie Achtsamkeit informell im Hinblick auf Ihre Zwangsstörung üben können; vorher jedoch werden wir Ihnen kurz erklären, wie Sie sich in formeller achtsamkeitsbasierter Meditation üben können.

1. Reservieren Sie einen besonderen, gut aufgeräumten Bereich in Ihrer Wohnung für die Achtsamkeitsübung. (Falls die Zwangsstörung bei Ihnen in einem exzessiven Sammeltrieb zum Ausdruck kommt, ist es für Sie möglicherweise schon schwierig, einen »gut aufgeräumten Bereich« zu schaffen.) Um Ablenkung zu vermeiden, sollten Sie das Telefon, das Fernsehen, den Computer und Musikquellen jeder Art ausschalten; Sie können jedoch, sobald Sie mit der Achtsamkeitsübung etwas vertrauter sind, Geräusche und andere ablenkende Faktoren in die Achtsamkeitsübung einbeziehen. Benutzen Sie zur zeitlichen Orientierung einen Wecker mit einem leisen akustischen Signal.
2. Setzen Sie sich in aufgerichteter, aber dennoch bequemer Haltung auf ein Kissen, das auf dem Boden liegt, oder auf einen Stuhl. Senken Sie die Augenlider leicht, und richten Sie den Blick auf einen Punkt ein bis zwei Meter vor Ihnen auf dem Boden. Wenn Sie die Augen ganz schließen, schweift Ihr Geist leichter ab, oder Sie schlafen allmählich ein.
3. Schalten Sie den Wecker ein. Am besten beginnen Sie mit einer fünfzehnminütigen Übungszeit und verlängern die Zeitspanne allmählich. Atmen Sie dreimal sehr tief und langsam. Nach dem dritten tiefen Ausatmen kehren Sie zum normalen Atmen zurück, ohne sich besonders zu bemühen, Geschwindigkeit oder Tiefe der Atemzüge zu kontrollieren oder zu regulieren. Lassen Sie den Atem beim Einatmen tief in den Bauch strömen. Sobald der Bauch mit Luft gefüllt ist, leiten Sie den Atem in die Brust. Beim Ausatmen gehen Sie umgekehrt vor.
4. Sobald Sie sich bei Ihrem Atemrhythmus wohlfühlen, können Sie die Atemzüge zu zählen beginnen. Beim Einatmen zählen Sie »eins« und atmen anschließend ganz natürlich aus. Beim nächsten Einatmen zählen Sie »zwei« und fahren so fort, bis Sie »zehn« erreichen. Denken Sie stets daran, nur beim Einatmen zu zählen. Sorgen Sie sich nicht, Sie könnten beim Zählen den Faden verlieren oder eine Zahl wiederholen. Wenn das passiert, können Sie einfach da wieder anfangen, wo es Ihnen richtig erscheint.
5. Nachdem Sie einen Zyklus von zehn Atemzügen abgeschlossen haben, achten Sie eine Zeitlang auf alle eventuell auftauchenden physischen Empfindungen. Verfolgen Sie die physischen Bewegungen, die Ihr Atmen verursacht; achten Sie darauf, wie sich das Kissen oder der Stuhl, auf dem Sie sitzen, anfühlt, und nehmen Sie

wahr, wie sich die Luft auf Ihrer Haut anfühlt. Lauschen Sie auf leise Geräusche, die Ihnen sonst entgehen würden. Achten Sie auf das kleinste Detail, beispielsweise darauf, wie sich Ihre Kleidung auf der Haut anfühlt, oder auf das Summen des Kühlschranks.

6. Nachdem Sie Ihr Gewahrsein eine Weile auf physische Empfindungen gerichtet haben, beginnen Sie erneut damit, zehn Atemzüge zu verfolgen.
7. Während dieser formellen Meditationsübung werden Sie erleben, daß Gedanken in Ihrem Geist auftauchen, beispielsweise: »Was ist, wenn ich das hier falsch mache?« Oder: »Was ist, wenn das hier nichts bringt?« Oder: »Was ist, wenn ich nicht in der Lage bin, meine Gedanken unter Kontrolle zu bringen?« Das Auftauchen von Gedanken, die sich auf frühere und zukünftige Ereignisse beziehen, ist völlig normal. Erkennen Sie ihr Auftauchen sanft an, indem Sie beispielsweise denken: »Danke, Geist« oder: »Ich registriere meinen Gedanken, daß _____«, und lösen Sie sich anschließend davon und richten die Aufmerksamkeit wieder auf die Atmung. Sie können mit verschiedenen Möglichkeiten, auftauchende Gedanken anzuerkennen, experimentieren. Entscheidend ist, daß Sie die Gedanken nur sanft beobachten, ohne auf sie zu reagieren, und daß Sie sich dann wieder von ihnen lösen. Im Laufe der Zeit werden Sie selbst herausfinden, wie Sie beim Auftauchen von Gedanken am besten reagieren.
8. Sobald das Weckersignal ertönt, atmen Sie erneut dreimal tief und langsam. Danach lassen Sie zu, daß sich Ihre Augen wieder vollständig öffnen, und kehren mit Ihrem Gewahrsein in den physischen Raum zurück. Sie können sich auch ein wenig Zeit nehmen, um sich zu dehnen oder einen kurzen Spaziergang zu machen, falls Ihre Beine oder Ihr Rücken infolge des langen Sitzens verspannt oder ermüdet sind.

Vergessen Sie nie, daß die Entwicklung von Achtsamkeit nicht darauf zielt, die aufdringlichen Gedanken generell zu verringern, sondern daß es darum geht, die Fähigkeit zur Beobachtung des natürlichen Aufwallens und Abflauens der Gedanken, die von Augenblick zu Augenblick kommen und gehen, zu verbessern. Dies ist ein sehr wirksames Werkzeug für den Umgang mit Ihrer Zwangsstörung.

INFORMELLE ACHTSAMKEITSPRAXIS FÜR
DIE BEWÄLTIGUNG EINER ZWANGSSTÖRUNG

Um Achtsamkeit im Alltag zu nutzen, muß man die Aufmerksamkeit bewußt und ohne zu urteilen auf das Erleben in jedem Augenblick in allen Lebensbereichen richten. Dies läßt sich wie folgt auf den Umgang mit zwanghaften Gedanken und Triggern, mit denen Sie im Laufe des Tages konfrontiert werden, anwenden:

1. Achten Sie darauf, wann Ihre Angst- oder Furchtempfindungen stärker werden.
2. Versuchen Sie, sich darauf bezogen in die Haltung des unparteiischen Beobachters zu versetzen. Eine »mentale Anmerkung« wie »Da ist wieder so ein zwanghafter Gedanke« kann Ihnen helfen, ein wenig Raum zwischen sich selbst und dem Gedanken zu schaffen.
3. Achten Sie darauf, wie Sie sich gewöhnlich instinktiv wappnen, um das Unbehagen zu vermeiden, das ein Gedanke erzeugen kann, indem Sie bei seinem Auftauchen sofort ein Ritual ausführen, entweder im Geiste oder in Form einer Handlung. Beachten Sie, wie der Drang, ein Ritual auszuführen, in Ihrem Körper Veränderungen initiiert, beispielsweise indem die Atmung schneller wird, Muskeln sich anspannen, Hände oder Füße zu kribbeln anfangen oder Finger taub werden. Beschreiben Sie, was in Ihrem Körper geschieht: »Ich merke, daß sich meine Hände _____ anfühlen. Ich merke, daß sich meine Füße _____ anfühlen.«
4. Begegnen Sie Vermeidungsimpulsen, indem Sie sich auf Ihren Atem konzentrieren. Dadurch treten Sie direkt zu Ihrem Erleben in jedem Augenblick in Kontakt. Erweitern Sie den Fokus Ihres Gewahrseins anschließend so, daß es auch Ihre ängstlichen Gedanken einschließt. Atmen Sie langsam ein und aus, und verfolgen Sie dabei das gleichmäßige Ein- und Ausströmen des Atems. Bleiben Sie im Augenblick präsent, und nehmen Sie alle Empfindungen auf, ohne sie mit Urteilen oder Etiketten wie »gut«, »schlecht«, »böse« oder »beängstigend« zu versehen.
5. Fahren Sie fort, achtsam zu atmen, bis sich der Drang zu einer zwanghaften Aktivität aufgelöst hat. Sie können diesen Drang nicht vertreiben, sondern müssen *zulassen*, daß er von selbst verschwindet.

Wenn Sie die Achtsamkeit zur Auflösung der Trigger für zwanghafte Handlungen nutzen wollen, müssen Sie dies Tag für Tag üben. Doch diese Mühe wird belohnt – nicht nur dadurch, daß Ihre Fähigkeit zu achtsamem Sein und Tun verbessert wird, sondern auch durch einen Zuwachs an Freiheit, in den für Sie wichtigen Lebensbereichen aktiv zu sein.

Kognitive Fusion im Gegensatz zu Defusion

Der Begriff *kognitive Fusion* bezeichnet die menschliche Tendenz, sich in Gedanken zu verfangen und anzunehmen, daß das Denken ebenso großen Einfluß auf das Leben habe wie reale Ereignisse. Aber denken Sie einmal über folgendes nach: Ist der Gedanke daran, jemanden zu erstechen, ebenso übel, wie tatsächlich jemanden zu erstechen? Natürlich nicht. Das eine ist ein Gedanke, das andere eine Handlung. Im Falle einer Zwangsstörung gewinnt diese Art, die tatsächlichen Verhältnisse zu verzerren, eine ungeahnte Macht, insbesondere wenn sich die Zwangsstörung primär auf die Gedanken bezieht (diese Form der Zwangsstörung wird in Kapitel 10 behandelt). Das Konzept der Fusion von Denken und Handeln, das an anderer Stelle in diesem Buch erklärt wird, ist eine extreme Form kognitiver Fusion, die bei Menschen mit einer Zwangsstörung auftreten kann. Kognitive Fusion beinhaltet, daß jemand seine eigenen Gedanken für das Allerwichtigste hält, daß er sich mit ihnen identifiziert und sie sogar fürchtet.

Hingegen bedeutet der Begriff kognitive Defusion, daß jemand sich von seinen eigenen Gedanken distanzieren und sie beobachten kann, ohne sich in ihren Inhalt zu verstricken. Die ACT bietet zahlreiche Techniken für die kognitive Defusion an, unter denen einige stark den in früheren Kapiteln beschriebenen Expositionstechniken ähneln. Beispielsweise kann man die in Kapitel 7 beschriebenen Übungen zur imaginativen Exposition auch als Technik der kognitiven Defusion verstehen. Ziel der Defusion ist, daß Sie lernen, Ihre Gedanken anders zu empfinden und deren Wirkung auf Ihr Verhalten anders einzuschätzen. Im folgenden werden einfache Defusionstechniken für zwanghafte oder angsterzeugende Gedanken beschrieben.

- Schreiben Sie einen beunruhigenden, angsterzeugenden Gedanken immer wieder auf, Hunderte von Malen, bis er für Sie zu einer völlig bedeutungslosen Wortfolge geworden ist. Sie können den Gedanken auch immer wieder laut aussprechen. Wiederholen Sie beispielsweise laut fünfzigmal das beängstigende Wort »Gehirntumor«. Nachdem Sie das fünfzigmal getan haben, ist die beängstigende Bedeutung verflogen, und das Wort klingt eher wie ein sinnloser Buchstabensalat.
- Nehmen Sie eine kurze verbale Formulierung eines Entsetzen hervorrufenden Gedankens akustisch auf, und hören Sie sich diese Aufnahme so lange immer wieder an, bis die Wörter für Sie jede Bedeutung verlieren. (Das ist nicht das Gleiche wie die imaginative Exposition, weil es nicht darum geht, die Habituation zu erreichen, und weil Sie nur eine sehr kurze Formulierung des Gedankens aufzunehmen brauchen.)
- Stellen Sie sich vor, daß Ihre zwanghaften Gedanken wie Pop-up-Fenster auf einem Computerbildschirm auftauchen – als etwas außerhalb von Ihnen.

- Intonieren Sie den angsterzeugenden Gedanken mit einem fröhlichen Singsang.
- Sprechen Sie die beängstigenden Gedanken mit anderen Stimmen – beispielsweise mit der von Donald Duck.
- Sprechen Sie die angsterzeugenden Gedanken extrem langsam immer wieder.
- Entwickeln Sie Kategorien für Ihre typischen zwanghaften Gedanken, und benutzen Sie diese für Beschreibungen privater Ereignisse, beispielweise: »In meinem Geist taucht gerade einer von diesen ›Kontrollverlust‹-Gedanken auf.«

Selbst als Kontext oder beobachtendes Selbst

»Selbst als Kontext« ist der Teil von Ihnen, der ständig da ist, beobachtet und erlebt und der sich von Ihren Gedanken, Gefühlen, Empfindungen, inneren Bildern und Erinnerungen unterscheidet und von alldem getrennt ist. Im Rahmen der ACT wird dies manchmal auch *beobachtendes Selbst* und *transzendentes Selbst* genannt. Ganz gleich, wie man es nennt, es ist das beständige, unparteiische Selbst, das nicht geschädigt werden kann und immer präsent ist. Beispielsweise läßt sich das Erleben des Gedankens »Was ist, wenn ich die Kontrolle verliere und mein Kind mit diesem Küchenmesser erteche?« in zwei Perspektiven unterteilen, nämlich in den eigentlichen Gedanken und in das Selbst, das beobachtet, wie dieser Gedanke gedacht wird. Das beobachtende Selbst ergreift im Kampf um die Kontrolle über angsterzeugende Gedanken und Gefühle nicht Partei. Aus ACT-Sicht ist kein Gedanke für das beobachtende Selbst gefährlich oder bedrohlich, sondern jeder Gedanke ist nur ein Gedanke.

Die ACT hilft Menschen durch zahlreiche Techniken, zum beobachtenden Selbst in Kontakt zu treten, unter anderem Metaphern. Eine nützliche Metapher für die Vorstellung eines Selbst als Kontext ist die eines Schachbretts und Ihrer Gedanken als der Figuren darauf (Hayes, Strosahl & Wilson 2004, S. 201 f.), wobei die angsterzeugenden Gedanken auf der einen Seite des Spielfeldes stehen und die Ängste davor, sich solchen Gedanken entsprechend zu verhalten, auf der anderen Seite. Während des Spiels werden die Figuren ständig bewegt. Manchmal ist die eine Seite der anderen deutlich überlegen, manchmal die andere, und hin und wieder sind beide Seiten gleich stark. Doch unabhängig vom aktuellen Stand der Partie wird das Schachbrett selbst von dem Drama zwischen den beiden Parteien nicht betroffen, nicht bewegt und nicht geschädigt.

Sie können die Perspektive »Selbst als Kontext« entwickeln, indem Sie Ihre Art, innere Erlebnisse zu beschreiben (die typischerweise durch Fusion gekennzeichnet ist), verändern. Es folgen Beispiele dafür, wie man dies bei Vorliegen einiger für Zwangsstörungen typischer Gedanken erreichen kann.

Beschreibung im Sinne einer Fusion	Beschreibung im Sinne des Selbst als Kontext
Ich bin verängstigt.	*Ich bin bezüglich des Gefühls »verängstigt« präsent.*
Ich denke, ich ersteche mein Kind. Es ist gefährlich so etwas zu denken!	*Vor meinem inneren Auge sehe ich Bilder davon, wie ich mein Kind ersteche, und mein unter dem Einfluß einer Zwangsstörung stehender Geist nennt dies »gefährlich«. Aber das ist nur ein Gedanke.*
Was ist, wenn ich die Kontrolle verliere und etwas Schreckliches passiert?	*Das Geplapper in meinem unter dem Einfluß einer Zwangsstörung stehenden Geist sagt: »Was ist, wenn etwas Schreckliches passiert?«*
Ich glaube, ich habe gerade jemanden gestreift, der Blut an der Hand hatte. Jetzt bin ich kontaminiert und in großer Gefahr.	*Mein Geist hat gerade demonstriert, wie emotionales Argumentieren vor sich geht. Ob ich mir das »anziehe« oder nicht, liegt einzig und allein bei mir.*

Werte

In der ACT sind Werte die im Leben wichtigsten Dinge. Werte werden nicht von der Gesellschaft, der Familie oder anderen äußeren Einflußfaktoren diktiert, sondern sind völlig individuell. Es ist besser, sie sich als Wegweiser statt als Ziele vorzustellen. Ziele können Sie zwar zu Ihren Werten führen, aber die Werte selbst lassen sich niemals erringen oder in Besitz nehmen (Twohig 2009). Werte zu identifizieren und zu klären ist ein speziell für die ACT wichtiger Aspekt, unterscheidet diesen Ansatz von anderen kognitiv-behavioralen Methoden und definiert vielleicht sogar das zentrale Ziel der ACT: Menschen zu helfen, ein Leben zu führen, das ihnen als sinnvoll erscheint. Bezogen auf Zwangsstörungen können Werte Ihnen helfen, Ihre Zeit und Energie nicht mehr auf sinnlose oder gar für Sie kostspielige Ziele zu verwenden (beispielsweise auf den Versuch, Ihre Gedanken zu kontrollieren oder bestimmte Gedanken, innere Bilder und Empfindungen zu vermeiden) und sie statt dessen für ein Leben nach Ihren persönlichen Vorstellungen zu nutzen. Bei der Arbeit an Werten werden Sie dazu angehalten, aktiv und möglichst konkret zu definieren, was im Leben Ihnen persönlich am wichtigsten ist und welche Art von Mensch Sie sein wollen.

Es ist sinnvoll herauszufinden, wie die Symptome einer Zwangsstörung Sie daran hindern, in Ihrem Leben die Richtung einzuschlagen, in die Sie sich aufgrund Ihrer Werte bewegen wollen. Besonders nützlich kann es sein, sich zu fragen: »Was habe ich wegen meiner Zwangsstörung heute nicht getan?« Wenn Sie sich im Strudel einer Zwangsstörung befinden und Sie Ihr Leben immer stärker dem Bemühen widmen, Ihre zwanghaften Tendenzen zu beschwichtigen oder unter Kontrolle zu behalten, entfernen Sie sich zunehmend von Ihren wahren Werten, ob diese sich nun auf Ihren Beruf, auf Beziehungen zu Freunden und Familienangehörigen oder auf Ihre persönliche und spirituelle Entwicklung beziehen. Durch den Kampf mit der Zwangsstörung wird all dies auf Eis gelegt.

WAS IST IHNEN WICHTIG?

Viele Menschen, die unter einer Zwangsstörung leiden, haben Schwierigkeiten festzustellen, was für sie am wichtigsten ist. Diese Übung, in der Sie Ihre eigene Grabinschrift verfassen sollen (Hayes, Strosahl & Wilson 2004), ist eine sehr gute Möglichkeit, sich darüber klar zu werden, was Ihnen am wichtigsten ist.

Stellen Sie sich vor, daß in vielen Jahren, wenn Sie gestorben sind, eine Inschrift auf Ihren Grabstein geschrieben werden soll. Zeichnen Sie auf ein Blatt Papier einen großen Halbkreis, dessen offenes Ende nach unten weist, also ein vereinfachtes Abbild eines Grabsteins. Schreiben Sie in den oberen Teil dieses Halbkreises: »Hier liegt [Ihr Name].« Zeichnen Sie unter Ihrem Namen vier horizontale Linien ein, eine unter der anderen. Hier soll Ihre Grabinschrift stehen. Welchen Text würden Sie gerne dort sehen, der erfassen würde, was Sie sich für Ihr Leben erträumen? Als wer möchten Sie gern in Erinnerung bleiben? Wofür soll Ihr Leben nach Ihrer Vorstellung stehen? Möchten Sie wirklich, daß auf Ihrem Grabstein zu lesen steht: »Hier liegt _____ , der seine Zwangsstörung überwunden hat«?

WERTEKLÄRUNG

Es folgt nun eine weitere Übung, die Ihnen helfen kann herauszufinden, was für Sie wichtig ist. Sie sollen über verschiedene Lebensbereiche nachdenken, in denen sich häufig die zentralen Werte von Menschen manifestieren. Die Bereiche sind in der folgenden Tabelle aufgeführt. Nehmen Sie sich ein wenig Zeit, um über jeden dieser Bereiche nachzudenken und sich klarzumachen, was für Sie persönlich im jeweiligen Bereich wichtig ist – bedenken Sie dabei, daß Werte eher allgemeinen Leitlinien als Zielen ähneln.

In der mittleren Spalte (Wichtigkeit) sollen Sie mit einem Wert zwischen 0 und 10 einschätzen, wie wichtig die einzelnen Lebensbereiche für Sie sind, wobei 0 für »überhaupt nicht wichtig« und 10 für »äußerst wichtig« steht. Wenn Sie einen Bereich mit 6 oder höher bewerten, sollten Sie sich die Zeit nehmen, etwas über Ihre Werte in diesem Bereich in Ihr Tagebuch zu schreiben. Was für eine Art von Mensch wollen Sie in diesem Bereich sein? Wofür wollen Sie wirklich stehen?

Anschließend bewerten Sie in der rechten Spalte (tatsächlich), in welchem Maße Ihr tatsächliches augenblickliches Verhalten Ihren Werten entspricht, ebenfalls mit einer Zahl zwischen 0 und 10. Hier bedeutet 0, daß Ihre Werte in einem Bereich in Ihrem Leben momentan gar nicht zum Ausdruck kommen, und 10 bedeutet, daß Ihre Werte momentan in Ihrem Leben voll und ganz zum Ausdruck kommen. Anschließend können Sie die Zahlen in den beiden Spalten vergleichen, um festzustellen, wie gut es Ihnen gelingt, im Einklang mit Ihren Werten zu leben.

EINSCHÄTZUNG DES AUSDRUCKS IHRER WERTE IN VERSCHIEDENEN LEBENSBEREICHEN		
Bereich	Wichtigkeit	tatsächlich
Familie		
intime Beziehungen		
Elternrolle		
Freunde und soziale Kontakte		
Arbeit oder Beruf		
Erziehung und Ausbildung		
Erholung und Freizeit		
Spiritualität		
bürgerliche Pflichten und Gemeinschaftsleben		
Gesundheit und körperliche Selbstfürsorge		

Je stärker die Unterschiede zwischen den beiden Arten von Einschätzungen ausfallen, um so weniger steht Ihr Leben mit dem in Einklang, was Ihnen am wichtigsten ist. Diese Übung soll natürlich nicht bewirken, daß Sie sich danach schlecht fühlen, sondern sie soll Ihnen helfen, ein erfüllteres und befriedigenderes Leben zu führen. Sie können die Übung unter anderem zu diesem Zweck nutzen, indem Sie Ihre Expositionsübungen auf Lebensbereiche konzentrieren, in denen Ihre wichtigsten Werte zum Ausdruck kommen. Die Psychologen Georg Eifert und John Forsyth und Kollegen (2009) nennen dieses »wertegeleitetes Handeln« oder »naturalistische Exposition«. Nehmen wir beispielsweise an, einer Ihrer wichtigsten Werte liegt im Bereich der Arbeit oder des Berufs: der Wunsch, im Leben von Kindern etwas Entscheidendes zu bewirken, indem Sie ein guter Lehrer sind. Falls Sie glauben, Sie könnten aufgrund ihrer aufdringlichen Gedanken, die durch Ihre Zwangsstörung verursacht werden, Kindern schaden und sollten deshalb in Ihrem Beruf nichts mit Kindern zu tun haben, so könnten Sie meinen, dies mache die Verwirklichung Ihres Traums unmöglich. Sie würden Ihre ERP-Arbeit dann auf die zwanghaften Gedanken konzentrieren, die der Realisation Ihres Traums im Wege stehen.

Engagiertes Handeln

Wenn Werte Kompaßpeilungen gleichen, die Ihrem Leben eine bestimmte, von Ihnen selbst gewählte Orientierung geben, sind Ziele die Wegbeschreibung, die Sie zum angestrebten Ziel führt. Der traditionellen kognitiv-behavioralen Therapie und den meisten anderen Formen von Psychotherapie liegt die Auffassung zugrunde, die Lebensqualität werde besser, sobald man mit den Symptomen effektiv umgehe. Die Auffassung der ACT unterscheidet sich diesbezüglich in einem wichtigen Punkt, denn sie hält es für wichtig, die Lebensqualität zu verbessern, indem sie auf Ziele hinarbeitet: Sie setzt also auf engagiertes Handeln im Dienste der Werte des Betreffenden. Symptomverringerung an und für sich ist nicht Ziel, aber häufig eine natürliche Begleiterscheinung von anhaltendem engagiertem Handeln, das auf die zentralen Werte eines Menschen ausgerichtet ist.

Nachdem Sie im vorigen Abschnitt die für Sie wichtigsten Lebensbereiche identifiziert haben, können Sie nun konkrete kurzfristige Ziele festlegen, die Sie aufgrund Ihrer persönlichen Wertvorstellungen in den verschiedenen Lebensbereichen anstreben. Denken Sie beim Festlegen Ihrer Ziele über folgende Fragen nach (Eifert & Forsyth 2010, S. 224):

• Ist das Ziel konkret, praktisch umsetzbar und realistisch?
• Ist es erreichbar – etwas, das Sie tun können und worauf Sie tatsächlich Einfluß haben?
• Ist es mit Ihrer augenblicklichen Lebenssituation vereinbar?
• Führt das Ziel Sie in eine Richtung, die Ihren Werten entspricht?

Nehmen wir beispielsweise an, einer der für Sie wichtigsten Werte liege im Bereich der elterlichen Aufgaben. Ihr Wert – die Richtung, in die Sie sich orientieren möchten – beinhaltet, daß Sie für Ihren zwölfjährigen Sohn ein besserer Vater sein wollen. Da Sie jedoch Angst haben, in der Öffentlichkeit die Kontrolle zu verlieren, ist bei Ihnen das Muster entstanden, an den Spielen Ihres Sohns in der Jugend-Liga nie als Zuschauer teilzunehmen. Um trotzdem Ihrem Wert entsprechend zu handeln, können Sie sich das kurzfristige und damit für Sie »machbare« Ziel setzen, sich die Spiele Ihres Sohnes nur teilweise anzuschauen, beispielsweise 15 Minuten lang. In dieser Zeitspanne können Sie daran arbeiten, Akzeptieren und Achtsamkeit zu entwickeln, und Sie können sich der kognitiven Defusion widmen, indem Sie sich beispielsweise Ihre besorgten Gedanken als Pop-up-Fenster auf einem Computerbildschirm vorstellen. Bei zunehmender Toleranz können Sie Ihre Anwesenheit bei den Spielen Ihres Sohnes beispielsweise auf 30 Minuten oder mehr erweitern.

Zusammenfassung der Möglichkeiten, die ACT bei Zwangsstörungen einzusetzen

In der ACT werden Fortschritte in Richtung der Behandlungsziele nicht anhand der erreichten Symptomverringerungen gemessen, sondern aufgrund dessen festgestellt, wie sehr Sie unabhängig von der Präsenz schwieriger Gedanken im Einklang mit Ihren Werten leben.

Die ACT wird momentan hinsichtlich ihrer Wirksamkeit als Behandlung bei Zwangsstörungen und anderen Angststörungen auf ihre Effektivität hin evaluiert (Twohig, Hayes & Masuda 2006; Twohig *et al.* 2010), und die bisher vorliegenden Ergebnisse dieser Untersuchungen sind vielversprechend. Allerdings gilt die ERP zur Zeit immer noch als wichtigste Methode zur Behandlung von Zwangsstörungen. Trotzdem sollte das Selbsthilfeprogramm für Menschen mit Zwangsstörungen, das in den Kapiteln 5 bis 7 beschrieben wird, die Strategie erster Wahl bleiben. Nach sechswöchiger ERP-Arbeit können Sie, wenn Sie mögen, einige Ideen aus diesem Kapitel zur Ergänzung Ihres Selbsthilfeprogramms nutzen. Menschen mit besonders starken Vermeidungstendenzen empfinden die ACT manchmal als besonders nützlich.

HILFE FÜR FAMILIENANGEHÖRIGE UND FREUNDE

Die Vielzahl der Möglichkeiten, Zwangsstörungen zu behandeln, kann für Familienangehörige und Freunde eines Erkrankten verwirrend sein. Vielleicht fragen Sie sich, welcher Behandlungsansatz für den Menschen, der Ihnen nahesteht, der richtige ist: ACT? ERP? Oder beide? Oder etwas völlig anderes? Momentan empfehlen wir Ihnen, neuere evidenzbasierte Therapien wie die ACT mit Interesse und Neugier zu betrachten. Falls Ihnen die ACT-Prinzipien gefallen und Sie einem Ihnen nahestehenden Menschen mit einer Zwangsstörung helfen müssen, einen Therapeuten zu finden, der diesen Ansatz gut kennt, können Sie sich auf der Website der *Association for Contextual Behavioral Science* (contextualpsychology.org) informieren.

Ganz gleich, ob der Therapeut Ihres Angehörigen oder Freundes die ACT, die KBT oder beides benutzt, er sollte in jedem Fall viel Erfahrung darin haben, die hier vorgestellten Techniken bei Zwangsstörungen anzuwenden, und er sollte außerdem schon mit vielen Menschen mit einer Zwangsstörung gearbeitet haben. Nur so können Sie die bestmögliche Hilfe gewährleisten. Wenn es an Ihrem Wohnort keinen Spezialisten für Zwangsstörungen gibt, haben Sie noch ein zusätzliches Problem. Ausführlichere Informationen dazu finden Sie in Kapitel 19.

TEIL III

Nutzung des Selbsthilfeprogramms bei verschiedenen Arten von Zwangsstörungen

10 Primär durch zwanghafte Gedanken geprägte Zwangsstörung

Befreiung von quälenden Gedanken

> *Etwas vergessen zu wollen bedeutet, daß man daran denkt.*
> — FRANZÖSISCHES SPRICHWORT

Bei den typischsten Formen der Zwangsstörung geht es um zwanghafte Gedanken, Gefühle oder Dränge in Verbindung mit zwanghaften Ritualen wie ständiges Händewaschen oder Prüfzwänge. Es gibt aber eine Art von Zwangsstörung, die sich hauptsächlich auf Gedanken bezieht – um aufdringliche beängstigende Gedanken und Bilder, die sich darauf beziehen, daß man andere oder sich selbst schädigt. Die Gedanken werden als dem eigenen Geist entspringend erlebt (also nicht als von außen kommend, was für psychotische Störungen wie Schizophrenie charakteristisch ist), und sie verursachen starke Angst, großen Kummer, Panik und vor allem Scham. Vielleicht in stärkerem Maße als bei jeder anderen Form von Zwangsstörung fühlen sich Menschen mit solchen Gedanken besonders einsam und beschämt und neigen deshalb dazu, ihre Gedanken vor anderen Menschen geheim zu halten, sogar vor denjenigen, die ihnen am nächsten stehen.

Wir bezeichnen dies als *primär von zwanghaften Gedanken geprägte Zwangsstörung* (engl.: *primarily obsessional OCD*). In der Vergangenheit wurde diese Störungsform »ausschließlich von zwanghaften Gedanken bestimmte Zwangsstörung« (*pure obsessional OCD* oder *pure o*) genannt, weil man annahm, daß Menschen mit dieser Form von Zwangsstörung keine zwanghaften Handlungen oder Rituale ausführten. Allerdings haben mittlerweile Studien gezeigt, daß einige Betroffene zwar tatsächlich keine äußerlich erkennbaren zwanghaften Handlungen ausführen, daß aber auch sie versuchen, durch subtile mentale Rituale dem Unbehagen entgegenzuwirken, das sie wegen ihrer unerwünschten aufdringlichen Gedanken plagt (Steketee 1993; Freeston & Ladouceur 1997). In diesem Buch gehen wir davon aus, daß es sich bei der primär von zwanghaften Gedanken geprägten Zwangsstörung einerseits um eine Form der Störung handelt, bei der es tatsächlich nur um schreckliche Gedanken geht, und andererseits um die Form, die neben zwanghaften Gedanken auch mentale Rituale umfaßt. Wir schauen uns zunächst einige Beispiele für die primär von zwanghaften Gedanken geprägte Zwangsstörung an.

Paula, 25 Jahre alt, spielte mit ihren geliebten Katzen, während sie eine Zigarette rauchte. Plötzlich tauchte in ihrem Geist völlig unerwartet der Gedanke auf, daß sie einer der Katzen mit ihrer Zigarette eine Brandwunde zufügen könnte. Sie erschrak daraufhin und entwickelte sofort starke Schuldgefühle. Sie fragte sich immer wieder: »Wie kann ich so etwas auch nur denken? Vielleicht liebe ich meine Katzen ja gar nicht. Ich muß ein schrecklicher Mensch sein, wenn ich denken kann, daß ich so etwas tue!« Seither war es für Paula belastend, ihre Katzen auch nur zu tragen, weil sie ständig von dem Gefühl geplagt wurde, die Tiere seien schon allein deshalb in Gefahr, weil sie sich in ihrer Nähe befänden. Sie vermied es, die Katzen zu berühren, wenn es nicht absolut notwendig war.

Vielleicht erinnern Sie sich noch an Angelita aus Kapitel 1, die dabei war, Tomaten zu schneiden, als plötzlich in ihrem Geist der Gedanke auftauchte: »Was ist, wenn ich die Kontrolle verliere und dieses Messer in den Hals meines Kindes steche?« Entsetzt über den Gedanken jagte sie ihre zweijährige Tochter aus der Küche. Im Laufe der folgenden Tage stellte sie Sperren an den Zugängen zur Küche auf, um zu verhindern, daß ihre Tochter in die Küche kam, während sie dort mit Messern arbeitete. Schließlich entfernte sie sogar sämtliche Messer aus ihrem Haus.

Anthony, ein 26-jähriger heterosexueller Verkaufsmitarbeiter, wurde von Gedanken darüber geplagt, er könne die Kontrolle verlieren und sich an seinem Arbeitsplatz an den Genitalien gut aussehender Männer vergreifen. Er verwandte täglich bis zu zwei Stunden darauf, sich Sex mit anderen Männern vorzustellen, um sicherzustellen, daß diese Bilder ihn genügend anekelten. Erst wenn seine Reaktion auf entsprechende Vorstellungen ihn zufriedenstellte, fühlte er sich in der Lage, sich seinen normalen Aktivitäten zuzuwenden. Gelang es ihm nicht, das »richtige« Gefühl hervorzurufen, mußte er sich weiterhin immer wieder die entsprechenden Bilder vorstellen, bis sein Ekelempfinden ihn zufriedenstellte. Das Problem mit den zwanghaften Gedanken fing an, sich negativ auf seine beruflichen Leistungen auszuwirken, und er lief Gefahr, seine Stelle zu verlieren.

Mario, ein 48-jähriger tiefreligiöser Lehrer, wurde immer wieder von belastenden Gedanken heimgesucht, die sich um Jesus und die Jungfrau Maria drehten, häufig in Form von sexuellen Situationen, an denen sie beteiligt waren. Diese Vorstellungen waren Mario peinlich, und er empfand sie als beschämend. Er fühlte sich deswegen extrem schuldig, insbesondere weil sie stärker wurden, wenn er in einer Kirche war. Aufgrund seiner Gedanken fühlte er sich so unwürdig, daß er schließlich gar nicht mehr in die Kirche ging.

Joshua, ein 33-jähriger Arzt, war seit einem Jahr verheiratet, als seine Frau ihr erstes Kind gebar. Eines Abends beobachtete er seine kleine Tochter, die friedlich schlief, als in seinem Geist plötzlich der Gedanke auftauchte, er könne die Genitalien des Babys berühren. Dies war ihm so peinlich, daß er sich deshalb schuldig fühlte, er sich dessen schämte und fortan jeden körperlichen Kontakt zu seinem Kind vermied. Weil er es auch nicht wagte, sein merkwürdiges Verhalten seiner Frau zu erklären, fing diese an sich zu fragen, warum er sich kategorisch weigerte, dem Baby die Windel zu wechseln oder es auch nur auf dem Arm zu halten.

Dies waren einige der vielen verschiedenen Arten beängstigender Gedanken. Weitere Beispiele sind:

- Was ist, wenn ich meinen Lehrer mit einem spitzen Bleistift angreife?
- Was ist, wenn ich meinem Freund mit einem Zahnstocher ins Auge steche?
- Was ist, wenn ich die Beherrschung verliere und ein rassistisches Schimpfwort brülle?
- Was ist, wenn ich die Beherrschung verliere und mich selbst verletze?
- Was ist, wenn ich mein Baby mit kochend heißem Wasser übergieße?
- Was ist, wenn ich etwas Schlechtes über Gott denke?
- Was ist, wenn ich die Kontrolle über mich verliere und verrückt werde?
- Was ist, wenn ich mit dem Auto als Geisterfahrer in den Gegenverkehr fahre?

Das Wesen beängstigender Gedanken im Falle einer primär von zwanghaften Gedanken bestimmten Zwangsstörung

Beängstigende Gedanken können zwar extrem beunruhigend wirken, sind aber im Grunde nicht gefährlich. Das bestätigt die jahrzehntelange Erfahrung vieler Kliniker, die Tausende von Patienten mit diesem Problem behandelt haben. Bei Gedanken dieser Art geht es stets um das gleiche: Der Betroffene verliert auf irgendeine Weise die Kontrolle über sich, seine Fähigkeiten und sein normales Vermögen, über Richtig und Falsch zu urteilen, und er reagiert auf diese Gedanken auf eine für seine alltäglichen Handlungen und Verhaltensweisen völlig untypische Weise. Wir werden uns nun etwas genauer anschauen, was es mit dieser Form von Zwangsstörung auf sich hat.

Menschen mit primär von zwanghaften Gedanken bestimmter Zwangsstörung realisieren nur äußerst selten die entsetzlichen Handlungen und Dränge, die in ihrem Geist auftauchen. Dr. Hyman, der in den letzten zwanzig Jahren mit über tausend Patienten dieser Art gearbeitet hat, ist verblüfft angesichts der erstaunlichen Übereinstimmung im Verhalten dieser Menschen. Unabhängig davon, ob es in ihren aufdringlichen Gedanken um Gewalttätigkeit oder sexuelle Handlungen ging, bestand offenbar ganz generell nicht die Gefahr, daß die Betroffenen ihre unerwünschten inneren Bilder ausagiert hätten. Menschen, die solche Gedanken in die Tat umsetzen – Kriminelle und Sexualstraftäter –, leiden unter einer antisozialen Persönlichkeitsstörung. Ihnen fehlt das Gewissen, und im Gegensatz zu Menschen mit einer Zwangsstörung machen sie sich über ihre schrecklichen Gedanken oder über die Möglichkeit, daß sie diese in die Tat umsetzen könnten, nicht die geringsten Sorgen. Hingegen sind Menschen mit einer primär von zwanghaften Gedanken bestimmten Zwangsstörung fast immer übertrieben besorgt, daß sie Dinge »richtig« und den Regeln gemäß ausführen. Entsprechend bemühen sie sich, nichts »falsch« zu machen, und sie wenden auf alles, was sie denken, tun und sagen, rigoros ihre strengen Maßstäbe an. Menschen mit einer primär von zwanghaften Gedanken bestimmten Zwangsstörung haben offensichtlich Zweifel, Sorgen und Ängste, die sich auf ihre eigenen Gedanken beziehen, doch die Wahrscheinlichkeit, daß sie üble Dinge tun oder sogar Verbrechen begehen, ist eher gering.

Menschen mit primär von zwanghaften Gedanken bestimmter Zwangsstörung sind nicht in Gefahr, plötzlich »auszurasten«. Häufig glauben Menschen, die unter dieser Art von Zwangsstörung leiden, die ständige Präsenz unerwünschter Gedanken beweise, daß sie plötzlich jede Selbstkontrolle verlieren und entsetzliche Dinge tun könnten und dies sogar mit hoher Wahrscheinlichkeit tun würden. Doch trotz des starken Unbehagens, der Furcht und der Frustration, die mit dem Auftreten solcher Gedanken verbunden sind, gibt es keinen Anhaltspunkt dafür, daß Patienten mit einer Zwangsstörung dieser Art tatsächlich »ausrasten«.

Zwanghafte Handlungen verschlimmern die Situation. Um Angst und Unbehagen, die durch sich aufdrängende Gedanken erzeugt werden, unter Kontrolle zu behalten, führen die Betroffenen oft insgeheim subtile zwanghafte Handlungen aus. Beispielsweise wiederholen sie im Stillen unablässig ein Gebet, oder sie ersetzen die beängstigende Vorstellung, die sich ihnen aufdrängt, durch eine neutrale oder positive, um ihre Angst zu neutralisieren. Diese Strategie entlastet einerseits von den starken Schuldgefühlen, die mit dem Auftauchen der beängstigenden Gedanken verbunden sind, und vermittelt den Betroffenen andererseits zeitweilig das Gefühl, daß sie nicht so handeln werden, wie aufdringliche Gedanken und die damit verbundenen Vorstellungsbilder es suggerieren. Leider verstärkt das Bemühen, diese Gedanken unter Kontrolle zu behalten, deren Intensität noch weiter.

Problematisch sind nicht die Gedanken, sondern die Reaktion auf sie. Dr. Hyman hat bei der Arbeit mit Menschen, die primär unter zwanghaften Gedanken litten, immer wieder erlebt, daß die belastenden Vorstellungen, die in den Gedanken zum Ausdruck kommen, das Gegenteil dessen ausdrücken, was den wahren Charakter sowie die tatsächlichen Wünsche und Absichten der Patienten sowie ihre Wesensnatur ausmacht. Sein Eindruck ist sogar, daß die belastenden Vorstellungen gerade deshalb auftauchen, *weil sie sich so eindeutig* von den wahren Wünschen, Absichten und Wesensmerkmalen der Patienten *unterscheiden*. Meist sind alle Bemühungen, verborgene Bedeutungen, unbewußte Motive oder eine tief verborgene Ursache zu enthüllen, vergeblich und machen die ohnehin schwierige Situation noch schwieriger. Letztlich sind somit nicht die Gedanken selbst das Problem. Solche unangenehmen »Schluckaufs des Geistes« scheinen allgegenwärtig zu sein. Das Problem ist vielmehr, daß Menschen mit einer Zwangsstörung auf Gedanken dieser Art ungünstig reagieren, indem sie den Teufelskreis von Sorgen, Angst und Schrecken durch die Anwendung von Strategien verstärken, die auf übermäßige Kontrolle zielen.

Menschen mit beängstigenden Gedanken reagieren abnorm auf grundsätzlich normale Denkprozesse. Wissenschaftliche Untersuchungen haben gezeigt, daß auch Menschen, die nicht unter einer Zwangsstörung leiden, hin und wieder unerwünschte unangenehme oder sogar schreckliche aufdringliche Gedanken erleben (Wilhelm & Steketee 2006; Rachman & de Silva 1978). Allerdings können diejenigen, die nicht unter einer Zwangsstörung leiden, solche unangenehmen und belastenden Gedanken leichter ausblenden und sich anderen Dingen zuwenden, während sie sich bei Menschen mit einer primär von zwanghaften Gedanken bestimmten Zwangsstörung festsetzen und in ihrem Geist unablässig wiederholt werden. Warum das so ist, ist nicht bekannt, es scheint aber mit den gleichen überaktiven Schaltkreisen und neurochemischen Dysfunktionen zusammenzuhängen, die auch bei allen Formen von Zwangsstörungen eine Rolle spielen. Die Probleme ergeben sich weniger aus den Gedanken selbst als aus den Bemühungen der Betroffenen, ihr Unbehagen und ihre Schuldgefühle, die durch die Gedanken gespeist werden, zu lindern. Durch die Bemühungen, diese Gedanken zu meiden oder zu unterdrücken, werden sie ungewollt verstärkt, und dies potenziert auch ihre Wirkung. (Warum das so ist, wird später in diesem Kapitel erklärt.) Die Betroffenen verfangen sich in einem Teufelskreis von Angst, Entsetzen und Scham.

Vielleicht hilft Ihnen eine Liste schrecklicher Gedanken, über die *nicht* unter einer Zwangsstörung leidende Menschen oft berichten. Es folgt eine kleine Auswahl (Wilhelm & Steketee 2006; Rachman & de Silva 1978):

- Gedanken darüber, daß man absichtlich einen Autounfall herbeiführt oder daß man als Geisterfahrer auf der Gegenfahrbahn fährt
- Gedanken darüber, daß man trotz starken Verkehrs die Fahrbahn betritt

- Gedanken darüber, daß man sich selbst oder jemand anderem mit einem scharfen Gegenstand ins Auge sticht
- Bilder vom Tod oder Mord eines geliebten Menschen
- Der Wunsch, daß jemand geschädigt werden oder sterben möge
- Impulse oder Vorstellungen, einen geliebten Menschen körperlich anzugreifen, zu verletzen oder sogar zu töten
- Gedanken darüber, daß man ein Baby fallen läßt, tritt oder anderweitig schädigt
- Gedanken daran, daß man beim Gehen ein Tier zerquetscht

Die Anatomie erschreckender Gedanken

Primär von zwanghaften Gedanken geprägte Zwangsstörungen beginnen mit einem sich aufdrängenden belastenden Gedanken, den der Betroffene auf eine bestimmte negative Weise aufnimmt. Weil er den Gedanken als ebenso real oder wichtig wie eine entsprechende Handlung erlebt, versucht er, ihn zu vermeiden oder zu unterdrücken. Deshalb wendet er verschiedene Strategien exzessiver Kontrolle an – unter anderem indem er im Geiste bestimmte Rituale ausführt –, welche die Angst verringern sollen. Diese Strategien mögen das Unbehagen tatsächlich verringern, aber sie wirken nur kurzfristig, und nachdem ihre Wirkung abgeklungen ist, äußert sich das Unbehagen erneut. Das folgende Diagramm stellt den gesamten Prozeß dar, den wir in den folgenden Abschnitten detailliert erklären werden.

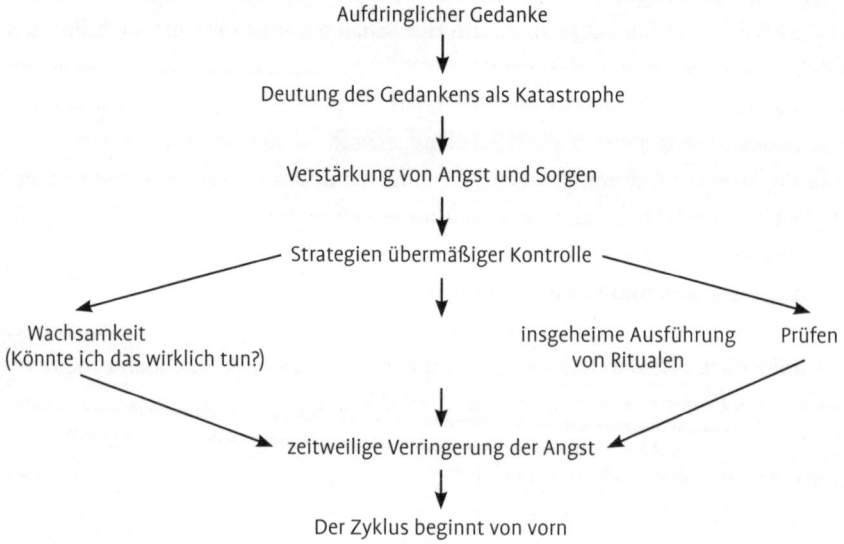

Aufdringlicher Gedanke → *Deutung des Gedankens als Katastrophe*

Zunächst taucht ein aufdringlicher Gedanke, eine entsprechende Vorstellung oder ein Drang im Geist des Betroffenen auf. Solche beunruhigenden, beschämenden oder sogar erschreckenden Gedanken haben oft einen sexuellen oder aggressiven Inhalt und verursachen Schuldgefühle und Scham. Weil der Zweifel eines der zentralen Merkmale einer Zwangsstörung ist, können diese Gedanken dazu führen, daß Sie Dinge anzweifeln, die Sie als für Sie selbst und Ihr Leben zentral ansehen. Wenn Sie beispielsweise als Vater oder Mutter sehr verantwortungsbewußt sind, könnte in Ihrem Geist der Gedanke »Was ist, wenn ich meinen Kindern schade?« auftauchen.

Mit diesem Gedanken kann ein starkes Vorstellungsbild verbunden sein oder der Drang, etwas Peinliches oder Demütigendes zu tun. Falls Sie ein besonders religiöser oder moralischer Mensch sind, könnten Ihre aufdringlichen Gedanken blasphemischer Art und stark sexuell oder aggressiv geprägt sein. Falls Sie ein friedliebender Mensch sind, ist der Inhalt Ihrer zwanghaften Gedanken wahrscheinlich aggressiv und feindselig. Falls Sie stolz auf Ihr besonders ausgeprägtes Verantwortungsbewußtsein sind, beziehen sich Ihre aufdringlichen Gedanken wahrscheinlich darauf, daß Sie sich verantwortungslos verhalten, etwa indem Sie ein Haus anzünden oder einen ahnungslosen Fußgänger auf die Fahrbahn einer belebten Straße stoßen. Falls Ihre Identität stark heterosexuell geprägt ist, kann Ihre Zwangsstörung bewirken, daß in Ihrem Geist häufig Vorstellungen über homosexuelle Aktivitäten auftauchen. Generell beinhalten aufdringliche Gedanken in der Regel das genaue *Gegenteil* dessen, wie Sie selbst sich und wie andere Sie kennen.

Aufdringliche Gedanken spiegeln auch oft die normalen Ängste, die jeder Mensch im Alltag erlebt. Die Zwangsstörung scheint die Selbstzweifel und Ängste, die Menschen in verschiedenen Lebensphasen haben, zu nutzen. Beispielsweise haben Kinder unter zehn Jahren, die allmählich ihrer Autonomie und Unabhängigkeit bewußt werden, oft Gedanken, die beinhalten, daß sie sich ihren Eltern gegenüber gewalttätig oder unmoralisch verhalten. Jungen Erwachsenen, die dabei sind, eine Partnerschaft aufzubauen, drängen sich die Geschlechtsidentität betreffende Gedanken auf. Und ein frisch Verheirateter wird manchmal angesichts der Verantwortung, die ihn in der Elternrolle erwartet, von Gedanken bedrängt, die beinhalten, daß er seinen Kindern schadet.

Deutung des Gedankens als Katastrophe → *Verstärkung von Angst und Sorgen*

In Kapitel 8 wurde bereits erwähnt, daß viele Menschen mit einer Zwangsstörung Denken und Handeln miteinander verquicken. Dies ist ein kognitiver Irrtum, denn die Gedanken werden Handlungen gleichgesetzt. Ebenso sehen viele unter einer primär von zwanghaften Gedanken geprägten Zwangsstörung Leidende ihre aufdringlichen Gedanken als Beweise dafür an, daß sie in der Lage wären, schreckliche Handlungen, die ihnen in den Sinn kommen, tatsächlich auszuführen. Die »Logik« der Zwangsstörung entfaltet sich in Form folgender Denkschritte:

Ich habe einen üblen Gedanken. Demnach muß ich schlecht sein.
↓
Ich hätte solche Gedanken nicht, wenn ich nicht tatsächlich schlecht wäre.
↓
Je mehr üble Gedanken ich habe, um so mehr beweist dies meine Schlechtigkeit.
↓
Weil ich so oft darüber nachdenke, daß ich etwas Übles tue, werde ich wohl mit hoher Wahrscheinlichkeit tatsächlich etwas Übles tun.
↓
Wenn ich mir keine große Mühe gebe zu verhindern, daß etwas Übles passiert, dann ist das ebenso übel, als würde ich absichtlich etwas Übles tun.
↓
Da ich wahrscheinlich etwas Übles tun werde, sollte ich mich mit allen verfügbaren Mitteln davor hüten.
↓
Ich muß unbedingt sicherstellen, daß andere vor meinen üblen Handlungen geschützt werden.

Verstärkung von Angst und Sorgen → *Strategien übermäßiger Kontrolle*

Menschen mit primär von zwanghaften Gedanken geprägter Zwangsstörung versuchen, ihre Angst vor ihren eigenen Gedanken zu vermeiden, zu unterdrücken oder zu neutralisieren, indem sie verschiedene Kontrollstrategien – darunter besondere Wachsamkeit, insgeheime Rituale und Überprüfen – benutzen. Doch führen diese Strategien bestenfalls zu einer zeitweiligen Linderung. Treten später erneut schreckliche Gedanken auf – was nicht zu verhindern ist –, manifestiert sich das Problem erneut und wird noch stärker.

WACHSAMKEIT

Nachdem jemand einige Male erlebt hat, daß in seinem Geiste unerwünschte Gedanken auftauchen, ist der Betreffende wahrscheinlich ständig auf der Hut. Wie ein Wachposten oder ein Polizist auf Streife ist sein Geist dann ständig damit beschäftigt,

»böse« Gedanken zu erwischen. Leider gewinnt genau dadurch das Auftreten oder Nichtauftreten solcher Gedanken noch zusätzlich an Bedeutung. Konzentriert man sich zunehmend auf das nächste Auftauchen bestimmter Gedanken, wird immer mehr Energie erforderlich, um eben dies zu verhindern und die Gedanken, falls sie dennoch auftauchen, unter Kontrolle zu bringen. Und diese Bemühungen werden im Laufe der Zeit immer komplizierter und zeitaufwendiger.

Wenn man versucht, bestimmte Gedanken zu unterdrücken, geschieht etwas ähnliches, wie wenn man vor etwas gewarnt wird: »Denken Sie auf keinen Fall an rosa Elefanten!« Versuchen Sie einmal, fünf Minuten lang *nicht* an rosa Elefanten zu denken. Schauen Sie, was dabei passiert.

Wie oft haben Sie in den fünf Minuten an rosa Elefanten gedacht? Bemühungen, bestimmte Gedanken zu unterdrücken, führen dazu, daß diese noch häufiger auftreten (Steketee 1993; Wegner 1989). Das ist deshalb so, weil unsere Gedanken Bündel miteinander verbundener Ideen, Vorstellungen und Bilder sind, die automatisch assoziiert werden. Wenn Sie daran zweifeln, möchten wir Sie nun bitten, den folgenden Satz zu lesen: »Ein Männlein steht im ... .« Selbst wenn Sie sich große Mühe geben würden, würde es Ihnen wahrscheinlich sehr schwer fallen, *nicht* »Walde« zu ergänzen.

Ebenso führt der Gedanke »Ich darf niemals an ... denken, und wenn ich es doch tue, bin ich ein schrecklicher, gefährlicher und abscheulicher Mensch« unweigerlich zu eben den Gedanken, die Sie mit allen Mitteln unterdrücken wollen. Je intensiver Sie diese Gedanken zu vermeiden oder zu unterdrücken versuchen, um so hartnäckiger wird Ihr Geist eben diese Gedanken erzeugen. So verstricken Sie sich immer tiefer in einen Teufelskreis. Übertriebene Bemühungen, Gedanken unter Kontrolle zu halten, führen zu nichts.

INSGEHEIME RITUALE

Eine weitere Strategie zur Neutralisierung schrecklicher Gedanken besteht im stillen Ausführen von Ritualen, beispielsweise in Form von stillem Beten (»Gott, vergib mir dafür, daß ich diesen Gedanken habe«), im stillen Rezitieren der »Neutralisierung« dienender Reime oder Sätze (»Ich will das wirklich nicht tun«), im stillen wiederholten Zählen »guter« Zahlen und im Ausgleichen des schrecklichen Gedankens durch einen gegenteiligen »korrekten« Gedanken oder ein entsprechendes Vorstellungsbild. Beispiele für letzteres sind: Wenn jemand den schrecklichen Gedanken hat, daß seine eigene Mutter an Krebs sterben wird, stellt der Betreffende sich seine Mutter mit einem glücklichen Lächeln auf dem Gesicht vor; und wenn jemand den schrecklichen Gedanken hat, daß er die Genitalien eines Kindes berührt, stellt er sich vor, daß er sein Kind liebevoll umarmt.

Trotz der Bezeichnung »primär von zwanghaften Gedanken bestimmte Zwangsstörung« äußern sich Bemühungen, die Kontrolle über die Situation zu erlangen, manchmal auch in Form physischer (und damit äußerlich erkennbarer) Handlungen. Manchmal neigen Menschen mit dieser Form der Störung zu zwanghaftem Händewaschen und Duschen. Es kommt auch vor, daß sie Gegenstände, die sie zum Zeitpunkt des Auftretens der beängstigenden Gedanken berührt haben, für kontaminiert halten und deshalb versuchen, sie zu vermeiden oder sich unmittelbar nach dem Kontakt mit diesen Dingen zu reinigen. Dies ist ein Versuch, das durch die Assoziation des Gedankens mit dem betreffenden Objekt entstandene Unbehagen zu neutralisieren. Handlungen wie das wiederholte Hin- und Hergehen über Türschwellen oder Ein- und Ausschalten von Licht kann die Folge eines aufdringlichen Gedankens sein, den die Betroffenen glauben neutralisieren zu müssen, bevor sie sich wieder anderen Dingen zuwenden können.

GEWISSHEITENSUCHE UND PRÜFZWÄNGE

Eine der Besonderheiten der Zwangsstörung ist die Unfähigkeit der Betroffenen, Unsicherheit zu ertragen. Die ständige Suche nach hundertprozentiger Gewißheit, daß es möglich ist, Schädigungen und Gefahren zu vermeiden, führt häufig zur Anwendung dysfunktionaler Prüfstrategien, die sicherstellen sollen, daß der Betroffene seine eigenen entsetzlichen Gedanken nicht in die Tat umsetzt. Prüfzwänge sind hartnäckig, sie treten immer wieder auf und sind manchmal merkwürdig. Beispielsweise »prüft« sich Paula – die Frau mit dem aufdringlichen Gedanken, sie könnte ihren geliebten Katzen etwas zuleide tun –, indem sie mehrere Minuten lang eine angezündete Zigarette in die Nähe des Körpers einer Katze hält, um sich zu vergewissern, daß sie nicht die Kontrolle verliert und dem Tier Schaden zufügt. Erst wenn sie absolut sicher ist, daß sie der Katze nichts antun wird, kann sie die Zigarette ablegen. Doch sobald ihr Zweifel sich erneut meldet, wiederholt sie die Prüfung, und das ziemlich oft und Tag für Tag.

Anthony fühlt sich durch seine Gedanken gezwungen, sich Bilder von nackten Männern anzuschauen, um zu prüfen, daß solche Bilder ihn genügend abstoßen. Außerdem versucht er sich immer wieder zu vergewissern, daß er nicht schwul ist, indem er sich Bilder von nackten Frauen vorstellt und besorgt prüft, ob diese ihn sexuell erregen.

Weitere Beispiele dafür, wie Menschen mit einer primär von zwanghaften Gedanken bestimmten Zwangsstörung sich Gewißheit zu verschaffen versuchen, sind ihre unablässigen Bemühungen um die Bestätigung dessen, daß sie nicht schwul, keine Kinderschänder oder keine psychopathischen Mörder sind. Seit es das Internet gibt, können Menschen mit zwanghaften Gedanken viele Stunden damit verbringen, sich darüber zu informieren, was es bedeutet, schwul zu sein, oder woran man Kinderschänder oder Menschen mit Antisozialer Persönlichkeitsstörung erkennt. Obwohl die Suche nach Gewißheit eigentlich dem Zweck dient, Zweifel auszuräumen, verstärkt sie tatsächlich Angst, Zweifeln und Furcht.

Wie man sich von erschreckenden Gedanken befreien kann

Es ist möglich, sich von erschreckenden Gedanken zu befreien. Da Strategien, die darauf zielen, die vollständige Kontrolle zu erlangen, in der Regel scheitern, wie wir gesehen haben, ist Akzeptieren, also weder Kontrolle noch Vermeiden, der Schlüssel. Damit meinen wir allerdings nicht, daß man aufgeben oder sich mit einem von unangenehmen Gedanken bestimmten Leben abfinden sollte. Es geht vielmehr darum, den Teufelskreis letztlich unerträglicher mentaler Gewohnheiten und Überzeugungen zu durchbrechen, die bewirken, daß sich unablässig unerwünschte Gedanken manifestieren. Und was ist der Lohn für diese zwar schwierige, aber doch immerhin mögliche Veränderung? Statt jeden Tag Stunden mit der Bewältigung unerwünschter Gedanken zu verbringen, braucht man nur eine Minute oder noch weniger Zeit darauf zu verwenden. Eine Frau erklärte nach ihrer Zwangsstörung: »Wenn ich die Gedanken in Ruhe lasse, lassen sie mich in Ruhe.« Wir beschreiben in diesem Abschnitt einen vier Schritte umfassenden Prozeß, mit dessen Hilfe Sie genau dies erreichen können. Einige der Strategien, die dabei zur Anwendung kommen, ähneln denjenigen, die Sie in Teil II dieses Buches kennengelernt haben, darunter die Nutzung von Expositionsübungen mit dem Ziel, die Habituation dieser Gedanken zu erreichen. Es folgt eine erste Beschreibung der vier Schritte, die weiter unten ausführlich dargestellt werden:

1. Schreiben Sie Ihre erschreckenden Gedanken auf.
2. Versuchen Sie, sich trotz aller Zweifel einmal die Idee zu vergegenwärtigen, daß die Gedanken, die Sie quälen, nichts über Sie, Ihren Charakter oder Ihr Wesen aussagen.
3. Akzeptieren Sie, daß aufdringliche Gedanken aufgetaucht sind, und widerstehen Sie dem Drang, sie auf irgendeine Weise kontrollieren, beurteilen oder verändern zu wollen. Und lösen Sie sich von dem Bestreben, irgendwelche Vermeidungs- oder Neutralisierungsstrategien anzuwenden.
4. Konfrontieren Sie sich direkt mit Ihren erschreckenden Gedanken, und führen Sie Expositionsübungen aus, um Ihre Angst zu verringern und mit den Gedanken, wenn sie auftauchen, sinnvoll umzugehen.

Schritt 1: Aufschreiben der Gedanken

Wenn Sie Ihre erschreckenden Gedanken aufschreiben, wird Ihnen das wahrscheinlich zuerst peinlich sein oder sogar »entnervend« vorkommen. Es ist aber ein wichtiger erster Schritt, und wir können Ihnen nur raten, ihn auszuführen. Die folgende Übung wird Ihnen helfen, die Gedanken zu untersuchen, damit Ihnen klar wird, wodurch sie ausgelöst werden und wie Sie momentan darauf reagieren.

Notieren Sie Ihre aufdringlichen Gedanken im folgenden *Arbeitsblatt für aufdringliche Gedanken*. (Sie können die in diesem Abschnitt beschriebenen Übungen aber auch in Ihrem Tagebuch ausführen.) Notieren Sie in der zweiten Spalte zu jedem aufgeführten Gedanken einen SUD-Wert (von 0 bis 100), der anzeigt, als wie belastend Sie den Gedanken empfinden. 100 steht für das absolute Höchstmaß an Belastung und 0 für das völlige Fehlen einer belastenden Wirkung. In der dritten Spalte notieren Sie, was gewöhnlich unmittelbar vor dem Auftauchen des Gedankens geschieht. Dies wird *Auslöser-* oder *Trigger-Ereignis* genannt. Beispiele für solche Ereignisse sind, daß Sie ein Kind auf dem Arm tragen, daß Ihnen im Fitneßstudio ein gut aussehender Mann auffällt, daß Sie auf Ihren Bruder wütend werden oder daß Sie eine Kirche betreten. Manchmal treten aufdringliche Gedanken allerdings auch ohne vorheriges Trigger-Ereignis auf. Falls Sie sich nicht sicher sind, was Sie in diese Spalte schreiben sollen, können Sie sie auch unausgefüllt lassen. Vielleicht können Sie später etwas hineinschreiben, nachdem der betreffende Gedanke noch einmal aufgetaucht ist.

Denken Sie nun darüber nach, welche Neutralisierungsstrategien Sie benutzt haben, um die auf Ihre Gedanken bezogene Angst zu verringern, beispielsweise Prüfstrategien, insgeheime oder für Außenstehende sichtbare Rituale.

ARBEITSBLATT FÜR AUFDRINGLICHE GEDANKEN			
Aufdringlicher Gedanke	SUD-Wert (0–100)	Trigger-Ereignis	Neutralisierungsstrategie

Schritt 2: Vergegenwärtigen Sie sich die Idee, daß die aufdringlichen Gedanken nichts über Sie aussagen

Die Kombination aus Zweifel, der Fusion von Denken und Handeln und übertriebenen Kontrollstrategien führt, auf erschreckende Gedanken angewandt, zu Fragen wie »Was wäre, wenn diese Gedanken ausdrücken, wie ich tatsächlich bin? Was ist, wenn ich tief innerlich wirklich böse bin und es nur gut verdecke?« Die aus solchen Gedanken resultierenden Sorgen und Zweifel können unerträglich sein. Die Befreiung aus einer solchen mentalen Hölle erfordert eine wichtige Veränderung des Denkens, nämlich den Wechsel vom Bemühen herauszufinden, was die Gedanken bedeuten, zum Akzeptieren der Gedanken aufgrund der überwältigenden Beweise Tausender Betroffener, denen klar wurde, daß nicht sie selbst das Problem sind, sondern die Zwangsstörung es ist. Statt zu denken, Sie trügen einen »Keim des Bösen« in sich, sollten Sie sich die Auffassung zu eigen zu machen, daß solche Gedanken eher einem neurologischen »Gedanken-Tic« oder einem »mentalen Schluckauf« ähneln und daß das Problem durch Ihre ungünstigen Reaktionen aufrechterhalten wird. Nachdem Sie sich eine objektivere, zutreffendere Sicht von Gedanken dieser Art angeeignet haben, erscheinen diese Ihnen als weniger beunruhigend, und Sie sind in der Lage, »nichts weiter als schlimme Gedanken« darin zu sehen.

Schritt 3: Akzeptieren Sie, daß aufdringliche Gedanken vorhanden sind

Um aufdringliche Gedanken akzeptieren zu können, müssen Sie in der Lage sein, diese Gedanken einfach da sein zu lassen, ohne sie zu beurteilen, eine Meinung darüber zu entwickeln oder sie zu bewerten. Als Menschen fühlen wir uns gezwungen, uns über das, was wir erleben, eine Meinung zu bilden; diese Tendenz zu verändern erfordert Aufmerksamkeit und Bemühung.

Dabei hilft es, die eigenen Gedanken so zu sehen, als befinde man sich in einem Bahnhof und beobachte die vorüberziehenden Gedanken wie die Waggons eines sehr langen Zuges. Die Gegenwart des Zuges und jedes einzelnen Waggons ist einfach das, was sie ist. Es ist weder gut noch schlecht, daß er da ist. Versuchen Sie, die Gedanken nicht zu beurteilen. Verfolgen Sie nur ihr Kommen und Gehen. Eine andere Möglichkeit, Ihre Gedanken zu sehen, besteht darin, daß Sie sich vorstellen, Sie sind am Meer und stehen bis zu den Hüften im Wasser. Riesige, beängstigende Wellen krachen gegen die Küste. Sobald Sie eine Welle kommen sehen, überfällt Sie vielleicht Angst, doch Sie beschließen, an Ihrem Platz zu bleiben. So weit, so gut. Sie haben entschieden, den Gedanken nicht zu vermeiden. Nun kommt es darauf an, was Sie als nächstes tun. Wenn Sie Ihren Körper steif halten, die Füße im Sand verankern und der Welle Widerstand leisten, werden Sie umgeworfen und ins Wasser geschleudert. Entspannen Sie Ihren Körper jedoch, lassen sich treiben und vertrauen sich der Welle an, werden Sie emporgehoben und, nachdem die Welle verebbt ist, sanft wieder auf Ihre Füße gestellt. Indem Sie sich diesen Gedanken gegenüber eine tolerantere Haltung zu eigen machen, sie akzeptieren und es ihnen ungeachtet des Unbehagens, das sie verursachen, gestatten, einfach da zu sein, fördern Sie den Prozeß der Habituation. Allmählich werden Sie so die Fähigkeit entwickeln, Ihre Gedanken als objektiver Beobachter zu verfolgen, ohne sich darin zu verfangen.

Schritt 4: Konfrontieren Sie sich mit erschreckenden Gedanken, und verringern Sie Ihre Angst vor ihnen durch Exposition

Furcht und Entsetzen sind oft die Begleiter erschreckender Gedanken. Alle klassischen physiologischen Reaktionen auf Angst und Furcht können dabei auftreten, beispielsweise Herzrasen, Schwitzen der Handflächen und Trockenheit des Mundes. Die Desensibilisierung des Gehirns gegenüber solchen Gedanken ähnelt stark den in Teil II des Buches beschriebenen Expositionsübungen: Man setzt sich den erschreckendsten Gedanken und Vorstellungen so lange aus, bis sich das Gehirn daran gewöhnt hat. Schließlich ist man in der Lage, den Gedanken zuzulassen, ohne daß dabei Angst auftritt.

Um sich zu vergegenwärtigen, wie das vor sich geht, können Sie nun einfach Ihren eigenen Namen oder den von jemandem aussprechen, dem gegenüber Sie ein starkes Gefühl hegen, mit dem Sie sich eng verbunden fühlen oder auf den Sie aus anderen Gründen stark reagieren – beispielsweise Ihr Kind, Ihren Ehepartner, Ihre eigenen Eltern oder Ihren Chef. Achten Sie genau darauf, wie Sie auf diesen Namen emotional reagieren. Wiederholen Sie den Namen anschließend mindestens fünfzig Mal. Beobachten Sie, wie sich Ihre Reaktion auf den Namen allmählich verändert. Registrieren Sie, daß er irgendwann nicht mehr die anfängliche emotionale Wirkung hat. Wahrscheinlich klingt er nach einer Weile wie ein »Silbensalat« ohne besondere Bedeutung. So wirkt der Prozeß der Habituation. Infolge der ständigen Wiederholung »langweilt« sich Ihr Nervensystem irgendwann bei der Nennung des Namens und verbindet nicht mehr die anfängliche Bedeutung mit ihm. Genau das gleiche passiert, wenn Sie einen erschreckenden Gedanken unablässig wiederholen: Er verliert seine Macht und Wirkung auf Sie.

Vielleicht denken Sie nun: »Aber das sind doch wirklich entsetzliche und ekelhafte Gedanken! Nur ein bösartiger oder verrückter Mensch könnte sich wünschen, sich bei solchen Gedanken wohlzufühlen?« Die Sorge ist zwar verständlich, aber es geht hier gar nicht darum, sich in Anbetracht erschreckender Gedanken wohlzufühlen oder gegenüber schrecklichen oder sogar abscheulichen Vorstellungen abzustumpfen. Das Ziel ist vielmehr, daß Sie einen schrecklichen Gedanken erleben können, so ekelhaft oder was auch immer er sein mag, und daß Sie ihn als das sehen können, was er nun einmal ist: ein übler Gedanke, nicht mehr und nicht weniger. Wir wenden uns nun einigen sehr wirksamen Expositionsübungen für die Arbeit an zwanghaften Gedanken zu.

SCHRIFTLICHE EXPOSITION

Ihre erschreckenden Gedanken immer wieder aufzuschreiben ist ein guter Anfang im Expositionsprozeß. Wahrscheinlich empfinden Sie dies zunächst als sehr unangenehm oder sogar nervenaufreibend, es ist aber trotzdem wichtig. Seien Sie darauf gefaßt, daß das Übertragen der Gedanken aus Ihrem Kopf auf das Papier Ihre Angst und Ihr Unbehagen verstärkt. Das ist normal und zu erwarten, weil das, was Sie nun tun, sich anfühlt, als würde »die Katze aus dem Sack gelassen«. Gestehen Sie sich ein, daß diese Gefühle existieren, aber lassen Sie von ihnen nicht die Weiterentwicklung des Prozesses behindern. Diese ersten schwierigen Schritten führen zu einer gesunden und natürlichen Katharsis:

1. Besorgen Sie sich einen Notizblock mit liniertem Papier, und ziehen Sie über die ganze Seite eine vertikale Linie, so daß zwei Spalten entstehen – eine große Spalte links und eine sehr schmale Spalte rechts. Kehren Sie dann noch einmal zum *Arbeitsblatt für aufdringliche Gedanken* weiter vorne in diesem Kapitel zurück, und wählen Sie dort einen Gedanken aus, der bei Ihnen eine mäßig starke Belastung hervorruft (einen SUD-Wert von 40–60). Schreiben Sie diesen Gedanken in die linke Spalte, und notieren Sie Ihren SUD-Wert in der rechten Spalte.
2. Widersetzen Sie sich allen inneren Bestrebungen zu vermeiden, sich abzulenken oder Rituale auszuführen, um die Angst zu neutralisieren, die mit dem erschreckenden Gedanken verbunden ist.
3. Schreiben Sie den Gedanken nochmals in die nächste Zeile der linken Spalte, und wiederholen Sie das Ganze weitere zehn Mal. Notieren Sie schließlich erneut Ihren SUD-Wert in der rechten Spalte.
4. Wiederholen Sie den gesamten Prozeß, wobei Sie jeder zehnten Wiederholung des Gedankens den SUD-Wert hinzufügen, bis dieser auf etwa die Hälfte des anfänglichen Wertes gesunken ist. Es kann sein, daß Sie den Gedanken fünfzigmal oder noch häufiger wiederholen müssen, bis dies eintritt.
5. Wählen Sie nun einen anderen erschreckenden Gedanken aus dem *Arbeitsblatt für aufdringliche Gedanken* aus, der bei Ihnen noch stärkeres Unbehagen hervorruft, beispielsweise einen SUD-Wert zwischen 50 und 70. Führen Sie bezogen auf diesen Gedanken die Schritte 1 bis 4 aus. Fahren Sie fort, indem Sie täglich eine

Stunde lang zunehmend belastendere Gedanken aus Ihrer Liste wählen und diese so lange aufschreiben, bis sie bei Ihnen nur noch sehr geringe belastende Reaktionen hervorrufen (SUD-Werte von 20 oder weniger).

INTENSIVE AUDIO-EXPOSITION FÜR BESONDERS HARTNÄCKIGE GEDANKEN

Sobald Sie sich beim Aufschreiben Ihrer erschreckenden Gedanken wohler fühlen, können Sie die erzielten Fortschritte noch weiter verbessern, indem Sie sich die Gedanken immer wieder anhören. Bevorzugen Sie dabei diejenigen, die immer noch eine starke negative Reaktion hervorrufen. Sie sollen lernen, ein höheres Maß an Unbehagen zu ertragen, während Sie sich die Gedanken vergegenwärtigen.

1. Wählen Sie zwei oder drei erschreckende Gedanken aus, die Sie immer noch als ziemlich belastend empfinden. Wahrscheinlich beginnen Sie mit »Was ist, wenn ich …?« Notieren Sie diese Gedanken für die vorliegende Übung in der ersten Person Gegenwart, um die Exposition lebendiger und wirksamer zu gestalten. Es folgen Beispiele dafür, wie man typische erschreckende Gedanken auf die gewünschte Weise formulieren kann:

   - Ich stehe kurz davor, die Kontrolle über mich zu verlieren, verrückt zu werden und meine Mutter mit einem Messer zu erstechen.
   - Ich bin ein Kinderschänder. … Es macht mir Freude, Kinder an ihren Genitalien zu berühren.
   - Ich fühle mich in Gegenwart homosexueller Männer (oder Frauen) extrem erregt.
   - Ich werde die Kontrolle verlieren und meiner Katze mit einer Zigarette Brandwunden zufügen!
   - Ich will mein Baby mit kochendheißem Wasser übergießen.
   - Ich bin kurz davor, ein Streichholz anzuzünden und dieses Haus in Brand zu stecken!
   - Ich verliere jetzt gleich die Kontrolle und werde verrückt!
   - Ich bin ein Mörder und werde jetzt mein Auto in den Gegenverkehr lenken!

2. Stellen Sie von den notierten erschreckenden Gedanken eine Audioaufnahme her, wobei Sie jeden davon zwanzig Mal in Folge wiederholen und nach jeder Wiederholung eine Pause von zwei Sekunden machen. Versuchen Sie, die Sätze durch stimmlichen Ausdruck ein wenig zu dramatisieren. Nehmen Sie so lange Wiederholungen von einem Gedanken auf, bis Ihre Angst deutlich schwächer geworden (mindestens auf die Hälfte der ursprünglichen Stärke gesunken) ist.

3. Suchen Sie den Beginn der Aufnahme, hören Sie sich alle Wiederholungen der Aufnahme an, und schreiben Sie danach den aktuellen SUD-Wert auf. Achten Sie besonders am Anfang darauf, daß Sie möglicherweise versuchen werden, unangenehme Empfindungen zu vermeiden, indem Sie sich taub stellen oder sich vom Zuhören ablenken. Leisten Sie solchen Tendenzen Widerstand.
4. Hören Sie sich die Aufnahme des erschreckenden Gedankens 30 Minuten bis eine Stunde lang täglich an oder bis Ihr SUD-Wert auf 20–30 sinkt.
5. Wiederholen Sie die Schritte 1–4 so lange, bis Sie alle für Sie wichtigen erschreckenden Gedanken einer auditiven Exposition unterzogen haben.

VÖLLIGES EINTAUCHEN IN EINE AUDIO-EXPOSITION

Diese Übung ist eine sehr wirksame Möglichkeit, die Intensität erschreckender Gedanken und das damit verbundene Unbehagen zu verringern. Die Übung ähnelt der vorherigen zwar stark, ist aber wesentlich intensiver. Falls Sie die dafür erforderliche Zeit haben (3–4 Stunden täglich), erzielen Sie schnell positive Ergebnisse. Viele unter erschreckenden Gedanken leidende Menschen können diese intensive Exposition zwar allein durchführen, doch wenn Sie sich dabei sehr unwohl fühlen, können Sie sich dabei auch von einem Therapeuten unterstützen lassen.

Wie für die vorherige Übung müssen Sie auch für diese zunächst Ihre erschreckenden Gedanken zwanzig Mal in Folge aufnehmen. Nach zwanzig Wiederholungen des ersten Gedankens nehmen Sie einige weitere Gedanken ebenso oft auf. Am besten produzieren Sie eine Endlosschleife (was sich mit einer Digitalaufnahme leichter realisieren läßt als mit einer konventionellen Bandaufnahme) und können diese dann ununterbrochen abspielen. Die Übung besteht darin, daß Sie sich die aufgenommenen Gedanken eine Woche oder zehn Tage lang *mindestens drei Stunden täglich* anhören.

Überspielen Sie die Aufnahme auf ein tragbares Audiogerät, und benutzen Sie zum Abhören leichte Kopfhörer, damit Sie sich die Aufnahme anhören können, während Sie Ihren Alltagsbeschäftigungen nachgehen, beispielsweise während der Gartenarbeit, beim Erledigen von Haushaltsarbeiten, beim Fernsehen, Einkaufen oder Körpertraining. *Nicht* anhören sollten Sie sich die Aufnahme nur während des Schulunterrichts, während der beruflichen Arbeit und während Sie Dinge tun, die intensive Aufmerksamkeit erfordern, beispielsweise Autofahren oder Beaufsichtigung von Kindern. Sie brauchen der Aufnahme zwar keine ungeteilte Aufmerksamkeit zu schenken (was ohnehin nicht möglich wäre), Sie sollten sich aber so oft wie möglich darauf konzentrieren.

Wenn Sie während des Zuhörens mit einer Situation konfrontiert werden, in der Sie normalerweise ein Ritual ausführen würden (wie beispielsweise über eine Schwelle zu gehen, einen Lichtschalter auszuschalten oder die Toilette zu spülen), sollten Sie strikt Reaktionsverhinderung praktizieren, indem Sie die Situation mitsamt aller darin auftauchenden erschreckenden Gedanken durchleben. Indem Sie dies Tag für Tag tun, können Sie eine solide Habituation für entsprechende Situationen erzielen.

KOMBINIEREN VON SITUATIVER EXPOSITION UND KONFRONTATION MIT ERSCHRECKENDEN GEDANKEN

Diese Expositionsübung ist sehr nützlich für alle, die überschätzen, mit wie hoher Wahrscheinlichkeit sie andere schädigen werden. Sie hilft Ihnen zu erkennen, daß Gedanken allein keinen Schaden anrichten können. Da diese Art von Exposition sehr belastend wirken kann, ist es ratsam, sie nur mit Unterstützung eines verständnisvollen Menschen durchzuführen. Das kann entweder ein anderes Familienmitglied oder der Partner sein oder, noch besser, jemand, der in der Behandlung von Zwangsstörungen erfahren ist. Ein tragbares Audiogerät mit Kopfhörern ist für die Ausführung dieser Übung besonders nützlich.

1. Nehmen Sie wie für die beiden vorherigen Übungen einen erschreckenden Gedanken viele Male auf. In diesem Fall reicht ein einziger erschreckender Gedanke, und zwar einer, bei dem es um die Angst davor, einen bestimmten Menschen zu schädigen, geht.
2. Setzen Sie die Kopfhörer auf, hören Sie sich die Aufnahme an, und betrachten Sie gleichzeitig Fotos von der Person, die Sie zu schädigen oder in Gefahr zu bringen fürchten, beispielsweise Ihren Ehepartner, Ihr Kind oder einen Elternteil. Hören Sie sich die Aufnahme so lange immer wieder an, bis Ihr SUD-Wert um mindestens die Hälfte des anfänglichen Wertes gesunken ist. Wiederholen Sie die Übung an den folgenden Tagen, und zwar so lange, bis es Ihnen an drei aufeinanderfolgenden Tagen gelungen ist, den SUD-Wert auf 20 oder darunter zu senken.
3. Hören Sie sich die Aufnahme (mit Kopfhörern) im Beisein der Person an. Wenn es sich um ein Kind handelt, dann lassen Sie es beim Anhören der Aufnahme auf Ihren Knien sitzen. Lassen Sie zu, daß Ihre Angst stärker wird, und widerstehen Sie dem Drang, die Empfindung zu vermeiden, sie zu unterdrücken oder sie mit Hilfe eines Rituals zu bekämpfen. Bleiben Sie mindestens 45 Minuten und bis zu 90 Minuten lang in der Situation. Es geht darum, den SUD-Wert des beängstigenden Gedankens durch Habituation auf 20 oder weniger zu senken. Benutzen Sie

das *Formular zur Überwachung der Ergebnisse der täglichen Expositionsübungen* (S. 130), um Ihre Fortschritte zu verfolgen.
4. Beim Zuhören werden Sie wahrscheinlich mit Situationen konfrontiert, die in Ihnen den Drang wecken, ein Ritual auszuführen. Üben Sie sich in solchen Fällen in strikter Reaktionsverhinderung: Gehen Sie durch die betreffende Situation mit allen darin auftauchenden erschreckenden Gedanken, und spüren Sie, wie Ihr Unbehagen erst stärker wird und später schwindet, wenn Sie sich Ihrem Drang widersetzen. Durch tägliches Ausführen dieser Expositionen in Verbindung mit Reaktionsverhinderung können Sie für entsprechende Situationen eine solide Habituation erreichen.

WENN BEI DER EXPOSITION ETWAS SCHIEFGEHT

Übungen, die der Habituation erschreckender Gedanken dienen, konfrontieren Übende mit bestimmten typischen Problemen. Das erste unter ihnen ist die Angst, daß die Übung, sofern sie ihren Zweck erfüllt und Sie von starken emotionalen Reaktionen auf einen Gedanken befreit, Sie dem erschreckenden Inhalt des Gedankens gegenüber indifferent macht und somit »beweist« (so die für Zwangsstörungen charakteristische Logik), daß Sie ein Mörder, Kinderschänder, sexuell Perverser oder was auch immer sind. Lassen Sie sich durch diese Angst nicht davon abhalten, die Expositionsübungen auszuführen. Eine Exposition ist keine Gehirnwäsche und kann Sie auch nicht gegenüber beängstigenden Vorstellungen gleichgültig machen. Es geht nicht darum, Sie gefühlstaub zu machen, sondern darum, Ihnen klarzumachen, daß Sie solche Gedanken haben können, ohne Sie deshalb auch in die Tat umsetzen zu müssen.

Eine weitere häufige Angst resultiert aus der Überzeugung, daß die Löschung der Angst zwingend zur Folge hat, daß Sie die erschreckenden Gedanken wahrscheinlich in die Tat umsetzen werden. In diesem Licht betrachtet erscheint die mit einem erschreckenden Gedanken verbundene Angst wie eine Art Versicherung gegen die Verwirklichung des Gedankens. Noch einmal sei darauf hingewiesen, daß solche Befürchtungen unbegründet sind. In seiner über zwanzigjährigen klinischen Arbeit hat Dr. Hyman nie erlebt, daß ein Patient erschreckende Gedanken tatsächlich ausführte, nachdem diese im Rahmen der Expositionsarbeit habituiert worden waren. Eine Zwangsstörung verändert weder das Wesen eines Menschen noch sein Urteil und auch nicht seine moralischen Standards.

In manchen Fällen wird die Angst während der Exposition *nicht* stärker. Falls das bei Ihnen so ist, dann wahrscheinlich deshalb, weil Sie sich auf ein »beschützendes« Sicherheitssignal aus Ihrer Umgebung verlassen. Das kann beispielsweise die

Anwesenheit eines Partners sein, von dem Sie glauben, daß er Sie davor bewahren wird, Ihre Gedanken in die Tat umzusetzen. Wenn das bei Ihnen der Fall ist, müssen Sie die Exposition in abgestuften Schritten ausführen, wobei die Person, die Ihnen Sicherheit gibt, immer weniger verfügbar ist. Verändern Sie Ihre Angst-/Expositionshierarchie so, daß darin Punkte enthalten sind, die Ihr Sicherheitssignal beinhalten. Beispielsweise hat »Das Haus verlassen, ohne Überprüfungen durchzuführen, wobei mein Mann *zugegen* ist« einen niedrigeren SUD-Wert als »Das Haus verlassen, ohne Überprüfungen durchzuführen, wobei mein Mann *nicht zugegen* ist«. Sobald Sie die Exposition in Gegenwart Ihres Sicherheitsgaranten durchgeführt haben, können Sie die gleiche Exposition ohne diesen durchführen.

Ein weiterer Grund dafür, daß Ihr Angstniveau nicht steigt, könnte sein, daß Sie selbst schon Maßnahmen getroffen haben, die sicherstellen sollen, daß Sie Ihre erschreckenden Gedanken nicht in die Tat umsetzen. So war es bei Angelita, als sie alle scharfen Messer aus ihrem Haushalt entfernte. In diesem Fall müssen Sie allmählich alle »Sicherheitsmaßnahmen« außer Kraft setzen, so daß die Exposition alle mit dem erschreckenden Gedanken verbundene Angst vor dessen Ausführung aktivieren kann. Nur dann kann die Exposition die gewünschte Wirkung erzielen. Denken Sie daran, daß erschreckende Gedanken nur habituiert werden, wenn die Exposition Ihre Angst ausreichend aktiviert.

WERKZEUGE FÜR DEN UMGANG MIT SPONTAN AUFTAUCHENDEN ERSCHRECKENDEN GEDANKEN

Einige Menschen reagieren nur mit Angst, wenn erschreckende Gedanken bei ihnen spontan auftreten, also nicht, wenn sie eine strukturierte Expositionsübung ausführen. Im folgenden werden einige Werkzeuge vorgestellt, die den Umgang mit spontan auftauchenden aufdringlichen Gedanken erleichtern. Da keine dieser Strategien bei jedem Menschen gleich gut wirkt, müssen Sie ein wenig experimentieren, um herauszufinden, welche davon für Sie am besten geeignet ist.

Vergrößerung Stellen Sie sich beim Auftauchen eines aufdringlichen Gedankens möglichst anschaulich vor, wie es wäre, wenn die zum Ausdruck kommende Szene ins Extrem gesteigert würde. Handelt es sich beispielsweise um eine aggressive Vorstellung, dann stellen Sie sich möglichst intensiv vor, daß Sie ein Messer in die Hand nehmen und damit einen Menschen, der Ihnen sehr nahe steht, angreifen. Behalten Sie dieses Bild möglichst lange vor Augen.

Diese Technik mag Ihnen als beängstigend erscheinen, doch verringert die Steigerung Ihres schlimmsten Albtraums ins Absurde letztlich Stärke und Intensität des erschreckenden Gedankens.

Beobachten und Warten Manchmal ist das Beste, was man gegen einen erschreckenden Gedanken unternehmen kann, daß man gar nichts dagegen unternimmt. So können Sie der Tendenz Ihrer Zwangsstörung entgegenwirken, jedes Angst verringernde Verhalten zu nutzen, um einen neuen Zwang zu erzeugen. Gleichzeitig fördert diese Taktik eine Haltung des Akzeptierens angesichts des erschreckenden Gedankens. Indem Sie den Gedanken nur beobachten, ohne ihn zu beurteilen oder auf seinem Verschwinden zu beharren, ermöglichen Sie ihm, allmählich schwächer zu werden und von selbst zu verblassen.

Refokussieren In seinem Buch *Zwangshandlungen und wie man sich davon befreit (Brain Lock)* (1997) beschreibt Dr. Jeffrey Schwartz eine Refokussierungsstrategie, bei der die Methode »Beobachten und Warten« noch einen Schritt weiter getrieben wird. Sobald Sie den erschreckenden Gedanken bemerken, gehen Sie vorsichtig zu einem neuen Verhalten über, das Ihre Werte und Intentionen spiegelt, als ob Sie den erschreckenden Gedanken gar nicht hätten. Dabei geht es nicht darum, das mit dem Gedanken verbundene Unbehagen zu vermeiden, sondern um Ablenkung von dem Drang, die Angst durch eine Aktivität zu verringern. Taucht beispielsweise der Gedanke »Was ist, wenn ich mein Kind ersteche?« auf, während Sie in der Küche mit einem scharfen Messer Gemüse schneiden, fahren Sie mit Ihrer Tätigkeit fort und fokussieren gleichzeitig auf eine andere Aktivität oder ein anderes Verhalten, indem Sie beispielsweise mit Ihrem Kind reden, ein anderes Gemüse herbeiholen, um es zu verarbeiten, ein Lied singen, auf Ihren Atem achten, an eines Ihrer Lieblingsrezepte oder angenehme Ereignisse des Vortags denken. Während Sie darauf warten, daß der Sturm abflaut, können Sie Ihren Fokus viele Male verändern.

UMGANG MIT INNEREN RITUALEN

Wie steht es mit Ritualen, die Sie im Geiste ausführen? Solche mentalen zwanghaften Handlungen können im Wiederholen von Phrasen, einzelnen Wörtern sowie Gebeten bestehen, weiterhin im Zählen, im Heraufbeschwören vergangener Ereignisse und im Ausgleichen eines »schlechten« Gedankens durch zwanghaftes Heraufbeschwören eines »guten« Gedankens. Was immer sie beinhalten mögen, immer handelt es sich um sich wiederholende Gedankenmuster, die in unmittelbarer Reaktion auf das Auftauchen eines erschreckenden Gedankens hin gedacht werden, um das mit letzterem verbundene Unbehagen zu neutralisieren.

Vielleicht ist Ihnen nicht klar, was der Unterschied zwischen zwanghaften Gedanken und zwanghaften mentalen Handlungen ist. Mit diesem Problem stehen Sie nicht allein, denn manchmal ist es tatsächlich schwierig, beides zu unterscheiden. Um dies zu schaffen, können Sie sich folgende Fragen stellen:

- Verursacht der Gedanke Angst, Furcht oder Zweifel? Wenn Sie diese Frage mit ja beantworten, handelt es sich um einen zwanghaften Gedanken, und Sie sollten auf jede Ihnen mögliche Weise versuchen, sich mit dem Unbehagen, das mit dem Gedanken verbunden ist, zu konfrontieren und es sogar zu fördern.
- Lindert der Gedanke Angst? Wenn Sie diese Frage mit ja beantworten, handelt es sich um eine zwanghafte mentale Handlung, auch wenn diese die Angst nur kurzfristig lindert. In diesem Fall sollten Sie versuchen, den Gedanken auf jede Ihnen mögliche Weise zu blockieren, zu reduzieren oder zu verändern. Jede Strategie, die den Automatismus eines Zwangs verändert, ist ein Schritt in die richtige Richtung.

Um die Ausführung innerer Rituale einzuschränken, sollten Sie nicht nur die im vorliegenden Kapitel beschriebenen Expositionsübungen ausführen, sondern auch die in Kapitel 6 ausführlich beschriebenen Prinzipien der Reaktionsverhinderung anwenden. Gehen Sie mit solchen Ritualen genauso um, als handelte es sich um für Außenstehende sichtbare zwanghafte Verhaltensweisen. Es folgen einige hierbei besonders nützliche Techniken:

- *Ritualverzögerung* Verzögern Sie die Ausführung innerer Rituale um Minuten, Stunden oder Tage – generell so lange, wie Sie können.
- *Gedankenstopp* Stellen Sie sich ein großes rotes Stoppzeichen vor, und brüllen Sie gleichzeitig (im Geiste) »Stopp!«, *bevor* Sie das mentale Ritual ausführen. Dies stoppt augenblicklich die Tendenz, ein Ritual automatisch auszuführen, um das durch aufdringliche Gedanken verursachte Unbehagen zu lindern. Es geht dabei nicht darum, die aufdringlichen erschreckenden Gedanken selbst zu unterbinden, denn das wäre ohnehin sinnlos und würde das Auftreten solcher Gedanken sogar noch verstärken. Die Technik soll Sie vielmehr von der Ausführung zwanghafter mentaler Rituale abbringen.

Hoffnung für primär durch zwanghafte Gedanken geprägte Zwangsstörungen

Lange nahm man an, Menschen mit primär durch zwanghafte Gedanken geprägten Zwangsstörungen sei wesentlich schwerer zu helfen als Menschen, deren zwanghafte Gedanken in Verbindung mit äußerlich erkennbarem zwanghaftem Verhalten auftraten. Unseren Erfahrungen gemäß trifft das nicht zu. Nach unserer Auffassung kann man sich durch Nutzung der in diesem Kapitel beschriebenen Techniken, eventuell in Verbindung mit geeigneten Medikamenten, von einer primär durch zwanghafte

Gedanken geprägten Zwangsstörung befreien. Es kann zwar sehr anstrengend oder sogar beängstigend sein, auf dieses Ziel hinzuarbeiten, doch ist der Lohn für diese Mühe beträchtlich: Man kann sich so von der Notwendigkeit befreien, sich unablässig mit unangenehmem Lärm im eigenen Geist auseinanderzusetzen.

Die Übungen in diesem Kapitel sollen Ihnen zu einer Art Koexistenz mit Ihren erschreckenden Gedanken verhelfen. Es mag unrealistisch sein zu erwarten, daß Ihre aufdringlichen Gedanken wie durch ein Wunder von selbst völlig verschwinden, doch wenn Ihnen erst einmal klar geworden ist, daß ein Gedanke nur ein Gedanke ist, werden Sie eine deutliche Linderung erleben. Vergessen Sie nie den Merkspruch »Whatever you resist persists«. Auf Zwangsstörungen bezogen bedeutet dies, daß die Zwangsstörung sich von den ständigen Versuchen ernährt, aufdringliche Gedanken zu vermeiden, zu unterdrücken oder einen Sinn darin zu erkennen. Wenn Sie sich weniger verbissen bemühen, unter Kontrolle zu behalten, was in Ihrem Kopf vor sich geht, klingt Ihre Zwangsstörung ab.

Wird Ihre primär von zwanghaften Gedanken bestimmte Zwangsstörung irgendwann völlig und für immer verschwinden? Wahrscheinlich nicht. Aufdringliche Gedanken flammen in besonders schwierigen Lebenssituationen oft wieder auf. Sie können aber lernen, mit aufdringlichen Gedanken besser zurechtzukommen. Wenn diese Gedanken nur noch ein gelegentlich wahrnehmbares Hintergrundgeräusch sind, können Sie Ihr Leben wieder genießen.

HILFE FÜR FAMILIENANGEHÖRIGE UND FREUNDE

Cherry Pedrick erinnert sich, daß sie schon Jahre vor Ausbruch ihrer Zwangsstörung nicht am Rande von Aussichtsplattformen stehen wollte. Ihr kam dann der Gedanke »Wenn ich dem Rand zu nahe komme, könnte ich hinabspringen!« Diesem Gedanken folgte die Frage »Woher stammt dieser Gedanke? Wie blöd!« Der Gedanke wirkte zwar verstörend, aber sie konnte sofort davon Abstand nehmen. Während der Arbeit an diesem Kapitel war es Cherry möglich, zu Menschen in Beziehung zu treten, die ebenfalls solche Gedanken haben, sich aber nicht von ihnen lösen können. In den Jahren ihrer Zwangsstörung gab es eine Zeit, in der es nur selten einen Augenblick gab, in dem sie nicht gegen ihre Gedanken kämpfte – gewöhnlich handelte es sich um Gedanken darüber, daß sie in der Vergangenheit irgendeinen Schaden angerichtet hätte. Für Cherry ist es eine Freude, heute von diesen Gedanken frei zu sein.

Auch Menschen, die nicht unter einer Zwangsstörung leiden, haben unerwünschte aufdringliche Gedanken, und oft ist ihnen dies nicht einmal klar. Es kann durchaus sein, daß auch Sie gelegentlich solche Gedanken haben. Weil diese manchmal so flüchtig sind, müssen Sie möglicherweise eine Weile Ihr Denken beobachten, um jene Art von Gedanken zu entdecken, die Menschen mit einer Zwangsstörung so sehr zu schaffen machen. Versuchen Sie sich einmal vorzustellen, Sie könnten diese Gedanken nicht ohne weiteres vertreiben und hätten das Gefühl, Ihnen gingen immerzu unerwünschte Gedanken durch den Kopf.

Was bedeuten nun solche Gedanken? Wird der Ihnen nahestehende Mensch, der unter einer Zwangsstörung leidet, seine unerwünschten Gedanken in die Tat umsetzen? Nein! Falls Sie näheres darüber wissen wollen, sollten Sie den Abschnitt »Das Wesen beängstigender Gedanken im Falle einer primär von zwanghaften Gedanken bestimmten Zwangsstörung« lesen (S. 219 ff.). Solche Gedanken sind nichts weiter als »Getöse im Gehirn«. Ihnen wohnt kein verborgener Sinn inne. Wenn der Mensch, der Ihnen nahesteht, zu Ihnen kommt und sich bei Ihnen rückversichern will, könnten Sie versucht sein, ihm diese Rückversicherung zu gewähren. Tun Sie das nicht! Vergessen Sie nie: Rückversicherung und Diskussionen über deren Sinn oder Unsinn verstärken nur die Zwangsstörung.

11 Übertriebene Gewissenhaftigkeit

Wenn die Zwangsstörung religiös wird

> *Wir können Probleme nicht durch die Art zu denken lösen,
> durch die wir sie geschaffen haben.*
>
> — ALBERT EINSTEIN

Im Laufe der letzten zwanzig Jahre hat man übertriebene Gewissenhaftigkeit als eine Zwangsstörung mit religiöser Thematik zu sehen gelernt. Die Betroffenen »sehen Sünde, wo keine ist« (Ciarrocchi 1998, 8). Übertriebene Gewissenhaftigkeit hat eine lange Geschichte. In den Schriften verschiedener wichtiger Persönlichkeiten der römisch-katholischen und protestantischen Kirche ist zu erkennen, daß die Betreffenden mit Skrupeln kämpften – mit ethischen oder moralischen Bedenken, die daran hindern zu handeln. Dies sind die historischen Vorläufer dessen, was wir heute Skrupulosität oder übertriebene Gewissenhaftigkeit nennen. Beispielsweise wurden John Bunyan, der Autor des Buches *Pilgrim's Progress*, der protestantische Theologe Martin Luther und der Heilige Ignatius von Loyola, der Gründer des Jesuitenordens, von für sie inakzeptablen Gedanken, Vorstellungsbildern und Drängen geplagt, die verblüffend den heutigen Beschreibungen von Symptomen einer Zwangsstörung gleichen (Ciarrocchi 1998; Seuss & Halpern 1989).

Menschen, die zu religiös eingefärbten zwanghaften Gedanken und Handlungen neigen, werden von übertrieben strengen und starren religiösen, moralischen und ethischen Vorstellungen und entsprechenden Verhaltensregeln geprägt. Statt religiöse Regeln und Gesetze als Orientierungshilfen zu verstehen, die zu einem friedlicheren und spirituell erfüllteren Leben führen sollen, werden die Betroffenen zu Opfern ihrer eigenen Überzeugungen. Ihre ethisch-moralischen Standards gehen in der Regel weit über die selbst der gläubigsten Anhänger ihrer Religion hinaus. Sie leben ständig in einem Zustand quälender Wachsamkeit, weil sie jederzeit damit rechnen, daß sie etwas Unmoralisches oder Blasphemisches tun und dafür schwer bestraft werden könnten. Dies raubt ihnen den Geistesfrieden. Es folgen einige Beispiele für diesen Zustand übertriebener Gewissenhaftigkeit:

- Wiederholtes Beichten, um die Vergebung von Sünden und Verfehlungen zu erlangen, für die bereits vergeben wurde.
- Übertriebene Sorgen, weil man beim Anschauen des Ehepartners eines anderen Menschen sexuelle Gedanken hat und fürchtet, man könne gegen das Gebot »Du sollst nicht begehren deines nächsten Weib« verstoßen.
- Unablässiges Beten des Vaterunsers, bis man jedes Wort »perfekt« ausspricht und beim Rezitieren auch nicht mehr im geringsten abgelenkt ist. Wird man beim Rezitieren des Gebets irgendwie abgelenkt oder spricht man einige Wörter nicht perfekt aus, muß man von vorne beginnen.
- Ständiges Beobachten des Bodens, um nicht auf einen Gegenstand zu treten, der einem Kreuzzeichen ähnelt, weil man dadurch ein wichtiges Symbol entweihen würde.
- Unbedingt das Herunterschlucken des eigenen Speichels vermeiden, um als Jude das Gebot zu erfüllen, daß man am jüdischen Yom-Kippur-Feiertag weder essen noch trinken darf.

Unterscheidung zwischen starken religiösen Überzeugungen und Skrupulosität

Der Psychiater David Greenberg (1984) hat fünf wichtige Prinzipien für die Unterscheidung normaler religiöser Überzeugungen und Praktiken von pathologischen oder übertrieben skrupulösen Einstellungen und Verhaltensweisen genannt:

- Bei übertriebener Gewissenhaftigkeit gehen die religiösen Praktiken weit über das von den bestehenden religiösen Gesetze und Sitten tatsächlich geforderte hinaus, und die Betroffenen handeln »päpstlicher als der Papst«. Ein Beispiel hierfür ist, daß jemand, der sich nach den Regeln des Judentums koscher ernährt, wenn er an einem nicht kosheren Metzgerladen vorübergeht, den Atem anhält, weil er fürchtet, er könne sonst die »Essenz« von nicht koscherem Fleisch einatmen.
- Übertrieben Gewissenhafte legen die religiösen Gebote und Gebräuche übermäßig eng und wörtlich aus. Beim Beten beispielsweise widmen sie dem »richtigen« oder »perfekten Aussprechen« des Textes übertriebene Aufmerksamkeit, statt das Gebet als Möglichkeit, zu Gott in Beziehung zu treten, zu verstehen.
- Gesunde religiöse Überzeugungen haben keine negativen Auswirkungen auf die normale religiöse Praxis, wohingegen eine von übertriebener Gewissenhaftigkeit geprägte Zwangsstörung häufig die normale religiöse Praxis beeinträchtigt, z. B. wenn jemand, der unter seinen blasphemischen Gedanken leidet, gar nicht mehr zur Kirche geht.

- Ein übertrieben gewissenhafter Mensch verwendet übermäßig viel Zeit und Energie auf im Grunde nebensächliche und belanglose Aspekte einer religiösen Lebensweise, wohingegen er wichtigere Aspekte wie etwa die Barmherzigkeit gegenüber weniger glücklichen Menschen häufig ignoriert.
- Bei übertriebener Gewissenhaftigkeit erinnern die übertriebene Beschäftigung mit religiösen Ritualen mit dem Ziel, sie »genau richtig« auszuführen, weiterhin das häufige Wiederholen bestimmter Gebete und das unnötige Beichten an die typischen Symptome einer Zwangsstörung – wie ständiges Prüfen, Wiederholen und die unablässige Suche nach Bestätigung. Wie die für eine Zwangsstörung typischen Verhaltensweisen wird auch von starken Skrupeln geprägtes Verhalten häufig wiederholt, und es ist gleichermaßen hartnäckig und unerwünscht.

Machen starke religiöse Überzeugungen es wahrscheinlicher, daß jemand eine durch übertriebene Gewissenhaftigkeit gekennzeichnete Zwangsstörung entwickelt? Da die Zwangsstörung als neuro-behaviorale Störung angesehen wird, muß eine entsprechende biologische Prädisposition bestehen, damit sie entsteht. Folglich können starke religiöse Überzeugungen nicht als Ursache für die Entstehung einer Zwangsstörung gelten. Sie sind nur das »Material«, in dem die Zwangsstörung zum Ausdruck kommt, sofern der betreffende Mensch für die Entstehung dieser Störung biologisch prädisponiert ist. Manchmal wird die Zwangsstörung auch »Zweifelkrankheit« genannt, was darauf hinweist, daß sie die Grundlagen der Identität und des Selbstbildes von Menschen attackiert, unterminiert und vernichtet. Bei Menschen ohne starke religiöse Überzeugungen findet die Zwangsstörung einen anderen Ausdruck, indem sie sich beispielsweise in Form von Kontaminationsängsten oder Prüfzwängen zeigt. Eine auf übertriebener Gewissenhaftigkeit basierende Zwangsstörung übertreibt grundsätzlich sinnvolle Überzeugungen und Verhaltensregeln ins Unverhältnismäßige. Die moralischen und spirituellen Aspekte des Charakters des Betroffenen verschmelzen mit der Zwangsstörung und werden verzerrt und korrumpiert.

Übertriebene Moralvorstellungen und übertriebenes Verantwortungsgefühl

Übertriebene Moralvorstellungen und übertriebenes Verantwortungsgefühl sind die wichtigsten Merkmale des Verhaltens von Menschen, die unter einer von Skrupeln bestimmten Zwangsstörung leiden; dies kann auch in Manifestationen nicht offensichtlich religiösen Inhalts zum Ausdruck kommen. Bei *übertriebenen Moralvorstellungen* geht es um eine exzessive Auseinandersetzung mit der Angst, man könne etwas moralisch Falsches, Verwerfliches oder Verdammenswertes tun. Menschen mit diesem Problem setzen sich in den Lebensbereichen, die unter dem Einfluß ihrer Zwangsstörung stehen, übertrieben und unrealistisch starre und strenge Maßstäbe. Es folgen einige Beispiele für übertriebene Moralvorstellungen.

- Akribisches Überprüfen von Einkaufsquittungen, um auszuschließen, daß ein Fehler zu den eigenen Gunsten gemacht wurde, weil dies so wäre, als würde man stehlen.
- Wiederholtes Rekapitulieren von Gesprächen, um absolut sicher zu gehen, daß man nicht unabsichtlich gelogen hat.

Menschen mit einem *übertriebenen Verantwortungsgefühl* haben eine unrealistische Vorstellung von Zuverlässigkeit. Sie lasten sich Verantwortung an, die nach allgemeinem Verständnis andere zu tragen hätten, oder sie übernehmen Verantwortung für Dinge, die niemand zuverlässig beeinflussen kann. Es folgen Beispiele für übertriebenes Verantwortungsgefühl:

- Ständiges Absuchen des Bodens nach zufällig herumliegenden scharfen Objekten, die jemanden, der zufällig darauftritt, verletzen könnten.
- Mehrmaliges Prüfen sämtlichen Abfalls, um sicherzustellen, daß alles, was recyclingfähig ist, vom Restmüll getrennt wird, und anschließende eigenhändige Beförderung des Materials zu einem Recycling-Center, um zu verhindern, daß etwas verlorengeht und dadurch zur allgemeinen Umweltverschmutzung beiträgt.
- Aufnehmen vieler umherstreunender Tiere, unter Inkaufnahme von Gefahren für die eigene Gesundheit und die der Familie.

Man sollte übertriebenes Verantwortungsgefühl nicht mit besonderer Tugendhaftigkeit oder starkem Mitgefühl bezüglich des Wohlergehens anderer Menschen verwechseln. Übertrieben gewissenhaften Menschen mangelt es sicher nicht an Mitgefühl, aber sie werden hauptsächlich aus Furcht vor späterer Verdammung dazu getrieben, sich extrem stark zu sorgen und zu ängstigen. Sie fürchten manchmal, in die Hölle zu kommen oder Gott zu verärgern, oder sie ergehen sich in unablässigen Schuldgefühlen, weil sie es nicht geschafft haben, andere vor Schädigung oder Gefährdung zu schützen. Im Grunde ist ihre übertriebene Sorge um das Wohl anderer ein Auswuchs ihrer ständigen Furcht um ihr ganz persönliches Wohl.

Das Selbsthilfeprogramm für übermäßige Gewissenhaftigkeit

Um sich von starken Skrupeln zu befreien, müssen Sie sich ein Selbsthilfeprogramm zusammenstellen, das demjenigen ähnelt, das in Teil II des vorliegenden Buches beschrieben wird. Allerdings empfiehlt es sich in diesem Fall, einen spirituellen Ratgeber hinzuzuziehen, denn wahrscheinlich wird es Ihnen schwerfallen, einige der empfohlenen Expositions- und Reaktionsverhinderungsübungen auszuführen, weil Sie diese für moralisch, ethisch oder spirituell falsch halten. Vielleicht fürchten Sie aber auch, infolge einer Verhaltensänderung könnten Ihre spirituelle Identität und Ihre religiösen Überzeugungen Schaden nehmen. Für die Arbeit an einer durch übertriebene Gewissenhaftigkeit gekennzeichneten Zwangsstörung empfehlen sich folgende Schritte:

1. Suchen Sie sich einen spirituellen Ratgeber.
2. Notieren Sie täglich Ihre zwanghaften Gedanken und Handlungen.
3. Stellen Sie eine Zielliste zwanghafter Gedanken zusammen.
4. Stellen Sie eine Zielliste zwanghafter Handlungen zusammen.
5. Entwickeln Sie einen ERP-Plan und führen Sie diesen aus.

Schritt 1: Suchen Sie sich einen spirituellen Ratgeber

Suchen Sie sich einen verständigen Menschen, dem Sie vertrauen und der bereit ist, Ihnen als spiritueller Ratgeber und Mentor beizustehen und Ihnen bei der Auseinandersetzung mit den religiösen, moralischen und ethischen Problemen, mit denen Sie während des Selbsthilfeprogramms konfrontiert werden, zu helfen. Der Betreffende sollte ähnliche religiöse Überzeugungen haben wie Sie und über ein gewisses grundsätzliches Verständnis von Zwangsstörungen und insbesondere von übertriebener Gewissenhaftigkeit verfügen. Das kann beispielsweise Ihr psychologischer Berater, Ihr Pastor, Rabbi oder ein anderer Kleriker sein. Aber auch Ihr Ehepartner, Ihr Vater oder Ihre Mutter, ein anderer Verwandter oder ein enger Freund kommen für diese Aufgabe in Frage. Anfangs werden Sie Ihrem Ratgeber folgen müssen, »wie ein Schaf seinem Hirten folgt«.

Wenn Sie das Selbsthilfeprogramm mit Unterstützung eines Therapeuten ausführen, können Sie ihn fragen, ob Sie Ihren Ratgeber zu Therapiesitzungen mitbringen dürfen, so daß er die Arbeit des Therapeuten mit Ihnen fördern kann. Ein ausgebildeter Verhaltenstherapeut, der sich mit Zwangsstörungen und ihrer Behandlung auskennt, weiß eine solche Zusammenarbeit wahrscheinlich zu schätzen. Besprechen Sie jede Expositionsaufgabe, und fragen Sie bei jeder: »Ist es für mich moralisch akzeptabel, dies zu tun?« Prüfen Sie alle vorgeschlagenen Übungen auf diese Weise, um diejenigen herauszufiltern, die für Sie und Ihren Berater moralisch, ethisch und spirituell akzeptabel sind.

Ganz gleich, ob Sie mit einem Therapeuten oder allein arbeiten, verpflichten Sie sich in jedem Fall, das Programm, das Sie selbst zusammenstellen, vollständig auszuführen. In manchen Situationen werden Sie den Rat Ihres Ratgebers anzweifeln.

Aber im Laufe der Zeit wird die Zwangsstörung nachlassen und Ihre wahre moralische und spirituelle Identität sich zeigen. Orientieren Sie Ihr Verhalten inzwischen am Beispiel Ihres Ratgebers, und vertrauen Sie darauf, daß er Sie der Befreiung von Ihren Skrupeln allmählich näher bringen wird.

Schreiben Sie zunächst die Namen von Menschen auf, die für Sie bei diesen Übungen als Ratgeber fungieren könnten, und verpflichten Sie sich vor sich selbst, so schnell wie möglich eine von den notierten Personen zu Ihrem Ratgeber zu machen.

Schritt 2: Notieren Sie täglich Ihre zwanghaften Gedanken und Handlungen

Falls Sie unter übertriebener Gewissenhaftigkeit leiden, verwenden Sie wahrscheinlich übermäßig viel Zeit, Mühe und Energie darauf, Gedanken, Vorstellungsbilder und Dränge abzuwehren, die Sie für gefährlich, inakzeptabel, abstoßend, anstößig oder ekelhaft halten. Dies sind die zwanghaften Gedanken, die starke Angst- und Schamgefühle hervorrufen. Um das mit ihnen verbundene Unbehagen zu verringern, führen Sie wahrscheinlich entweder im Stillen oder für Außenstehende sichtbar Rituale aus; dies sind die für Skrupulosität charakteristischen zwanghaften Handlungen.

Bevor Sie ein sinnvolles Selbsthilfeprogramm entwickeln können, müssen Sie Ihre zwanghaften Gedanken und Handlungen identifizieren, außerdem die Situationen, die sie auslösen, und das Unbehagen, das mit diesen Situationen verbunden ist. Notieren Sie eine Woche lang auf dem *Formblatt für die Beobachtung übertriebener Gewissenhaftigkeit* Ihre zwanghaften Gedanken. Stellen Sie mehrere Kopien des Formblatts her, damit Sie eine Woche lang Notizen machen können, und tragen Sie immer eines dieser Blätter bei sich.

Sobald Sie mit einer Situation konfrontiert werden, die bei Ihnen zwanghafte Gedanken und Sorgen hervorruft, notieren Sie das Datum des Geschehens in der ersten Spalte und beschreiben in der zweiten kurz, um welche Situation es geht. In der dritten Spalte schätzen Sie ein, wie sehr diese Gedanken Sie belasten, indem Sie ihnen einen SUD-Wert zwischen 0 und 100 zuschreiben, wobei 0 für »keine Belastung« und 100 für die stärkste vorstellbare Belastung steht. In der vierten Spalte notieren Sie, welche Art von zwanghaften Phänomenen aufgetaucht ist: ob es Gedanken, Vorstellungsbilder oder Dränge waren, die Ihre Angstgefühle verstärken. Vermerken Sie in der fünften Spalte, welche zwanghaften Handlungen mit der Situation verbunden waren: ob es sich um Gedanken, Bilder oder Verhaltensweisen handelte, die produziert wurden, um die vorher aufgetauchten zwanghaften Gedanken zu neutralisieren. Das folgende Beispiel soll Ihnen die Arbeit mit dem Formblatt verständlicher machen.

FORMBLATT FÜR DIE BEOBACHTUNG ÜBERTRIEBENER GEWISSENHAFTIGKEIT (BEISPIEL)

Datum	Unbehagen auslösende Situation	SUD-Wert (0–100)	zwanghafter Gedanke	zwanghafte Handlung
21.9.09	Gedanken über eine attraktive Person, die nicht mein(e) Partner(in) ist	95	Ich habe einen unreinen Gedanken, für den Gott mich bestrafen wird.	75 Minuten lang gebetet, bis ich das Gefühl hatte, wieder in Ordnung zu sein.
21.9.09	Habe mir die Genitalien meines kleinen Kindes angeschaut.	85	Vielleicht macht es mir Freude, sie anzuschauen, und ich werde deshalb in die Hölle kommen.	Habe es vermieden, das Baby anzufassen oder in sein Zimmer zu gehen.
22.9.09	Spaziergang	90	Ich darf auf kein Lebewesen treten. Sonst würde ich gegen Gottes Gebote verstoßen.	Ich habe ständig auf den Boden geschaut und ständig kontrolliert, auf was ich trat.
23.9.09	In der Kirche ein Bild Jesu angeschaut.	75	Ich habe das Bedürfnis, das Bild Jesu mit obszönen Schimpfwörtern anzuschreien.	Ich war diese Woche dreimal beichten, um meine blasphemischen Gedanken zu bekennen.

FORMBLATT FÜR DIE BEOBACHTUNG ÜBERTRIEBENER GEWISSENHAFTIGKEIT

Datum	Unbehagen auslösende Situation	SUD-Wert (0–100)	zwanghafter Gedanke	zwanghafte Handlung

Schritt 3: Zusammenstellen einer Zielliste zwanghafter Gedanken

Benutzen Sie das Arbeitsblatt aus Schritt 2, stellen Sie eine Liste Ihrer zwanghaften Gedanken zusammen, und ordnen Sie sie nach der Stärke der belastenden Empfindungen, die sie verursachen. Diese Aufgabe ähnelt dem Zusammenstellen von Angst-/Expositionshierarchien in Kapitel 6. In Verbindung mit der Zielliste zwanghafter Handlungen, die Sie in Schritt 4 zusammenstellen sollen, wird Ihnen dies helfen, ein auf Ihre Bedürfnisse abgestimmtes ERP-Programm zu entwickeln. Es folgt ein Beispiel für eine Zielliste zwanghafter Gedanken, und im Anschluß daran finden Sie ein Blankoformular, das Sie selbst ausfüllen können.

ZIELLISTE ZWANGHAFTER GEDANKEN (BEISPIEL)	
Zwanghafter/s Gedanke, Vorstellungsbild, Drang	SUD-Wert (0–100)
Vielleicht verstehe ich diese spezielle Passage der Heiligen Schrift nicht und werde deshalb nicht in den Himmel kommen.	100
Ich habe einen unreinen Gedanken, und Gott wird mich dafür bestrafen.	95
Vielleicht habe ich gelogen, ohne es zu merken. Wenn das so wäre, würde es bedeuten, daß ich ein schlechter Mensch bin.	95
Ich darf niemals auf ein Lebewesen treten, denn dadurch würde ich gegen Gottes Gebote verstoßen.	90
Vielleicht macht es mir Freude hinzuschauen, und ich werde deshalb in die Hölle kommen.	85
Was ist, wenn ich die Beherrschung verliere und das Bild Jesu mit unflätigen Ausdrücken beschimpfe?	75

ZIELLISTE ZWANGHAFTER GEDANKEN	
Zwanghafter/s Gedanke, Vorstellungsbild, Drang	SUD-Wert (0–100)

Schritt 4: Zusammenstellen einer Zielliste zwanghafter Handlungen

Benutzen Sie Ihr Beobachtungsformblatt nun, um eine Liste Ihrer zwanghaften Verhaltensweisen zusammenzustellen, und ordnen Sie diese nach der Stärke belastender Empfindungen, die bei Ihnen entstünden, wenn Sie diese Handlungen nicht ausführen würden. Beim Vermeiden kann das ein wenig problematisch sein. Wenn beispielsweise Ihr zwanghaftes Verhalten beinhaltet, daß Sie nicht zur Kirche gehen, müßten Sie bei Nicht-Ausführung der zwanghaften Aktivität in die Kirche gehen. Schätzen Sie in der rechten Spalte (ungefähr!) ein, wieviel Zeit Ihre zwanghaften Verhaltensweisen täglich in Anspruch nehmen. Besteht ein solches Verhalten darin, etwas *nicht* zu tun, können Sie schätzen, wie oft am Tag (oder in der Woche) Sie die betreffende Aktivität vermeiden. (Falls das zwanghafte Verhalten nicht täglich auftritt, können Sie den Wochendurchschnitt entsprechender Vorfälle schätzen.)

ZIELLISTE ZWANGHAFTER HANDLUNGEN (BEISPIEL)		
Zwanghaftes Verhalten	SUD-Wert bei Nichtausführung (0–100)	Aufgewandte Zeit oder Anzahl der Vermeidungen
Langes Beten, bis »es sich richtig anfühlt«	100	fast ständig
24 Mal wiederholen »Gott vergibt mir«	100	4 Stunden täglich
Häufiges Sündenbekenntnis, um blasphemische Gedanken zu neutralisieren	95	90 Minuten täglich, jeden Tag
Ständig wiederholtes Lesen der gleichen heiligen Schriften, bis man sie völlig verstanden hat	95	2 Stunden täglich
Vermeiden, ein Baby zu berühren oder das Zimmer des Babys zu betreten	90	4 Mal pro Woche
Die Augen auf den Boden gerichtet halten, um alles zu sehen, worauf ich trete	85	Ständig, wenn ich draußen hin

ZIELLISTE ZWANGHAFTER HANDLUNGEN		
Zwanghaftes Verhalten	SUD-Wert bei Nichtausführung (0–100)	Aufgewandte Zeit oder Anzahl der Vermeidungen

Schritt 5: Entwickeln und Ausführen eines ERP-Plans

Nun sollen Sie mit Hilfe der Ziellisten für zwanghafte Gedanken und Handlungen eine Strategie für die ERP-Arbeit entwickeln. Zunächst werden Sie an den weniger belastenden Punkten Ihrer beiden Listen arbeiten. Sobald Sie damit gut zurechtkommen, können Sie sich allmählich immer schwierigeren Punkten zuwenden.

Es folgt eine Zusammenstellung wichtiger Aspekte, die Sie berücksichtigen sollten, damit Ihr ERP-Programm möglichst effektiv wird.

• Die Exposition muß über längere Zeit erfolgen und wiederholt werden – über eineinhalb bis drei Stunden täglich, vier bis sieben Tage lang. Allerdings gibt es für Expositionsübungen generell keine Mindest- oder Maximalzeit. Sie sollen einfach so lange in der beängstigenden Situation verharren, bis der SUD-Wert mindestens auf die Hälfte des anfänglichen Wertes gesunken ist. Wenn dies erreicht ist, ist eine deutliche Habituation eingetreten oder, wie Josef Ciarrocchi es nennt, das »Heilmittel der ›Langweilung‹ des Nervensystems« (1995, 76) beginnt zu wirken.

- Die Exposition muß für Sie akzeptabel sein und darf nicht gegen Ihre wichtigsten religiösen Überzeugungen verstoßen. Manchmal ist es schwierig, diese Bedingung zu erfüllen. Vergessen Sie nicht, daß zwanghafte Verhaltensweisen übertrieben, unerwünscht und hartnäckig sind und nicht auf den tatsächlichen Erfordernissen einer religiösen oder spirituellen Praxis basieren. Grundsätzlich sollte man für Zwangsstörungen typische Verhaltensweisen von einem adäquaten Ausdruck echter religiöser oder spiritueller Überzeugungen unterscheiden. Ihr spiritueller Ratgeber und Ihr Therapeut können Ihnen wertvolle Hilfe dabei leisten, sich über diesen Unterschied klar zu werden, und sie können Ihnen auch helfen, den Mut aufzubringen, den Sie brauchen, um sich mit skrupulösen Gedanken und Verhaltensweisen auseinanderzusetzen, die durch eine Zwangsstörung hervorgerufen worden sind.
- Wenn Ihre zwanghaften Gedanken und Handlungen sich auf gefürchtete Situationen beziehen, die nachzustellen schwierig ist (beispielsweise wenn es um die Angst, in die Hölle zu kommen, geht), können Sie die in Kapitel 7 beschriebene Technik der imaginativen Exposition nutzen. Sie ermöglicht Ihnen, beim Zulassen unangenehmer und beängstigender Gedanken dieser Art weniger Unbehagen zu empfinden.
- Wenn Sie an der Konfrontation mit angstauslösenden Situationen arbeiten, sollten Sie Ihre der Angstabwehr dienenden zwanghaften Rituale allmählich reduzieren, entweder von Tag zu Tag oder von Woche zu Woche. Lesen Sie in Kapitel 6 noch einmal nach, wie man die Technik der Reaktionsverhinderung anwendet; auch den folgenden Beispielen können Sie wichtige Hinweise entnehmen.
- Falls es Sie verunsichert, ein Ritual nicht auszuführen, können Sie sich als Faustregel merken, daß Sie am besten das Gegenteil dessen tun, was zu tun Ihnen Ihre Zwangsstörung empfiehlt. Vor mehr als vierhundert Jahren gab der Heilige Ignatius von Loyola, der Gründer des Jesuitenordens, seinen von Skrupeln geplagten Anhängern den gleichen Rat (Ciarrocchi 1995). Wenn Ihr zwanghaftes Verhalten beispielsweise darin besteht, daß Sie ein bestimmtes Gebet mehrmals täglich »genau richtig« wiederholen zu müssen glauben, dann unterlassen Sie dies nun. Und wenn Sie sich gezwungen fühlen, immer wieder zur Beichte zu gehen, um absolut sicher sein zu können, daß der Priester Ihr Sündenbekenntnis korrekt gehört hat, dann widersetzen Sie sich diesem Drang mit allen verfügbaren Kräften.

Um Ihnen zu helfen, selbständig einen ERP-Plan für die Arbeit an Ihrer übertriebenen Gewissenhaftigkeit zu entwickeln, haben wir im folgenden einige Beispiele beschrieben und die entsprechenden Spezifikationen für den ERP-Plan hinzugefügt. Ein Arbeitsblatt für Ihre eigene Planung finden Sie auf Seite 258–259.

Was Mark erlebte

Erinnern Sie sich noch an Mark aus Kapitel 1? Der 35-jährige Geschäftsmann, Ehemann und Vater zweier Kinder litt seit Jahren unter einer Zwangsstörung, war damit aber lange relativ gut zurechtgekommen. Aufgrund einer beruflichen Veränderung zog er mit seiner Familie in eine andere Wohngegend und schloß sich dort einer anderen Kirche an. Nachdem er einige Wochen lang an den Gottesdiensten teilgenommen hatte, bemerkte Mark während des sonntäglichen Gottesdienstes belastende aufdringliche Gedanken: »Was ist, wenn ich die Kontrolle verliere und das Bild Jesu in dem Mosaikfenster über der Kanzel mit Obszönitäten anbrülle?« Er fühlte sich immer unwohler bei dem Gedanken, weil er fürchtete, er könnte während eines Gottesdienstes die Kontrolle verlieren und sich und seine ganze Familie blamieren. Um dies zu verhindern, wiederholte er unablässig das Vaterunser, weil er hoffte, so die Kontrolle über seine Gedanken wiederzugewinnen. Nach einigen Wochen nahm die Wirkung dieser Gegenmaßnahme ab, und seine Ängste wurden stärker. Um wieder Ruhe zu finden, versuchte er, sich durch die Beichte von seinen aufdringlichen Gedanken zu reinigen, weshalb er Tag für Tag den Pastor aufsuchte und ihn um die Absolution bat. Dies verschaffte ihm zwar jeweils für einen oder zwei Tage ein wenig Ruhe, doch die Gedanken und der damit verbundene Drang stellten sich erneut ein und wurden bei jedem Gottesdienstbesuch stärker. Schließlich hörte Mark auf, an den Gottesdiensten teilzunehmen. Darüber regte sich seine Frau auf, und er wurde von seinen Eltern und Geschwistern kritisiert, die von seinem Kampf gegen die Zwangsstörung nichts wußten.

Marks ERP bestand darin, sich mit seinen erschreckenden blasphemischen Gedanken zu konfrontieren und außerdem im Sinne der Technik der Reaktionsverhinderung seine zahlreichen Sündenbekenntnisse und das Vermeiden der Gottesdienste zu unterlassen. Mark arbeitete seinen Plan zusammen mit seinem spirituellen Ratgeber aus. Er beinhaltete die Konfrontation mit seinen belastenden Gedanken, die er zunächst wiederholt aufschrieb und sich anschließend als Audioaufnahme anhörte. Es erschien als sinnvoll, in Marks Fall die Exposition und die Reaktionsverhinderung voneinander zu trennen, da beide einigermaßen unabhängig waren. Das folgende Beispielarbeitsblatt zeigt Marks ERP-Plan.

MARKS ARBEITSBLATT FÜR DIE ENTWICKLUNG EINES ERP-PLANS GEGEN SKRUPULOSITÄT

Zwanghafte Gedanken, Vorstellungsbilder oder Dränge als Ziele: *Starker Drang, das Bild Jesu durch Brüllen obszöner Ausdrücke zu entehren.*

Zwanghafte Handlungen als Ziele: *Wiederholtes Beichten, Wiederholen des Vaterunsers, bis es »richtig« klingt, Vermeiden der Teilnahme an Gottesdiensten.*

ERP-Strategie: *Allmählich länger werdende Konfrontation mit meinen erschreckenden Gedanken; Üben des Wiederholens der Gedanken beim Aufenthalt in der Kirche. Verringern aller Bemühungen, durch Sündenbekenntnisse den inneren Frieden wiederzufinden, und schließlich völliges Unterlassen dieser Versuche.*

SUD-Wert vor Beginn der ERP: 90

Wie lange (in Minuten oder Stunden) pro Exposition oder Ziel-SUD-Wert: 45 bis 90 Minuten täglich oder bis mein SUD-Wert in jeder Sitzung auf die Hälfte gesunken ist.

Wie oft (Male pro Tag oder Woche): Einmal täglich

Ziel-SUD-Wert: 0–20

Zu unterbindendes Vermeidungsverhalten: *Ich muß regelmäßig an den Gottesdiensten teilnehmen und den Drang, obszöne Ausdrücke zu brüllen, ertragen. Außerdem muß ich den Versuch unterlassen, blasphemische Gedanken zu unterdrücken.*

Weitere Instruktionen: *Vor Beginn der Expositionsübungen muß ich mit meinem spirituellen Berater darüber sprechen. Außerdem muß ich mit ihm über den richtigen Umgang mit Sündenbekenntnissen und Gebeten reden.*

WIE MARK SEINEN EXPOSITIONSPLAN AUSFÜHRTE

Woche 1, Tag 1–3: *Meine blasphemischen Gedanken jeweils zwanzigmal auf ein Blatt Papier schreiben, mich intensiv auf den Inhalt des Gedankens konzentrieren und nach zwanzig Wiederholungen meinen SUD-Wert einschätzen. Mit dem ersten Gedanken so lange fortfahren, bis der SUD-Wert auf die Hälfte der ursprünglichen Stärke gesunden ist, und dann mit dem nächsten Gedanken genauso vorgehen.*

Woche 1, Tag 4–7: *Am vierten Tag Herstellen einer Audioaufnahme von meinen blasphemischen Gedanken und sie für die Aufnahme zwanzigmal wiederholen. Mit dem ersten Gedanken so lange fortfahren, bis mein SUD-Wert auf die Hälfte gesunken ist. Dann mit dem nächsten Gedanken genauso verfahren. Am fünften bis siebten Wochentag die Aufnahmen anhören.*

Woche 2, Tag 1–4: *Mit einem Bild Jesu in der Hand die Audioaufnahme von meinen blasphemischen Gedanken anhören. Jeden dieser Gedanken so lange wiederholen, bis mein SUD-Wert auf die Hälfte des ursprünglichen Wertes gesunken ist.*

Woche 2, Tag 4–7: *Die Aufnahme von meinen blasphemischen Gedanken in einer leeren Kirche anhören. Beim Anhören das Bild Jesu anschauen, bis mein SUD-Wert auf die Hälfte gesunken ist.*

Woche 3, Tag 1–4: *Die Aufnahme meiner blasphemischen Gedanken anhören, während ich an einem Gottesdienst in der Kirche teilnehme, dabei auf das Bild Jesu schauen, bis mein SUD-Wert auf die Hälfte gesunken ist.*

WIE MARK SEINEN REAKTIONSVERHINDERUNGSPLAN AUSFÜHRTE

Woche 1: *Die Sündenbekenntnisse auf zwei pro Woche reduzieren; das Rezitieren des Vaterunsers auf zweimal pro Tag reduzieren.*

Woche 2: *Die Sündenbekenntnisse weiter reduzieren – auf einmal pro Woche; das Rezitieren des Vaterunsers auf einmal pro Tag (also auf die normale Gebetspraxis) reduzieren.*

Woche 3 und danach: *Alles zwanghafte Bekennen von Sünden, Beten und Vermeiden von Gottesdiensten unterlassen.*

Was Lydia erlebte

Lydia liefert uns ein weiteres Beispiel für die ERP-Arbeit bei einer durch übertriebene Gewissenhaftigkeit charakterisierten Zwangsstörung. Lydias zwanghaftes Verhalten bestand in der wortgetreuen Umsetzung des religiösen und moralischen Prinzips »Du sollst nicht töten«. Insbesondere fürchtete sie, sie könnte auf der Straße ohne es zu merken auf Käfer und andere Kleintiere treten. Wenn ihr der Gedanke kam, daß sie gegen dieses heilige Prinzip verstoßen haben könnte, wurde sie von starken Schuldgefühlen und Ängsten geplagt. Sie versuchte, ihre Sorgen zu neutralisieren, indem sie beim Gehen ständig die Augen unmittelbar vor sich auf den Boden gerichtet hielt. Wenn sie glaubte, sie habe sich einen Augenblick lang ablenken lassen, drehte sie sich um, kontrollierte den Boden dort, wo sie ihre Füße aufgesetzt hatte, und suchte nach zerdrückten Insekten, um auszuschließen, daß etwas in ihren Augen Schreckliches passiert war. Weil es sie immer viel Zeit kostete, auf einer Straße zu gehen kam sie zu geselligen und beruflichen Terminen ständig zu spät. Als sie ihre Prüfungen immer häufiger durchführte, wurde auch ihre Angst stärker, und sie bezog im Laufe der Zeit immer mehr zwanghafte Verhaltensweisen in ihre Rituale ein – beispielsweise hielt sie ein Kruzifix in die Hand und betete, wenn sie ihr Ziel erreicht hatte. Nach einiger Zeit konnte sie nur noch in Begleitung eines engen Freundes oder eines Familienmitglieds aus dem Haus gehen, weil nur diese ihr garantieren konnten, daß nichts Schreckliches passieren würde.

Lydias ERP-Strategie bestand darin, sich mit der Möglichkeit zu konfrontieren, daß sie auf Insekten getreten war, und dabei die Technik der Reaktionsverhinderung anzuwenden, indem sie ihrem Drang entgegenwirkte, beim Gehen auf den Boden zu schauen, die eigenen Fußstapfen zu kontrollieren, sich auf Sicherheitssignale ihrer Begleiter zu verlassen und zu beten, um ihre Sorgen zu neutralisieren. Weil Lydias zwanghafte Gedanken eng mit ihren zwanghaften Verhaltensweisen verwoben waren, war ihr ERP-Plan einfacher als der von Mark: Exposition und Reaktionsverhinderung konnten in ihrem Fall gleichzeitig stattfinden. Das folgende Beispielarbeitsblatt enthält den Plan, den sie zusammen mit ihrem Therapeuten entwickelte.

LYDIAS ARBEITSBLATT FÜR DIE ENTWICKLUNG EINES ERP-PLANS GEGEN ÜBERTRIEBENE GEWISSENHAFTIGKEIT

Zwanghafte Gedanken, Vorstellungsbilder oder Dränge als Ziele: *Wenn ich ein Lebewesen getötet habe, bin ich selbst dann, wenn ich es gar nicht bemerkt habe, eine Mörderin und werde dafür bestraft werden.*

Zwanghafte Handlungen als Ziele: *Auf den Boden schauen beim Gehen; Kontrollieren der Trittspuren auf dem Boden; nach Hinweisen auf tote Insekten oder andere Tiere suchen; Berühren des Krizifixes in meiner Tasche; stilles inneres Beten.*

ERP-Strategie: *Akzeptieren der Ungewißheit, daß ich beim Gehen auf der Straße zufällig ein Lebewesen getötet haben kann. Allmählich länger werdende Spaziergänge unternehmen, ohne die eigenen Trittspuren zu kontrollieren und den Boden nach toten Insekten und anderen Tieren abzusuchen.*

SUD-Wert vor Beginn der ERP: 95

Wie lange (in Minuten oder Stunden) pro Exposition oder Ziel-SUD-Wert: *30 Minuten pro Tag oder bis mein SUD-Wert in jeder Sitzung um mindestens die Hälfte der anfänglichen Stärke gesunken ist.*

Wie oft (Male pro Tag oder Woche): *Zwei Sitzungen täglich, 3–4 Wochen lang.*

Ziel-SUD-Wert: 20

Zu unterbindendes Vermeidungsverhalten: *Ich werde es nicht vermeiden, spazieren zu gehen.*

Weitere Instruktionen: *Bevor ich mit den Expositionsübungen beginne, mit meinem spirituellen Berater darüber sprechen. Während der Exposition wiederholtes Rezitieren von Gebeten vermeiden und auch nicht zur Selbstversicherung Gegenstände wie das Kruzifix meiner Großmutter in der Hand halten, weil meine Zwangsstörung dadurch verstärkt wird.*

WIE LYDIA IHREN PLAN AUSFÜHRTE

Tag 1: *5 Minuten lang gehen, ohne auf den Boden zu schauen oder die eigenen Trittspuren nachträglich zu kontrollieren.*

Tag 2: *10 Minuten lang gehen, ohne auf den Boden zu schauen oder die eigenen Trittspuren nachträglich zu kontrollieren.*

Tag 3: *20 Minuten lang gehen, ohne auf den Boden zu schauen oder die eigenen Trittspuren nachträglich zu kontrollieren.*

Tag 4: *40 Minuten lang gehen, ohne auf den Boden zu schauen oder die eigenen Trittspuren nachträglich zu kontrollieren.*

Tag 5: *80 Minuten lang gehen, ohne auf den Boden zu schauen oder die eigenen Trittspuren nachträglich zu kontrollieren.*

Tag 6–9: *80 Minuten lang gehen, ohne auf den Boden zu schauen, die eigenen Trittspuren nachträglich zu kontrollieren oder das Kruzifix mit der Hand zu halten.*

Tag 9–12: *80 Minuten lang gehen, ohne auf den Boden zu schauen, die eigenen Trittspuren nachträglich zu kontrollieren, das Kruzifix in der Hand zu halten oder im Stillen Gebete zu sprechen.*

Entwickeln Sie Ihren eigenen ERP-Plan, um Ihre übertriebene Gewissenhaftigkeit zu bekämpfen

Wie Sie auf den Beispielarbeitsblättern gesehen haben, kann man Exposition und Reaktionsverhinderung manchmal in einem Plan miteinander verbinden. In anderen Fällen ist es um der Klarheit willen besser, je einen Plan für die Exposition und einen für die Reaktionsverhinderung zu entwickeln. Auf dem folgenden Arbeitsblatt ist Raum für beide Elemente vorgegeben, so daß man flexibel damit arbeiten kann. Sie können aber auch gerne für sich selbst einen einfacheren Plan entwickeln, so wie es Lydia in unserem zweiten Beispiel getan hat. Kopieren Sie das Blankoformular ein paarmal, damit Sie es mehrfach benutzen können.

ARBEITSBLATT FÜR DIE ERP-PLANUNG BEI ÜBERTRIEBENER GEWISSENHAFTIGKEIT (SKRUPULOSITÄT)

Zwanghafte Gedanken, Vorstellungsbilder oder Dränge als Ziele: _____
_____
_____
_____

Zwanghafte Handlungen als Ziele: _____
_____
_____
_____

ERP-Strategie: _____
_____
_____
_____
_____

SUD-Wert vor Beginn der ERP: _____

Wie lange (in Min. oder Std.) pro Exposition oder Ziel-SUD-Wert: _____

Wie oft (Male pro Tag oder Woche): _____

Ziel-SUD-Wert: _____

Zu unterbindendes Vermeidungsverhalten: _____
_____
_____
_____

Weitere Instruktionen: _____
_____
_____
_____

AUSFÜHRUNG DES EXPOSITIONSPLANS

Tag oder Woche 1: _____

_____

_____

Tag oder Woche 2: _____

_____

_____

Tag oder Woche 3: _____

_____

_____

Tag oder Woche 4: _____

_____

_____

AUSFÜHRUNG DES REAKTIONSVERHINDERUNGSPLANS

Tag oder Woche 1: _____

_____

_____

Tag oder Woche 2: _____

_____

_____

Tag oder Woche 3: _____

_____

_____

Tag oder Woche 4: _____

_____

_____

Nutzung der imaginativen Exposition bei Skrupulosität

Marks Beispiel zeigt, daß es schwierig sein kann, bei der Arbeit an einer durch übertriebene Gewissenhaftigkeit gekennzeichneten Zwangsstörung für die Konfrontation lebensechte Szenarien zu benutzen. Mark griff auf Techniken aus Kapitel 10 zurück, um sich mit seinen aufdringlichen Gedanken zu konfrontieren. Man kann die Habituation aufdringlicher blasphemischer Gedanken auch mit Hilfe der in Kapitel 7 beschriebenen imaginativen Exposition fördern. Dies ist besonders nützlich, wenn die zwanghaften Ängste mit einem Leiden oder einer Verdammnis verbunden sind, die den Betroffenen in ferner Zukunft erwarten. Lydia beschloß, diese Möglichkeit zu nutzen, um ihre auf die Verbesserung der Lebensrealität zielende ERP-Arbeit zu unterstützen. Im folgenden wird beschrieben, was sie herausfand. (Ausführliche Instruktionen für die Anwendung dieser Methode finden Sie in Kapitel 7.)

1. **Die Trigger-Situation:** *Während ich auf der Straße in die Stadt ging und mit meinem Mann sprach, spürte ich plötzlich etwas unter meinem Fuß. Weil ich mir nichts dabei dachte, ging ich noch 15 Minuten lang weiter.*
2. **Anfänglicher beängstigender Gedanke:** *Dann kam mir der Gedanke: Was wäre, wenn ich auf ein kleines Tier oder ein Insekt getreten und es getötet hätte?*
3. **Emotionale Reaktionen und körperliche Symptome:** *Plötzlich schwitzte ich am ganzen Körper, mein Herz pochte heftig, und ich zitterte vor Angst.*
4. **Weitere beängstigende und zweifelnde Gedanken:** *Ich werde nie mit absoluter Sicherheit wissen, was tatsächlich geschehen ist.*
5. **Drang, ein Ritual zu vollziehen, dem nicht nachgegeben wird:** *Ich verspüre den Drang, zurückzugehen und meine Trittspuren zu kontrollieren, aber ich weiß, daß das jetzt unmöglich ist.*
6. **Was würde es über mich sagen, wenn das Schlimmste passiert wäre:** *Ich bin ein Heuchler und ein bösartiger Mensch, weil ich so leichtfertig und lieblos riskiert habe, ein anderes Lebewesen zu töten.*
7. **Zentrale Furcht oder Worst-case-Szenarios:** *Ich muß mein ganzes weiteres Leben damit fertig werden zu wissen, daß ich ein Lebewesen getötet habe. Gott wird mich wegen meiner Verfehlung verdammen und mir die ewige Gnade verweigern.*

Benutzen Sie das Beispiel Lydias als Leitfaden, und schreiben Sie Ihr eigenes Skript für die imaginative Exposition. Beziehen Sie möglichst viele Details ein, um das Skript zu dramatisieren und zu emotionalisieren. Orientieren Sie sich bei der Durchführung der imaginativen Exposition an den Instruktionen in Kapitel 7.

Sie können die imaginative Exposition und die ERP gleichzeitig durchführen. Falls es Sie aber zu sehr ängstigt, gleich mit der ERP zu beginnen, können Sie auch zunächst einige Wochen lang mit der imaginativen Exposition arbeiten und sich der ERP vorsichtiger nähern. Vergessen Sie nie, daß es nicht darum geht, daß Sie die zwanghaften Gedanken völlig loswerden, sondern darum, daß Sie lernen, sich nicht auf deren irrationalen Inhalt einzulassen. Mit der Zeit und wenn Sie genug üben, werden Sie sich immer leichter von Ihren zwanghaften Gedanken lösen können, und dies läßt Ihnen mehr Zeit, ein Leben zu führen, das Ihnen gefällt. Dies bezieht sich auch auf Ihren Glauben an eine gesündere und positivere Lebensweise.

Wenn bei der ERP-Arbeit an der Skrupulosität etwas schiefgeht

Um aus der Expositionsarbeit größtmöglichen Gewinn zu ziehen, sollten Sie alles unterlassen, was Ihnen vermeintlich Sicherheit bietet (rituelle Handlungen), und sich während der Exposition auch nicht auf die Rückversicherung durch andere Menschen verlassen. Es kann ein gewisses Gefühl der Sicherheit vermitteln, wenn Sie wissen, daß Ihr Partner in der Nähe ist. Andere Formen des Strebens nach Sicherheit, die in Zusammenhang mit Skrupulosität häufig genutzt werden, sind das unablässige stille Rezitieren von Gebeten sowie religiöse Medaillons, Rosenkränze oder Gebetsketten. Trotz ihres symbolischen oder emotionalen Werts verhindert die Nutzung solcher Gegenstände, daß Sie von der Expositionsarbeit maximal profitieren. Sie müssen sich irgendwann dazu durchringen, solche Sicherheit gebenden Methoden nicht mehr zu benutzen und sich der Exposition ohne sie zu stellen.

Kann man trotz der ERP-Arbeit gegen religiös bedingte Skrupel spirituell sein?

Der Psychiater und Autor Dr. Ian Osborn hat untersucht, wie führende Gestalten aus vielen Zweigen des Christentums über die Jahrhunderte mit ihren Zwangsstörungen umgegangen sind. Martin Luther, John Bunyan, die Heilige Thérèse de Lisieux, der Heilige Ignatius von Loyola, die Heilige Jeanne Frances de Chantal und der Heilige Alphonsus Liguori gelangten zu ähnlichen Schlüssen, ohne jemals einen kognitiv-behavioralen Therapeuten kennengelernt zu haben, und meist auch ohne adäquaten spirituellen Rat.

In seinem Buch *Can Christianity Cure Obsessive-Compulsive Disorder?* schreibt Dr. Osborn: »Nachdem Ignatius seine eigene Zwangsstörung erfolgreich behandelt hatte, beriet er andere, um ihnen zu helfen, mit ähnlichen Problemen fertig zu werden. ... Letztendlich geht es dabei um zwei Prinzipien. Erstens muß man den Ursprung eines Skrupels (einer zwanghaften Tendenz) identifizieren – also was genau Angst und Beunruhigung hervorruft. Und zweitens muß man dem Skrupel entgegenwirken, indem man auf eine ihm genau entgegengesetzte Weise handelt, beispielsweise indem man der übertriebenen Neigung zu Sündenbekenntnissen entgegenwirkt. Vielleicht hat dieser große katholische Heilige es verdient, erster Verhaltenstherapeut für Zwangsstörungen genannt zu werden« (2008, S. 139).

Dieser Rat ist für Menschen aller religiösen Bekenntnisse gleichermaßen gültig. Übrigens hatte Cherry Menschen, die ihr wegen ihrer Probleme mit Skrupeln eMails geschrieben hatten, ähnliche spirituelle Ratschläge gegeben, und das schon Jahre vor der Publikation von Dr. Osborns Buch. Die zwanghaften Gedanken und Handlungen waren stets ähnlich: »Habe ich mich um meine Erlösung gebracht?« – »Habe ich eine Todsünde begangen, die nicht vergeben werden kann?« – »Werde ich gerettet werden?« – »Wenn ich nicht bete, in der Bibel lese oder die Bibelverse rezitiere, muß dann nicht zwangsläufig etwas Schreckliches geschehen?« Die Betroffenen waren fast immer überrascht, als sie Cherrys Rat hörten: Hören Sie auf, die Bibelverse zu lesen, wenn Sie sich dazu gezwungen fühlen. Beenden Sie jede spirituelle Aktivität, zu der Sie sich gezwungen fühlen, weil Sie fürchten, daß andernfalls etwas Schreckliches passiert. Dies mag bei oberflächlicher Betrachtung so wirken, als gäben Sie damit Ihre spirituellen Praktiken auf, aber in derartigen Fällen haben die beschriebenen Praktiken keinen spirituellen Charakter mehr, sondern es handelt sich um Rituale – um Symptome einer Zwangsstörung.

Es geht nicht darum, alle spirituellen Praktiken aufzugeben. Wichtig ist vielmehr, neue spirituelle Aktivitäten zu entwickeln, die sich von denjenigen, die durch Ihre zwanghaften Rituale und Aktivitäten beeinflußt werden, *unterscheiden*. Beispielsweise können Sie jeden Tag etwas Zeit für das Lesen spiritueller bzw. religiöser Schriften und für das Beten reservieren. Und falls Lesen und Beten Ihnen nicht liegen oder für Sie zu stark mit Ihrer Zwangsstörung verbunden sind, können Sie sich Zeit für die Meditation nehmen. Außerdem könnten Sie sich in einer örtlichen Kirche, Synagoge oder in einer anderen Art von religiöser Gemeinschaft engagieren, um Ihrer Spiritualität Ausdruck zu geben. Notieren Sie in den folgenden Leerzeilen (oder in Ihrem Tagebuch) eine Liste erfüllender spiritueller Aktivitäten, die für Sie zu Alternativen jener werden könnten, die unter dem Einfluß Ihrer Zwangsstörung stehen:

_____

_____

_____

Nun mögen Sie fragen: »Ist das denn nicht das gleiche wie Vermeiden?« Nein, ist es nicht. Es geht hier darum, wie Sie Ihre Spiritualität aufrechterhalten und erweitern können, während Sie sich der schwierigen ERP-Arbeit an den am stärksten von Ihrer Zwangsstörung beeinflußten religiösen Aktivitäten widmen. Möglicherweise werden Ihre Ängste und Sorgen zu Beginn einer solchen grundlegenden Umstellung Ihrer spirituellen Praxis noch stärker als bisher. Aber das ist normal und zeigt an, daß sich etwas zum Positiven verändert. Bleiben Sie dran! Im Laufe der Zeit wird es Ihnen leichter fallen, an diesem Ziel zu arbeiten. Notieren Sie Ihre beunruhigenden Gedanken in Ihrem Tagebuch, und widmen Sie sich ihnen später nochmals in der Zeit, die Sie für stille Reflexion reserviert haben, um sie zu hinterfragen.

Eine Therapie des Vertrauens

Dr. Osborn beschäftigt sich mit der sogenannten »Verantwortungsveränderungstherapie« (engl.: *responsibility modification therapy*), einem Ansatz, der das Verantwortungsgefühl umwandelt (2008). Diese Methode wird in der traditionellen kognitiv-behavioralen Behandlung von Zwangsstörungen nicht häufig genutzt, weil sie offensichtliche Mängel aufweist: Nicht immer steht jemand bereit, um die Verantwortung *auf sich* zu nehmen, und Therapeuten wünschen sich meist, daß ihre Klienten mit einer Zwangsstörung lernen, sich von äußeren Garanten der Verläßlichkeit in ihrem Leben unabhängiger zu machen, also nicht das Gegenteil.

Es wurde bereits erwähnt, daß sowohl Martin Luther als auch John Bunyan und die Heilige Thérèse de Lisieux unter einer Art Zwangsstörung litten. Obwohl sie in verschiedenen Jahrhunderten lebten und großen Einfluß auf unterschiedliche christliche Bekenntnisse hatten, spielt in ihren theologischen Vorstellungen stets eine Strategie der Verantwortungsmodifikation eine wichtige Rolle, weil dies ihre Methode war, sich von ihrer Zwangsstörung zu befreien. Verantwortungsmodifikation beinhaltet, daß man die Verantwortung für alle zwanghaften Ängste völlig auf Gott überträgt. Dr. Osborn beschreibt ein drei Schritte umfassendes Verfahren, das zu diesem Ziel führen soll und das auch Menschen mit anderen religiösen Überzeugungen nutzen können:

1. Erkennen Sie Gedanken als zwanghaft, wenn diese auftauchen. (Z. B. »Was ist, wenn ich nicht in den Himmel komme?« oder »Was ist, wenn meiner Mutter wirklich etwas Schlimmes passiert, weil ich diese Verse nicht wiederhole?«)
2. Übertragen Sie die Verantwortung auf Gott. (Zum Beispiel: »Ich überlasse es Gott, darüber zu entscheiden, ob ich in den Himmel komme.«) Überlassen Sie es ihm, für das Erforderliche zu sorgen.
3. Bekräftigen Sie Ihren Glauben und Ihr Vertrauen, indem Sie sich allen Verhaltensweisen widersetzen, die darauf zielen, Sicherheit zu geben, beispielsweise das Wiederholen von Gebeten, die »genau richtig« ausgeführt werden müssen. (Beispielsweise »Weil ich Gott vertraue, werde ich mich dem wiederholten Lesen und

Rezitieren einer Passage aus der Bibel widersetzen.«) Falls Ihnen dies schwerfällt, dann denken Sie daran, daß zwanghafte Gedanken und Verhaltensweisen echten Glauben unterminieren und die Wirkung der Symptome einer Zwangsstörung verstärken.

Nach Dr. Osborns Auffassung verfügen Gläubige noch über einen anderen Anreiz, der ihnen hilft, sich zwanghaften Verhaltensweisen zu verweigern: »Indem sie dies tun, demonstrieren oder beweisen sie sowohl Gott als auch sich selbst, wie sehr sie ihm vertrauen und ihn lieben« (2008, S. 145). In einer persönlichen Mitteilung ging er darauf noch ausführlicher ein, indem er sagte: »Das Vertrauen garantiert nicht, daß sich die zwanghafte Angst nicht bewahrheiten wird, obwohl die Hoffnung auf dieses Resultat gerichtet ist. Das Vertrauen bezieht sich darauf, daß das, was Gott geschehen läßt, immer zum Besten des Betreffenden geschieht – selbst wenn sich aus Gründen, die sich der Betroffene absolut nicht erklären kann, die schlimmsten Befürchtungen bewahrheiten.« Was die völlige Auflösung von Ritualen betrifft, empfiehlt Dr. Osborn, man solle versuchen, jeden Tag einen kleinen Sieg über die Zwangsstörung zu erringen, indem man beispielsweise die Zeit, die man mit der Ausführung von Ritualen verbringt, verkürzt oder ein Ritual auf einen späteren Zeitpunkt verschiebt.

SCHLÜSSEL FÜR DIE BEFREIUNG VON RELIGIÖSEN SKRUPELN

- Bei der ERP-Arbeit zur Auflösung übertriebener Gewissenhaftigkeit sollten Sie nicht planen, auf Ihre furchtsamen Gedanken einzuwirken, sondern nur über sie nachdenken. Sprechen Sie mit Ihrem spirituellen Ratgeber über die Beziehung zwischen Gedanken und Handlungen. Sie werden Fortschritte erzielen, wenn Sie akzeptieren, daß Gedanken nicht das gleiche sind wie Handlungen.
- Falls es Ihnen schwer fällt, sich der Ausführung eines Rituals zu widersetzen, können Sie versuchen, dies hinauszuzögern, auf einen anderen Zeitpunkt zu verschieben oder das Ritual zu verändern. Sind Sie es gewöhnt, ein Ritual rasch auszuführen, so führen Sie es nun sehr langsam aus. Wenn Sie still im Geiste einen Satz oder ein Gebet rezitieren (beispielsweise »Gott, ich liebe dich. Bitte, laß mich Gutes tun und keinen Schaden anrichten. Laß nicht zu, daß das, was ich tue, etwas Böses bewirkt«), dann singen Sie es sich vor oder verändern Sie die Aktivität in

anderer Hinsicht, etwa indem Sie ein Wort weglassen, damit das Rezitierte »unvollkommen« klingt.
- Fordern Sie Ihren spirituellen Ratgeber, Ihre Freunde und die Mitglieder Ihrer Familie auf, Ihnen auf Ihre Bitten hin nur einmal Bestätigung zu gewähren. Und vergessen Sie nicht, daß es nichts bringt, die Bitte nur umzuformulieren oder jemand anderen fragen, um von ihm eine andere beruhigende Antwort zu erhalten. Denken Sie über Ihre Frage nach, bevor Sie sie stellen, und widerstehen Sie dem Drang, Fragen zu stellen, um Ihre Angst zu verringern. Das Unbehagen, mit dem Sie dann fertig werden müssen, vergeht relativ schnell, verglichen damit, welches ständige Leiden Sie erwartet, wenn Sie Ihrem zwanghaften Bedürfnis nach Gewißheit nachgeben.
- Wenn Sie eine Situation oder Aktivität vermeiden wollen, so bedenken Sie, daß Sie für das Vermeiden einen Preis bezahlen. Sollten Sie einen Drang verspüren, Ihre Angst durch irgendeine Aktivität zu lindern, so kämpfen Sie mit allen verfügbaren Mitteln gegen diesen Drang. Wenn Sie sich ihm widersetzen, verschwindet die Angst irgendwann von selbst. Falls Sie sich nicht sicher sind, was Sie tun sollen, können Sie Ihren spirituellen Ratgeber konsultieren oder sich selbst fragen: »Was würde ein vernünftiger und weiser Mensch in dieser Situation tun?«
- Erscheint Ihnen eine Exposition als zu bedrohlich, können Sie sie in kleinere Schritte aufteilen, die Sie leichter bewältigen können.

Setzen Sie sich täglich mit Ihrer Zwangsstörung auseinander

Um Ihre übertriebene Gewissenhaftigkeit zu überwinden, müssen Sie die ERP-Arbeit zum Mittelpunkt Ihres Lebens machen. Sie müssen jeden Tag den Mut aufbringen, sich in Situationen zu begeben, die Ihre Symptome aktivieren. Vermeiden Sie, zu vermeiden! Bei der ERP-Arbeit müssen Sie mit Unannehmlichkeiten rechnen, und Sie müssen sie willkommen heißen. Erwarten Sie nicht, sich während der ERP-Arbeit gut zu fühlen; das werden Sie ganz sicher nicht. Allerdings werden Sie sich gut oder sogar sehr gut fühlen, wenn Sie die ersten kleinen, allmählich sichtbar werdenden Erfolge Ihrer Bemühungen erleben, sich von zwanghaften Gedanken zu lösen, Ihre Rituale zu unterbinden und den Zugang zu Ihrem authentischen spirituellen Selbst wiederzufinden. Öffnen Sie sich in Zeiten, in denen Sie sich nicht der ERP-Arbeit widmen, dem gegenwärtigen Augenblick, und gehen Sie Ihren normalen Alltagsaktivitäten nach. Achten Sie auf Ihre Umgebung und auf die Gespräche, die um Sie her stattfinden. Beobachten Sie Einzelheiten. Lassen Sie unangenehme Gedanken wie ferne Wolken am Himmel durch Ihren Geist ziehen. Nehmen Sie zwanghafte Gedanken als das an, was sie sind – weiter nichts als Gedanken; reagieren Sie nicht darauf, werden sie schwächer, bekämpfen Sie sie jedoch, werden Sie stärker und größer und vermehren sich.

Üben Sie sich in der Kunst des Loslassens Ihres Bedürfnisses nach Gewißheit und Sicherheit. Religiosität erfordert Vertrauen. Wenn Sie im Leben totale Gewißheit hätten, gäbe es für Sie keinen Grund zu glauben. Lösen Sie sich von Ihren extremen und zwanghaften religiösen Ritualen, und entwickeln Sie eine persönlichere Religiosität. Suchen Sie nach Möglichkeiten, Ihre religiösen Rituale durch authentische spirituelle Praktiken zu ersetzen. Beispielsweise können Sie die Zeit, die Sie mit Ihren Kindern verbringen, sinnvoller verbringen, Sie können ehrenamtliche Arbeit tun, einen einsamen Menschen besuchen oder einem Nachbarn helfen.

HILFE FÜR FAMILIENANGEHÖRIGE UND FREUNDE

Ihre wichtigste Frage bezieht sich wahrscheinlich auf das *Warum*: Warum leidet der Mensch, den Sie lieben, unter dieser Art von Zwangsstörung? Wenn die Religion einer der wichtigsten Aspekte seines Lebens ist, warum trifft die Zwangsstörung ihn genau dort? Eben deshalb trifft sie ihn dort! Denken Sie nicht, dies sei ein Anzeichen für schwachen Glauben; sehen Sie die Skrupel dieses Menschen einfach als eine bestimmte Kombination von Symptomen einer Zwangsstörung, mit denen man sich befassen muß, nichts weiter.

Um von seiner Störung genesen zu können, muß der Betroffene zumindest zeitweise Dinge tun, die Ihren Vorstellungen von Religiosität nicht entsprechen: weniger beten, weniger in der Bibel lesen oder weniger oft oder überhaupt nicht an Gottesdiensten teilnehmen und Sündenbekenntnisse meiden, bis seine zwanghaften Symptome nachlassen. Das bedeutet nicht, daß er seine Religiosität verliert. Lesen Sie dieses Kapitel sehr genau, und sprechen Sie anschließend mit Ihrem Angehörigen oder Freund darüber. Exzessive religiöse Aktivitäten sind ein Anzeichen für eine Zwangsstörung, also keine religiösen Aktivitäten im eigentlichen Sinne. In solchen Fällen sollte der Betroffene unbedingt mit einem spirituellen Berater sprechen, der für ihn in dieser Angelegenheit der wichtigste Ratgeber sein sollte.

12 Autofahrer-Zwangsstörung

Ich glaube, daß jeder Mensch Furcht bezwingen kann, indem er genau das tut, was er fürchtet; allerdings muß er es so lange tun, bis er damit einige Erfolgserlebnisse gehabt hat.

— ELEANOR ROOSEVELT

Ein übertriebenes Verantwortungsgefühl ist bei Menschen, die unter einer Zwangsstörung leiden, sehr verbreitet. Es ist verbunden mit ständigem Nachdenken über die Möglichkeit, man könnte durch Nachlässigkeit oder Unachtsamkeit andere geschädigt haben. Eine der größten mit übertriebenem Verantwortungsgefühl einhergehenden Probleme, die in Zusammenhang mit einer Zwangsstörung auftreten können, ist die unablässige Beschäftigung damit, daß man versehentlich beim Autofahren einen anderen Menschen verletzt oder sogar getötet haben könnte. Menschen, die unter dieser Variante der Zwangsstörung leiden, erleben bei jeder Autofahrt albtraumhafte Besorgnis und Angst.

Erinnern Sie sich noch an Robert aus Kapitel 1? Simple Schlaglöcher auf der Straße, unerwartete Geräusche oder Schatten sowie plötzlich aufblitzende Lichter lösten bei ihm augenblicklich Herzklopfen aus und veranlaßten ihn, mit quietschenden Reifen zu der Stelle auf der Strecke, die er befuhr, zurückzukehren, wo er jemanden angefahren oder einen Unfall verursacht zu haben glaubte. War er am fraglichen Ort angekommen, wurde ihm sofort klar, daß kein Unfall passiert war. Das linderte seine Angst – wenn auch nur für kurze Zeit. Später stellten sich erneut starke Zweifel und Ängste ein, die ihn zwangen, den Tatort seines »Verbrechens« abermals aufzusuchen. Dies wiederholte sich viele Male, bis es sich für ihn endlich »richtig« anfühlte weiterzufahren. Doch auch dann noch empfand er weiter Zweifel und Ängste, die ihn stunden- oder sogar tagelang verfolgten.

Für Menschen mit dieser speziellen Form von Zwangsstörung kann das Autofahren in der Nähe von Schulen, Kindern und Fahrradfahrern besonders nervenaufreibend sein. Das Überfahren von Schlaglöchern und Verkehrsberuhigungsschwellen kann bei ihnen das Gefühl hervorrufen, sie hätten jemanden überfahren, und die Zwangsvorstellung aktivieren, sie müßten auf der Stelle umkehren und sich den Ort des vermeintlichen Unfalls anschauen. Dieser Drang, sich zu vergewissern, kann so extreme Formen annehmen, daß die Betroffenen regelmäßig sämtliche Zeitungsberichte über Unfälle lesen, sich alle Fernsehmeldungen über lokale Unfälle anschauen und Rettungsfahrzeuge zu Unfallorten verfolgen. Einige überprüfen die Karosserie ihres Autos regelmäßig auf Dellen und Blutspuren.

Manche Betroffene bringen sich sogar selbst in Gefahr, indem sie mitten im dichtesten Verkehr aus ihrem Auto steigen, um unter der Karosserie nach Anzeichen dafür zu suchen, daß sie einen Fußgänger verletzt haben. Wie viele Menschen von dieser »Autofahrer«-Zwangsstörung betroffen sind, ist nicht bekannt, aber Dr. Hyman hat festgestellt, daß dieses Symptom bei 30 Prozent seiner Patienten mit Zwangsstörungen irgendwann auftritt und daß es Männer und Frauen gleichermaßen betrifft.

Menschen mit dieser übertriebenen Furcht, sie könnten einen Autounfall verursacht haben, schämen sich wegen dieses Problems besonders stark. Wie den meisten unter einer Zwangsstörung Leidenden ist auch ihnen klar, daß ihr Verhalten irrational und unsinnig ist, sie können es aber trotzdem nicht unterbinden. Viele fahren prinzipiell nur noch Auto, wenn jemand mitfährt, der als »Zeuge« geeignet ist, und einige haben das Autofahren völlig aufgegeben.

Selbsthilfeprogramm für die Autofahrer-Zwangsstörung

Das Selbsthilfeprogramm für diese spezielle Variante der Zwangsstörung orientiert sich an den bereits in Teil II des Buches beschriebenen Richtlinien für Exposition und Reaktionsverhinderung. Die grundlegenden Schritte sind:

1. Schätzen Sie Ihr Problem ein, indem Sie Ihre zwanghaften Gedanken und Handlungen laufend in einem Tagebuch notieren.
2. Stellen Sie eine Angst-/Expositionshierarchie zusammen.
3. Entwickeln Sie einen ERP-Plan, und führen Sie ihn durch.
4. Nutzen Sie parallel zur ERP-Arbeit die Technik der imaginativen Exposition, um die Habituation der zwanghaften Gedanken zu unterstützen.

Schritt 1: Schätzen Sie Ihr Problem mit dem Autofahren ein

Um einen sinnvollen Plan entwickeln zu können, müssen Sie Ihr Problem genau verstehen. Deshalb sollen Sie zunächst einige Fragen beantworten, die Ihnen helfen werden, das Problem detailliert zu beschreiben; anschließend sollen Sie eine Woche lang aufschreiben, was Sie erleben. Erst danach werden Sie ein ERP-Programm speziell für Ihre Situation entwickeln. (Sie können die Übungen in diesem Kapitel auch in einem Tagebuch ausführen.)

Wie oft empfinden Sie beim Autofahren Angst? (Beispielsweise »ständig«, »manchmal«, »selten«, »nur wenn ich auch wegen anderer Dinge Angst habe« oder: »wenn ich allein fahre«.) _____

_____

_____

An welchen Orten und in welchen Situationen auf der Straße empfinden Sie die stärkste Angst? _____

_____

_____

Was genau ruft diese Angst hervor? (Beispielsweise Schlaglöcher, Fußgänger, Kinder, Warnsignale von Rettungsfahrzeugen oder Fahrradfahrer.) _____

_____

_____

Wie stark ist Ihre Angst ganz generell beim Autofahren? (Schätzen Sie Ihre durchschnittliche Angststärke anhand eines SUD-Wertes zwischen 0 und 100 ein, wobei 0 für »keine Angst« und 100 für die größtmögliche Angst steht.) _____

Welche anderen Faktoren wirken sich auf die Stärke Ihrer Angst aus? (Beispielsweise Erschöpfung, Alkoholkonsum oder ein »Zeuge«.) _____

_____

_____

In welchem Maße vermeiden Sie das Autofahren? (Ständig, manchmal oder gar nicht?) _____

Gibt es bestimmte Situationen, in denen Sie das Autofahren vermeiden? Oder gibt es Orte oder Situationen, die Sie generell meiden? _____

_____

_____

Was tun Sie, um Ihre Angst zu lindern? (Beispielsweise zum vermeintlichen Unfallort zurückkehren, jemanden um Rückversicherung bitten, die Karosserie des Autos auf Beulen oder Blutspuren hin untersuchen, Unfallberichte in den Medien lesen oder die Polizei anrufen.) _____

_____

Notieren Sie als Nächstes auf dem im folgenden abgedruckten Formular eine Woche lang, was Sie in realen Situationen im Straßenverkehr empfinden. Kopieren Sie das Blatt einige Male, damit Sie genug Vorrat für eine Woche haben, und führen Sie beim Fahren ständig ein Blatt bei sich. Natürlich sollen Sie keinesfalls während der Fahrt schreiben; das sollten Sie möglichst bald nach einer Fahrt erledigen. (Falls Sie im Moment nicht fahren, können Sie trotzdem ein paar Eintragungen machen, in denen Sie frühere Situationen und Erlebnisse beim Autofahren beschreiben.) Notieren Sie konkrete beängstigende Situationen mit Datum, dazu die jeweiligen SUD-Werte, aufdringliche Gedanken und Vorstellungsbilder, die Angst und Sorgen hervorrufen, sowie zwanghafte Rituale und Verhaltensweisen, durch die Sie Ihre Angst zu neutralisieren versuchen. Es folgt ein Beispiel, das Ihnen einen Eindruck von der Arbeit mit dem Formular vermitteln soll.

FORMULAR ZUR DOKUMENTATION BEI EINER AUTOFAHRER-ZWANGSSTÖRUNG (BEISPIEL)

Datum	Unbehagen auslösende Situation	SUD-Wert (0–100)	aufdringlicher Gedanke	zwanghafte Handlung
3.2.09	An einem Fahrradfahrer vorbeifahren	95	Vielleicht habe ich ihn angefahren.	In den Rückspiegel geschaut und zum Ort des Zusammentreffens zurückgekehrt, um festzustellen, ob wirklich ein Unfall passiert ist.
3.2.09	Spurwechsel	75	Vielleicht habe ich jemanden von der Straße gedrängt und dadurch einen Unfall verursacht.	Zurückgefahren, um festzustellen, ob ein Unfall passiert war. Meinen Beifahrer um Bestätigung gebeten, daß ich kein anderes Fahrzeug angerempelt habe.
4.2.09	Fahren über ein Schlagloch	90	Vielleicht habe ich jemanden überfahren.	An den Ort des Geschehens zurückgekehrt und nach Anzeichen für einen Unfall oder eine Verletzung gesucht.
4.2.09	Aus einer Parklücke gefahren	85	Vielleicht habe ich ein Kind überfahren, das hinter dem Wagen stand.	Ausgestiegen und nachgeschaut, um sicher zu sein, daß niemand hinter oder unter dem Wagen lag.
4.2.09	Hören eines Polizeiwagens und sehen, wie dieser zu einem Unfallort fährt.	100	Vielleicht habe ich einen Unfall verursacht.	Prüfen von Polizeiberichten über Unfälle in der Gegend, durch die ich gefahren bin.
5.2.09	Beim Fahren den Kopf gedreht	75	Vielleicht habe ich nicht gesehen, was vor mir passierte, und ich habe jemanden angefahren.	In den Rückspiegel geschaut, um sicherzustellen, daß ich keinen Unfall verursacht hatte.
6.2.09	Parken und aus dem Auto steigen.	80	Vielleicht habe ich jemanden verletzt. Das überprüfe ich besser mal.	Um das Auto herumgegangen, um nach Beulen und Blutspuren Ausschau zu halten.
7.2.09	An einer Schule vorübergefahren, wo Kinder auf dem Gehweg sind.	95	Ich habe ein Kind überfahren und werde dafür bestraft werden.	Ich muß in Zukunft die Nähe von Schulen meiden.

FORMULAR ZUR DOKUMENTATION BEI EINER AUTOFAHRER-ZWANGSSTÖRUNG					
Datum	Unbehagen auslösende Situation	SUD-Wert (0–100)	aufdringlicher Gedanke	zwanghafte Handlung

Schritt 2: Zusammenstellen einer Angst-/Expositionshierarchie

Nachdem Sie einige Tage lang alle Situationen notiert haben, in denen Sie beim Autofahren von zwanghaften Gedanken und Handlungen geplagt werden, können Sie diese Situationen im folgenden Formblatt nach ihrer Belastungsstärke (SUD-Wert) ordnen, wobei die am wenigsten belastenden Situationen ganz unten und die am stärksten belastenden ganz oben stehen. Auch hierfür folgt nun zunächst ein Beispiel.

Roberts Angst-/Expositionshierarchie für das Autofahren	SUD-Wert (0–100)
Hören eines Polizeiautos und anschließendes Sehen eines Polizeiautos, das zu einem Unfallort fährt, ohne daraufhin dem Polizeiauto zum Unfallort zu folgen	100
Vorüberfahren an einer Schule, wo Kinder auf dem Gehweg sind, ohne anschließend zu überprüfen, ob ich ein Kind überfahren habe.	98
Vorüberfahren an einem Fahrradfahrer auf einer Anwohnerstraße, ohne zu der Stelle zurückzufahren, um zu prüfen, ob ich einen Unfall verursacht habe.	95
Vorüberfahren an einem Fahrradfahrer auf einer Hauptstraße, ohne zu der Stelle zurückzufahren, um zu prüfen, ob ich einen Unfall verursacht habe.	90
Über ein Schlagloch fahren, ohne zu der Stelle zurückzufahren, um zu prüfen, ob ich jemanden überfahren habe.	85
Während einer Unterrichtspause an einer Grundschule vorüberfahren, ohne noch einmal umzukehren, um mich zu vergewissern, daß ich niemanden überfahren habe.	80
Rückwärts aus einer Parklücke fahren, ohne aus dem Auto auszusteigen, um zu überprüfen, ob ich jemanden verletzt habe.	75
Parken und aus dem Auto steigen, ohne unter der Karosserie nachzuschauen, ob dort Körperteile liegen.	70
Beim Autofahren auf einer Anliegerstraße nach der Schule den Kopf eine halbe Sekunde lang drehen.	65
Beim Fahren auf einer vierspurigen Landstraße den Kopf eine halbe Sekunde lang drehen.	60
Spurwechsel auf einer vierspurigen Landstraße.	55
Nach Schulschluß auf einer Anliegerstraße mit eingeschaltetem Radio fahren und mit den Augen blinzeln.	50
Beim Fahren auf einer vierspurigen Landstraße mit laufendem Autoradio blinzeln.	45
Beim Fahren auf einer Anliegerstraße blinzeln.	40

Angst-/Expositionshierarchie für das Autofahren SUD-Wert
(0–100)

Schritt 3: Entwickeln und Ausführen eines ERP-Plans

Entscheidend für die Überwindung von Angst, die sich auf das Autofahren bezieht, ist ein sinnvolles ERP-Programm: Konfrontation mit angsterzeugenden Fahrsituationen (Exposition) in Verbindung mit dem Blockieren von Verhaltensweisen, die häufig dazu dienen, Angst zu neutralisieren, beispielsweise Rückkehr zum vermeintlichen Unfallort, Überprüfen der Karosserie auf Beulen und Blutspuren sowie Lesen der Unfallberichterstattung. Beim Planen Ihrer Expositionsstrategie müssen Sie darauf achten, daß Sie nicht die gleiche Expositionsaktivität am gleichen Ort und am gleichen Tag wiederholen, weil Ihnen das ermöglichen würde, zu überprüfen, daß am betreffenden Tag kein Unfall passiert ist, und Sie sich so dessen versichern können. Statt dessen empfiehlt es sich, im Verlaufe einer Übungssitzung unterschiedliche Expositionen durchzuführen, die sich auf unterschiedliche Orte beziehen, wobei Sie mit denjenigen beginnen sollten, die ganz unten auf der hierarchisch geordneten Liste vermerkt sind. Um möglichst schnell Resultate zu erzielen, sollten Sie in jede Sitzung so viele unterschiedliche Trigger wie möglich einbeziehen. Je mehr Unbehagen Sie empfinden, während Sie sich dem Drang, die Situation zu überprüfen, widersetzen, um so schneller erzielen Sie Fortschritte.

Sobald es Ihnen gelungen ist, Ihre SUD-Werte für die ersten Trigger drei Tage lang um die Hälfte zu reduzieren, können Sie anfangen, an Punkten zu arbeiten, die weiter oben auf Ihrer Liste stehen. Auf diese Weise fahren Sie fort, bis Sie sich mit allen Ihren Triggern konfrontiert haben und Ihr SUD-Wert für das Autofahren generell auf 20 oder darunter gesunken ist.

Es folgt nun Roberts ERP-Plan für die Arbeit an seiner Autofahrer-Zwangsstörung. Anschließend finden Sie ein Blankoformular, das Sie selbst benutzen können. Kopieren Sie dieses Formular, so daß Sie Ihren Plan später verfeinern oder nötigenfalls einen völlig neuen Plan entwickeln können.

ROBERTS ARBEITSBLATT FÜR DIE ERP-ARBEIT AN SEINER AUTOFAHRER-ZWANGSSTÖRUNG

Anvisierter aufdringlicher Gedanke: *Was wäre, wenn ich jemanden überfahren oder einen Unfall verursachen würde, ohne es zu merken?*

Anvisierte zwanghafte Aktivität: *Zum Ort des vermeintlichen Unfalls zurückkehren, um zu überprüfen, daß nichts passiert ist.*

ERP-Strategie: *In der ersten Woche üben, sich täglich mit Punkten vom unteren Ende der Hierarchie belastender Situationen zu konfrontieren, wo die SUD-Werte zwischen 40 und 60 liegen, ohne mit dem Auto an den vermeintlichen Unfallort zurückzufahren oder in den Rückspiegel zu schauen, um sich zu vergewissern. Wenn mein SUD-Wert für diese Punkte auf unter die Hälfte des anfänglichen Wertes gesunken ist, was hoffentlich innerhalb einer Woche eintritt, kann ich mich Punkten weiter oben in der Hierarchie mit SUD-Werten zwischen 60 und 80 zuwenden. So kann ich fortfahren, bis ich die SUD-Werte aller Punkte meiner Liste deutlich verbessert habe.*

Wie oft (pro Tag oder Woche): *Drei bis vier Wochen lang täglich üben – bzw. so lange wie notwendig.*

Wie lange (Minuten oder Stunden) pro Exposition: *Etwa eine Stunde pro Übungssitzung und dabei an so vielen unterschiedlichen Triggern arbeiten, wie es in einer Sitzung möglich ist.*

Angestrebter SUD-Wert: *20 oder weniger für jede Fahrsituation*

Vermeidungsverhalten, das unterbunden werden soll: *Vermeiden der Nähe von Schulen und Fahrradfahrern oder von starkem Verkehr.*

Weitere Instruktionen: *Während der Expositionssitzungen alle Spiegel so einstellen, daß man nichts mehr darin sieht. Während der Expositionssitzung nicht zu einem vermeintlichen Unfallort zurückfahren.*

AUSFÜHRUNG VON ROBERTS ERP-PLAN

Woche 1, Tage 1–3: Zwanzig Minuten lang in Anliegerstraßen fahren und absichtlich jede Minute blinzeln. Mit eingeschaltetem Radio zwanzig Minuten lang auf einer vierspurigen Landstraße fahren und ebenfalls etwa jede Minute blinzeln. Mit weiterhin eingeschaltetem Radio zwanzig Minuten lang durch ein anderes Wohnviertel fahren und weiter etwa jede Minute einmal blinzeln.

Woche 1, Tage 4–7: Mittags, ungefähr bei Schulschluß, zwanzig Minuten lang auf einer vierspurigen Straße fahren und dabei alle paar Minuten die Fahrspur wechseln. Weitere zwanzig Minuten auf der vierspurigen Straße fahren und alle paar Minuten für eine halbe Sekunde den Kopf drehen. Anschließend zwanzig Minuten lang durch ein Wohnviertel fahren und ebenfalls alle paar Minuten den Kopf drehen.

Woche 2, Tage 1–3: Durch eine Gegend mit vielen Geschäften fahren. Eine Stunde lang zu verschiedenen Läden fahren, aus dem Auto steigen und für ein paar Minuten in den Laden gehen. Dann wieder zum Auto zurückkehren, aus der Parktasche fahren und ein anderes Geschäft ansteuern, ohne vorher das Auto auf Anzeichen dafür zu überprüfen, daß ich jemanden angefahren habe.

Woche 2, Tage 4–7: Während der großen Pause einmal an einigen lokalen Schulen vorbeifahren, ohne noch einmal zurückzukehren, um zu überprüfen, ob ich einen Unfall verursacht habe. Ein paar Straßen in der Nähe mit Schlaglöchern oder anderen Schäden suchen und sie befahren, ohne anschließend zu überprüfen, ob ich jemanden angefahren oder überfahren habe. Eine Anliegerstraße oder ein Wohnviertel suchen, wo ich über Geschwindigkeitsbegrenzer fahren kann.

Woche 3, Tage 1–3: Wenn die Schulkinder nachmittags nach Hause gegangen sind, eine halbe Stunde lang auf Straßen in Universitätsnähe oder in der Nähe eines Fahrradwegs im Park fahren. Die andere halbe Stunde darauf verwenden, durch ein Viertel zu fahren, in dem es viele Kinder gibt, die dort auf ihren Fahrrädern umherfahren könnten.

Woche 3, Tage 4–7: Ungefähr bei Schulschluß um die lokalen Schulen fahren. Nachdem ich um beide Schulen gefahren bin, könnte ich noch ein wenig an Konfrontationen mit Fahrrädern arbeiten. Ich werde eine Gelegenheit suchen, meinem Drang, Polizeiwagen zu folgen, zu widerstehen.

**ARBEITSBLATT FÜR DIE ERP-ARBEIT
AN EINER AUTOFAHRER-ZWANGSSTÖRUNG**

Anvisierter aufdringlicher Gedanke: _____
_____
_____
_____

Anvisierte zwanghafte Aktivität: _____
_____
_____
_____

ERP-Strategie: _____
_____
_____
_____
_____

Wie oft (Male pro Tag oder Woche): _____

Wie lange (in Min. oder Std.) pro Exposition: _____

Angestrebter SUD-Wert: _____

Zu unterbindendes Vermeidungsverhalten: _____
_____
_____
_____

Weitere Instruktionen: _____
_____
_____
_____

AUSFÜHRUNG DES ERP-PLANS

Woche 1, Tage 1–3: _____

_____

_____

_____

Woche 1, Tage 4–7: _____

_____

_____

_____

Woche 2, Tage 1–3: _____

_____

_____

_____

Woche 2, Tage 4–7: _____

_____

_____

_____

Woche 3, Tage 1–3: _____

_____

_____

_____

Woche 3, Tage 4–7: _____

_____

_____

_____

Schritt 4: Die imaginative Exposition zur Unterstützung der Habituation nutzen

Weil es bei einer Autofahrer-Zwangsstörung um übertriebenes Verantwortungsgefühl und zwanghafte Gedanken darüber, daß man in Zukunft etwas Schreckliches verschulden könnte, geht, ist es sinnvoll, die auf das reale Leben bezogene ERP-Arbeit mit Hilfe der imaginativen Exposition zu verstärken. Wir können Ihnen dies sehr empfehlen. Schauen Sie sich noch einmal Kapitel 7 an, wo Sie alles finden, was Sie über die imaginative Exposition wissen müssen. Dort finden Sie auch eine Beschreibung von Roberts Arbeit an seiner Autofahrer-Zwangsstörung, die Ihnen helfen könnte, Ihre persönliche Erzählung für die imaginative Exposition zu entwickeln. Sobald Sie eine lebendige und zusammenhängende Erzählung entwickelt haben, können Sie den Instruktionen in Kapitel 7 für die Durchführung einer imaginativen Exposition folgen.

Realistische Selbstinstruktion für die Autofahrer-Zwangsstörungen

Wenn Sie Ihre Autofahrer-Zwangsstörung überwinden wollen, ist es nützlich, durch eine realistische Selbstinstruktion Ihren unrealistischen angsterzeugenden Gedanken entgegenzuwirken. (Falls Sie noch einmal auffrischen wollen, wie man dabei vorgeht, schauen Sie in Kapitel 8 nach.) Es folgen einige Beispiele für typische zwanghafte Gedanken, die sich auf das Autofahren beziehen, und anschließend ist als Entgegnung jeweils eine realistischere Selbstinstruktion dazu notiert.

SELBSTINSTRUKTIONSSTRATEGIEN FÜR DEN UMGANG MIT AUFDRINGLICHEN GEDANKEN UND PRÜFZWÄNGEN	
aufdringlicher Gedanke	realistische Selbstinstruktion
Ich kann es nicht ertragen, nicht zu überprüfen, was los ist.	*Ich kann der magnetischen Anziehung des Prüfzwangs Widerstand leisten. Wenn ich einfach abwarte, wird der Drang auf ein erträgliches Maß absinken.*
Vielleicht habe ich jemanden angefahren oder überfahren. Das bringt mich ganz bestimmt ins Gefängnis.	*Das ist nur eine Falschinformation meines von der Zwangsstörung beeinflußten Gehirns. Es handelt sich um nichts weiter als Geister und Kobolde: Sie sehen zwar aus, als ob sie real seien, sind es aber nicht.*
Ich muß dem Drang, die Sache später zu überprüfen, nachgeben.	*Wenn ich die Sache überprüfe, wird meine Zwangsstörung noch stärker. Statt zu überprüfen kann ich jetzt auch etwas anderes tun.*

LEITLINIEN FÜR DIE BEFREIUNG VON EINER AUTOFAHRER-ZWANGSSTÖRUNG

- Wenn Sie mit der ERP an der Überwindung einer Autofahrer-Zwangsstörung arbeiten, müssen Sie damit rechnen, daß Ihre zwanghaften Handlungen anfangs sehr stark sind. Ihr Drang, die Situation zu überprüfen oder zum Ort des vermeintlichen Geschehens zurückzukehren, ist wahrscheinlich überwältigend, und es wird Ihnen wahrscheinlich zunächst eine Weile schlechter gehen, bevor sich Ihr Zustand bessert. Wenn Sie die ERP-Arbeit weiterverfolgen, lassen die inneren Zwänge allmählich nach. Beharrlichkeit und Widerstand sind für den Erfolg entscheidend.
- Sie können die reale Situation des Aufpralls oder des Fahrens über ein großes Objekt simulieren. Benutzen Sie große Säcke mit Zement, Sand oder Mulch oder ein Kantholz, um das Fahren über Schlaglöcher nachzuahmen. Das Überfahren eines menschlichen Körpers können Sie mit Hilfe einer Schaufensterpuppe oder eines großen zusammengerollten Teppichs nachahmen. Bitten Sie einen Freund oder Helfer, die Figur oder den Teppich während der Fahrt gegen das Auto zu schleudern, um den Aufprall des Autos auf ein schweres Objekt nachzuahmen.
- Wenn der Prüfzwang oder der Drang, eine andere zwanghafte Handlung auszuführen, während der Expositionsarbeit zu stark ist, sollten Sie sich zunächst Punkte weiter unten in Ihrer Angst-/Expositionshierarchie vornehmen und an deren Meisterung arbeiten, bevor Sie sich schwierigeren Aufgaben zuwenden.
- Verlassen Sie sich nicht zu sehr auf Sicherheit gebende Informationen wie das, was Sie im Rückspiegel sehen, weil Ihnen das zu sehr erleichtert festzustellen, daß kein Unglück geschehen ist. Stellen Sie während der Arbeit an Ihrer Angst-/Expositionshierarchie alle Spiegel Ihres Autos bewußt so ein, daß Sie nichts darin sehen, denn dadurch wird Ihr Unbehagen noch verstärkt. Andere Verhaltensweisen, die der Selbstversicherung dienen, sind, weit unter der Höchstgeschwindigkeit zu fahren oder einen »Zeugen« mitfahren zu lassen – jemanden, auf dessen beruhigende Äußerungen darüber, daß kein Unfall passiert ist, Sie sich verlassen.

Die Rolle des übertriebenen Verantwortungsgefühls

Die Autofahrer-Zwangsstörung ähnelt anderen Varianten der Zwangsstörung, für die ein übertriebenes Verantwortungsgefühl charakteristisch ist, beispielsweise der übermäßigen Gewissenhaftigkeit und Prüfzwängen, die Schädigungen und Gefährdungen anderer Menschen verhindern sollen. Im Zentrum eines übertriebenen Verantwortungsgefühls steht das Gefühl, eine dunkle Wolke schwebe über einem, als könnte in jedem Moment eine Katastrophe passieren, wenn man nicht ständig davor auf der Hut sei, daß man dafür zur Verantwortung gezogen werden könnte und daß das Leben sich dann in eine Horror-Show permanenter Schuldgefühle und ständigen Leidens verwandeln werde.

Weil Autofahren eine Aktivität ist, bei der man sich in eine Maschine setzt, von der allgemein bekannt ist, daß sie Schmerzen und sogar den Tod bringen kann, ist dies die perfekte Brutstätte für ein übertriebenes Verantwortungsgefühl. Fortschritte bezüglich der Heilung von einer Autofahrer-Zwangsstörung erfordern ebenso wie alle anderen Zwangsstörungen dieser Art, daß man die Gefahren, die mit einem normalen Leben verbunden sind, als unumgänglich akzeptiert. Angst und das exzessive Bedürfnis, Ereignisse nach den eigenen Vorstellungen zu beeinflussen, hindern Sie daran, Ihr Leben in seiner ganzen Fülle zu leben. Nur wenn wir uns von unserem Kontrollbedürfnis lösen, erlangen wir wirklich die Freiheit, unser Leben so zu leben, wie wir es wollen.

HILFE FÜR FAMILIENANGEHÖRIGE UND FREUNDE

Autofahrer-Zwangsstörungen können sich auf die gesamte Familie auswirken. Weil Menschen, die unter dieser Form von Zwangsstörung leiden, gewöhnlich nicht gerne autofahren, müssen Sie als Angehöriger möglicherweise im Laufe der Zeit mehr Aufgaben innerhalb der Familie übernehmen. Bringen Sie Ihre Kinder zur Schule, und holen Sie sie auch wieder ab, obwohl das früher einmal Ihr Ehepartner getan hat? Vielleicht haben Sie auch einen Freund, der unter einer Zwangsstörung leidet und der Sie bittet, ihn oder sie zu einem Lebensmittelladen zu fahren oder als Beifahrer mitzufahren, wenn er selbst fährt, und der dann immer wieder bei Ihnen Bestätigung sucht, daß er keinen Unfall verursacht hat. Auch wenn Sie dem Betreffenden zu helfen glauben, verstärken die Hilfsleistungen nur die Vermeidungstendenzen bezüglich des Autofahrens und tragen dazu bei, daß die Zwangsstörung aufrechterhalten bleibt. Wenn Sie wiederholt Fragen wie »Bin ich über etwas gefahren?« oder »Sollte ich besser zurückfahren und noch einmal nachschauen?« beantworten, um die Besorgnis eines Angehörigen oder Freundes zu verringern, führt das nur dazu, daß sich das Problem des Betreffenden verfestigt und daß sich seine Genesung verzögert. Sprechen Sie mit ihm besser über einen Zeitplan für die Verringerung und letztendlich den völligen Verzicht auf solche vermeintlich bestätigenden Verhaltensweisen. Überlassen Sie Ihrem Angehörigen oder Freund im Genesungsprozeß den »Fahrersitz«, indem Sie ihn selbst darüber entscheiden lassen, wie schnell Sie ihm die rückversichernde Bestätigung entziehen werden.

13 Hypochondrie

Ängste, die die Gesundheit betreffen

*Das Leben ist entweder ein tollkühnes Abenteuer
oder nichts. Sicherheit ist größtenteils ein Aberglaube.
Tatsächlich existiert sie nicht.*

— HELEN KELLER

Hypochondrie ist die zwanghafte Beschäftigung mit Ängsten vor einer schweren Erkrankung, die bestehen bleiben, auch wenn Ärzte der betroffenen Person wiederholt versichert haben, daß sie gesund ist. Es folgen einige Beispiele für Hypochondrie.

- Juan prüft immer wieder seine Lymphknoten auf Anzeichen für Schwellungen. Er hat gelesen, daß geschwollene Lymphknoten bei Patienten mit einer Krebserkrankung im fortgeschrittenen Stadium auf lebensbedrohliche Metastasen hinweisen können. Infolge der ständigen Überprüfungen sind Juans Lymphknoten im Halsbereich nun tatsächlich geschwollen, und er sieht darin einen Hinweis darauf, daß er an Krebs erkrankt sein könnte.
- Jeden Morgen untersucht Monique, eine Universitätsprofessorin, ihren Körper eine Stunde lang auf ungewöhnliche Flecken und Läsionen hin. Sie glaubt, dies tun zu müssen, um keine Anzeichen für Hautkrebs zu übersehen. Manchmal fordert sie auch ihren Partner auf, ihre Haut zu überprüfen, weil sie befürchtet, selbst einen verdächtigen Flecken zu übersehen.
- Bei einem engen Freund von Bob wurde kürzlich multiple Sklerose diagnostiziert. Nun unterzieht sich Bob alle drei Monate einer umfassenden körperlichen und neurologischen Untersuchung, um sich zu vergewissern, daß er nicht auch an multipler Sklerose erkrankt ist. Seine Ärzte haben ihm schon mehrfach erklärt, daß diese Untersuchungen unnötig seien und daß er völlig gesund sei.

Die »Bibel der Psychiatrie«, das *Diagnostische und Statische Manual Psychischer Störungen* (APA 2000) klassifiziert Hypochondrie als somatoforme Störung, was bedeutet, daß es sich um eine psychische Störung handelt, für die körperliche Beschwerden ohne jede erkennbar physiologische Grundlage charakteristisch sind. Doch treten bei vielen unter Hypochondrie Leidenden (sogenannten Hypochondern)

Symptome auf, die denjenigen einer Zwangsstörung stark ähneln. Die Betroffenen leiden unter zwanghaften Gedanken (aufdringlichen und unerwünschten Gedanken, die Angst und Entsetzen hervorrufen), die sich auf Ängste vor einer Krankheit beziehen. Folgende zwanghafte Gedanken sind typisch für Hypochondrie:

- Was wäre, wenn ich an einer noch nicht diagnostizierten tödlichen Krankheit leiden oder in Zukunft an einer solchen Krankheit erkranken würde?
- Was wäre, wenn der Arzt ein wichtiges Anzeichen für eine potentiell tödliche Krankheit übersehen hätte?

Hypochonder neigen auch zu zwanghaften Handlungen (wiederholten, unnötigen Aktivitäten, die Angst und Entsetzen lindern sollen). Folgende zwanghafte Handlungen sind für Hypochondrie typisch:

- Wiederholtes Überprüfen des Körpers auf Anzeichen für eine Krankheit.
- Wiederholte Arztbesuche und Tests, um sicherzugehen, daß keine Krankheit vorliegt.
- Häufige Nutzung anderer Quellen für medizinische Informationen, beispielsweise im Internet.

Hypochondrie verstehen – eine kognitiv-behaviorale Sicht

Wir werden uns nun die Hypochondrie aus der Perspektive des schon früher in diesem Buch beschriebenen kognitiv-behavioralen Verständnisses von Zwangsstörungen anschauen. Das kognitiv-behaviorale Modell hilft Ihnen zu verstehen, wie die Symptome erhalten bleiben und wie Sie sie unter Kontrolle bringen können:

A = **A**ktivierendes Ereignis (im vorliegenden Fall meist eine Körperempfindung)

↓

B = Unzutreffende Überzeugung *(faulty belief)* hinsichtlich der Gefährlichkeit des aktivierenden Ereignisses

↓

C = Emotionale Konsequenzen *(emotional consequences)*: Angst, Zweifel und Sorgen in Reaktion auf die unzutreffende Überzeugung

↓

D = Ein neutralisierendes Ritual: eine Aktivität, die Angst, Leiden oder Sorgen lindern soll (Überprüfen des eigenen Körpers; Aufforderung anderer zu Sicherheit gebenden und bestätigenden Äußerungen; Durchführung unnötiger medizinischer Untersuchungen usw.)

Im Falle der Hypochondrie wiederholt sich dieser Prozeß ständig, weil die eigentlich der Symptomlinderung dienenden Handlungen die Wahrscheinlichkeit erhöhen, daß schon bald eine neue aktivierende Körperempfindung oder ein entsprechender Gedanke auftaucht. Die Sequenz wird zum Teufelskreis, der die Betroffenen in ein Muster des Sich-Sorgens und Leidens verstrickt, das ein normales Leben stark beeinträchtigt. Wir werden uns das Modell nun genauer anschauen.

A = Aktivierendes Ereignis

Das Modell geht von der Vorstellung aus, daß der menschliche Körper »lärmig« ist – auch gesunde Menschen registrieren täglich oder wöchentlich schwache und vorübergehende Körperempfindungen, die nicht durch eine schwere Krankheit verursacht werden, aber als Symptome gedeutet werden können. Es folgen einige Beispiele für gutartige oder harmlose Körperempfindungen:

- Benommenheit, Schwächezustände oder beschleunigter Puls, weil man längere Zeit nichts gegessen hat
- Beschleunigung des Herzschlags nach einer kohlehydratreichen Mahlzeit
- Schmerzen in Armen und Gelenken infolge langen Sitzens oder Stehens in einer bestimmten Haltung
- Bauchschmerzen infolge übermäßigen Essens oder einer Verdauungsstörung
- Kopfschmerzen infolge zu langen Aufenthalts in der Sonne
- Muskelschmerzen nach intensivem Körpertraining

Unser »lärmiger« Körper bringt viele verschiedene Empfindungen hervor. Bei Menschen, die nicht unter Hypochondrie leiden, verursachen diese Erscheinungen kaum psychische Belastungen und Sorgen, und die Betroffenen können sich relativ leicht darüber hinwegsetzen.

Notieren Sie in den folgenden Leerzeilen (oder in Ihrem Tagebuch) die Körperempfindungen oder Symptome, die bei Ihnen Ängste und Sorgen auslösen. Markieren Sie diejenigen, die für Sie besonders beängstigend sind, indem Sie ihnen Zeichen wie »+«, »++« (stärker) und »+++« (noch stärker) hinzufügen:

_____

_____

_____

_____

B = Unzutreffende Überzeugungen

Problematisch wird es, wenn Sie anfangen, an und für sich harmlose körperliche Empfindungen zu deuten, und daraus ableiten, daß mit Ihrer Gesundheit etwas ganz grundsätzlich nicht stimmt. Es folgt eine Liste unzutreffender Überzeugungen, die oft in Verbindung mit Hypochondrie auftreten, und entsprechender Beispiele.

Schwarzweißdenken oder Alles-oder-nichts-Denken
- Körperliche Beschwerden sind immer ein Anzeichen für eine Krankheit.
- Ich kann mir nur dann sicher sein, daß ich gesund bin, wenn ich keine unangenehmen körperlichen Empfindungen habe.
- Wenn ich mir nicht absolut sicher bin, daß mit mir alles in Ordnung ist, muß ich grundsätzlich vom Schlimmstmöglichen ausgehen.

Ständiges Zweifeln
- Man kann Ärzten nicht vertrauen, weil sie oft Fehler machen.
- Nur weil mein Arzt sagt, ich sei gesund, bin ich das noch lange nicht. Er könnte ja etwas übersehen haben.

Katastrophendenken
- Ich habe Kopfschmerzen. Das muß ein Gehirntumor sein.
- Mein Rücken tut weh. Ich muß Knochenkrebs haben.

Unfähigkeit, Ungewißheit zu ertragen
- Wenn ich keinen hundertprozentigen Beweis dafür habe, daß ich nicht krank bin, bin ich wahrscheinlich krank.
- Ich muß meinen Körper immer wieder überprüfen und meinen Gesundheitszustand genau beobachten, um die ersten Anzeichen einer schweren Krankheit möglichst rasch zu erkennen.
- Wenn ich mir auch nur für kurze Zeit keine Gedanken über meine Gesundheit mache, ist das gefährlich.

Abergläubisches Denken
- Wenn ich mir einrede, daß ich gesund bin, fordere ich das Schicksal heraus.
- Wenn ich mir eine Fernsehsendung über Herpes anschaue und mir genau zur gleichen Zeit Sorgen mache, ob ich an Herpes erkrankt sein könnte, dann kann ich davon ausgehen, daß ich Herpes habe.
- Wenn ich mich ständig wegen meiner Gesundheit sorge, hält mich das gesund.

Emotionales Argumentieren
- Mit mir muß etwas ganz und gar nicht in Ordnung sein; sonst hätte ich nicht so starke Angst.

Denken Sie darüber nach, welche Überzeugungen, die sich auf Krankheiten beziehen, Sie selbst haben. Notieren Sie in den folgenden Leerzeilen (oder in Ihrem Tagebuch) einige unzutreffende Überzeugungen und kognitiven Irrtümer, die zu Ihrer Angst, Ihren Zweifeln und Ihren Sorgen im Hinblick auf Krankheiten beitragen könnten. Markieren Sie diejenigen, die am stärksten zu Ihren Ängsten beitragen, durch Zeichen wie »+«, »++« (stärker) und »+++« (noch stärker).

_____

_____

_____

_____

_____

C = Emotionale Konsequenzen: Angst, Zweifel und Sorgen

Die Kombination von A (ein aktivierendes Ereignis) und B (eine unzutreffende Überzeugung) löst eine starke emotionale Reaktion in Form von Angst, Schrecken, Zweifeln und Sorgen aus und in Verbindung damit eine laserscharfe Fokussierung auf körperliche Symptome oder Empfindungen. Solche Ängste erfordern tagtäglich viel Aufmerksamkeit.

Notieren Sie in der folgenden Tabelle die »Symptome«, auf die Sie häufig Ihre Aufmerksamkeit richten, und fügen Sie diesen Notizen in der rechten Spalte einen SUD-Wert (0–100) für die jeweilige Belastungsstärke hinzu.

Gefürchtete »Symptome«	SUD-Wert (0–100)

D = Neutralisierendes Ritual oder Vermeiden

Höchstwahrscheinlich benutzen Sie neutralisierende Rituale, um die Ängste, Leiden und Sorgen zu bekämpfen, die bei Ihnen durch unzutreffende Überzeugungen hinsichtlich physischer Empfindungen, Krankheit und Gesundheit entstanden sind. Es folgt eine Liste einiger häufiger Formen dieser dysfunktionalen Verhaltensweisen und Zwänge:

Bemühen um medizinische Rückversicherung
- Wiederholte Bitte an andere Menschen und speziell Ärzte, Ihnen zu versichern, daß Sie nicht ernstlich krank sind.
- Internetrecherche nach Informationen über bestimmte Krankheiten, um das Vorliegen einer unheilbaren Krankheit auszuschließen (Cyber-Hypochondrie)

Exzessives Überprüfen des eigenen Körpers
- Untersuchen des eigenen Körpers auf »verdächtige« Zeichen; beispielsweise Suche nach sogenannten Leberflecken, Abtasten des Körpers auf eine Vergrößerung der Leber oder der Lymphdrüsen hin oder wiederholtes Schlucken, um die Möglichkeit von Kehlkopfkrebs auszuschließen.
- Bestehen auf der Durchführung unnötiger medizinischer Untersuchungen und Behandlungen

Nutzung von Signalen für Sicherheit (Dingen, die unnötigerweise genutzt werden, um krankheitsbezogene Ängste zu lindern)
- Unnötiges Tragen eines Warnarmbands
- Ständiges Mitführen eines EpiPen (Adrenalinspender) zur Zerstreuung der Angst vor einem möglichen anaphylaktischen Schock
- Speichern der Telefonnummer Ihres Hausarztes oder des Notrufs auf dem Handy
- Kauf tragbarer medizinischer Notfallgeräte, beispielsweise eines Defibrillators

Meiden von Situationen, die mit einer Krankheit in Zusammenhang stehen können
- Meiden von Krankenhäusern und Menschen, die »krank aussehen«
- Meiden von Obdachlosen auf der Straße
- Weigerung, Blut zu spenden
- Weigerung, normale oder im konkreten Fall notwendige medizinische Untersuchungen und Tests vornehmen zu lassen

Alle diese Strategien dienen dazu, Ängste, Zweifel und Sorgen zu verringern. Doch haben Untersuchungen an Menschen mit gesundheitsbezogenen Ängsten ergeben, daß diese Verhaltensweisen Ängste nicht etwa lindern, sondern entgegen der eigentlichen Absicht unzutreffende Einschätzungen verstärken und die Angst vor gesundheitlichen Problemen noch vergrößern (Salkovskis & Warwick 1986; Slavney 1987). Dies wird durch Verstärkung des auf die Krankheit gerichteten Fokus erreicht und dadurch, daß sich die Betroffenen auf diese Weise der Wirkung zusätzlicher beunruhigender medizinischer Informationen aussetzen.

Notieren Sie im folgenden Freiraum (oder in Ihrem Tagebuch) neutralisierend wirkende oder zwanghafte Verhaltensweisen, mit deren Hilfe Sie Bestätigung suchen, Symptome oder Krankheitsanzeichen zu identifizieren versuchen, Sicherheitssignale nutzen oder krankheitsbezogene Situationen meiden. Markieren Sie die Verhaltensweisen, die Sie am häufigsten benutzen, mit einem Zeichen wie »+++«.

Suche nach medizinischer Bestätigung: _____

_____

_____

Exzessive Suche nach Krankheitsanzeichen: _____

_____

_____

Nutzung von Signalen für Sicherheit: _____

_____

_____

Meiden krankheitsbezogener Situationen: _____

_____

_____

Hinterfragen unzutreffender Überzeugungen

Nachdem Sie die Komponenten Ihrer gesundheitsbezogenen Angst analysiert haben, können Sie anfangen, Ihre Ängste unter Kontrolle zu bringen. Nach dem Modell, das zu Beginn dieses Kapitels skizziert wurde, wird Hypochondrie teilweise durch die Unfähigkeit bedingt, glaubwürdige andere Erklärungen für gesundheitsbezogene Ängste zu finden. Betroffene suchen ihr Heil dann in »katastrophierenden« Schlußfolgerungen, wobei sie plausible Alternativerklärungen entweder ignorieren oder als unsinnig abtun.

Das folgende Arbeitsblatt soll Ihnen helfen, sich mit Ihren Überzeugungen aktiv auseinanderzusetzen. Sie müssen zu diesem Zweck zunächst alles aufführen, was für und gegen Ihre Überzeugung spricht. Anschließend sollen Sie sich mit Hilfe von realistischerer Selbstinstruktion mit der unzutreffenden Überzeugung auseinandersetzen. Kopieren Sie das Arbeitsblatt mehrmals, damit Sie sich mit mehreren gesundheitsbezogenen Überzeugungen auseinandersetzen können. Wenn Sie sich noch einmal damit beschäftigen wollen, wie man Gedanken hinterfragt und wie man eine realistischere Selbstinstruktion durchführt, empfehlen wir Ihnen, sich noch einmal Kapitel 8 anzuschauen.

**HINTERFRAGEN IHRER UNZUTREFFENDEN
GESUNDHEITSBEZOGENEN ÜBERZEUGUNGEN (BEISPIEL)**

Aktivierendes Ereignis: *Ich habe starke Kopfschmerzen.*

Unzutreffende Überzeugung (automatischer irrationaler Gedanke): *Ich muß einen Gehirntumor haben.*

Stärke des Unbehagens (SUD-Wert: 0–100): 95

Für wie zutreffend halten Sie diese Einschätzung? (0–100%): 90

Welche kognitiven Irrtümer sind hier im Spiel? (Treffen Sie eine Auswahl aus der Liste auf Seite 166 f.: *Katastrophendenken; Unfähigkeit, Ungewißheit zu ertragen.*

Was für die Richtigkeit der unzutreffenden Überzeugung spricht: *Ich habe im Internet gelesen, daß Kopfschmerzen das erste Anzeichen für einen Gehirntumor sind. Die Nichte meiner Tante klagte über Kopfschmerzen und starb schließlich an einem Gehirntumor. Tag für Tag sterben Menschen, weil sie die Schmerzsignale ihres Körpers ignoriert haben.*

Was gegen die Richtigkeit der unzutreffenden Überzeugung spricht: *Ich bin generell gesund. Nach zahlreichen Untersuchungen und Tests haben die Ärzte mir versichert, daß ich keinen Tumor habe. Wenn ich mich um mein Baby kümmere, verstricke ich mich nicht in den Gedanken, einen Tumor zu haben. Die Menschen, die mir am nächsten stehen, scheinen sich keine Sorgen zu machen.*

Realistische Einschätzung oder der Bewältigung dienende Selbstinstruktion: *Meine Kopfschmerzen sind höchstwahrscheinlich simple Spannungskopfschmerzen. Ich hatte in letzter Zeit ziemlich viel Streß, und in solchen Situationen bekomme ich nun einmal leicht Kopfschmerzen.*

Wie sehr glauben Sie im Moment, daß diese Einschätzung zutrifft? (0–100%): 70

**HINTERFRAGEN IHRER UNZUTREFFENDEN
GESUNDHEITSBEZOGENEN ÜBERZEUGUNGEN**

Aktivierendes Ereignis: _____
_____

Unzutreffende Überzeugung (automatischer irrationaler Gedanke): _____
_____

Stärke des Unbehagens (SUD-Wert: 0–100): _____
_____

Für wie zutreffend halten Sie diese Einschätzung? (0–100%): _____
_____

Welche kognitiven Irrtümer sind hier im Spiel? (Treffen Sie eine Auswahl aus der Liste auf Seite 166 f.:
_____
_____
_____
_____

Was für die Richtigkeit der unzutreffenden Überzeugung spricht: _____
_____
_____
_____

Was gegen die Richtigkeit der unzutreffenden Überzeugung spricht: _____
_____
_____
_____

Realistische Einschätzung oder der Bewältigung dienende Selbstinstruktion: ___
_____
_____
_____

Wie sehr glauben Sie im Moment, daß diese Einschätzung zutrifft? (0–100%): ___

Exposition und Reaktionsverhinderung bei gesundheitsbezogener Angst

Exposition und Reaktionsverhinderung (ERP) können bei gesundheitsbezogenen Ängsten mit starken Vermeidungstendenzen und ritualistischen Elementen sehr nützlich sein (Visser & Bouman 2001). Aus Kapitel 6 wissen Sie, daß der Schlüssel zur ERP-Arbeit darin besteht, sich absichtlich mit beängstigenden Situationen zu konfrontieren, weil dies die Habituation der Situationen und die Entwicklung neuer Arten, auf sie zu reagieren, ermöglicht. Im folgenden werden einige typische Arten gesundheitsbezogenen Vermeidungsverhaltens aufgeführt. An diesen Verhaltensweisen sollen Sie mit Hilfe Ihres ERP-Plans arbeiten.

Vermeiden bezogen auf Krebs
- Vermeiden von Filmen, in denen Schauspieler mitwirken, die an Krebs gestorben sind
- Vermeiden des Schreibens oder Lesens von Wörtern, in denen die Buchstaben »K-R-E-B-S« in dieser Reihenfolge vorkommen
- Vermeiden von Krankenhäusern, in denen es Krebsstationen gibt
- Vermeiden von Büchern, Fernsehsendungen oder Filmen, die sich mit Krebs beschäftigen

Vermeiden bezogen auf HIV/Aids
- Vermeiden des Aufenthalts im »Schwulenviertel« einer Stadt
- Vermeiden des Kontakts mit Obdachlosen
- Vermeiden von Fernsehsendungen und Zeitungsartikeln über HIV und Aids
- Vermeiden des Schreibens oder Lesens von Wörtern, die die Buchstaben »H-I-V« oder »A-I-D-S« in dieser Reihenfolge enthalten

Vermeiden bezogen auf Herpes
- Vermeiden der Benutzung öffentlicher Toiletten
- Exzessives Händewaschen beim Benutzen öffentlicher Toiletten
- Übertriebene Besorgnis, man könne dem Mund eines anderen Menschen beim Sprechen zu nahe kommen

Vermeiden bezogen auf Angst vor dem Tod
- Überschlagen der Seiten mit den Todesanzeigen in der Zeitung
- Vermeiden des Vorbeifahrens an Friedhöfen
- Vermeiden von Begräbnissen oder Gesprächen darüber, wie man ein Testament verfaßt

Entwickeln einer Angst-/Expositionshierarchie

Der in Kapitel 6 beschriebene Ablauf der ERP-Arbeit ist im vorliegenden Fall ebenfalls richtig. Zur Erinnerung sei gesagt, daß die von Ihnen selbst geplante Expositionsbehandlung am besten in einer bestimmten Schrittfolge durchgeführt wird. Stellen Sie zunächst eine Liste von Alltagssituationen zusammen, die bei Ihnen gesundheitsbezogene Ängste und Zweifel hervorrufen können. Beziehen Sie in diese Liste viele Situationen ein, die verschieden starke Ängste hervorrufen, also Abstufungen von mäßig bis extrem stark. Versehen Sie diese Situationen mit SUD-Werten, die sich darauf beziehen, wieviel Angst die betreffende Situation hervorrufen würde, *wenn Sie nicht versuchen würden, die Angst durch zwanghafte Handlungen zu lindern oder irgendwelche Sicherheitssignale zu aktivieren.* Ordnen Sie die verschiedenen Situationen nach der Stärke der SUD-Werte, wobei die niedrigsten Werte in der Liste unten und die höchsten oben stehen sollen. Es folgt ein Beispiel für eine Angst-/Expositionshierarchie bezogen auf Angst vor Multipler Sklerose. Anschließend finden Sie ein Blankoformular, auf dem Sie Ihre eigene Liste zusammenstellen können.

Gesundheitsbezogene Angst-/Expositionshierarchie (Beispiel)	SUD-Wert (0–100)
Einem MS-Patienten die Hand geben, ohne Handschuhe zu tragen	100
Mit Handschuhen einem MS-Patienten die Hand geben	95
Auf einem unbelegten Krankenhausbett auf einer Station für neurologische Erkrankungen ohne Barrieren sitzen	90
In einer MS-Klinik ein Schild auf einer Tür berühren, ohne Handschuhe zu tragen	85
In einer MS-Klinik mit Handschuhen ein Schild auf einer Tür berühren	75
Mit MS-Kranken im Warteraum eines Krankenhauses sitzen, ohne Handschuhe zu tragen	70
Mit MS-Kranken im Warteraum eines Krankenhauses sitzen und als Schutz Latexhandschuhe tragen	65
Fotos von MS-Patienten in einer Zeitschrift berühren	60
Einen Artikel über Todesfälle infolge von MS lesen	50

Gesundheitsbezogene Angst-/Expositionshierarchie   **SUD-Wert**
                                                                                                   (0–100)

Nachdem Sie Ihre Hierarchie entwickelt haben, müssen Sie die Expositionsübungen entweder allein oder im Beisein eines Unterstützers ausführen. In Kapitel 6 finden Sie detailliertere Instruktionen für die Ausführung Ihres eigenen ERP-Plans. Denken Sie daran, daß Expositionsübungen nur dann optimal wirken, wenn Sie bei der Exposition völlig präsent sind, sich also in keiner Form ablenken und das Erleben auch nicht anders abblocken. Ein Gefühl der Gefahr und Ungewißheit ist notwendig, damit Ihre Angst auf ein Niveau steigt, mit dem Sie bei einer bestimmten Exposition gerade noch fertig werden können. Wie bereits früher erwähnt wurde, können die meisten Menschen wesentlich mehr Unbehagen ertragen, als sie selbst glauben. Strengen Sie sich also wirklich an!

Reaktionsverhinderung

Exposition ist zwar wichtig, reicht aber nicht aus. Vergessen Sie nicht, daß die Abkürzung ERP für Exposition und Reaktionsverhinderung *(engl.: reaction prevention)* steht. Sie müssen sich also ganz bewußt darum bemühen, all jene Verhaltensweisen, mit deren Hilfe Sie normalerweise Ihre Ungewißheit und Ihre Sorgen zu verringern versuchen, *nicht* zu benutzen. Beispiele hierfür sind die Rückversicherung bei Ärzten, die Internetsuche nach Beweisen dafür, daß man nicht unter einer gefürchteten Krankheit leidet, exzessives Waschen, Desinfizieren und Überprüfen des eigenen Körpers auf Anzeichen für eine Krankheit sowie das häufige Benutzen von Infektionsbarrieren wie Latexhandschuhen und Atemmasken. Falls es Ihnen als zu schwierig erscheint, die Reaktionsverhinderung in Ihre Expositionsübung einzubeziehen, können Sie dies auch in mehreren Abstufungen realisieren, so wie im obigen Beispiel, in dem die Entfernung der Sicherheit gebenden Latexhandschuhe immer der zweite Schritt war. Falls Ihnen die Aussicht auf ein solches Vorgehen als zu bedrohlich erscheint, können Sie die Reaktionsverhinderung auch in Abstufungen vornehmen, sofern Sie das betreffende Verhalten so schnell wie möglich völlig ausschalten wollen.

Vergessen Sie nicht, daß es bei der ERP-Arbeit nicht darum geht, die Angst in einer Situation, die gewöhnlich Angst hervorruft, völlig zu tilgen, sondern darum, Ihre Überzeugungen bezüglich der Gefährlichkeit der Situation (»Ich kann das nicht ertragen, und ich fühle mich nur völlig sicher, wenn ich alles meide, was bei mir Unsicherheit erzeugt«) in etwas zu verwandeln, das eher klingt wie: »Ich kann mit der Unsicherheit, nicht sicher zu wissen, fertig werden. Ich fürchte mich nicht davor, Angst zu bekommen.« Dies zu erreichen erfordert Geduld und Beharrlichkeit. Wir empfehlen Ihnen, zwei bis drei Wochen lang mindestens einmal täglich eine Exposition von zwischen fünfzehn Minuten und einer Stunde Dauer durchzuführen.

Sie können das *Formular zur Überwachung der Ergebnisse der täglichen Expositionsübungen* aus Kapitel 6 (S. 130) benutzen, um Ihre Expositionsübungen zu protokollieren. Sie können dazu aber auch Ihr Tagebuch benutzen.

Wie Aufmerksamkeit wirkt

Menschen, die unter gesundheitsbezogenen Ängsten leiden, verfolgen meist sehr wachsam, wie sich ihre Körperempfindungen und Symptome verändern. Untersuchungen über Menschen mit gesundheitsbezogenen Ängsten haben gezeigt, daß die Empfindungen der Betreffenden um so stärker werden, je mehr Aufmerksamkeit sie auf ihren Körper richten (Mechanic 1983; Pennebaker 1980). Außerdem kann die permanente Konzentration auf körperliche Empfindungen die Wahrscheinlichkeit erhöhen, daß solche Empfindungen überhaupt zu Bewußtsein gelangen. Wir alle haben uns schon einmal plötzlich gekratzt oder gegähnt oder gehustet, wenn jemand in der Nähe sich gejuckt, gegähnt oder gehustet hatte. Unsere Aufmerksamkeit wird dann auf eine Empfindung gelenkt, die wir vorher ignoriert hatten. Andererseits nehmen wir, je stärker wir auf äußere Ereignisse fokussiert sind, unsere »lärmigen« Körperempfindungen um so weniger wahr. Ein klassisches Beispiel hierfür sind Footballspieler, die so stark auf ihr Spiel konzentriert sind, daß sie Verletzungen, die sie sich beim Spiel zugezogen haben, erst später bemerken. Im folgenden werden ein paar Experimente beschrieben, mit deren Hilfe sich schnell demonstrieren läßt, wie fokussierte Aufmerksamkeit das Erleben von Körperempfindungen verstärken kann.

- Fokussieren Sie intensiv auf die Empfindungen auf Ihren Fingerspitzen. Halten Sie diese Fokussierung so lange aufrecht, bis Sie dort etwas spüren. Wahrscheinlich werden Sie Empfindungen bemerken, die Ihnen kurz vorher noch gar nicht aufgefallen sind.
- Fokussieren Sie Ihre Aufmerksamkeit ausschließlich auf Empfindungen in Ihrer Kehle, und registrieren Sie dort eventuellen Juckreiz oder Trockenheitsgefühle.
- Fokussieren Sie Ihre Aufmerksamkeit auf einen Bereich Ihres Körpers, der von einem anderen Bereich, der Ihnen Sorgen macht, ein Stück entfernt liegt, und bleiben Sie einige Minuten lang auf den erstgenannten Bereich fokussiert. Achten Sie darauf, wie Ihr Fokus auf den neuen Bereich die Empfindungen in dem Bereich, der Ihnen Sorgen macht, verändert hat.

Verbesserung der Aufmerksamkeitsflexibilität

Menschen, die unter gesundheitsbezogenen Ängsten leiden, wird oft empfohlen, auf die Körperempfindungen, derentwegen Sie sich sorgen, einfach nicht mehr zu achten. Das ist zwar ein guter Rat, aber jeder, der unter solchen Ängsten leidet, weiß, daß es sehr schwer ist, die Aufmerksamkeit von beängstigenden Gedanken und Körperempfindungen wegzulenken. Eine solche Verlagerung der Aufmerksamkeit erfordert Flexibilität. Die folgende Übung kann hierbei sehr gute Dienste leisten.

AUFMERKSAMKEITSTRAINING

Das vom britischen Psychologen Adrian Wells (1997) entwickelte Aufmerksamkeitstraining kann durch Refokussierung der Aufmerksamkeit gesundheitsbezogene Ängste verringern. Das im folgenden wiedergegebene Skript soll Ihnen helfen, Ihre Fähigkeit zu verbessern, Ihre Aufmerksamkeit umzulenken. Stellen Sie selbst eine Audioaufnahme des Skripts mit Ihrer eigenen Stimme her, oder bitten Sie ein Familienmitglied, einen Freund oder Ihren Therapeuten, den Text für Sie aufzunehmen. Der Sprecher sollte mit sanfter und ruhiger Stimme und in gemessenem Tempo sprechen. An einigen Stellen im Skript muß er auf einen Tisch oder eine andere Oberfläche tippen. Führen Sie Ihre Übungen in einem Raum mit einer tickenden Uhr aus. Falls das nicht möglich ist, muß der Sprecher sich im dritten Absatz auf ein anderes Umgebungsgeräusch beziehen. Je nachdem, wie Sie üben, muß der Sprecher gegen Ende des Skripts auch noch andere Geräusche ersetzen.

> *Ich werde Sie nun bitten, Ihren Blick einige Sekunden lang auf einen Punkt an der Wand zu richten (10 Sekunden warten). So ist es gut. Und nun konzentrieren Sie sich bitte auf den Klang meiner Stimme. Achten Sie genau auf diesen Klang, als wäre alles andere unwichtig. Versuchen Sie, Ihre Aufmerksamkeit ausschließlich auf den Klang meiner Stimme zu richten. Ignorieren Sie alle anderen Geräusche in der Umgebung. Konzentrieren Sie sich ausschließlich auf meine Stimme. Kein anderes Geräusch ist wichtig. ... Fokussieren Sie nur auf den Klang meiner Stimme.*
>
> *Und während Sie weiter auf den Punkt an der Wand schauen, konzentrieren Sie Ihre Ohren darauf, wie ich auf die Tischplatte klopfe. Konzentrieren Sie sich ganz auf das Klopfen, während alle anderen Geräusche unwichtig werden. (Pause) Verfolgen Sie das Geräusch des Klopfens ganz genau. (Pause) Wenn Ihre Aufmerksamkeit abschweift oder von anderen Geräuschen abgelenkt wird, kehren Sie mit Ihrer Aufmerksamkeit wieder zu diesem einen Geräusch zurück. (Pause) Richten Sie Ihre gesamte Aufmerksamkeit auf dieses Geräusch. (Pause) Konzentrieren Sie sich auf*

das Klopfen. Verfolgen Sie es ganz genau, und filtern Sie alle anderen Geräusche aus, denn sie alle sind im Moment nicht wichtig. (Pause) Fahren Sie fort, das Klopfen zu verfolgen (Pause), und halten Sie Ihre Aufmerksamkeit ausschließlich auf dieses Geräusch gerichtet. Falls Sie sich abgelenkt fühlen, ist das in Ordnung ... Lenken Sie die Aufmerksamkeit dann sanft wieder zu jenem Geräusch zurück. (Pause)

Und während Sie immer noch auf den Punkt an der Wand schauen, konzentrieren Sie sich nun zusätzlich auf das Ticken der Uhr in diesem Raum. Konzentrieren Sie Ihre gesamte Aufmerksamkeit auf dieses Geräusch (Pause), als ob alle anderen Geräusche unwichtig wären. Fokussieren Sie auf dieses Geräusch, achten Sie ganz genau darauf, und lassen Sie sich nicht davon ablenken. (Pause) Das ist das wichtigste Geräusch; alle anderen spielen im Moment keine Rolle. (Pause) Richten Sie Ihre Aufmerksamkeit ausschließlich auf dieses Geräusch. Wenn sie abirrt, kehren Sie wieder zum Ticken der Uhr zurück. (Pause) Konzentrieren Sie sich ausschließlich auf das Geräusch, richten Sie Ihre gesamte Aufmerksamkeit darauf. (Pause) Verfolgen Sie dieses Geräusch weiter genau, und richten Sie weiterhin Ihre gesamte Aufmerksamkeit darauf. (Pause) Falls Sie erneut abgelenkt werden, richten Sie die Aufmerksamkeit sanft wieder auf das Geräusch.

(Diese Instruktionen sollten für mindestens drei weitere Geräusche in der näheren Umgebung wiederholt werden – für die Geräusche von Menschen im Flur, für die Geräusche des Verkehrs auf der Straße, für die Geräusche des Ventilationssystems, für Vogelgezwitscher usw.)

Nachdem Sie nun verschiedene Geräusche identifiziert und sich darauf konzentriert haben, sollen Sie mit Ihrer Aufmerksamkeit schnell zwischen verschiedenen Geräuschen hin und herwechseln. (Pause) Richten Sie Ihre Aufmerksamkeit zunächst auf das Klopfen auf der Tischplatte, als sei kein anderes Geräusch wichtig. Konzentrieren Sie Ihre gesamte Aufmerksamkeit auf dieses Geräusch. (Pause) Und nun fokussieren Sie auf das Geräusch, das das Belüftungssystem produziert, und achten Sie wieder nur auf dieses Geräusch. (Pause) Und nun wechseln Sie mit Ihrer Aufmerksamkeit zum Geräusch des Straßenverkehrs. Konzentrieren Sie sich ausschließlich auf dieses Geräusch, als ob keine anderen Geräusche existierten. ... Und nun (das Tempo beschleunigend) wechseln Sie mit Ihrer Aufmerksamkeit zum Klang meiner Stimme. (Pause) Und jetzt fokussieren Sie wieder auf den Straßenverkehr (Pause); und jetzt wieder auf das Klopfen auf der Tischplatte (Pause). Nun zurück zum Geräusch des Belüftungssystems; und dann wieder zum Klopfen ... nun zum Straßenverkehr (Pause), und wieder zum Geräusch des Belüftungssystems ... und zurück zum Klang meiner Stimme ...

(und so weiter, insgesamt etwa drei Minuten lang).

Und weiten Sie zum Schluß den Fokus Ihrer Aufmerksamkeit aus, machen Sie ihn so weit wie möglich, und versuchen Sie, alle Geräusche sowohl innerhalb als auch außerhalb dieses Raums gleichzeitig wahrzunehmen. (Pause) Hören Sie alle Geräusche wenn möglich gleichzeitig. Zählen Sie, wie viele Geräusche Sie gleichzeitig hören können.

Damit ist diese Übung beendet. Wie viele Geräusche haben Sie gleichzeitig wahrnehmen können?

Es geht bei dieser Übung *nicht* darum, Sie völlig von Ihrer Angst zu befreien, sondern Sie sollen lernen, den Fokus Ihrer Aufmerksamkeit stärker zu steuern; dies soll Ihnen ermöglichen, Ihre körperlichen Symptome realistischer zu sehen. Versuchen Sie, dies einige Tage lang zweimal täglich 15 Minuten zu üben. Notieren Sie am Ende jeder dieser Übungssitzungen in Ihrem Tagebuch [oder im freien Raum unter diesem Text] Datum und Zeitpunkt der Übungssitzung. Schreiben Sie dazu, inwieweit es Ihnen gelungen ist, sich in einen Zustand der Außenfokussierung zu versetzen; messen Sie dies mit Hilfe einer von -3 bis +3 reichenden Skala, wobei »-3« für die völlige Innenfokussierung und »+3« für die völlige Außenfokussierung steht.

Wenn Sie die Übung kreativ erweitern wollen, können Sie andere Sinnesmodalitäten einbeziehen und zum Gegenstand Ihrer wechselnden Aufmerksamkeitsfokussierung machen. Beispielsweise können Sie verschiedene Gerüche und Düfte zum Fokus Ihrer Aufmerksamkeit machen. Oder Sie kosten kleine Proben unterschiedlicher Speisen oder probieren verschiedene taktile Empfindungen aus, indem Sie Stoffe von unterschiedlicher Weichheit oder Grobheit benutzen. Es geht hier darum, Möglichkeiten zu finden, den Aufmerksamkeitsfokus nach außen zu richten. Bei entsprechender Übung können Sie auf diese Weise Ihre Fähigkeit, sich aus dem Würgegriff körperbezogener Sorgen und Ängste zu befreien, deutlich vergrößern.

HILFE FÜR FAMILIENANGEHÖRIGE UND FREUNDE

Wenn ein Mensch, der Ihnen nahesteht, unter Körperempfindungen leidet, die bei ihm Angst verursachen, sollten Sie sich zunächst klar machen, daß das Unbehagen, das der Betreffende empfindet, wirklich existiert. Tun Sie seine Klagen nicht ab, indem Sie etwas sagen wie »Das geschieht doch alles nur in deinem Kopf« oder »Dein Bauch kann gar nicht weh tun, denn alle Tests sind negativ ausgefallen.« In einem gewissen Sinne ist tatsächlich aller Schmerz »im Kopf«, da verschiedene Menschen ähnlichen Schmerz unterschiedlich empfinden. Die Pfade unseres Nervensystems und die mentalen Filter, durch die wir jene Empfindungen, die wir »Schmerz« nennen, wahrnehmen, sind bei uns allen verschieden. Deshalb sollten wir das Unbehagen eines anderen Menschen niemals abtun, nur weil wir keine medizinisch identifizierbare Ursache dafür finden.

Nun sollten Sie zwar einerseits Beschwerden nicht als nicht existent abtun, aber ihnen übermäßig viel Aufmerksamkeit zu schenken ist auch nicht ratsam. Es kann sein, daß der Mensch mit der Zwangsstörung, der Ihnen nahesteht, Sie bittet, ihm bei der Überprüfung seines Körpers (beispielsweise auf Anzeichen für Hautkrebs) oder bei seinen Bemühungen um eine medizinische Behandlung zu helfen. Sie sollten dann mit ihm darüber sprechen, was im konkreten Fall eine angemessene Reaktion sein könnte. Es folgen einige Beispiele dafür, wie Sie in Zukunft auf Anfragen dieser Art reagieren können.

- Da du mich gebeten hast, deine Hautflecken nicht mehr zu kontrollieren, sollte ich das wohl auch am besten nicht mehr tun.
- Du mußt selbst entscheiden, ob du zum Arzt gehst oder nicht. Es ist nicht gut für dich, wenn ich immer wieder deine Ängste bestärke.
- Ich weiß, daß du Bauchschmerzen hast. Wie wäre es, wenn du mir beim Abwasch hilfst; später können wir dann gemeinsam etwas unternehmen (z. B. ins Fitneßstudio gehen, einen Spaziergang unternehmen, Karten spielen, Großmutter anrufen).

Sie können dem Ihnen nahestehenden Menschen auch beim Aufmerksamkeitstraining helfen, indem Sie ihm das Skript von Seite 300 f. vorlesen. Sie können aber auch seine Bemühungen unterstützen, die Fähigkeit zur Außenfokussierung zu verbessern, indem Sie ihm Variationen in Form ungewöhnlicher Geräusche, Geschmäcke, Gerüche und Oberflächen (zur Erzeugung unterschiedlicher taktiler Empfindungen) vorschlagen. Machen Sie es zu einem Spiel herauszufinden, auf wie viele unterschiedliche Sinneswahrnehmungen Sie im Laufe eines Tages Ihre Aufmerksamkeit richten können. Sie werden feststellen, daß diese einfache Übung im absichtlichen Verlagern der Aufmerksamkeit, deren Ausführung gewöhnlich viel Freude macht, Ihnen sehr helfen kann, Ihre generelle Fokussierung auf körperliche Symptome und die damit verbundenen Ängste und Sorgen zu verringern.

14 Sammelzwang

Wenn man zu viele Dinge anhäuft

Durch Ausdauer erreichte die Schnecke die Arche.
— CHARLES HADDON SPURGEON

Zwanghaftes Sammeln ist ein häufig beobachtetes Symptom von Zwangsstörungen. Es wird definiert als Beschaffen und Nicht-Wegwerfen von Dingen, die nutzlos oder von sehr geringem Wert sind (Frost & Gross 1993). Jeder kennt wahrscheinlich jemanden, den andere für einen unverbesserlichen Sammler halten. Doch wenn Sammeln Symptom einer Zwangsstörung ist, erreicht das Sammeln eine völlig andere Dimension, was die Zahl der gesammelten Objekte angeht, und der Sammler hat eine starke emotionale Beziehung zu Dingen, die andere Menschen für völlig nutzlos halten. Gesammelt werden kann fast alles, doch oft sind es Dinge wie alte Zeitungen, Kleidungsstücke, Nahrungsmittel, Bücher, Papiere, Reklamesendungen und alte Haushaltsgeräte. Eine Frau, die selbst unter dieser Form der Zwangsstörung litt, beschrieb ihre Wohnung sehr treffend als »etwas zwischen einem Mülleimer und einem Koffer« (Greist & Jefferson 1995, S. 3).

Menschen mit einem Sammelzwang überschätzen die gesammelten Objekte und entwickeln eine ungerechtfertigt starke Beziehung zu ihnen, was sie daran hindert, etwas von dem Gesammelten wegzuwerfen. Oft begründen sie dies wie folgt: »Was ist, wenn ich diese Dinge später doch noch einmal brauche? Deshalb werfe ich sie besser nicht weg.« Unterdessen wachsen in ihrer Wohnung allmählich Türme von Dingen bis zur Decke, und es ist kaum noch möglich, in den Räumen zu gehen. Sich in der vollgestopften Wohnung eines extrem Sammelwütigen zu bewegen kann sehr schwierig sein.

Nach Schätzungen leiden zwischen 18 und 31 Prozent aller Menschen mit einer Zwangsstörung unter Sammelwut (Damecour & Charron 1998; Frost & Steketee 1998), wobei das Problem meist zutage tritt, wenn die Betroffenen Anfang Zwanzig sind (Greenberg 1987). Beide Geschlechter scheinen gleichermaßen betroffen zu sein.

Ungeachtet der vielen Theorien über die Ursachen der Sammelwut sind viele Psychologen seit langem der Auffassung, daß zwanghafte Sammelwut durch das perfektionistische Bemühen, die Umgebung zu kontrollieren, entsteht (Salzman 1973).

Sammelwütige wehren sich oft vehement dagegen, ihr zwanghaftes Verhalten zu ändern. Sie ignorieren gewöhnlich, welche Wirkung es auf sie selbst und andere Menschen hat, und sehen ihr Sammeln als notwendig an, um das Gefühl aufrechterhalten zu können, daß sie ihr Leben beeinflussen können. Werden die Materialhalden Sammelwütiger unerträglich oder zu einer Gefahr für die Gesundheit, mischen sich manchmal Familienmitglieder ein und versuchen, einen Teil der gesammelten Schätze zu entsorgen. Aufgrund solcher Eingriffe werden Menschen mit einem Sammelzwang oft sehr wütend und drohen Gewalt an, so daß eine gefährliche Situation entstehen kann. Ist ein Umzug nicht zu vermeiden, schaffen die Sammelwütigen in der neuen Umgebung wahrscheinlich schnell wieder die gleiche Situation.

Fünf Eigenschaften sind für Menschen mit starker Sammelwut meist charakteristisch: Unentschlossenheit, Kategorisierungsprobleme, unzutreffende Überzeugungen, die das Gedächtnis betreffen, übertrieben starke emotionale Bindung an Besitz und ein übertriebenes Bedürfnis, ihren Besitz unter Kontrolle zu halten (Frost & Steketee 1998). Wir werden uns nun etwas genauer anschauen, wie diese Eigenarten sich äußern.

Unentschlossenheit Die einfachsten Entscheidungen des Alltagslebens – beispielsweise darüber, was man morgens anziehen, was man essen und wo man Urlaub machen will – sind für Menschen mit einem Sammelzwang schwierig. Ihre Unentschlossenheit hängt vermutlich mit einer perfektionistischen Angst vor Fehlern zusammen. Das Sammeln nutzloser Gegenstände ist deshalb für sie eine Möglichkeit, Entscheidungen, die ihnen als ungünstig erscheinen, und solche, die sie später bereuen könnten, zu vermeiden. Indem sie allem Anschein nach völlig nutzlose Gegenstände sammeln, vermeiden sie, daß sie später bedauern könnten, über die betreffenden Gegenstände nicht zu verfügen (Frost & Steketee 1998).

Kategorisierungsprobleme Menschen mit einem Sammelzwang fällt es schwer, Objekte bestimmten Kategorien zuzuordnen, mit deren Hilfe sie deutlich erkennen würden, ob die betreffenden Dinge nützlich sind oder nicht. Ihnen erscheint jedes Objekt ebenso wichtig wie jedes andere. Eine Kaugummiverpackung ist in ihren Augen genauso wichtig wie eine aktuelle Steuererklärung. Entscheidungen darüber, ob sie bestimmte Dinge aufbewahren oder wegwerfen sollen, werden sehr kompliziert, weil sie wirklich Wertvolles nicht von Wertlosem unterscheiden können.

Unzutreffende Überzeugungen, die das Gedächtnis betreffen Menschen mit einem Sammelzwang machen sich häufig zwanghaft Sorgen, was die Zuverlässigkeit ihres Gedächtnisses angeht, obwohl sie für dessen Unzuverlässigkeit wenig objektive Beweise anführen könnten. Sie fürchten, ihre »unzuverlässige« Erinnerung werde sie daran hindern, ihren gesamten Besitz zu nutzen. Mangelndes Vertrauen zum eigenen Gedächtnis hindert Sammelwütige, Dinge so zu verstauen, daß sie sich nicht mehr in ihrem Blickfeld befinden, weil sie fürchten, diese dann zu vergessen. Deshalb liegen in den Wohnungen der Betroffenen überall nutzlose Objekte herum und tragen eigentlich nur zu der extremen Unordnung bei.

Übertrieben starke emotionale Bindung an Besitz Menschen mit einem Sammelzwang sehen Ihren Besitz als einen Teil von sich an. Ihre gefühlsmäßige Verbindung zu Objekten ist wesentlich stärker als die von Menschen, die nicht unter einem Sammelzwang leiden, und sie empfinden die Tatsache, daß sie alle diese Dinge besitzen, als sehr angenehm (Frost & Gross 1993). Ihre große Freude am Besitz von Dingen hat außerdem eine deutliche Tendenz zum zwanghaften Kaufen zur Folge.

Exzessives Bedürfnis nach Kontrolle über den eigenen Besitz Menschen, die zwanghaft sammeln, haben ein übertriebenes Bedürfnis, ihren Besitz unter ihrer Kontrolle zu halten, um ihn vor Schädigung sowie vor verantwortungslosem Gebrauch zu schützen. Deshalb empfinden sie extrem starkes Unbehagen oder fühlen sich sogar persönlich verletzt, wenn jemand anders die Objekte berührt oder sogar von der Stelle bewegt.

Ein Selbsthilfeprogramm für Menschen mit Sammelzwang

Bei einigen Menschen mit einer Zwangsstörung ist Sammelwut das wichtigste Symptom, und es kann so stark ausgeprägt sein, daß es eine gesunde Lebensweise praktisch unmöglich macht. Häufiger jedoch ist exzessives Sammeln nur eines unter mehreren Symptomen einer Zwangsstörung. In beiden Fällen kann das im folgenden vorgestellte Selbsthilfeprogramm helfen, sich von der Sammelwut zu befreien. Weil die Lösung teilweise in logistischen Maßnahmen besteht, umfaßt der Prozeß in diesem Fall mehr Schritte als die Selbsthilfeprogramme für viele andere der in diesem Buch beschriebenen Varianten der Zwangsstörung; doch alle diese Schritte sind plausibel und unmittelbar einleuchtend.

1. Setzen Sie sich ein realistisches Ziel, das zu erreichen Sie bereit sind.
2. Schätzen Sie Ihr Sammelproblem ein.
3. Unterlassen Sie alles weitere Sammeln.
4. Entwickeln Sie einen Organisationsplan für Ihr Zuhause.
5. Entscheiden Sie, womit Sie beginnen wollen.
6. Legen Sie ein paar einfache Regeln für das Aufbewahren und Wegwerfen von Dingen fest, und *halten Sie sich daran.*
7. Finden Sie Ihr persönliches Tempo.
8. Wenn Sie einen Bereich freigekämpft haben, dann entscheiden Sie, wie Sie ihn fortan nutzen wollen.

Schritt 1: Setzen Sie sich ein realistisches Ziel, das zu erreichen Sie bereit sind

Meist fühlen sich Menschen mit einem Sammelzwang von der Vorstellung überfordert, sich von einem Teil der gesammelten Objekte zu trennen, und deshalb widersetzen sie sich diesem Gedanken. Falls es auch Ihnen so geht, dann quälen Sie sich nicht mit der Vorstellung, daß Sie sich vom größten Teil Ihrer Besitztümer trennen müssen, sondern beginnen Sie mit einem kleinen, realistischen Ziel. Ein guter Ausgangspunkt ist, sich vorzunehmen, weniger unentschlossen zu sein, die eigene Wohnung besser zu organisieren und das Durcheinander darin einzudämmen.

Schritt 2: Schätzen Sie Ihr Sammelproblem ein

Die folgenden Fragen (adaptiert nach Frost & Steketee 1998) werden Ihnen helfen, Ihr Sammelproblem besser zu verstehen. Sie können Ihre Antworten auch in Ihrem Tagebuch notieren.

Wie groß ist der vollgestellte Anteil Ihrer Wohnung? Welche Räume sind davon betroffen?

_____

_____

Wie stark ist Ihr Unbehagen wegen dieses Problems?

_____

_____

Wie sehr leiden die anderen Familienmitglieder unter der Situation?

_____

Für wie schwerwiegend halten Sie das Sammelproblem (für sehr schwer, mittelschwer oder nicht so schlimm)?

_____

Welche Arten von Dingen sammeln Sie?

_____

_____

Weshalb sammeln Sie die verschiedenen Arten von Dingen?

_____

_____

_____

Sind die Dinge, die Sie zu Hause aufbewahren, irgendwie geordnet? Wie entscheiden Sie, was Sie wo aufbewahren?

_____

_____

Wie wirkt sich das Problem auf Ihre Beziehung zu Ihren Familienangehörigen aus?

_____

_____

_____

Schritt 3: Unterlassen Sie alles weitere Sammeln

Unterlassen Sie in der Zeit, in der Sie im Rahmen des Selbsthilfeprogramms für Sammelwütige arbeiten, jegliches Sammeln, sofern es nicht die allerwichtigsten Dinge des täglichen Gebrauchs betrifft. Dies hat den Vorteil, daß Sie Fortschritte schneller erkennen und bei der Überwindung des Sammelproblems einen größeren Erfolg erzielen.

Nach Ansicht der Psychologin April Benson (2008) entspringt Kaufzwang meist dem Bedürfnis oder Impuls, eine unangenehme und unerwünschte innere Empfindung wie Wut, Angst, Depression oder Langeweile zu überspielen, oder tritt in

Reaktion auf Streß, einen Verlust oder ein Trauma auf. Einkaufen kann das beruhigende Gefühl hervorrufen, man habe Kontrolle über das eigene Leben, obwohl tatsächlich genau das Gegenteil der Fall ist. Zwanghaftes Einkaufen ist zwar ein kompliziertes Problem, bei dem zahlreiche Faktoren im Spiel sind, aber die folgenden Schritte können Ihnen helfen, es zu überwinden:

1. Stellen Sie fest, welche Trigger Sie für zwanghaftes Einkaufen besonders anfällig machen. Das können bestimmte Situationen, Gedanken oder Emotionen sein.
2. Hinterfragen Sie die unzutreffenden Überzeugungen, die Ihrem Kaufzwang zugrunde liegen.
3. Erlernen Sie gesündere Möglichkeiten des Umgangs mit Ihren Triggern.
4. Üben Sie wiederholt, das Einkaufen in Reaktion auf die Trigger durch andere Verhaltensweisen zu ersetzen.
5. Entwickeln Sie als Alternative zum Impulskauf »achtsame« Einkaufsstrategien.

Schritt 4: Entwickeln Sie einen Organisationsplan für Ihr Zuhause

Entwickeln Sie mit Hilfe des folgenden Arbeitsblatts (S. 311) einen Plan für die Nutzung aller Bereiche Ihrer Wohnung. Notieren Sie in den leeren Zeilen am Schluß der Tabelle Bereiche, die durch die vorgegebenen Kategorien nicht erfaßt werden. Schätzen Sie anschließend ungefähr, wieviel Prozent des nutzbaren Raums momentan vollgestellt sind. In der vierten Spalte geben Sie an, wie Sie den jeweiligen Raum am liebsten nutzen möchten (beispielsweise um Gäste zu empfangen, fernzusehen oder zu essen). In der fünften Spalte geben Sie an, wieviel Unordnung Sie im betreffenden Raum akzeptieren wollen. Achten Sie darauf, daß Ihr Plan viele Möglichkeiten zum Aufbewahren von Dingen umfaßt.

Schritt 5: Entscheiden Sie, womit Sie beginnen wollen

Die Entscheidung darüber, wo Sie beginnen wollen, kann schwierig sein. Einer der besten Ausgangspunkte ist ein Bereich, der, wenn er aufgeräumt ist, sofort ein hohes Maß an Zufriedenheit erzeugt, beispielsweise der Küchentisch oder der Eingangsbereich. Diese Strategie bewirkt, daß Ihnen Ihre Bemühungen von Anfang an als lohnend erscheinen. Möglich ist auch, sich zunächst ausschließlich einer bestimmten Art von Objekten zuzuwenden, die Sie in großer Zahl besitzen, beispielsweise Bücher, Kleider oder bestimmte Arten von Papieren, und diese zu ordnen und zu verstauen. Weil es leichter ist, große Gruppen ähnlicher Objekte zu sortieren und zu lagern, ist diese Arbeit schneller erledigt und führt schneller zu einem befriedigenden Resultat.

ORGANISATIONSPLAN FÜR ZU HAUSE				
Bereich im Haus oder in der Wohnung	Zur Zeit wie genutzt?	Zu wieviel Prozent benutzbar?	Ziel für die Nutzbarkeit	
			Funktion	% zugestellt
Wohnzimmer				
Küche				
Eßzimmer				
Wohnküche				
Elternschlafzimmer				
zweites Schlafzimmer				
drittes Schlafzimmer				
Flur				
Toilette für Elternschlafzimmer				
Toilette für zweites Schlafzimmer				
Toilette für drittes Schlafzimmer				
Gästetoilette				
Bad				
Garage				

Schritt 6: Legen Sie Regeln für das Aufbewahren und Wegwerfen fest

Stellen Sie drei große leere Kisten in den Bereich, den Sie aufräumen wollen. Schreiben Sie auf eine der Kisten »Aufbewahren«, auf die zweite »Verkaufen« oder »Verschenken« und auf die dritte »Wegwerfen«. (Die Kiste mit der Aufschrift »Aufbewahren« ist für Dinge gedacht, die Sie augenblicklich benutzen.) Eine nützliche Regel für das Aufräumen ist, sich jedes Objekt nur einmal vorzunehmen (Frost & Steketee 1998). Sie dürfen also einen Gegenstand, den Sie schon einmal angefaßt oder in die Hand genommen haben, nicht mehr auf den Haufen der noch unsortierten Gegenstände zurücklegen, sondern *müssen* ihn in eine der drei Kisten legen.

Weil das Wegwerfen die größte Angst verursacht, kann es nützlich sein, wenn Sie sich eine Regel dafür ausdenken, was Sie wegwerfen wollen. Wir empfehlen Ihnen folgendes: Wenn Sie im Moment für ein bestimmtes Objekt keine konkrete Verwendung haben (wozu auch zählt, es zur Schau zu stellen) und Sie auch nicht sehen, daß sich dies in den nächsten sechs Monaten ändern wird, dann werfen Sie es weg. Bewahren Sie nur Dinge auf, von denen Sie sicher wissen, daß Sie in Ihrem Haus oder Ihrer Wohnung eine eindeutige Funktion haben.

Um besser mit der Angst fertig zu werden, die mit dem Wegwerfen von Besitztümern verbunden ist, empfehlen wir Ihnen, zunächst Dinge wegzuwerfen, die wenig Angst hervorrufen. Ordnen Sie Ihrem Unbehagen beim Wegwerfen von Dingen einer bestimmten Art einen SUD-Wert von 0 bis 100 zu. Entfernen Sie dann zuerst die Dinge mit den niedrigsten SUD-Werten, beispielsweise alle mit Werten unter 40. Wenden Sie sich anschließend Dingen zu, deren Entfernung stärkere Angst hervorruft, beispielsweise alle mit einem SUD-Wert zwischen 40 und 80. Und wenden Sie sich erst zuletzt den Objekten zu, bei denen Sie Ihr Unbehagen mit einem SUD-Wert über 80 bezeichnet haben. Falls das Wegwerfen eines Gegenstandes Ihnen trotzdem immer noch als zu belastend erscheint, legen Sie das Objekt in die Kiste mit der Aufschrift »Aufbewahren«. Aber denken Sie daran, daß Sie auch einen Platz für die Aufbewahrung dieser Kiste reservieren müssen!

Vielleicht fühlen Sie sich wie gelähmt, weil Sie fürchten, einen Fehler zu machen. Vielleicht fürchten Sie, Sie könnten irrtümlich etwas wegwerfen, das Sie später noch brauchen. Fragen Sie sich deshalb: »Was könnte schlimmstenfalls passieren, wenn ich dieses Objekt nie mehr wiedersähe?« Es könnte sein, daß Sie nach Abklingen Ihres anfänglichen Unbehagens bezüglich der Entscheidung völlig vergessen, daß Sie das Objekt weggeworfen haben. Nützlich ist es auch, zwischen Dingen zu unterscheiden, von denen Sie annehmen, daß Sie sie benutzen werden, und solchen, bei denen feststeht, daß Sie sie innerhalb der nächsten sechs Monate für einen bestimmten Zweck benutzen werden. Wenn Sie Ihre Entscheidung davon abhängig machen, ob Sie annehmen, daß Sie etwas eines Tages benutzen werden, verlängern Sie Ihr Sammelproblem nur, denn meist tritt »eines Tages« nie ein. Eine nützliche Veränderung ist in solchen Fällen, daß Sie Ihre Entscheidung ausschließlich aufgrund von Fakten treffen und daß Sie sich dies immer wieder klarmachen, beispielsweise indem Sie einen Merksatz wie »Im Zweifelsfall raus damit!« wiederholen.

Denken Sie daran: Es geht darum, Ihre Wohnung wieder bewohnbar zu machen, statt sie wie ein Museum für Erinnerungen zu behandeln. Wenn Sie sich mit einem Objekt, das zuviel Raum besetzt, in besonderer Weise verbunden fühlen oder wenn Sie einfach keinen Platz dafür haben, sollten Sie darüber nachdenken, es zu verkaufen oder zu verschenken. Verschenken verschafft Ihnen die Befriedigung zu wissen, daß jemand anders nun seine Freude daran hat, so wie Sie früher einmal. Ist ein Objekt für jeden außer Ihnen selbst unnütz, dann bedenken Sie, daß Sie die Erinnerung daran nicht verlieren, wenn Sie sich davon trennen. Was Sie wirklich nicht brauchen, ist, daß dieser Gegenstand einfach nur zur allgemeinen Unordnung in Ihrer Wohnung beiträgt.

Schritt 7: Finden Sie Ihr persönliches Tempo

Übertreiben Sie es nicht. Es geht hier um einen Marathon, nicht um einen Sprint. Machen Sie sich nicht unnötig fertig. Probieren Sie das »30–30«-System aus. Nehmen Sie sich zunächst einen kleinen Bereich vor, an dem Sie arbeiten wollen – beispielsweise die Polstermöbel, eine Ecke eines Raums oder den Küchentisch. Stellen Sie den Küchenwecker auf 30 Minuten ein, und arbeiten Sie dann während dieser Zeitspanne an dem ausgewählten Bereich. Tun Sie nach Ablauf der 30 Minuten ebenfalls 30 Minuten lang etwas, das Ihnen Freude macht oder Sie entspannt – ein Spiel auf dem Computer, Kreuzsticken, mit den Kindern spielen, eine Tasse Kaffee genießen oder in einer Zeitung lesen.

Stellen Sie anschließend den Küchenwecker erneut auf 30 Minuten, und fahren Sie mit dem Aufräumen fort. Machen Sie so weiter, bis der gewählte Bereich völlig aufgeräumt ist. Sie brauchen sich nicht an das Schema 30/30 zu halten, sondern können auch jede beliebige andere Zeitspanne und jedes andere Verhältnis zwischen Aufräumen und Erholungszeit wählen. Beispielsweise könnten Sie 15 Minuten lang aufräumen und anschließend 5 Minuten Pause machen, dann 5 Minuten aufräumen und anschließend eine Pause von 15 Minuten einlegen, aber Sie können auch nur 5 Minuten aufräumen und danach 30 Minuten Pause machen. Arbeiten Sie täglich an Ihrem Vorhaben, aber gönnen Sie sich alle paar Tage einen Ruhetag, damit Sie sich auf die Pause freuen können. Belohnen Sie sich, nachdem Sie eine große Hürde überwunden haben – aber hüten Sie sich davor, sich zur Belohnung etwas Neues zu kaufen!

Schritt 8: Wenn Sie einen Bereich freigekämpft haben, dann entscheiden Sie, wie Sie ihn fortan nutzen wollen

Nachdem Sie einen Bereich aufgeräumt haben, können Sie das in Schritt 4 beschriebene Verfahren benutzen, um zu entscheiden, wie Sie den nun freien Raum am besten nutzen. Für die Arbeit? Zur Entspannung? Zum Schlafen? Für Unterhaltung? Als Ablagefläche? Für Dekoration? Nachdem Sie das entschieden haben, können Sie den Bereich für die beabsichtigte Nutzung vorbereiten. Falls Sie sich zu dieser Entscheidung nicht in der Lage fühlen, ist es auch in Ordnung, sie aufzuschieben, bis Sie sich darüber klar geworden sind. Aber hüten Sie sich, alles wieder vollzustellen! Legen Sie eine entsprechende Regel für den Bereich fest, um ein erneutes »Zumüllen« zu verhindern, und *halten Sie sich daran*!

LEITSÄTZE ZUR BEFREIUNG VOM SAMMELZWANG

- Konzentrieren Sie sich beim Aufräumen immer auf einen kleinen Bereich. Arbeiten Sie daran so lange, bis Sie den Bereich vollständig aufgeräumt haben. Dieses Vorgehen erhöht die Wahrscheinlichkeit, daß Ihre Bemühungen von Erfolg gekrönt sind.
- Sie können beim Aufräumen beruhigende Musik auflegen, wenn diese Sie nicht zu sehr ablenkt.
- In schweren Fällen wird Sammelwut außer mit Zwangsstörungen auch mit einigen anderen neurologischen und psychiatrischen Störungen in Verbindung gebracht (Damecour & Charron 1998). Wenn Sie mit Ihrem Selbsthilfeprogramm keine befriedigenden Fortschritte erzielen, sollten Sie sich an einen guten Neurologen oder Psychiater wenden und ihn um eine gründliche Untersuchung bitten. Aufgrund der Resultate dieser Diagnose kann dann ein für Ihr spezielles Problem maßgeschneidertes Behandlungsprogramm entwickelt werden.

Aufräumen und Entrümpeln verhilft Ihnen zu mehr nutzbarem Wohnraum

Setzen Sie sich realistische Ziele, und nehmen Sie sich vor, jeden Tag einen Schritt über sie hinaus zu gehen. Dinge wegzuwerfen weckt Ängste; aber Sie werden feststellen, daß Ängste und Unbehagen im Laufe der Zeit stark abnehmen. Sollte tatsächlich der eher unwahrscheinliche Fall eintreten, daß Sie einen Gegenstand, von dem Sie sich getrennt hatten, später wieder brauchen, werden Sie wahrscheinlich feststellen, daß er sich leicht ersetzen läßt. Dies zu erkennen wird Ihr Selbstvertrauen stärken. Wenn Sie erste Erfolge erzielt haben, wird der auf diese Weise gewonnene zusätzliche Raum in Ihrer Wohnung als Belohnung wirken. Vielleicht empfinden Sie es ja sogar als Belohnung zu wissen, daß die Dinge, die bei Ihnen lange nur ein Stapel auf dem Boden waren, nun von anderen benutzt werden.

HILFE FÜR FAMILIENANGEHÖRIGE UND FREUNDE

Alle Entscheidungen darüber, was aufbewahrt und was weggeworfen werden und wie das Verbleibende in Zukunft zu organisieren ist, sollten ausschließlich von der Person, die unter dem Sammelzwang leidet, getroffen werden. Für sie ist es eine wichtige Hilfe, diese Entscheidungen einzig und allein ihr zu überlassen. Familienangehörige sollten sich an diesen Bemühungen nur beteiligen, wenn die Person mit dem Sammelzwang sie ausdrücklich darum bittet.

Wahrscheinlich wird es Sie frustrieren, wie lange es dauert, bis sich etwas ändert, und es fällt Ihnen schwer zu verstehen, warum es so schwierig ist, sich von Ihrer Meinung nach völlig unnützen Dingen zu trennen. Bedenken Sie jedoch, daß auch die Betroffenen in vielen Situationen das mysteriöse Wesen ihres Sammelzwangs nicht verstehen. Sehen Sie das Problem als einen Kampf, den Sie gemeinsam führen. Ihr Angehöriger oder Freund befindet sich in einem schweren Kampf, und Sie stehen bereit, ihn zu unterstützen, sofern er Sie darum bittet. Beteiligen Sie sich auf seinen Wunsch hin am Sortieren, rufen Sie für ihn den Trödler an, unterstützen Sie ihn bei seinem Privatflohmarkt, lachen Sie oder weinen Sie mit ihm – aber all das nur, wenn er Sie darum bittet. Das ist wesentlich schwieriger, als aus eigener Initiative einzugreifen und das Aussortieren und Wegwerfen selbst in die Hand zu nehmen. Allerdings verringert die empfohlene Verfahrensweise, daß zwischen Ihnen und Ihrem Angehörigen oder Freund Spannungen entstehen, die den langsamen, aber stetigen Fortschritt stören könnten.

15 Zwei Schritte vor, einer zurück

Erfolge dauerhaft machen

> *Wenn du etwas zu erreichen versuchst, wirst du auf Hindernisse stoßen. Das ist mir auch passiert; es passiert jedem. Aber Hindernisse brauchen dich nicht aufzuhalten. Wenn du auf eine Mauer stößt, brauchst du nicht kehrt zu machen und aufzugeben. Finde heraus, wie du darüber klettern kannst, geh durch die Wand, oder suche eine Möglichkeit, sie zu umgehen.*
>
> — MICHAEL JORDAN

Bei der Arbeit im Rahmen des von Ihnen selbst zusammengestellten Programms werden Sie gute und schlechte Tage erleben. Allmählich wird die Zahl der guten Tage zunehmen. Aber was ist mit den schlechten Tagen? Und was mit jenen hartnäckigen Zwangssymptomen, die trotz all Ihrer Bemühungen einfach nicht weichen wollen?

Es funktioniert nicht: Häufig vorkommende Probleme

Falls Sie mit der Arbeit an Ihrer Zwangsstörung nicht weiterkommen, kann das verschiedene Gründe haben. Zu den häufigsten zählen die Überbewertung von Gedanken, »schleichender Symptomwandel« (das Ersetzen oder Modifizieren zwanghafter Handlungen statt deren vollständiger Unterbindung), Vermeiden von Konfrontationen durch Ablenkung, Fortbestand des Vermeidens von Triggersituationen, Herunterspielen der Bedeutung von Zwängen, Leugnen und – sein Verwandter – »rechtschaffenes Leugnen«, Nichteinnehmen verschriebener Medikamente oder Ausweichen auf weniger wirksame Medikamente, familiäre Probleme und belastende Lebenssituationen, Mangel an sozialer Unterstützung, Mangel an Motivation, verkomplizierende zusätzliche Erkrankungen sowie Alkohol- und Drogenmißbrauch. In den folgenden Abschnitten werden wir Ihnen helfen herauszufinden, was in Ihrem speziellen Fall den Fortschritt behindert, und wir werden erklären, wie Sie diese Hindernisse überwinden können.

Überbewertung von Gedanken

Glauben Sie wirklich, daß Ihre zwanghaften Gedanken vernünftig sind? Glauben Sie wirklich, daß Ihre zwanghaften Handlungen notwendig sind, um Unglücksfälle oder Tragödien zu verhindern? Wenn ja, schreiben Sie Ihren zwanghaften Gedanken und Handlungen zu große Bedeutung zu. Sie haben es dann mit dem zu tun, was in Kapitel 8 zur Überbewertung von Gedanken gesagt wurde. In solchen Fällen handelt es sich um ein höheres Maß an Beeinträchtigung aufgrund der Zwangsstörung, und eine kognitiv-behaviorale Therapie wird wahrscheinlich weniger gut anschlagen. Um Ihre Chancen, Fortschritte zu erzielen, zu vergrößern, müssen Sie sich zumindest ein wenig aus der Umklammerung der unrealistischen Überzeugungen lösen. Notieren Sie in den folgenden Leerzeilen oder in Ihrem Tagebuch, welche überbewerteten Gedanken oder unzutreffenden Überzeugungen bei Ihnen noch bestehen. Lesen Sie anschließend noch einmal die entsprechenden Abschnitte von Kapitel 8, um sich mit diesen Gedanken zu konfrontieren und ihnen mit realistischen Einschätzungen und entsprechenden Selbstinstruktionen entgegenzutreten.

_____

_____

_____

_____

Menschen, die ihren Gedanken und Vorstellungen eine zu große Bedeutung beimessen, müssen sich fast immer auf eine medikamentöse Behandlung einlassen. Die richtige Medikation schafft bei ihnen erst die Voraussetzung für eine sinnvolle Anwendung kognitiv-behavioraler Strategien.

»Schleichender Symptomwandel«

Eine Zwangsstörung kann sich im Leben eines Menschen in immer neuen Formen äußern. Manchmal gelingt es Betroffenen, ihre Zwangsstörung zu lindern, indem sie eine ältere zwanghafte Handlung durch eine neue ersetzen oder indem sie erstere durch Beschleunigung oder eine andere Art der Ausführung verändern. Meist ist in solchen Fällen die neue Ausdrucksform weniger auffällig als die alte. Beispielsweise könnte jemand eine Tür nach dem Abschließen nicht noch einmal überprüfen, sondern stattdessen gegen die Tür drücken oder am Türknauf rütteln oder beim Abschließen lange auf die Tür starren. Vielleicht überprüfen Sie auch gar nicht, ob die Tür abgeschlossen ist, wenn Sie wissen, daß Ihr Ehepartner die Verantwortung dafür übernommen hat. Obwohl die Abkürzung oder Veränderung zwanghafter Verhaltensweisen deren Wirkung auf Ihren Alltag verringern kann, können auch weniger aufdringliche Zwänge im Laufe der Zeit störender werden. Deshalb sollten Sie versuchen, neue und zunächst als unbedeutend erscheinende Zwänge zu erkennen, bevor sie sich zu großen entwickelt haben. Notieren Sie im folgenden Leerraum eventuell noch bestehende als Ersatz entwickelte oder modifizierte Formen von zwanghaften Handlungen, die Sie weiterhin ausführen. Diejenigen darunter, die sich zu einem größeren Problem auswachsen könnten, sollten Sie der Symptomliste für die ERP-Strategie Ihres Selbsthilfeprogramms hinzufügen.

_____

_____

_____

_____

_____

Selbstschutz durch Ablenkung

Möglicherweise lenken Sie sich ab oder vermeiden unwissentlich die volle Wirkung der Expositionsübungen, um sich dabei nicht zu unwohl zu fühlen. Aber das ist kontraproduktiv. Vielleicht halten Sie an unrealistischen Überzeugungen fest, welche die Gefährlichkeit von Angst betreffen, und sind nicht bereit, sich mit diesen Einschätzungen vorbehaltlos zu konfrontieren. Versuchen Sie, sich während der Exposition die entsetzlichsten Konsequenzen der beängstigenden Situation möglichst anschaulich vor Augen zu führen. Lassen Sie die Angst zur höchsten Höhe emporsteigen, und warten Sie dann darauf, daß sie *von selbst* wieder sinkt. Bemühen Sie sich, eine Haltung des Akzeptierens und Ertragens der Angst zu entwickeln. Die unzutreffende Überzeugung, daß die Expositionsübung Ihre Angst vollständig auflösen wird, ist die beste Garantie für ihr Fortbestehen.

Sie können Ihren Umgang mit der Angst damit vergleichen, daß Sie sich von einer Welle emporheben lassen. Stellen Sie sich vor, Sie stehen am Meer im Wasser und sehen in der Ferne eine große Welle auf sich zukommen. Der Anblick ist beängstigend, und Sie verspüren den Drang, möglichst schnell ans Ufer zu fliehen – die Welle ist wirklich riesig. Doch dann beschließen Sie zu bleiben und sich von der Welle tragen zu lassen. Während sie näher kommt, spüren Sie ein Kribbeln im Bauch. Sie können der Welle auf zwei Arten begegnen: Sie können sich entweder anspannen, die Arme nahe am Körper halten und Ihren Körper sehr fest und kompakt werden lassen.

Wenn Sie das tun, trifft die Welle Sie mit voller Wucht und wirft Sie um, so daß Sie verwirrt umhertorkeln. Besser ist es, die Muskeln zu entspannen und den Körper möglichst leicht zu machen. Breiten Sie die Arme aus, und lassen Sie sich von der anrollenden Welle vom Boden hochheben. Wenn sie dann verebbt, werden Sie sanft auf den Boden gesetzt und können Ihre Füße wieder fest auf den Meeresboden setzen. Diese Metapher beschreibt anschaulich, wie Sie mit beängstigenden Situationen, die Sie in Zusammenhang mit einer Zwangsstörung erleben, umgehen können.

Vergessen Sie niemals, daß die Angst irgendwann von selbst abklingt. Wie sehr Sie ihr gestatten, Ihr Leben durcheinanderzubringen, darüber entscheiden einzig und allein Sie. Notieren Sie im folgenden Leerraum, wie Sie sich während der ERP-Arbeit ablenken oder wie Sie Ihrer Angst Widerstand leisten.

_____

_____

_____

_____

_____

Vermeiden

Achten Sie genau auf alle weiterhin bestehenden Formen von Vermeiden. Vermeiden Sie nach dem Durcharbeiten Ihres Programms immer noch, Objekte zu berühren, die andere Menschen normalerweise nicht als gefährlich ansehen würden? Vermeiden Sie, das Haus zu verlassen, damit Sie die Tür nicht abschließen müssen, ohne es anschließend mehrfach zu überprüfen? Vermeiden Sie immer noch die Nähe kleiner Kinder? Meiden Sie beim Autofahren weiterhin die Nähe von Grundschulen, weil Sie fürchten, dort ein Kind überfahren zu können? Situationen, die Sie weiterhin meiden, gleichen einem Pulverfaß und können zum Auftauchen stärkerer Zwangssymptome führen, wenn Sie sich in einer stark belastenden Lebenssituation befinden.

Um auf dem Weg Ihrer Genesung von der Zwangsstörung einen weiteren Schritt zu schaffen, müssen Sie sehr viel Mut aufbringen, denn Sie müssen genau die Dinge tun, die Sie gemäß der Logik Ihrer Zwangsstörung *nicht* tun sollten! Verstehen Sie diese Gefühle und Empfindungen als Fehlalarm, und bemühen Sie sich, sie zu ignorieren. Gehen Sie mit den Situationen, die Sie vermeiden, so um wie mit allen zwanghaften Handlungen: indem Sie mit der ERP daran arbeiten. Notieren Sie in den folgenden Leerzeilen alle Situationen, die Sie nach wie vor vermeiden. Benutzen Sie die Liste, um sich klarzumachen, welche ERP-Arbeit noch vor Ihnen liegt:

_____

_____

_____

_____

Herunterspielen der Bedeutung von Zwängen

Ein Zwang ist ein Zwang. Täuschen Sie sich nicht selbst, und behindern Sie nicht Ihren Fortschritt, indem Sie die Bedeutung eines zwanghaften Verhaltens herunterspielen, so unbedeutend es auch sein mag. Das kann durch Äußerungen wie die folgenden geschehen:

- Das ist eigentlich gar kein zwanghaftes Verhalten.
- Ich kann jederzeit damit aufhören, wenn ich will.
- Ich bin einfach nicht überzeugt davon, daß ich damit aufhören muß.

Sobald Sie Ihre stärksten Zwänge überwunden haben, sollten Sie sich auch den weniger auffälligen zuwenden. Vielleicht sind Sie schon damit zufrieden, eine teilweise Besserung erreicht zu haben. Nachdem Sie die größten Probleme losgeworden sind, sind Sie vielleicht versucht, Ihr Programm nicht weiter zu verfolgen. Geben Sie dieser Versuchung nicht nach, denn indem Sie dies tun, vergrößern Sie die Gefahr, daß Ihre nächste Krise schwerer wird. Wenn Sie sich von den stärksten Symptomen befreit haben, haben Sie gute Chancen, sich auch von den weniger auffälligen Symptomen zu befreien.

Leugnen: »Vielleicht ist es gar keine Zwangsstörung«

Einer der Faktoren, die Fortschritte bei der Überwindung einer Zwangsstörung am häufigsten verhindern, ist die Vorstellung, im konkreten Fall handle es sich gar nicht um eine Zwangsstörung. Dieser Gedanke taucht oft auf, nachdem Menschen schon deutliche Fortschritte erzielt haben. So könnte es sich als fatal erweisen, wenn Sie den quälenden Gedanken für zutreffend halten, daß ein Ihnen nahestehender Mensch dafür büßen wird, wenn Sie eine zwanghafte Handlung unterlassen. Dies macht Sie anfällig für das gesamte Katastrophendenken, durch das die zwanghaften Handlungen überhaupt erst entstanden sind. Es folgen einige Beispiele für Gedanken dieser Art.

- Wenn ich den Türknauf berühre und mir dieses Mal nicht anschließend die Hände wasche, werde ich vielleicht wirklich an Aids sterben. Vielleicht bin ich ja all die Hunderte von Malen vorher, wenn ich mir nicht die Hände gewaschen habe, nur zufällig noch einmal davongekommen.
- Wenn ich diesen üblen Gedanken dieses eine Mal nicht wieder entkräfte, werde ich wahrscheinlich einen Menschen, den ich sehr liebe, ernstlich schädigen. Ich habe das Schicksal herausgefordert, indem ich meine zwanghaften Rituale nicht ausgeführt habe, und jetzt ist der Zeitpunkt der Heimzahlung gekommen.
- Wenn ich diesen einen zusätzlichen medizinischen Test nicht durchführen lasse, werde ich für meinen Leichtsinn bitter büßen, indem ich an einer schrecklichen Krankheit sterbe.
- Wenn ich den Ofen nicht noch einmal überprüfe, wird mich das Schicksal in diesem speziellen Fall mit Sicherheit für meine Unachtsamkeit bestrafen und ein schreckliches Unglück verursachen.
- In diesem konkreten Fall könnte der Gedanke, ich könnte einen Menschen, den ich sehr liebe, schädigen, bedeuten, daß ich das wirklich tun werde. Ich könnte der eine Mensch unter einer Milliarde sein, auf den das Standardprofil für Täter dieser Art nicht zutrifft.

Kein Wunder, daß die Zwangsstörung auch »Zweifelkrankheit« genannt wird! Lassen Sie sich von der Denkweise, die in den obigen Beispielen zum Ausdruck kommt, nicht zum Narren halten. Die Zwangsstörung versucht, Sie wieder einzufangen. Geben Sie dem nicht nach. Üben Sie sich weiter in der Reaktionsverhinderung in Triggersituationen.

Rechtschaffenes Leugnen oder der »Märtyrerkomplex«

Rechtschaffenes Leugnen ist eine Form der Selbsttäuschung, die es Menschen mit einer Zwangsstörung ermöglicht, Veränderungen zu vermeiden, indem sie ihre Symptome sich selbst und anderen gegenüber so hinstellen, als ob sie ihre Rituale zum Wohle aller ausführen. Durch diese unzutreffende Überzeugung schirmen sie sich gegen die schmerzhafte Wirkung ihrer Zwangsstörung auf sie selbst und die Menschen in ihrer Umgebung ab. Die Zwangsstörung wird für sie so zur verborgenen Quelle ihres Stolzes und ermöglicht ihnen, sich einzigartig und allen anderen überlegen zu fühlen. Dem liegt ungefähr folgende »Logik« zugrunde: »Wie edel und wunderbar ich doch bin! Ich bin gerne bereit, mein Leben aufzuopfern, um den ganzen Tag lang unablässig zwanghafte Handlungen auszuführen (Waschen, Zählen, Prüfen usw.), weil das in meinen Augen ein geringer Preis ist, wenn es darum geht, die Menschen, die ich liebe, vor Gefahr und Schädigungen zu schützen. Und da noch niemand, der mir nahe steht, gestorben ist oder übermäßig gelitten hat, kann das, was ich tue, ja wohl nicht falsch sein!«

Nichteinnehmen verschriebener Medikamente oder Ausweichen auf ein weniger wirksames Mittel

Wenn Sie trotz intensiver ERP-Arbeit keine nennenswerten Fortschritte erzielen und Ihre Zwangsstörung Ihr Leben immer noch stark beeinträchtigt, ist es vielleicht an der Zeit, eine medikamentöse Behandlung ins Auge zu fassen oder Ihren Arzt zu bitten, Ihre augenblickliche Medikation zu verändern. Wie Sie einen qualifizierten Arzt finden, der Ihnen geeignete Medikamente verschreibt oder der Ihre Medikation verantwortungsbewußt verändert, erfahren Sie in Kapitel 19. Besprechen Sie mit Ihrem Arzt die Möglichkeit, Art oder Dosierung Ihrer momentanen Medikation zu verändern oder diese durch zusätzliche Medikamente zu verstärken. Es gibt verschiedene Methoden, die zwanghaften Symptome deutlich zu verringern.

Viele Menschen, die unter einer Zwangsstörung leiden, haben Angst davor, Psychopharmaka einzunehmen. Diese Angst kann durch den schlechten Ruf einer solchen Behandlung in der Öffentlichkeit verursacht sein, sie kann aber auch auf einer früheren schlechten Erfahrung mit solchen Mitteln, auf Erlebnissen mit einem bestimmten Arzt oder auf uralten »Was-ist-wenn«-Denkweisen basieren. Im folgenden werden einige solche »Was-ist-wenn«-Fragen in Verbindung mit Informationen darüber, wie man solche Fragen bekämpfen kann, aufgeführt.

- *Was ist, wenn das Medikament mir nicht hilft?* Wenn ein bestimmtes Medikament nicht hilft oder nur wenig hilft, wird wahrscheinlich ein anderes oder eine neue Kombination mehrerer Mittel helfen.
- *Was ist, wenn ich dieses Mittel mein ganzes Leben lang einnehmen muß?* Wenn Sie sich dadurch größere Freiheit von Ihrer Zwangsstörung erkaufen könnten, wäre das doch gar kein schlechtes Geschäft.
- *Was ist, wenn ich süchtig nach dem Mittel werde?* Medikamente, die bei Zwangsstörungen eingesetzt werden, und das gilt besonders für SSRI, machen nicht süchtig. Sie können mit der Einnahme jederzeit aufhören, und Ihr Arzt kann Ihnen sagen, ob das in Ihrem Fall ratsam ist. Um Entzugserscheinungen zu vermeiden, müssen Sie eventuell die Dosierung allmählich verringern, statt plötzlich mit der Einnahme aufzuhören.
- *Was ist, wenn ich Medikamente einnehme, aber nicht zur wahren Ursache des Problems vorstoße?* Das ist kein Problem. Die wahre Ursache von Zwangsstörungen ist im Moment ohnehin nicht bekannt, und Medikamente helfen Ihnen, sich während der Suche nach der Ursache wesentlich besser zu fühlen!

Geben Sie nicht zu rasch auf, wenn es um die Einnahme von Medikamenten geht. Nutzen Sie die Chance, es damit weiter zu versuchen. Nutzen Sie das Wissen, das Sie durch die in diesem Buch beschriebene Arbeit gesammelt haben, um sich einen kompetenten Arzt zu suchen, der Ihnen helfen kann, eine geeignete Medikation zu finden. Es lohnt sich!

Familiäre Probleme und belastende Lebenssituationen

Familiäre Konflikte, Kümmernisse und Meinungsverschiedenheiten können die Stabilisierung Ihrer Fortschritte ernstlich gefährden. Und finanzielle Probleme können selbst die größten Behandlungserfolge zunichte machen. Verkomplizierend kann außerdem wirken, daß Familienmitglieder unbewußt Ihre Fortschritte sabotieren. Wenn Ihre Familie sich mit Ihrer Zwangsstörung arrangiert hat, muß sie sich, sobald es Ihnen besser geht, neu organisieren. Beispielsweise könnten Sie selbst und Ihre Familie plötzlich deutlich mehr Zeit haben, weil Sie diese nicht mehr für Ihre zwanghaften Rituale benötigen. Was dann? Die meisten Familien genießen die neu gewonnene Freiheit. Doch manchmal ist einzelnen Familienmitgliedern die neue Situation gar nicht recht, weil sie plötzlich das Gefühl haben, nicht mehr gebraucht zu werden.

Sie müssen also gemeinsam eine neue, von der Existenz der Zwangssymptome unabhängige Lebensweise entwickeln. In Kapitel 18 wird ausführlicher beschrieben, wie Sie dabei vorgehen können. Falls das Problem sich als hartnäckig erweist, sollten Sie darüber nachdenken, mit der ganzen Familie eine Therapie zu beginnen – möglichst bei jemandem, der sich speziell mit Zwangsstörungen auskennt. Kapitel 19 erläutert, wie Sie geeignete Hilfe finden.

Mangel an sozialer Unterstützung

Oft beeinträchtigen die Entmutigung und Isolation, die mit einer Zwangsstörung verbunden sind, die Fortschritte, die Sie durch Ihr Selbsthilfeprogramm erzielen können, erheblich. Manchmal ist es sehr schwer, Menschen zu finden, die einen verstehen. In dieser Hinsicht kann die Mitgliedschaft in einer Unterstützungsgruppe für Menschen mit Zwangsstörungen nützlich sein. Der Austausch mit Menschen, die ähnliches wie Sie erleben, und die Tatsache, daß Sie von den Betreffenden akzeptiert und verstanden werden, können Ihre Genesung sehr positiv beeinflussen. Da in vielen Gruppen dieser Art auch die nächsten Familienangehörigen jederzeit willkommen sind, kann die Gruppe zu einer wichtigen Unterstützung für die gesamte Familie werden. Falls es dort, wo Sie wohnen, noch keine solche Gruppe gibt, können Sie selbst eine gründen. Entsprechende Empfehlungen erhalten Sie bei der

Deutschen Gesellschaft Zwangserkrankungen. (Kontaktinformationen finden Sie im Abschnitt über spezielle Buchhinweise und Hilfsangebote – S. 416.)

Motivationsmangel

Sich von einer Zwangsstörung zu befreien erfordert harte Arbeit und kostet viel Zeit. Vielleicht werden Sie feststellen, daß Ihre Motivation manchmal nachläßt. Es folgt ein Tipp, was Sie in solchen Situationen tun können. Notieren Sie in den folgenden Leerzeilen mehrere Sätze darüber, wie Ihr Leben ohne die Zwangsstörung anders und besser wäre – in Ihrer Familie, in Beziehungen, im Beruf und in anderen Lebensbereichen. Beschreiben Sie dies so konkret wie möglich. Schreiben Sie die Äußerungen anschließend auf kleine Papierstücke, und befestigen Sie diese an verschiedenen Stellen in Ihrem Haus, beispielsweise an der Kühlschranktür oder am Spiegel im Badezimmer, damit Sie sich immer wieder daran erinnern. Wenn Ihre Motivation dann einmal abnimmt und Sie versucht sind, das ganze Projekt aufzugeben, können Sie lesen, was Sie aufgeschrieben haben. Das wird Ihre Motivation ein wenig stärken und Ihnen helfen, am Ball zu bleiben.

_____

_____

_____

_____

Und noch ein Tipp: Entwickeln Sie eine fünf bis zehn Minuten dauernde Erzählung zur Selbstmotivation. Füllen Sie die Lücken im folgenden Text mit Ihren speziellen Symptomen und persönlichen Gegebenheiten aus. Lesen Sie den Text anschließend als vollständige Erzählung, und lassen Sie ihn durch viel Ausdruck als möglichst glaubhaft erscheinen. Sie können auch Ihren Ehepartner, einen Elternteil oder Ihren Therapeuten bitten, den Text für Sie auf eine Aufnahme zu sprechen, um ihn noch glaubwürdiger zu machen. Oder Sie sprechen ihn selbst und nehmen ihn auf. Wie Sie es machen, bleibt Ihnen überlassen.

> *Hallo, _____ , ich bin _____ . Ich habe (Du hast) jahrelang (monatelang) unter einer Zwangsstörung gelitten. Mein (Dein) Problem ist _____ (ein Waschzwang, Prüfzwang, Wiederholzwang, Ordnungszwang, sind aufdringliche Gedanken usw.). Dieses Problem hat mich (dich) daran gehindert, ein normales Leben zu führen. Es hat mein (dein) Leben in folgender Hinsicht beeinflußt: (Nennen Sie hier mehrere negative*

Einflüsse der Zwangsstörung auf Ihr Leben in den Bereichen Familie, Arbeit, Ziele, Hoffnungen und Träume). Zwar bin weder ich (bist weder du) noch jemand anders dafür verantwortlich, daß ich (du) eine Zwangsstörung hast (habe), doch bin ich (bist du) dafür verantwortlich, alles auch nur irgendwie Mögliche zu tun, um diese Störung zu überwinden. Ich habe (Du hast) einen Punkt in meinem (deinem) Leben erreicht, an dem ich (du) nicht mehr bereit bin (bist), die Symptome diese Störung weiter zu ertragen. Ich bin (Du bist) entschlossen, ein Leben zu führen, in dem die Zwangsstörung schlimmstenfalls eine kleine, unbedeutende Unannehmlichkeit ist.

Um dies zu erreichen, muß ich (mußt du) meine (deine) Einstellung so verändern, daß nicht mehr Hoffnungslosigkeit und Mißerfolg, sondern Hoffnung und Möglichkeiten die Atmosphäre prägen. Ich bin (Du bist) nicht mehr bereit, mich (dich) mit meiner (deiner) Zwangsstörung beschämt in einer dunklen Ecke zu verstecken. Ich bin (Du bist) eine ganze Person. Ich habe (Du hast) viele großartige Qualitäten. Ich bin (Du bist) _____

_____

(Führen Sie hier mindestens fünf positive Eigenschaften oder Stärken von sich auf).

Ich bin (Du bist) nicht nur, was die Symptome meiner (deiner) Zwangsstörung ausmacht.

Obwohl ich mich (du dich) mit dieser Krankheit meist allein fühle (fühlst), erkenne ich (erkennst du) jetzt, daß ich (du) damit nicht allein bin (bist). Es gibt buchstäblich Tausende von Menschen, die verstehen, was ich durchmache (du durchmachst). Ich kann mich (Du kannst dich) an diese Menschen wenden, wenn ich (du) Hilfe und Verständnis brauche (brauchst). Und was diejenigen angeht, die mich (dich) nicht verstehen, so muß ich (mußt du) meine (deine) Wut und Negativität und meinen (deinen) Zynismus aufgeben. Ich muß (Du mußt) lernen, geduldig zu sein. Bei sachgemäßer Information und Aufklärung werden eines Tages noch viele andere das Licht sehen und verstehen, was eine Zwangsstörung ist. Ich muß (Du mußt) mein (dein) Beharren aufgeben, daß sich die Welt nur für mich (dich) allein verändern wird. Ich kann (Du kannst) Veränderung fördern, wenn ich anfange (du anfängst), mich (dich) selbst, meine (deine) Einstellung und meine (deine) Zwangsstörung zu verändern.

Um mich (dich) von der Macht der Zwangsstörung zu befreien, muß ich mich (mußt du dich) bemühen, mein Mißtrauen in Vertrauen zu verwandeln. Obwohl ich (du) schon früher enttäuscht und entmutigt worden bin (bist), muß ich (mußt du) die Tafel sauberwischen. Vielleicht muß ich mich (mußt du dich) einem Arzt oder Experten, einer Gruppe, einer Einzelperson oder einem Programm anvertrauen, der (die/das) mir (dir) helfen wird, mich (dich) mit den Dingen zu konfrontieren, die ich fürchte (du fürchtest), und mich (dich) zum Licht der Genesung geleitet wird. Obwohl ich (du) es als extrem beängstigend empfinde (empfindest), bin ich (bist du) bereit, das Erforderliche zu tun. Ich widme mich (Du widmest dich) diesem Vorhaben mit ganzem Herzen.

Ich bin (Du bist) bereit, die Medikamente regelmäßig einzunehmen, es damit peinlich genau zu nehmen und mich (dich) ausschließlich an die Empfehlungen meines (deines) Arztes zu halten. Ich bin (Du bist) nun bereit, ein sauberes Leben zu führen, ohne jeden Medikamentenmißbrauch, weil dieser meine (deine) empfindliche Gehirnchemie nur negativ beeinflußt.

Ich bin (Du bist) bereit, mich (dich) mit Hilfe der Prinzipien der kognitiv-behavioralen Therapie mit meinen (deinen) Ängsten auseinanderzusetzen. Ich arbeite (Du arbeitest) daran, die Unterschiede zwischen meinem (deinem) logischen Denken und meiner (deiner) Zwangsstörung zu erkennen. Mir (Dir) ist klar, daß die irrationalen Botschaften von meinem (deinem) von einer Zwangsstörung bestimmten Denken falsch und die zwanghaften Handlungen nichts als Zeitverschwendung sind. Die zwanghaften Gedanken sind nur »Geister und Kobolde«, so wie ein schlechter B-Film: Sie mögen im Moment echt wirken, sind es aber nicht.

Wenn ich mich (du dich) von der Zwangsstörung dazu verleiten lasse (läßt), auf die Bilder und Botschaften zu reagieren, als ob sie den Tatsachen entsprächen, gewinnt die Zwangsstörung Oberwasser und erlangt immer stärker die Kontrolle über mich (dich). Ich gewinne (Du gewinnst), wenn ich (du) der magnetischen Anziehungskraft des zwanghaften Drangs widerstehe (widerstehst). Und obwohl es starkes Unbehagen bereitet, diesem Drang nicht nachzugeben, wird er, wenn ich warte (du wartest) und das Unbehagen aushalte (aushältst), schließlich von selbst geringer werden. Ich bin (Du bist) jetzt bereit, den Kampf meines (deines) Lebens zu führen, um dieses Ungeheuer zu bezwingen! Ich hasse (Du haßt) diese Zwangsstörung so sehr, und mein (dein) Engagement für die Genesung ist so stark, daß ich (du) bereit bin (bist), mir (dir) die Stärke und den Mut anzueignen, die erforderlich sind, um meine (deine) Zwangsstörung zu bezwingen.

Verkomplizierende zusätzliche Erkrankungen

Depression, andere Angststörungen, ADHS, Tourette-Syndrom, Körperdysmorphe Störung, Trichotillomanie, Eßstörungen und Substanzmißbrauch sind nur einige der Probleme, die es erschweren können, sich von einer Zwangsstörung zu befreien. In Kapitel 16 werden einige dieser verkomplizierenden Krankheiten beschrieben. Ein wichtiger erster Schritt vor Beginn der Arbeit im Sinne des Selbsthilfeprogramms besteht darin, eine genaue medizinische Diagnose erstellen zu lassen, was auch einschließt, die Frage zu klären, ob andere Probleme die Genesung von der Zwangsstörung erschweren könnten. Ist das der Fall, kann ein Psychiater oder Psychotherapeut Ihnen helfen, ein Programm zu entwickeln, das auf Ihre spezifischen Probleme abgestimmt ist.

Alkohol- und Drogenmißbrauch

Der exzessive Konsum von Alkohol oder Drogen erschwert die Behandlung einer Zwangsstörung. Falls Substanzmißbrauch eines Ihrer Probleme ist, versuchen Sie wahrscheinlich, durch die Zwangsstörung verursachte Angstsymptome mittels Selbstmedikation zu bekämpfen. Für diesem Fall sollten Sie wissen, daß die betreffenden Substanzen ungünstig mit Medikamenten zusammenwirken und unerwünschte Nebenwirkungen sowie toxische Reaktionen hervorrufen können. Da die Kombination illegaler Drogen oder von Alkohol mit Medikamenten, die zur Behandlung einer Zwangsstörung verordnet werden, sehr gefährlich ist, ist es naheliegend, zunächst eine Entgiftung von einem Psychiater, der auf die Behandlung von Patienten mit mehreren Störungsbildern spezialisiert ist, durchführen zu lassen. Nachdem Probleme dieser Art gelöst sind, ist Ihre Chance, sich von Ihrer Zwangsstörung zu befreien, wesentlich größer.

Umgang mit Fehltritten und Rückfallprävention

Mit »Fehltritten« müssen Sie rechnen und sich vor Rückfällen hüten. Was ist der Unterschied zwischen einem Fehltritt und einem Rückfall? Jedenfalls ist es ein himmelweiter Unterschied. Fehltritte sind mit einer relativ geringen Verstärkung der Symptome verbunden, sie sind meist zeitlich begrenzt, und sie finden fast immer in einer Zeit des Übergangs oder in einer kurzen, besonders belastenden Phase statt. Sowohl positive als auch unangenehme Ereignisse – Eheschließung und Scheidung, berufliche Veränderungen, die Geburt eines Kindes, ein Umzug in eine andere Wohngegend oder in eine andere Stadt, die Erkrankung eines Familienmitglieds usw. – können mit einer kurzfristigen Unterbrechung Ihres Weges zur Genesung von Ihrer Zwangsstörung verbunden sein. Solche Aussetzer sind völlig normal, und im Rahmen der normalen Schwankungen der Symptome einer Zwangsstörung im Laufe des Lebens muß man damit rechnen. Nach Abklingen der akuten Streßsituation werden Sie feststellen, daß Ihre Genesung wieder das vorherige Niveau erreicht.

Rückfälle hingegen kommen wesentlich seltener vor, und es handelt sich dabei um schwere Rückschläge, die dem Zustand vor Behandlungsbeginn bedrohlich nahe kommen. Meist ist ein plötzlich auftauchender starker Streßfaktor oder eine erhebliche Beeinträchtigung der sozialen Unterstützung die Ursache, und oft spielen außerdem Faktoren wie Alkohol- oder Drogenkonsum oder deren Zunahme und – recht häufig – der Abbruch der Einnahme verordneter Medikamente eine Rolle.

Ob Fehltritt oder Rückfall, je schneller Sie sich mit dem Problem befassen, um so besser. Außerdem empfiehlt es sich, Techniken zu erlernen, die solche Vorfälle von vornherein verhindern oder, wenn sie schon eingetreten sind, zu bekämpfen vermögen. Die folgenden Empfehlungen helfen Ihnen in solchen Situationen:

- Einige Wochen oder Monate nach einer erfolgreichen Behandlung stellt sich bei Ihnen das Gefühl ein, daß Sie es geschafft haben. Vielleicht halten Sie sich sogar für völlig geheilt. Lassen Sie sich nicht irreführen! Zwangsstörungen sind hinterhältig und hartnäckig. Sie trifft Sie unversehens, wenn Sie nicht damit rechnen. Wir sind sogar der Auffassung, daß eine Genesung keine vollständige Genesung ist, wenn es bei Ihnen *nicht* zu einem Wiederaufflammen der zwanghaften Symptome gekommen ist und Sie dies durchgestanden haben. Die Kunst, mit derartigen Fehltritten umzugehen, wird Ihnen Ihr Leben lang beim Umgang mit Ihrer Zwangsstörung helfen.
- Fehltritte und Rückfälle sind keine Anzeichen für einen Mißerfolg, sondern Chancen, die Fertigkeiten weiterzuentwickeln, die Sie mit Hilfe des Selbsthilfeprogramms erlernt haben, und dadurch Ihre Genesung zu konsolidieren. Seien Sie ehrlich sich selbst gegenüber. Wenn Sie eine zwanghafte Handlung ausführen, sollten Sie sich dies eingestehen und sich überlegen, wie Sie es in Zukunft schaffen können, sich der Ausführung solcher zwanghaften Handlungen zu widersetzen. Tun Sie alles, um sich wieder auf den eingeschlagenen Weg zu bringen, und nehmen Sie sich nicht übel, was Sie nicht haben verhindern können. Das kann schwierig sein, weil Menschen mit einer Zwangsstörung oft sehr selbstkritisch sind. Setzen Sie sich, wenn möglich, der gefürchteten Situation sofort erneut aus, und setzen Sie Ihren Weg dann fort.
- Vergleichen Sie sich nicht mit anderen – unabhängig davon, ob diese unter einer Zwangsstörung leiden oder nicht. Da Ihr Problem in jedem Fall einzigartig ist, muß auch Ihr Weg zur Genesung einzigartig sein.
- Nicht selten durchleben Menschen, die hinsichtlich ihrer Zwangsstörung relativ rasch deutliche Fortschritte erzielen, eine depressive Phase. Man könnte fast meinen, daß sie einen Verlust betrauern: die Jahre, die Sie wegen der Zwangsstörung und wegen des verheerenden Tributs, den sie von ihnen forderte, verloren haben. Manchmal werden sie eine Weile von tiefer Traurigkeit und großem Kummer darüber erfaßt, wie ihr Leben hätte aussehen können, wenn sie früher genesen

wären. Vergeben Sie sich und anderen die Fehler der Vergangenheit. Kein Leben ist vollkommen. Hätten Sie nicht all diese Sackgassen kennengelernt, wären Sie nicht da, wo Sie heute sind. Die Irr- und Umwege sind ein unvermeidlicher Teil Ihres Genesungsprozesses. Nutzen Sie die schmerzhafte Vergangenheit, um den mittlerweile erreichten Genesungszustand weiter abzusichern und zu konsolidieren.

- Sinn und Zweck dieses Buches ist, Ihnen Fortschritte auf dem Weg der Genesung von Ihrer Zwangsstörung zu ermöglichen, also nicht, eine vollständige Heilung zu erreichen. Hegen Sie keine unrealistischen Erwartungen. Es geht hier um einen lebenslangen Prozeß, in dem es immer wieder auf und ab geht – und wenn es Ihnen gelingt, Ihre Zwangsstörung gut unter Kontrolle zu bringen, nehmen die »Aufs« hoffentlich stark zu!
- Manchmal wird die Situation für Sie definitiv schwierig werden. Auch wenn Sie sich intensiv bemühen, die bereits erzielten Erfolge zu erhalten, können Sie völlig entmutigt und stark frustriert werden, als hätten Sie nicht das Geringste erreicht. Verlieren Sie in solchen Zeiten nicht aus dem Auge, was Sie bereits erreicht haben. Auch in schwierigen Zeiten sollten Sie sich selbst gegenüber Mitgefühl aufbringen, sich Ihres Wertes bewußt bleiben und sich selbst für die bereits erzielten Erfolge auf die Schulter klopfen. Und dann sollten Sie weitergehen!
- Würdigen Sie Ihre kleinen Siege gegen die Zwangsstörung. Im Laufe der Zeit summieren sich kleine Erfolge zu großen Erfolgen.
- Setzen Sie *niemals, und wir wiederholen noch einmal: niemals* Ihre Medikamente ab, ohne dies mit Ihrem Arzt abgestimmt zu haben. Viele Menschen hören auf, ihre Medikamente einzunehmen, sobald sie sich besser fühlen. Daß ihr Wohlbefinden auf der Medikamenteneinnahme beruhte, wird ihnen meist erst später klar.
- Medikamente können sich zwar sehr positiv auf die Symptome einer Zwangsstörung auswirken, aber Sie sollten sich auch nicht zu sehr darauf verlassen, daß die Medikamente Ihnen schon helfen werden. Die Symptome einer Zwangsstörung lassen sich nicht ausschließlich durch Medikamente beseitigen. Manchmal ist die beste »Medizin« gegen hartnäckige Zwangssymptome eine intensivere Bemühung bei der ERP-Arbeit.

Selbst wenn Sie vielversprechende Fortschritte erzielen, werden Sie hin und wieder zumindest kurze Phasen verstärkter Angst erleben. Lassen Sie sich dadurch nicht aus dem Konzept bringen, und machen Sie sich klar, daß so etwas normal ist. Wie Sie in solchen Situationen mit Ihrer Zwangsstörung umgehen, hat viel damit zu tun, ob die Symptome nur vorübergehend auftreten oder sich als hartnäckig erweisen.

Die folgende Metapher veranschaulicht, welche Haltung beim Wiederauftauchen unerwünschter Gedanken optimal ist. Sie können sie benutzen, um das durch die Zwangsstörung verursachte Unbehagen wie einen unerwünschten Gast zu sehen und sachgerechter damit umzugehen. (Dieser Ansatz ähnelt der Metapher über Joe, den Taugenichts aus der Literatur über die Acceptance-and-Commitment-Therapie – Hayes, Strosahl & Wilson 1999/2004, S. 251 f.)

Dieses Gefühl ähnelt einem Gast, einem Familienmitglied, das sie bedauern und das glaubt, es könnte jederzeit vorbeischauen, und dies auch tut, wenn Sie am wenigsten damit rechnen und zu den ungünstigsten Zeiten. Dieser Gast ist häßlich, stinkt und wirkt beängstigend und bedrohlich – er kann sehr unangenehm werden und ist wesentlich größer als Sie. Wenn er zu Besuch kommt, läßt er sich unaufgefordert im Wohnzimmer nieder, zieht seine übel riechenden Schuhe aus, schaltet das Fernsehen ein, ißt Ihnen den Kühlschrank leer, liest Ihre Zeitungen und beansprucht eine Menge von Ihrer kostbaren Zeit. Bevor Sie mit Ihrer Behandlung begannen, hat er Sie immer wieder zu Tode erschreckt, und Sie haben alles daran gesetzt, ihn von sich fern zu halten. Über seine Besuche regten Sie sich entsetzlich auf, und Sie empfanden in solchen Situationen starke Angst. Sie schrien ihn an, er solle gehen, Sie schlugen mit den Fäusten auf den Tisch, stampften mit den Füßen auf den Boden und quälten sich in jeder Minute, die verging, bis er sich endlich selbst entschloß aufzubrechen. Doch durch Ihre Aufregung erreichten Sie nur, daß er noch länger blieb und sich noch hartnäckiger in Ihrem Wohnzimmer verschanzte. Er gewann ungeheure Stärke und Macht, indem er aus Ihrem Bedürfnis, ihn loszuwerden, Nutzen zog. Und wenn er schließlich aufbrach, lebten Sie ständig in Furcht vor seinem drohenden nächsten Besuch.

Nachdem Ihnen nun durch Medikamente und die kognitiv-behaviorale Therapie geholfen wurde, wirkt der unerwünschte Gast zwar immer noch recht beängstigend auf Sie, aber Ihnen ist klar, daß er eigentlich nur lästig und unangenehm, aber im Grunde harmlos ist. Und Sie wissen, daß Sie durch die Art Ihrer Reaktion Einfluß darauf nehmen, wie lange er bleibt. Deshalb sind Sie ihm gegenüber nun zu einer Haltung ruhigen und duldsamen Akzeptierens in der Lage. Sie wissen jetzt, daß es sinnlos ist, wenn Sie versuchen, ihn loszuwerden, und daß es die Situation sogar noch verschlimmert. Also wenden Sie sich Ihren häuslichen Aufgaben zu, ohne ihn zu beachten, und weil er aus Ihrer inneren Unruhe keine Nahrung beziehen kann, fängt er an, sich zu langweilen, und beschließt nach einer Weile zu gehen. Im Laufe der Zeit werden seine Aufenthalte kürzer, und schließlich ist er überzeugt, daß Ihr Haus gar keinen Besuch mehr wert ist. Allerdings behält er sich vor, irgendwann in Zukunft einmal überraschend vorbeizuschauen, wenn Sie am wenigsten damit rechnen.

Wie Sie es schaffen können, symptomfrei zu bleiben und ein vom Einfluß der Zwangsstörung freies Leben zu führen

Machen Sie die ERP und die übrigen Elemente Ihres Selbsthilfeprogramms zu einem wichtigen Bestandteil Ihres Lebens. Suchen Sie nach Möglichkeiten, kognitiv-behaviorale Techniken in Ihr Alltagsleben zu integrieren. Beispielsweise können Sie sich vornehmen, dem Drang, beim Verlassen des Hauses immer wieder zu prüfen, ob Sie die Tür abgeschlossen haben, Widerstand zu leisten, und Sie können sich weigern, sich nach dem Kontakt mit »schmutzigem« Geld Ihrem Drang, die Hände zu waschen, nachzugeben. Auch eine gesunde Lebensweise hilft Ihnen, Ihrem Programm zu folgen.

Füllen Sie freie Zeit aus

Möglicherweise werden Sie feststellen, daß Sie plötzlich riesige zeitliche Freiräume haben, die vorher mit zwanghaften Aktivitäten ausgefüllt waren. Um zu verhindern, daß sich die zwanghaften Symptome wieder in Ihr Leben einschleichen, sollten Sie versuchen, diese freie Zeit für sinnvolle und produktive Aktivitäten zu nutzen. Denken Sie daran: »Müßiggang ist aller Laster Anfang.« Notieren Sie in den folgenden Leerzeilen einige Aktivitäten, denen Sie sich gerne widmen würden. Dazu können Hobbys zählen, ehrenamtliche Arbeit, bezahlte Arbeit, Zeichnen, Tagebuchschreiben – es gibt zahllose Möglichkeiten.

_____

_____

Ernähren Sie sich gut

Eine gesunde, ausgewogene Ernährung hilft Ihnen, aus Ihrem Selbsthilfeprogramm den größtmöglichen Nutzen zu ziehen. Gute Ernährung ist wichtig, damit Ihr Körper in ausreichendem Maße Neurotransmitter, Hormone, Enzyme und andere wichtige Stoffe produzieren und bereitstellen kann, ohne die Ihr Gehirn nicht funktionsfähig ist. Kein Wundermittel kann Ihnen garantieren, daß Ihr Gehirn optimal funktioniert, nur gesundes und ausgewogenes Essen.

Allerdings gibt es ein paar diätetische Verhaltensregeln, die bestimmte Symptome positiv beeinflussen können. Wenn Sie Alkohol generell meiden, verringert das nicht nur Ängste, sondern wirkt sich auch positiv auf Depression aus, denn Alkohol sediert das zentrale Nervensystem. Viele Menschen mit einer Zwangsstörung leiden unter Ängsten oder fühlen sich übermäßig erregt, und außerdem treten bei einigen Medikamenten, die zur Behandlung von Zwangsstörungen eingesetzt werden, Überreizung und Angst als Nebenwirkungen auf. Auch das Vermeiden koffeinhaltiger Getränke wie Kaffee und Coca-Cola sowie von Schokolade kann helfen.

Eine der wichtigsten Veränderungen im Bereich der Ernährung, die Sie vornehmen können, ist das Vermeiden raffinierter Kohlehydrate, wie sie in Süßigkeiten und Gebäck enthalten sind. Halten Sie sich generell von Zucker fern. Ersetzen Sie Produkte mit raffinierten Kohlehydraten durch Obst und komplexe Kohlehydrate, wie sie in Vollkornbrot und Vollkornnudeln enthalten sind. Das macht Sie ausgeglichener und wirkt zwei häufigen Nebenwirkungen von Medikamenten gegen Zwangsstörungen entgegen: Gewichtszunahme und Verlangen nach Kohlehydraten. Falls Sie für diese Nebenwirkungen generell anfällig sind, hilft Ihnen das Wissen über die Möglichkeit ihres Auftretens, Ihr Gewicht wieder in den Griff zu bekommen.

Sorgen Sie für ausreichendes und sinnvolles Körpertraining

Ein sinnvolles Körpertraining ist wichtig, aber es besteht andererseits auch kein Grund, zuviel zu trainieren. Wahrscheinlich müssen Sie sich kein allzu anstrengendes Training zumuten, um die gewünschten positiven Resultate zu erzielen. Ein regelmäßiges, nicht zu anstrengendes Training hat viele Vorteile, unter anderem Gewichtsverlust infolge des Verbrennens von Kalorien, Anregung des Stoffwechsels und Mäßigung des Appetits. Körpertraining verringert die Muskelanspannung, verbessert Konzentrationsfähigkeit und Gedächtnisleistung, verhilft zu einem besseren Schlaf und verringert Depression, Angst und Streß – ganz zu schweigen davon, daß Sie, wenn Sie trainieren, auch besser aussehen, sich wohler in Ihrer Haut fühlen und nicht zuletzt ein stärkeres Selbstvertrauen und Selbstwertgefühl haben. All das kann Ihre Bemühungen, sich von Ihrer Zwangsstörung zu befreien, nur positiv beeinflussen. Aber sprechen Sie mit Ihrem Arzt, bevor Sie mit einem Training beginnen.

Streß reduzieren

Viele Ereignisse im Leben eines Menschen können Streß verursachen. Besonders belastend sind Zeiten der Veränderung und des Übergangs, beispielsweise Umzüge, Krankheiten, Geburten und Todesfälle. Selbst etwas so Alltägliches wie Besucher, die von weit her kommen, können starken Streß verursachen. Da sich Zwangsstörungen unter Streß stärker bemerkbar machen, ist es in Streßsituationen auch schwieriger, ein Selbsthilfeprogramm durchzuführen. Damit müssen Sie rechnen und sich darauf einstellen. Seien Sie geduldig mit sich, wenn Dinge, die in Ihrem Leben geschehen, die Ausführung Ihres Programms behindern. Versuchen Sie dann einfach, weiter das Bestmögliche zu tun. Beispielsweise können Sie sich Zeit nehmen, um sich durch das Anhören von Musik zu entspannen; oder Sie unterhalten sich mit einem Freund oder widmen sich einem Hobby.

Weil Erschöpfung im Falle einer Zwangsstörung zur Verstärkung der Symptome führt, ist es wichtig, genug zu schlafen und sich Ruhe zu gönnen. Wenn Ihre Medikamente sich negativ auf Ihren Schlaf auswirken, sollten Sie darüber mit Ihrem Arzt sprechen.

Bemühen Sie sich um eine gesunde Lebensweise

Es gibt viele Bücher und andere Dinge, die helfen, Streß zu reduzieren, Entspannungstechniken zu erlernen, sich besser zu ernähren und sich ein auf den individuellen Bedarf zugeschnittenes Fitneßprogramm zusammenzustellen. Erforschen Sie diese Ressourcen, und wählen Sie Techniken aus, die Ihnen persönlich gut liegen.

Notieren Sie in den folgenden Leerzeilen Ihre Pläne für Streßverringerung, Entspannung, Ernährung, Körpertraining und allgemeine Veränderungen der Lebensweise:

_____
_____
_____
_____
_____

Begrüßen Sie Fehltritte als Wachstumschancen

Ziel der Arbeit an der Überwindung einer Zwangsstörung ist, daß man lernt, im weiteren Leben mit dieser Krankheit möglichst gut fertig zu werden. Doch die Befreiung aus der Herrschaft der Zwangsstörung erreicht man nicht auf geradem Weg und in Form stetiger Fortschritte. Vielmehr ist der Weg zum Erfolg ein sehr holpriger und gewundener Pfad mit viel Auf und Ab. Zwangsstörungen schwanken oft stark. Sie müssen damit rechnen, daß Sie nach zwei Schritten nach vorn einen Schritt zurück gehen müssen. Aber Beharrlichkeit führt ganz bestimmt zu deutlichen Erfolgen.

Manchmal werden Sie den Weg ohne Probleme gehen können. Wir raten Ihnen dringend, diese Phasen zu genießen. Sobald es in Ihrem Leben jedoch ungemütlich wird, erinnert Ihre Zwangsstörung Sie recht grob daran, daß sie nach wie vor da ist. Statt sie stärker Fuß fassen zu lassen, sollten Sie die Chance nutzen, sie weiter zurückzudrängen und Ihren Weg in die Freiheit unbeirrt fortzusetzen. Außerdem empfehlen wir Ihnen, dieses Kapitel in den kommenden Monaten und Jahren immer wieder zu lesen. Das hilft Ihnen, die Dinge, die Sie in diesem Buch gelernt haben, zu einem festen Bestandteil Ihres Lebens zu machen.

HILFE FÜR FAMILIENANGEHÖRIGE UND FREUNDE

Lesen Sie das vorliegende Kapitel sehr sorgfältig. Sie und der Ihnen nahestehende Mensch, der unter einer Zwangsstörung leidet, werden feststellen, daß die Genesung von der Zwangsstörung ein sehr anstrengender Prozeß ist und daß es auf diesem Weg Rückschläge gibt. Lassen Sie sich dadurch nicht entmutigen. Vergegenwärtigen Sie sich von Zeit zu Zeit, daß dies zu erwarten ist. Bei Zwangsstörungen ist echter Fortschritt nicht möglich, wenn es nicht hin und wieder Rückschläge gibt. Und wenn Sie das Gefühl haben, daß keine Fortschritte mehr erzielt werden, dann schauen Sie sich dieses Kapitel noch einmal zusammen mit dem Betroffenen an.

Denken Sie auch darüber nach, daß etwas, das Sie tun oder nicht tun, zu einem Rückschlag oder zum Stillstand des Genesungsprozesses beitragen kann:

- Wirken Sie als Helfer bei Ritualen mit?
- Falls nur sehr langsam Fortschritte zustandekommen, richten Sie dann Ihren Sarkasmus oder Ihre Kritik auf den Betroffenen? Bringen Sie ihm gegenüber die Einstellung »Stell dich nicht so an, und komm endlich darüber hinweg« zum Ausdruck?
- Sabotieren Sie die Fortschritte, indem Sie die therapeutischen Aktivitäten oder die medikamentösen Empfehlungen nicht unterstützen?
- Gewähren Sie dem Menschen, der Ihnen nahesteht, verbale Bestätigung, wenn er Sie immer wieder darum bittet?
- Tun Sie Dinge für ihn, die er selbst tun könnte, um ihm zu helfen, etwas zu vermeiden? Selbst wenn Sie sich aus völlig eigennützigen Motiven heraus so verhalten, ist das weder für den anderen noch für Sie selbst wirklich von Nutzen.

→

- Spielen Sie die Bedeutung eines Rituals herab, indem Sie beispielsweise bestätigen, daß es eigentlich nicht so wichtig ist, dieses spezielle Ritual zu unterbinden?
- Haben Sie und der Mensch, der Ihnen nahesteht, Schwierigkeiten, die freie Zeit auszufüllen, die zuvor durch Rituale beansprucht wurde? Wenn ja, sollten Sie miteinander darüber sprechen, Aktivitäten planen und Ihren Tagesablauf dementsprechend ändern.

Es kostet Zeit, eine neue Lebensweise zu entwickeln, um die Befreiung von der Zwangsstörung zu unterstützen. Seien Sie geduldig, und ermutigen Sie den betroffenen Angehörigen oder Freund, sich selbst gegenüber geduldig zu sein. Veränderungen der Lebensweise mögen letztendlich lohnend sein, doch es kann sehr anstrengend und sogar frustrierend sein, solche Veränderungen zu erreichen. Stärken Sie die Gesundheit aller Familienmitglieder, indem Sie alle zu einer gesunden Lebensweise anhalten, was eine ausgewogene Ernährung, ein geeignetes Körpertraining und Aktivitäten zur Streßverringerung einschließt. Füllen Sie die nun freie Zeit, die vorher für Rituale beansprucht wurde, mit Dingen, die Sie aktiv halten und die Sie mit Ihrer Familie verbinden.

TEIL IV

Co-Morbiditäten, familiäre Probleme und wie man Hilfe findet

16 Zwangsstörungen und Co.

Das Spektrum der Zwangsstörungen

Selbst wenn du auf dem richtigen Weg bist, wird man dich umrennen, wenn du einfach nur da sitzt.

— WILL ROGERS

Bestimmte andere psychiatrische Störungen ähneln der Zwangsstörung. Wie die Zwangsstörung sind sie mit Symptomen wie aufdringlichen Gedanken, zwanghaften Gedanken und dem häufige Wiederholen von Handlungen verbunden. Man faßt diese Probleme unter dem Namen *Störungen des Spektrums der Zwangsstörungen* (engl. *Obsessive-Compulsive Spectrum Disorders* – OCSDs) zusammen, und ihnen zugerechnet werden die Trichotillomanie und die Körperdysmorphe Störung (beide in diesem Kapitel beschrieben) sowie die Hypochondrie (die schon in Kapitel 13 vorgestellt wurde). Störungen, für die zwanghafte übermäßige Beschäftigung mit Eßbarem und mit Dünnsein charakteristisch sind, wie es bei Anorexie, Bulimie und Adipositas (Fettsucht) der Fall ist, haben ebenfalls einiges mit Zwangsstörungen gemeinsam. Weil viele Menschen, die unter Anorexie leiden, auch deutliche Symptome einer Zwangsstörung erkennen lassen, vermutet man, daß zwischen diesen beiden Störungsbildern eine enge Beziehung besteht (Hecht, Fichter & Postpischil 1983). Andere Störungen, die häufig zusammen mit einer Zwangsstörung auftreten, etwa Depression, werden *komorbide Störungen* genannt. (Auf die Depression geht Kapitel 2 dieses Buches ein.)

Krankheiten des Spektrums der Zwangsstörungen und Zwangsstörungen mit zugehörigen komorbiden Störungen zu behandeln ist sehr schwierig. Je mehr komorbide Störungen und entsprechende Symptome bei einem Patienten bestehen, um so sicherer ist, daß er von einem spezialisierten Team von Psychiatern und Psychologen behandelt werden muß.

Körperdysmorphe Störung

Menschen mit einer Körperdysmorphen Störung beschäftigen sich übertrieben mit einem kleinen körperlichen Mangel oder einem Makel ihres Aussehens, von dem sie glauben, er sei für andere Menschen unübersehbar. Diese Sorge belastet sie sehr und kann sogar ihre allgemeine Funktionsfähigkeit beeinträchtigen. Der Name der Störung leitet sich vom griechischen Wort *dysmorfia* her, wobei *dys* »abnorm« oder »abgesondert« bedeutet, und *morpho* »Form«. Vor 1987 wurde diese Störung vom italienischen Psychiater Enrique Morselli *Dysmorphophobie* benannt (Phillips 1998).

Menschen mit einer Körperdysmorphen Störung sind in der Regel ganz und gar nicht »häßlich«, und den »Makel«, der ihnen so große Sorgen macht, bemerken andere wahrscheinlich gar nicht. Meist sind sie schüchtern, treten nur selten von sich in Blickkontakt und haben ein schwaches Selbstwertgefühl. Häufig versuchen sie, ihre eingebildeten Defekte durch extreme Maßnahmen zu verbergen – beispielsweise indem Sie eine Sonnenbrille, eine Kopfbedeckung oder körperverhüllende unförmige Kleidung tragen.

Im Falle einer Körperdysmorphen Störung beziehen sich die meisten zwanghaften Gedanken auf das Gesicht: auf einen bestimmten Teil des Gesichts, beispielsweise die Nase, die Lippen oder die Ohren, oder auf bestimmte Gesichtsmerkmale wie Falten, den Teint, Muttermale, Narben, Adern, die Porengröße oder die Hautbeschaffenheit. Aber auch jeder andere Körperteil kann ihre verstärkte Aufmerksamkeit wecken, beispielsweise das Haar und der Haaransatz oder Größe und Form der Arme, der Beine, des Gesäßes, der Brüste oder der Genitalien. Einige stört die vermeintlich mangelnde Symmetrie ihres Körpers. Andere leiden unter Muskeldysmorphie, einer speziellen Variante der Körperdysmorphen Störung, bei der sich die Betroffenen sorgen, ihr Körper sei zu klein und mickrig. In der Regel ist das Gegenteil der Fall, denn meist sind sie groß und muskulös. Menschen mit Gesichts- und Hautdysmorphie zupfen und knibbeln ständig an ihrer Haut herum (*Skin-picking* genannt).

Menschen mit einer Körperdysmorphen Störung ist häufig nicht klar, daß ihre Sorgen unverhältnismäßig und vor allem unbegründet sind. Sie wenden sich oft an Schönheitschirurgen oder Dermatologen, um ihre mutmaßlichen Mängel beheben zu lassen, aber solche Behandlungen erlösen sie nur selten von ihren Sorgen. An einen Psychiater oder Psychologen wenden sie sich freiwillig nur selten, es sei denn, eine Depression wird zu einem wichtigen Aspekt ihres Leidens.

Bei Körperdysmorphen Störungen spielt die Überbewertung von Gedanken und sogar Wahnvorstellungen oft eine wichtige Rolle. Die Betroffenen glauben fest, daß der von ihnen wahrgenommene Makel tatsächlich vorhanden ist, obwohl andere ihnen ständig versichern, daß kein Defekt existiert oder daß er, falls es ihn tatsächlich gebe, praktisch nicht erkennbar sei. Abgesehen von dieser zwanghaften Symptomatik der Körperdysmorphen Störung hat eine Studie ergeben, daß 90 Prozent der Menschen mit dieser Störung ein bestimmtes zeitaufwendiges Verhalten (oder sogar mehrere) ständig wiederholen (Phillips 1998); dabei kann es um die Untersuchung des Makels oder Mangels gehen oder darum, diesen zu verringern oder zumindest zu verbergen – beispielsweise durch Körperpflege, Rasieren, Waschen, Skin-Picking, Gewichteheben, Überprüfen der eigenen äußeren Erscheinung vor dem Spiegel und Vergleichen des eigenen Aussehens mit dem anderer. Menschen mit einer Körperdysmorphen Störung bemühen sich entweder darum, daß andere ihre Sicht bestätigen, oder sie versuchen, andere von der Existenz ihres Mangels oder Makels zu überzeugen.

Die Körperdysmorphe Störung setzt gewöhnlich in der Adoleszenz ein, dies kann aber auch schon in der Kindheit passieren. Komorbide Zwangsstörungen kommen bei Menschen mit einer Körperdysmorphen Störung sehr häufig vor; die Zahl der Fälle liegt bei 30 Prozent aller Betroffenen (Phillips 1998).

Außerdem sind Menschen mit einer Körperdysmorphen Störung anfällig für Major-Depression, und ihre Suizidgefährdung ist wesentlich höher als die des Bevölkerungsdurchschnitts, weshalb sie genau im Auge behalten werden sollte. Eine Studie beziffert die Zahl der Depressionsfälle bei Patienten mit Körperdysmorpher Störung mit 60 Prozent (Phillips 1998). Etwa 80 Prozent der Betroffenen haben schon einmal Suizidgedanken gehabt (Phillips 1998), und einer Studie aus dem Jahre 2006 (Phillips & Menard 2006) zufolge sterben Menschen mit einer Körperdysmorphen Störung 45-mal wahrscheinlicher durch Selbstmord als der Bevölkerungsdurchschnitt. Außerdem gibt es die These, daß die überdurchschnittlich hohe Selbstmordrate unter Menschen, die sich einer kosmetischen Operation unterzogen haben, auf einer nicht diagnostizierten Körperdysmorphen Störung beruhen könnte (Nowak 2006).

Selektive Serotonin-Wiederaufnahme-Hemmer (SSRIs) werden bevorzugt zur Behandlung der Körperdysmorphen Störung eingesetzt. Zwar widerstrebt es den meisten, die unter dieser Störung leiden, Medikamente einzunehmen, aber diese können ihnen helfen, die Zeitspanne der Beschäftigung mit dem vorgestellten Defekt und dem damit verbundenen zwanghaften Verhalten erheblich zu verkürzen, und außerdem verringern diese Mittel die mit der Störung einhergehende Angst und die mit ihr verbundenen depressiven Symptome. Eine erfolgreiche medikamentöse Therapie ermöglicht den Kranken häufig, sich über das Wesen ihres Problems klarer zu werden. Wie bei der Zwangsstörung kommt es auch bei der Körperdysmorphen Störung oft zu Rückfällen, wenn die Medikamenteneinnahme unterbrochen wird.

Nach den Ergebnissen bestimmter vorläufiger Studien zu schließen kann eine kognitiv-behaviorale Therapie Menschen mit einer Körperdysmorphen Störung helfen. Exposition und Reaktionsverhinderung (ERP) in Verbindung mit kognitiven

Techniken erwies sich in einer Studie bei 77 Prozent der Teilnehmer mit einer Körperdysmorphen Störung als wirksam (Phillips 1998). Oft besteht das Problem darin, Menschen mit dieser Störung dazu zu bringen, sich auf eine psychiatrische Behandlung einzulassen, statt weiter zu versuchen, mit Hilfe dermatologischer, chirurgischer und anderer medizinischer Behandlungsverfahren den mutmaßlichen Mangel zu beheben. Die Körperdysmorphe Störung muß zwar noch gründlicher erforscht werden, aber zumindest gibt es schon gute Behandlungen für die Betroffenen. Allen die darüber hinaus Hilfe suchen, empfehlen wir *The BDD Workbook* (Claiborn & Pedrick 2002); es ist ähnlich aufgebaut wie das vorliegende Buch und verfolgt ebenfalls einen kognitiv-behavioralen Ansatz, der für dieses Krankheitsbild als der wirksamste angesehen wird.

Trichotillomanie

Trichotillomanie (TTM) ist die Bezeichnung für eine Störung, für die chronisches Ausreißen des eigenen Haars charakteristisch ist. Dabei können sich die Haare, die ausgerissen werden, auf dem Kopf, an den Wimpern und Augenbrauen, unter den Achselhöhlen und im Schambereich befinden. Das Haareausreißen wird in besonders belastenden Situationen stärker, es kann aber auch durch Entspannung verstärkt werden (beispielsweise beim Lesen eines Buches oder beim Fernsehen). Bevor eine TTM-Diagnose gestellt wird, müssen alle anderen Ursachen von Haarausfall, einschließlich medizinischer und dermatologischer Probleme, ausgeschlossen werden. Menschen mit TTM empfinden unmittelbar vor dem Ausreißen eines Haars und wenn sie versuchen, dem Ausreißen Widerstand entgegenzusetzen, eine besondere Anspannung. Nach der Entfernung des Haars empfinden sie sofort Freude, Befriedigung und Erleichterung.

TTM galt früher als selten, und man schätzte, daß die Häufigkeit des Vorkommens der Störung bei 0,05 bis 0,6 Prozent liege; doch mittlerweile gehen entsprechende Untersuchungen von einer Häufigkeit von 2–3 Prozent der amerikanischen Bevölkerung aus (Keuthen, O'Sullivan & Jeffrey 1998). Wie Menschen mit einer Zwangsstörung versuchen auch die unter TTM Leidenden, ihre Symptome streng geheim zu halten. Deshalb reißen sie sich beispielsweise Haare in Körperregionen aus, die nicht öffentlich sichtbar sind, oder sie tragen Perücken oder frisieren sich so, daß verborgen bleibt, wo sie Haare ausgerissen haben.

Bei Kindern beiden Geschlechts kommt TTM ungefähr gleich häufig vor. In der Gruppe der Erwachsenen sind mehr Frauen davon betroffen als Männer. Gewöhnlich tritt das Problem erstmals in der Kindheit oder Adoleszenz auf; es kann aber auch schon vor Erreichen des ersten Geburtstages oder erst in den mittleren Lebensjahren auftreten. Offenbar gibt es eine Untergruppe der TTM, die vor dem fünften Lebensjahr einsetzt (Keuthen, O'Sullivan & Jeffrey 1998).

Trichotillomanie kommt häufig zusammen mit anderen psychischen Störungen vor, so etwa in Verbindung mit Angststörungen, Depression, Eßstörungen, ADHS, Tourette-Syndrom und der Körperdysmorphen Störung. Interessanterweise wurde in einer Untersuchung festgestellt, daß der Anteil der Patienten mit Trichotillomanie, bei denen sowohl das Tourette-Syndrom als auch eine Zwangsstörung vorlag, wesentlich höher war als der von Patienten mit TTM, die entweder unter dem Tourette-Syndrom oder unter einer Zwangsstörung litten (Keuthen, O'Sullivan & Jeffrey 1998).

Komplikationen, zu denen es durch Trichotillomanie kommen kann, sind Alopezie (Kahlköpfigkeit), Infektionen und Narbenbildung in den Körperbereichen, wo die Haare entfernt werden, verlangsamtes Haarwachstum oder völliger Wachstumsstillstand sowie Veränderungen von Beschaffenheit und Farbe der Haare. Manche Betroffene essen die Haare, die sie sich ausgerissen haben, anschließend auf, was zu Magenschmerzen, Magen-Darm-Störungen, Bauchfellentzündung und in seltenen Fällen sogar zum Tode führen kann (Keuthen, O'Sullivan & Jeffrey 1998). Und die Arm- und Handbewegungen, die sie beim Haareausreißen ständig wiederholen, können das Karpaltunnelsyndrom und andere neuromuskuläre Probleme hervorrufen (Keuthen, O'Sullivan & Jeffrey 1998).

Was verursacht Trichotillomanie? Das weiß bisher niemand genau, aber es häufen sich Hinweise, denen zufolge Funktion und Struktur des Gehirns dabei eine Rolle spielen könnten. Abnormitäten, die in der Struktur und Verschaltung des Gehirns von Menschen mit Trichotillomanie gefunden wurden, ähneln denjenigen, die man bei Patienten mit Zwangsstörung und Tourette-Syndrom fand. Die behavioral orientierte Kinderärztin Susan Swedo und ihre Kollegen vom *National Institute of Mental Health* haben die These entwickelt, daß beim besonders frühen Auftreten von TTM in manchen Fällen Streptokokkeninfektionen eine Rolle spielen könnten (Swedo et al. 1988; Keuthen, O'Sullivan & Jeffrey 1998).

Selbsthilfe bei Trichotillomanie

Trichotillomanie gilt als schwer behandelbar. In den letzten dreißig Jahren hat man versucht, dieses Problem mit Medikamenten, insbesondere SSRIs, sowie durch eine behaviorale Behandlung mit Namen *Habit-Reversal-Training* (Azrin, Nunn & Franz 1980; Mouton & Stanley 1996) in den Griff zu bekommen. Das Training umfaßt folgende Komponenten, die man entweder selbständig nutzen kann oder, was besser ist, unterstützt durch einen in der kognitiv-behavioralen Behandlung von TTM erfahrenen Therapeuten:

- *Gewahrseinstraining* Beobachten Sie eine Woche lang alle Ihre Impulse, sich Haare auszureißen, sowie die Situationen, in denen Sie dies tatsächlich tun, außerdem wann und wo dies geschieht, welche Emotionen Sie unmittelbar davor empfinden und was Sie direkt danach fühlen.
- *Was geht dem Haareausreißen voraus?* Was tun Sie mit Ihren Armen und Händen, bevor Sie mit dem Haareausreißen beginnen? Berühren Sie Ihre Haare, oder streichen Sie mit den Händen darüber? Berühren Sie Ihr Gesicht oder Ihre Wimpern?
- *Entspannungstraining* Benutzen Sie Entspannungstechniken, mit denen Sie gute Erfahrungen gemacht haben. Zwei Techniken, die wir empfehlen, sind die progressive Muskelrelaxation und Atemübungen wie die Zwerchfellatmung. Anleitungen zum Erlernen dieser Techniken finden Sie in vielen Büchern und im Internet. Entspannung hilft Ihnen, sich der Anspannung bewußt zu werden, die oft mit dem Ausreißen von Haaren verbunden ist, und sie hilft außerdem, Anspannung aufzulösen. Trainieren Sie Entspannungstechniken eine Woche lang zwei- bis dreimal täglich.
- *Competing-Response-Training (»Training inkompatibler Reaktionen«)* Wählen Sie ein inkompatibles Verhalten – eine simple, unauffällige Aktivität, bei der Sie die Hand einsetzen müssen, die Sie zum Ausreißen der Haare benutzen. Die Aktivität soll das Haareausreißen verhindern und gleichzeitig den Drang dazu verringern. Häufig gelingt dies durch ein leichtes, zehn Sekunden langes Anspannen der Armmuskeln und eine anschließende fünf Sekunden lange Entspannung derselben. Der Prozeß läuft wie folgt ab: Strecken Sie die Arm gerade vor dem Körper aus, spannen Sie die Armmuskeln zehn Sekunden lang leicht an, und lösen Sie die Anspannung fünf Sekunden lang. Wiederholen Sie dies dreimal. Dann beugen Sie den Arm im Winkel von 90 Grad, spannen die Armmuskeln zehn Sekunden lang leicht an, entspannen sie anschließend fünf Sekunden, und wiederholen die Übung dreimal. Daraufhin beugen Sie die Arme im Winkel von 45 Grad, halten Sie zehn Sekunden unter Anspannung, entspannen Sie fünf Sekunden lang und wiederholen dies dreimal. Wiederholen Sie die gesamte Sequenz, bis der Drang, sich Haare auszureißen, völlig verschwindet. Üben Sie dies eine Woche lang, bevor Sie sich dem *Situativen Competing-Response-Training* widmen.
- *Situatives Competing-Response-Training* Üben Sie das leichte Anspannen der Muskeln auch in Situationen, in denen Sie mit einer gewissen Wahrscheinlichkeit den Drang, sich Haare auszureißen, erwarten können. Beispielsweise können Sie Ihre Hand gegen den Körper drücken, wenn Sie auf einer Party herumstehen. Ergreifen Sie dabei die Hand, die keine Haare ausreißt, mit der dabei aktiven, oder umfassen Sie damit ein Objekt wie eine Gürtelschnalle, ein Handy oder die Leh-

nen eines Stuhls. Beim Autofahren können Sie den Lenker fester umklammern. Üben Sie in verschiedenartigen Situationen inkompatible Reaktionen, indem Sie die Muskeln jeweils zehn Sekunden lang anspannen und sie anschließend fünf Sekunden lang entspannen, besonders wenn Sie einen starken Drang zum Haareausreißen verspüren. Üben Sie dieses abwechselnde Anspannen und Entspannen eine Woche lang, und achten Sie darauf, wie sich dies auf Ihren Drang, Haare auszureißen, auswirkt.

- *Kombinieren des Entspannungstrainings mit dem Competing-Response-Training* Entspannen Sie sich als nächstes, sobald Sie den Drang verspüren, sich Haare auszureißen, eine Minute lang durch tiefes Atmen. Führen Sie anschließend mehrfach die zuvor geübte inkompatible Reaktion aus, bis Ihr Drang, sich Haare auszureißen, nachläßt. Falls Sie bereits dabei sind, sich Haare auszureißen, können Sie dieses Verfahren auch nutzen, um den Vorgang zu unterbrechen. Üben Sie die kombinierte *Habit-Reversal*-Sequenz jeden Tag, auch in Situationen, in denen der Drang nicht auftritt.

Das Habit-Reversal-Training ist die wichtigste Stütze bei der Behandlung von TTM und verwandten Störungen wie Skin-Picking und Tic-Störungen. Allerdings haben Fortschritte in der Erforschung der TTM gezeigt, daß es notwendig ist, im Kampf gegen das Haareausreißen neue Techniken zu entwickeln und anzuwenden. Deshalb hat der Psychologe Charles Mansueto, Leiter des *Behavior Therapy Center of Greater Washington*, ein innovatives Selbsthilfeprogramm mit Namen ComB entwickelt, eine Abkürzung für »***comp**rehensive **b**ehavioral model*« (»umfassendes behaviorales Modell«) (Mansueto et al. 1999). ComB geht auf die zahlreichen Motive und Auslöser ein, die Menschen dazu bringen, sich Haare auszureißen, und bietet eine ganze Palette von Maßnahmen an, die den Bedürfnissen jedes Betroffenen gerecht zu werden versuchen (Mansueto et al. 1999).

Im Rahmen des ComB-Modells wird zwanghaftes Ausreißen von Haaren als eine Art, innerlich erlebte Zustände der Über- oder Unterstimulation zu regulieren, verstanden (Penzel 2002). Für diese Auffassung spricht die häufige Beobachtung, daß Menschen sich dann am häufigsten Haare ausreißen, wenn sie sich entweder langweilen oder wenn sie unter starkem Streß stehen. Falls es Ihnen gelingt, Ihr persönliches TTM-Profil zu erstellen, können Sie anschließend entscheiden, welche Strategie am besten geeignet ist, Ihre innere Stimulation zu regulieren, ohne bei Ihnen das Bedürfnis, sich Haare auszureißen, zu wecken. Ein weiterer Aspekt dieses Modells ist, daß es ermöglicht, emotionale, kognitive und umgebungsbasierte Reize zu identifizieren, die bei Ihnen den Drang zum Ausreißen von Haaren aktivieren.

Der ComB-Ansatz nutzt das Akronym *Fiddle SHEEP* für die Isolation der charakteristischen Komponenten Ihres persönlichen TTM-Problems. Diese Grundlage

Ihres persönlichen TTM-Profils müssen Sie kennen und verstehen, um eine geeignete Behandlungsstrategie entwickeln zu können:

- *Fiddle* bezieht sich auf den Zustand, in dem Sie etwas mit Ihren Händen oder mit Ihrem Mund tun müssen, um den Grad Ihrer inneren Stimulation zu beeinflussen. Sie können diesem Drang begegnen, indem Sie ein Kinderspielzeug mit einer markanten Struktur in die Hand nehmen, beispielsweise einen flauschigen Ball oder »hüpfenden Kitt« oder Objekte wie einen Faden, Sandpapier, ein Stückchen Seidenstoff, ein Objekt mit weichem Gewebe oder Betperlen.
- *Sensorisch* bezieht sich darauf, daß man sich stimulierenden sensorischen Aktivitäten widmet, indem man sich beispielsweise das Gesicht mit einem echten Schwamm abwäscht, sich das Haar mit einem breitzackigen Kamm frisiert, sich die Augenbrauen bürstet, ein Shampoo benutzt, das auf der Haut prickelt, sich ein Kühlkissen auf den Kopf oder aufs Gesicht legt, sich das Gesicht mit kaltem Wasser abspritzt, einen Kaugummi kaut oder Sonnenblumenkerne ißt.
- *»Hände* haben einen eigenen Willen« bezieht sich auf die Bedürfnisse von Menschen, die berichten, sie rissen sich manchmal Haare aus, ohne es überhaupt zu merken und trotz intensiver Bemühungen, es zu unterlassen. Zu den Gegenmitteln zählt in diesem Fall, daß man die Fingerspitzen mit Pflastern bedeckt, daß man leichte Handschuhe oder Fingerlinge aus Gummi trägt, daß man die Bewegungsfähigkeit des Ellbogens durch elastische Bandagen einschränkt, um das Beugen der Arme zu behindern; daß man das Haar in ein Handtuch einschlägt, eine Kopfbedeckung trägt und Vaseline auf die Wimpern schmiert.
- *Environmental* (umgebungsbasiert) bezieht sich auf Situationen des Haareausreißens, die an bestimmte Orte im eigenen Haus, am Arbeitsplatz oder anderswo gebunden zu sein scheinen. Vielleicht reißen Sie sich am häufigsten Haare aus, während Sie fernsehen oder wenn Sie auf der Toilette sind oder in der Schule. Kleben Sie Zettel an die Orte, wo Sie sich gewöhnlich Haare ausreißen, um sich selbst daran zu erinnern, daß Sie eben dies nicht tun sollten.
- *Emotional* bezieht sich darauf, daß Sie sich Haare ausreißen, weil Sie wütend, depressiv oder frustriert sind. Sie können sich mit diesen emotionalen Zuständen auseinandersetzen, indem Sie in Ihrem Tagebuch darüber berichten, außerdem durch künstlerische Arbeit, durch Videospiele, indem Sie sich entspannenden Aktivitäten wie dem Kochen widmen, indem Sie Entspannungstechniken praktizieren oder sich einem Hobby widmen, etwa dem Bauen von Modellflugzeugen.
- *Perfektionismus* bezieht sich darauf, daß es für Sie unerträglich ist, Ihr Haar als unvollkommen, ungleichmäßig oder deplaziert zu empfinden. Um dem Perfektionismus entgegenzuwirken, müssen Sie lernen, sich selbst mitfühlend und akzeptierend und ohne zu urteilen, zu begegnen.

Um diesen Ansatz erfolgreich zu nutzen, muß man bezogen auf jede Triggersituation mehrere Strategien gleichzeitig anwenden. Stärken Sie Ihre Fertigkeiten, indem Sie sich einen Wochenplan für die tägliche Arbeit am Erlernen neuer Strategien zusammenstellen, wobei Sie Strategien bevorzugen können, die Ihnen besonders liegen. Nehmen wir beispielsweise an, Sie reißen sich oft abends beim Fernsehen Haare aus, und es scheint, als hinge dies damit zusammen, daß Ihre Hände »einen eigenen Willen haben« – das Bedürfnis, etwas zu tun, und ein Bedürfnis nach sensorischer Stimulation. In solch einem Fall könnten Sie sich Pflaster auf die Fingerspitzen kleben, mit hüpfender Gummimasse spielen und sich beim Fernsehen einen kalten Umschlag auf den Nacken legen.

Vergessen Sie niemals, daß die Behandlung von TTM einen mehrspurigen Ansatz erfordert. Sie müssen bei dieser Arbeit sehr beharrlich bleiben und sehr viel Geduld mit sich haben. Erwarten Sie keine schnellen Ergebnisse. Aber wenn Sie jeden Tag an Ihrem Problem arbeiten, werden sich innerhalb einiger Wochen oder Monate deutliche Resultate einstellen. Eine gute Informationsquelle für die neuesten Nachrichten über die TTM-Behandlung ist das *Trichotillomania Learning Center*. Die Kontaktdaten dazu finden Sie auf Seite 416.

Skin-Picking

Eng verwandt mit der TTM ist das chronische selbstschädigende *Skin-Picking*, das auch *Dermatillomanie* oder *selbstverursachte Dermatose* genannt wird. Es kommt häufig bei Menschen vor, die unter einer Zwangsstörung leiden. Einige der Betroffenen bearbeiten ihre Haut hauptsächlich, um ein inneres Gefühl der Anspannung und Angst zu beruhigen, wohingegen andere dies tun, um Empfindungen der Langeweile infolge von Inaktivität zu unterdrücken, eine ähnliche Funktion wie im Falle der TTM das Haareausreißen. Viele Betroffene versuchen auf diese Weise, sowohl mit Anspannung und Angst als auch mit Langeweile fertig zu werden. Manchmal führt die Unfähigkeit, Unvollkommenheit zu ertragen, zu dem Bemühen, Hautunebenheiten zu beseitigen. Die zwanghafte Beschäftigung mit mutmaßlichen Mängeln der eigenen Haut ähnelt stark jenen zwanghaften Gedanken und Handlungen, die für Menschen mit einer Körperdysmorphen Störung typisch sind, und manchmal ist das Skin-Picking ein Teil des genannten umfassenderen Problems. Menschen, die zum Skin-Picking neigen, können von Behandlungsansätzen profitieren, die den für die Behandlung von TTM beschriebenen ähneln, einschließlich des Habit-Reversal-Trainings (Teng, Woods & Twohig 2006). Bei denjenigen, die aufgrund ihrer Körperdysmorphen Störung zum Skin-Picking neigen, verspricht eine ERP-Behandlung in Verbindung mit Habit-Reversal die besten Resultate.

Wenn die Zwangsstörung nicht das einzige Problem ist

Das Bestehen von Störungen des Spektrums der Zwangsstörungen oder von komorbiden Störungen wie einer Major-Depression kann die Behandlung einer Zwangsstörung verkomplizieren. Wenn Sie vermuten, daß Ihre Zwangsstörung durch eine zusätzliche Störung verkompliziert wird, sollten Sie sich an einen Psychiater oder Psychologen wenden. Eine umfassende Behandlungsstrategie, die auf sämtliche diagnostizierten Probleme eingeht, ist in solchen Fällen aller Voraussicht nach erfolgreicher, als wenn sich die Behandlung ausschließlich auf Ihre Zwangsstörung konzentriert.

> ### HILFE FÜR FAMILIENANGEHÖRIGE UND FREUNDE
>
> Wenn der Mensch, der Ihnen nahesteht, nicht nur unter einer Zwangsstörung sondern auch unter einer anderen psychischen Störung leidet, ist eine Genesung wahrscheinlich schwerer zu erreichen und eventuell auch schwerer festzustellen. Auch das zusätzliche Bestehen einer physischen Krankheit wie Diabetes, einer Herzkrankheit oder von Asthma kann die Behandlung problematischer machen. In den genannten Fällen ist es ratsam, die Betreuung des betroffenen Angehörigen oder Freundes einem Expertenteam anzuvertrauen.
>
> Die Zwangsstörung und die Depression scheinen teilweise durch Probleme verursacht zu werden, die mit der Regulation des Neurotransmitters Serotonin zusammenhängen, und beide Probleme sprechen auf ähnliche Medikamente an – was den Schluß nahelegt, daß zwischen beiden eine Verbindung besteht. Die von Hoffnungslosigkeit geprägte Sicht der eigenen Zukunft und der Mangel an Energie für die Ausführung von Plänen, beides häufig mit einer Depression verbundene Symptome, erschweren es den Betroffenen, Neues zu lernen und sich Details zu merken. Außerdem können diese Symptome das Interesse der Patienten an einer Behandlung und
>
> →

ihren Zielen stark verringern. Falls Ihr Angehöriger depressiv wirkt, sollten Sie eine gute Gelegenheit suchen, um mit ihm über diese Dinge zu sprechen und ihn zu ermutigen, sich an einen Fachmann zu wenden. Außerdem sollten Sie sich um Hilfe für alle anderen Familienmitglieder bemühen, die depressiv wirken – Sie selbst natürlich eingeschlossen. Wenn Sie dies tun, sind Sie auf den Kampf gegen die Zwangsstörung bestens vorbereitet. Nehmen Sie alle Hinweise auf Suizidgedanken unbedingt ernst, insbesondere wenn der Mensch, den Sie lieben, schwere Symptome einer Körperdysmorphen Störung erkennen läßt. Falls jemand in Ihrer Familie oder in Ihrer Umgebung andeutet, er denke daran, sich umzubringen, sollten Sie sich *umgehend* an einen Psychiater oder Psychologen wenden oder eine Suizid-Hotline anrufen.

Zwangsstörungen treten in bestimmten Familien gehäuft auf. In der Familie von Menschen, die an einer Zwangsstörung leiden, gibt es mit erhöhter Wahrscheinlichkeit weitere Fälle von Zwangsstörungen, und auch Störungen des Spektrums der Zwangsstörungen sind häufiger anzutreffen, ebenso wie Angststörungen und Depression. Falls das auf Ihre Familie offensichtlich zutrifft, können Sie die Situation wie eine natürliche Unterstützungsgruppe verstehen. Sie sind nämlich in der Lage, einander auf eine Weise zu verstehen, wie es Menschen, die nicht in ähnlicher Weise mit Ängsten und Befürchtungen in Kontakt sind, nicht können. Selbst wenn andere Familienmitglieder unter körperlichen Krankheiten leiden, ist es für alle Beteiligten von Vorteil, einander zu unterstützen und sich so aus dem ständigen ausschließlichen Kreisen um sich selbst und die eigene Situation herauszulösen; natürlich gilt das auch für das Familienmitglied mit der Zwangsstörung.

17 Wenn Ihr Kind unter einer Zwangsstörung leidet

> *Gefahren zu vermeiden ist langfristig nicht sicherer,*
> *als sich direkt damit zu konfrontieren.*
> — HELEN KELLER

Untersuchungen zeigen, daß ein Drittel bis die Hälfte aller Fälle von Zwangsstörungen, die bei Erwachsenen diagnostiziert werden, schon seit der Kindheit bestehen. Die Störung kann in der Kindheit, in der Adoleszenz und im frühen Erwachsenenalter beginnen (March & Mulle 1998). Ungefähr ein Prozent aller Kinder leidet unter einer Zwangsstörung (Yaryura-Tobias & Neziroglu 1997b). Eine familiäre Vorbelastung ist bei bereits in der Kindheit auftretenden Zwangsstörungen häufiger als in Fällen, in denen die Störung erst im Erwachsenenalter auftritt. Dies legt die Vermutung nahe, daß bei Zwangsstörungen, die in der Kindheit beginnen, genetische Faktoren eine wichtigere Rolle spielen (Geller 1998).

Kinder haben ein starkes Bedürfnis, in ihrer Peer-Group akzeptiert zu werden. Weil sie die merkwürdigen Verhaltensweisen und die sinnlosen zwanghaften Handlungen, die mit einer Zwangsstörung einhergehen, nur schwer ertragen können, unterdrücken sie ihre Symptome gewöhnlich im Beisein anderer oder zumindest so lange, bis sie aus der Schule nach Hause gekommen sind. Da Kinder ihre zwanghaften Gedanken und Verhaltensweisen oft verbergen, können Monate oder Jahre vergehen, bis die Eltern merken, daß ihr Kind ein Problem hat. Das ist bedauerlich, weil Zwangsstörungen grundsätzlich möglichst rasch behandelt werden sollten. Je länger sie unbehandelt bleiben, um so stärker verfestigen sich die Symptome. Und weil sie sich dann in immer mehr Bereichen des Alltagslebens des Kindes auswirken, wird es immer schwieriger, die Störung zu behandeln (Yaryura-Tobias & Neziroglu 1997b).

Im Falle einer Behandlung kann die Zwangsstörung das Kind ins Erwachsenenalter begleiten oder auch nicht. Bei manchen Betroffenen sind die Symptome im Erwachsenenalter nur noch minimal, oder sie verschwinden völlig. Bei anderen kommt es im Laufe der Jahre zu einer Remission: Ihre Symptome verschwinden, tauchen aber während des Erwachsenenlebens wieder auf. Außerdem verändert sich eine Zwangsstörung oft über die Zeit. Im Erwachsenenalter können andere Symptome auftreten als in der Kindheit. Warum verschwinden Symptome manchmal infolge einer Behandlung, tauchen aber später im Leben erneut auf? Niemand weiß das genau, aber hormonelle Einflüsse und Streß können die biochemische Situation bei einem Menschen verändern, und dadurch kann sich auch die Art des Ausdrucks der Symptome einer Zwangsstörung verändern (Yaryura-Tobias & Neziroglu 1997b).

Kinder und Rituale: Könnte es eine Zwangsstörung sein?

Die offiziellen diagnostischen Kriterien für Zwangsstörungen bei Erwachsenen besagen unter anderem: »Zu irgendeinem Zeitpunkt der Störung hat die Person erkannt, daß die Zwangsgedanken und Zwangshandlungen übertrieben oder unbegründet sind (Kriterium B)« (DSM-IV, dt. Ausg. 1998, S. 480). Diese Voraussetzung für die Diagnose einer Zwangsstörung gilt jedoch nicht bei Kindern, denen es noch an der für solche Einschätzungen erforderlichen kognitiven Reife fehlt (March & Mulle 1998). Und wenn Erwachsene mit einer Zwangsstörung unter Angst leiden und der Macht zwanghafter Gedanken unterliegen, erkennen auch sie nicht unbedingt, daß ihre Annahmen vernünftigerweise nicht haltbar sind.

Die meisten Kinder durchlaufen Entwicklungsphasen, für die zwanghafte Verhaltensweisen und entsprechende Rituale charakteristisch – und völlig normal – sind. Sie treten oft im Alter zwischen zwei und acht Jahren auf, und es scheint sich dabei um eine Reaktion auf die Bedürfnisse der Kinder, Einfluß auf ihre Umgebung auszuüben und mit ihren Ängsten fertig zu werden, zu handeln. Beispielsweise bestehen solche Kinder manchmal darauf, daß beim Zubettgehen jeden Tag ein ganz bestimmter Ablauf wiederholt wird: daß die Eltern die Rollos auf eine ganz bestimmte Weise herabziehen, das Kind küssen und dann auf eine ganz bestimmte Weise »gute Nacht« sagen. Wird dieser Ablauf gestört, bekommt das Kind möglicherweise einen Wutanfall. Und wenn die Eltern ein winziges Detail vergessen oder »nicht richtig« ausführen, fordert es sie eventuell auf, das ganze Ritual noch einmal zu wiederholen.

Dr. Henrietta Leonard, die sich wissenschaftlich mit der Beziehung zwischen den Ritualen von Kindern in der Entwicklungszeit, Aberglauben und Zwangsstörungen beschäftigt hat, schreibt, die Rituale der Entwicklungszeit seien meist im Alter zwischen vier und acht Jahren am intensivsten (Leonard 1989). Kinder äußern in dieser Zeit ihre Überzeugung, daß bestimmte andere Kinder »Läuse« haben – eine Form imaginierter Kontamination – weshalb sie es strikt vermeiden, von diesen anderen

Kindern berührt zu werden. Mit sieben Jahren entwickeln viele Kinder eine Sammelleidenschaft (was dem Sammelzwang entspricht). Zu den beliebtesten Sammelobjekten zählen für sie Karten von Sportteams, Comics, Spielzeugfiguren, Schmuck und Puppen. Im Alter zwischen sieben und elf Jahren wird das kindliche Spiel stark ritualistisch und regelgebunden. Verstößt einer ihrer Spielkameraden gegen die Regeln eines Spiels, brüllen sie sofort: »Das ist unfair!« In der Adoleszenz läßt dieser Hang zu Ritualen eventuell nach, doch häufig tritt dann eine im Grunde ebenfalls zwanghaft zu nennende Beschäftigung mit einer bestimmten Sache, einem Musikstil oder mit bestimmten Sportidolen in den Vordergrund.

Abergläubische Vorstellungen führen auch bei normalen Kindern häufig dazu, daß sie ritualähnliche Verhaltensweisen entwickeln. Dies sind Formen magischen Denkens, weil die Kinder glauben, ihre Gedanken oder irgendwelche banalen Handlungen könnten Ereignisse in der Welt beeinflussen. Glückszahlen und angeblich glückbringende Sprüche wie »Hals und Beinbruch« helfen, das Gefühl, man habe etwas »im Griff«, zu erzeugen.

Diese normalen Kindheitsrituale fördern die Entwicklung, verstärken die Sozialisation und helfen Kindern, mit ihrer Trennungsangst fertig zu werden. Mit Hilfe von Ritualen entwickeln kleine Kinder neue Fähigkeiten, und sie lernen, ihre Umgebung einzuschätzen. Wenn die Kinder reifer und schließlich erwachsen werden, verschwinden die meisten dieser ritualistischen Verhaltensweisen von selbst. Die Rituale von Kindern mit einer Zwangsstörung hingegen bleiben oft bis ins Erwachsenenalter hinein bestehen. Für Kinder mit einer Zwangsstörung sind Rituale schmerzhaft, beeinträchtigen ihr Leben und erzeugen Gefühle der Scham und Isolation. Wenn sie versuchen, sich der Ausführung ihrer Rituale zu widersetzen, ruft das bei ihnen extrem starke Ängste hervor.

Die Eltern von Kindern mit einer Zwangsstörung sind oft verängstigt, verwirrt und frustriert, weil ihr Kind so unverhältnismäßig großen Wert auf Sauberkeit, Ordnung oder Prüfrituale legt. Häufig reagieren Eltern auf diese Herausforderung extrem, indem sie entweder versuchen, das Kind einzuschüchtern oder indem sie sein Verhalten passiv unterstützen und dadurch fördern. Wenn Eltern die zwanghaften Verhaltensweisen ihres Kindes zu unterbinden versuchen, kann das Kind entweder feindselig reagieren oder extrem starke Angst entwickeln. Deshalb geben viele Eltern ihren Kindern aus Frustration nach und helfen ihnen eventuell sogar, wenn auch widerwillig, bei der Ausführung ihrer Rituale – indem sie beispielsweise immer wieder die Kleidung des Kindes waschen, weil es steif und fest behauptet, sie sei kontaminiert. Doch wenn Eltern sich Ritualen gegenüber nachgiebig zeigen, lernt ihr Kind nie, seinen Ängsten ins Auge zu blicken.

Wandas Geschichte

Kunstunterricht ist für Kinder der dritten Klasse normalerweise ein Lieblingsfach. Aber nicht für Wanda. Leim und Kleber, feuchte Farbe, pulverige Kreide und stinkender Ton – das alles war für sie ein Albtraum. Ihre einzige Zuflucht waren die Toiletten. Sie atmete erleichtert auf, stand von ihrem Platz auf und rannte zur Tür, wann immer die Lehrerin es ihr erlaubte, zur Toilette zu gehen. Es waren genau fünfzig Schritte bis dorthin, da war sie sich ganz sicher.

Dann begann ihr Ritual. Der Ablauf war jedesmal der gleiche. Sie ließ heißes Wasser laufen, breitete ihre Finger aus und spülte sie ab. Dann pumpte sie Flüssigseife auf die Innenfläche ihrer linken Hand und wusch jeden Finger zwanzig Mal. Das erleichterte sie. Nach dem Waschen nahm Wanda sich ein Papierhandtuch, stellte das Wasser sorgfältig ab und vermied es sorgsam, den Wasserhahn noch einmal mit den Händen zu berühren. Passierte das trotzdem, wusch sie sich noch einmal. Doch es kam immer häufiger vor, daß sie sich auf diese Weise mehrmals waschen mußte.

Die Toilettenpausen wurden im Laufe der Zeit häufiger, und sie fanden nicht mehr nur während des Kunstunterrichts, sondern den ganzen Tag über statt. Unerwünschte Gedanken tauchten ohne jede Vorwarnung in Wandas Kopf auf. Anfangs half ihr das Händewaschen ein paar Stunden und manchmal sogar einen ganzen Tag lang. Doch mit der Zeit häuften sich die aufdringlichen Gedanken, und das angstlindernde Händewaschen wirkte immer kürzer.

Mrs. Chester, Wandas Lehrerin, fing an, sich wegen Wandas häufigen Toilettenbesuchen und ihrer geröteten und spröden Finger Sorgen zu machen. Wanda neigte auch zu Tagträumen. Die anderen Kinder kicherten jedesmal, wenn Wanda Anweisungen nicht gehört zu haben schien oder wenn sie eine Frage der Lehrerin nicht beantworten konnte. Auch Wandas Mutter war wegen des Verhaltens ihrer Tochter besorgt. Sie hatte verschiedene Mittel ausprobiert, um Wandas gerötete und spröde Hände zu behandeln, aber keines hatte ihr geholfen.

»Wenn du dir nicht mehr so oft die Hände waschen würdest, würden sie heilen«, hatte sie zu Wanda gesagt. »Hör' einfach damit auf!« Wandas Mutter war nicht klar, daß ihre Tochter nicht »einfach aufhören« konnte. Sie hatte noch nie etwas von Zwangsstörungen gehört und nahm an, das ständige Händewaschen sei eine Angewohnheit, die Wanda durch Entschlossenheit und Willenskraft überwinden könne. Sie glaubte, Wandas Problem könne sich »auswachsen« – dies sei nichts weiter als eine jener Phasen, die alle Kinder durchleben. Schließlich empfahl Mrs. Chester eine psychiatrische Untersuchung, woraufhin die Mutter mit ihrer Tochter zum Kinderarzt ging. Dieser überwies Wanda zu einem Psychiater, der eine Zwangsstörung diagnostizierte.

Toms Geschichte

Tom war einmal ein sehr guter Schüler gewesen. Doch nun wurden seine Noten allmählich immer schlechter. Er kannte zwar den Lehrstoff, lieferte aber nur selten seine Hausarbeiten ab, und wenn, dann mit starker Verspätung. Bei Tests erzielte er einfach deshalb schlechte Ergebnisse, weil es ihm nicht gelang, die Arbeit daran rechtzeitig abzuschließen. Die vorgegebene Zeit war ihm einfach zu knapp. War er faul? Oder rebellisch? Nein, er litt unter einer Zwangsstörung.

Tom hatte Angst, Fehler zu machen. Er überprüfte seine Hausarbeiten so oft, bis die Abgabefrist überschritten war, und hielt es dann für sinnlos, die Arbeit noch abzugeben. Tests waren für ihn Albträume. Er beantwortete zwei der gestellten Fragen, überprüfte dann, was er geantwortet hatte, beantwortete anschließend zwei weitere Fragen und überprüfte anschließend alles, was er bisher geschafft hatte, erneut. Er legte großen Wert darauf, daß alles, was er in Druckschrift aufschrieb, sehr ordentlich aussah und weder Buchstaben noch Zahlen einander berührten. Auf seinen Blättern gab es zahllose Radierspuren, die das Papier manchmal sogar durchlöcherten.

Toms Prüfzwang beschränkte sich nicht auf die Schularbeit. Seine Überprüfungen vor dem Zubettgehen nahmen manchmal eine volle Stunde in Anspruch. Zuerst überprüfte er, ob die Türen wirklich verschlossen waren, dann, ob der Herd und Haushaltsgeräte ausgeschaltet und ob die Fenster geschlossen waren, und außerdem schaute er in den Schränken und unter den Betten nach dem Rechten. Seine Eltern versicherten ihm zwar immer wieder, er brauche diese Dinge nicht zu überprüfen, doch er ließ sich nicht davon abbringen. Sie versuchten, ihm die Prüfrituale auszureden. Sie fragten ihn, was denn geschehen würde, wenn er die Überprüfungen unterlasse. Er beantwortete solche Fragen stets vage. Jemand könne verletzt werden; er könne dann nicht einschlafen. Meist antwortete er etwas wie: »Ich weiß auch nicht; ich muß diese Dinge einfach prüfen.« Wenn die Eltern ihn wegen seines Prüfzwangs zur Rede stellten, beharrte er noch nachdrücklicher darauf. Deshalb gewöhnten sie sich schließlich an, ihn nicht mehr darauf anzusprechen. Wie Wandas Mutter glaubten sie, das Problem werde sich irgendwann »auswachsen«.

Toms Mutter Charlotte suchte mit ihrem Sohn einen Arzt auf, der ihn an einen Psychiater überwies. Nach einer gründlichen Untersuchung erklärte der Psychiater, Tom leide unter einer neuro-behavioralen Störung mit Namen Zwangsstörung. Als der Psychiater erklärte, was eine Zwangsstörung sei, fing Charlotte an zu weinen. »Herr Doktor, Tom hat die Zwangsstörung von mir! Er hat sie von mir erlernt. Ich überprüfe zwar nicht ständig alles Mögliche, aber ich kann es nicht ertragen, wenn nicht alles auf eine ganz bestimmte Weise geordnet ist. Alles, was in Schubladen und Schränken liegt, hat einen ganz bestimmten Platz.«

Der Psychiater erklärte der Mutter, sie habe Tom die Zwangsstörung nicht »gegeben«, weil diese Art von Störung nicht erlernt werde. Es handle sich vielmehr um eine neuro-behaviorale Störung, und manchmal trete sie bei mehreren Mitgliedern einer Familie auf, weil sie eine genetische Grundlage habe. Nach dieser ersten Konsultation begannen Tom und seine Mutter Charlotte mit einer kognitiv-behavioralen Therapie.

Reinigen, Prüfen, Zählen und Kinder

Über zwanghafte Gedanken, die sich auf Kontamination beziehen, wird am häufigsten bei Patienten im Kindesalter berichtet (Piacentini & Graae 1997). Furcht vor Kontamination durch Schmutz und Krankheitserreger führen zum Vermeiden der mutmaßlich kontaminierenden Faktoren und zu exzessivem Waschen. Kinder waschen sich in solchen Fällen nach einem Ritual, das sie selbst entwickelt haben, sie können sich aber auch einfach besonders häufig oder jeweils sehr lange waschen.

Kontaminationsängste führen manchmal dazu, daß die Betroffenen das Gegenteil dessen tun, was sie nicht tun wollen. In solchen Fällen führt die Angst vor dem Berühren »kontaminierter« Körperteile oder persönlicher Gegenstände oder von beidem zu einem Widerwillen davor, dies zu tun, oder zur strikten Verweigerung dieser Handlung. Achten Sie auf nicht geschnürte Schuhe, ungeputzte Zähne, nachlässig wirkende Kleidung oder ungekämmtes, schmutziges Haar, besonders wenn das Kind vorher immer sehr gepflegt wirkte.

Auch Prüfzwänge sind bei Kindern und Erwachsenen mit einer Zwangsstörung verbreitet. Oft werden sie durch Furcht der Betroffenen vor Selbstschädigung oder vor der Schädigung anderer Menschen, aber auch durch extrem starken Zweifel ausgelöst. Das Überprüfen von Dingen wie Türen, Lichtschaltern, Fenstern, Steckdosen und Küchengeräten kann täglich mehrere Stunden in Anspruch nehmen. Außerdem kann das Kind unverhältnismäßig viel Zeit auf die Schulaufgaben verwenden oder sich gezwungen fühlen, bereits fertiggestellte Hausaufgaben so oft zu überprüfen, daß es die Arbeit niemals zum Abschluß bringt. Viele abgenutzte Radiergummis können darauf hinweisen, daß das Kind dem Zwang unterliegt, »perfekte« Hausaufgaben abliefern zu müssen. Wiederholtes Nachfragen kann ein Zeichen für das zwanghafte Bemühen sein, von einem Lehrer eine »perfekte« Antwort zu erhalten.

Bei manchen Kindern geht es bei der Zwangsstörung um Zahlen. Für sie gibt es »sichere« und »gefährliche« Zahlen, sie wiederholen bestimmte Handlungen eine bestimmte Anzahl von Malen, oder sie zählen wiederholt bis zu einer bestimmten Zahl. Es kann sein, daß sie wiederholt durch eine Tür gehen, bis sich dies für sie »richtig« anfühlt, oder sie fühlen sich gezwungen, sich auf eine ganz bestimmte

Weise auf Stühle zu setzen und von diesen aufzustehen oder bestimmte Dinge eine bestimmte Anzahl von Malen zu berühren. Manchmal tarnen sie solche Verhaltensweisen als Vergeßlichkeit oder Langeweile.

Kinder mit einer Zwangsstörung können auch noch viele andere Symptome oder Eigenarten erkennen lassen. Der Zwang, Dinge »genau richtig« zu machen, kann sich etwa beim Zu- und Aufschnüren von Schuhen bemerkbar machen oder in Form des unablässigen Umarrangierens von Dingen, bis das Kind das Gefühl hat, daß sie gleichmäßig oder symmetrisch ausgerichtet sind. Auch die Angst, anderen oder sich selbst schaden zu können, sowie übertriebene Moralansprüche und religiöse Skrupel kommen bei solchen Kindern häufig vor. Kinder und Jugendliche neigen im Falle einer Zwangsstörung oft zu Perfektionismus, Rigidität oder Starrsinn.

Viele Kinder mit einer Zwangsstörung haben Probleme, bestimmte Kleidungsstücke zu tragen. Auch Übersensibilität für Berührungen, Geschmäcke, Gerüche und Geräusche sind häufig zu beobachten. Oft verfügen diese Kinder über besonders große Intelligenz, Moralvorstellungen, die eher denjenigen von Erwachsenen ähneln, sie werden schnell wütend, bekommen leicht Schuldgefühle und verfügen über eine sehr lebendige Phantasie.

Falls Sie einige der genannten Eigenarten von Ihrem Kind her kennen, sollten Sie bedenken, daß eine Zwangsstörung nur dann vorliegt, wenn solche Erscheinungen mit viel Zeitaufwand verbunden sind, erheblichen Streß verursachen oder das Leben des Kindes in der Schule und zu Hause stark beeinträchtigen. Die beschriebenen Verhaltensweisen sind zunächst nichts weiter als Warnzeichen, die das eventuelle Vorliegen eines Problems anzeigen können. Wenn Ihnen solche Dinge auffallen, sollten Sie zunächst in aller Ruhe mit Ihrem Kind darüber sprechen. Erhärtet sich dann Ihr Verdacht, daß bei Ihrem Kind eine Zwangsstörung vorliegen könnte, sollten Sie sich an einen Fachmann wenden, möglichst an jemanden, der auf die Behandlung von Zwangsstörungen spezialisiert ist.

Behandlung von Zwangsstörungen bei Kindern

Erwachsene mit einer Zwangsstörung begeben sich gewöhnlich in Behandlung, weil sie spüren, daß sich das Problem deutlich negativ auf ihr Leben auswirkt. Kindern ist nicht immer klar, daß sie ein Problem haben. Sie werden von ihren Eltern zum Arzt gebracht, weil sie sich auffällig verhalten oder weil sie in der Schule Schwierigkeiten haben. Kinder und Jugendliche und ihre Eltern sollten wissen, daß sich Zwangsstörungen bei Kindern behandeln lassen.

Die Kombination einer medikamentösen Behandlung mit einer kognitiv-behavioralen Therapie wird für die Behandlung von Zwangsstörungen nicht nur bei Erwachsenen, sondern auch bei Kindern allgemein als erfolgversprechend anerkannt (March & Mulle 1998). Sprechen Sie mit den Ärzten über die verschiedenen Behandlungsmöglichkeiten. Sie werden Ihnen sagen, ob es im konkreten Fall sinnvoller ist, mit einer kognitiv-behavioralen Therapie zu beginnen oder diese gleich in Kombination mit einer medikamentösen Behandlung durchzuführen. Bei besonders schweren Fällen rät man Ihnen wahrscheinlich, mit einer medikamentösen Therapie zu beginnen. Beide Mittel zusammen sind beim Kampf gegen eine Zwangsstörung hochwirksame Instrumente.

Medikation

Im folgenden geben wir einen Überblick über die medikamentöse Behandlung von Kindern mit einer Zwangsstörung, um einen Eindruck von den bestehenden Möglichkeiten zu vermitteln. Ausführlich können wir diese Thematik im Rahmen dieses Buches nicht behandeln.

Zwangsstörungen bei Kindern werden seit langem medikamentös behandelt. Allerdings bezweifeln einige Kritiker, daß es wirklich ungefährlich ist, psychische Störungen bei Kindern mit Psychopharmaka zu behandeln. Bei vielen dieser Mittel wurde noch gar nicht untersucht, wie sie sich bei sehr jungen Kindern auswirken. Andererseits ist es eine Tatsache, daß solche Medikamente Patienten dieser Altersstufen verschrieben werden, insbesondere wenn die zu erwartenden Vorteile dieser Behandlung die mutmaßlichen Gefahren zu überwiegen scheinen.

Wann könnte das der Fall sein? Manche Kinder profitieren von einer ausschließlich kognitiv-behavioralen Therapie nicht genügend, und manchmal sind die Probleme so groß und hartnäckig, daß es für das betroffene Kind sehr negativ wäre, wenn eine Behandlung unterbliebe. Eltern sollten dem behandelnden Arzt in solchen Fällen gründlich befragen und sich intensiv bemühen, mit ihm gemeinsam die Risiken einer medikamentösen Behandlung einzuschätzen. Verschaffen Sie sich alle erreichbaren relevanten Informationen auch über mögliche Nebenwirkungen sowie darüber, welche man hinnehmen kann und welche Anlaß zur Sorge geben. Besonders kritisch ist die Kombination verschiedener psychotroper Medikamente bei sehr jungen Kindern zu sehen, und sie sollte nur in sehr seltenen Ausnahmefällen erfolgen.

Wie Erwachsenen werden auch Kindern mit einer Zwangsstörung in erster Linie selektive Serotonin-Wiederaufnahmehemmer (SSRIs) verschrieben. Erst nach zwölfwöchiger Einnahme der wirksamen Dosis läßt sich feststellen, ob das verschriebene Mittel wirkt. Und falls sich ein bestimmtes Mittel als unwirksam erweist, ist es trotzdem möglich, daß ein anderes wirkt. Falls es mit einem bestimmten Mittel nicht gelingt, die Symptome im gewünschten Maße zu lindern, können zusätzlich andere Medikamente gegeben werden. Als Ergänzung zu den SSRIs werden gelegentlich Buspiron, Clonazepam und sogenannte Antipsychotika in extrem niedriger Dosierung verwendet. Auch Clomipramin kann mit einem der SSRIs kombiniert werden.

Begleiterscheinungen der medikamentösen Behandlung einer Zwangsstörung können unter anderem Reizbarkeit, Impulsivität und Hyperaktivität sein. Bei Auftauchen solcher Nebenwirkungen kann man entweder die Dosis verringern oder ein anderes Mittel ausprobieren. Allerdings ist sowohl das Verändern der Dosis als auch der Wechsel zu einem anderen Medikament bei Kindern besonders schwierig, weil das Kind sich in solchen Phasen manchmal plötzlich dramatisch anders verhält.

Viele Kinder, die wegen einer Zwangsstörung medikamentös behandelt werden, haben Probleme mit dem Einschlafen und Durchschlafen. Es ist wichtig festzustellen, ob dies eine Folge der medikamentösen Behandlung oder ein Symptom ist. Falls die Psychopharmaka den Schlaf beeinträchtigen, hilft eventuell eine frühere Einnahme oder eine Dosisverringerung, die aber unbedingt im Einvernehmen mit dem verschreibenden Arzt vorgenommen werden sollten. Manchmal verschreiben Ärzte dann vorübergehend ein zusätzliches schlafförderndes Mittel. Die Zwangssymptome können auch abends stärker werden und den Schlaf beeinträchtigen. Aufdringliche Gedanken erschweren es dem Kind einzuschlafen. In solchen Fällen ist es nützlich, die Medikation der Situation anzupassen und die kognitiv-behaviorale Therapie auf die Problematik zu konzentrieren.

Weil der Stoffwechsel von Kindern Medikamente sehr schnell verarbeitet, ist die regelmäßige Einnahme für sie besonders wichtig. Sie sichert einen gleichmäßigen Blutspiegel der Mittel und verringert die Wahrscheinlichkeit des Auftretens von Nebenwirkungen.

Die Adoleszenz ist für alle Menschen eine sehr bewegte Zeit, natürlich auch für Jugendliche, die unter einer Zwangsstörung leiden. Rebellion, Ausagieren und Aufsässigkeit können die Behandlungsmöglichkeiten beeinträchtigen. Psychopharmaka können Erregtheit und Hyperaktivität verstärken. Die Einbeziehung einer kognitiv-behavioralen Therapie kann Nebenwirkungen verringern, weil sie die Verringerung der Medikamentendosis ermöglicht.

Kognitiv-behaviorale Therapie

Kinder können von dem in Teil II und III dieses Buches beschriebenen Selbsthilfeprogramm profitieren, sofern dabei die zusätzlichen Hinweise im vorliegenden Kapitel beachtet werden. Der erste Schritt auf dem Weg zur Genesung ist die Erkenntnis, daß der Kampf gegen die Zwangsstörung ein Teamprojekt ist. Eltern, Geschwister, andere Familienmitglieder, Therapeuten, Ärzte und Lehrer spielen bei der Unterstützung des Kindes während der ERP-Arbeit wichtige Rollen.

Bevor Sie sich jedoch mit Ihrem Kind an ein Selbsthilfeprogramm heranwagen, sollte das Kind von einem Psychiater oder Psychologen untersucht werden, der sich mit der Behandlung von Zwangsstörungen bei Kindern auskennt. Das Kind sollte wenn eben möglich während seiner Arbeit im Rahmen des Selbsthilfeprogramms von einem Therapeuten begleitet werden. Sie unterstützen Ihr Kind aber zusätzlich, indem Sie den Verlauf dieser Arbeit selbst genau verfolgen. In jedem Fall sollten Sie der Arbeit sehr positiv und möglichst sogar enthusiastisch gegenüberstehen. Enthusiasmus wirkt ansteckend und hilft Ihrem Kind, selbst ein stärkeres Bedürfnis nach einem besseren Zustand zu entwickeln.

Als nächstes müssen Sie sich selbst und Ihr Kind über das Wesen einer Zwangsstörung und deren Behandlung informieren, wobei natürlich abzuwägen ist, was Ihr Kind schon verstehen kann. Kenntnisse und Verständnis erleichtern die Zusammenarbeit mit dem Arzt und wirken sich positiv auf die Produktivität der Arbeit aus. Für ein Kind ist es beängstigend, zum Arzt gehen zu müssen, vor allem wenn es seine Symptome gar nicht versteht oder wenn es glaubt, es könnte verrückt sein oder an einer schweren, unheilbaren Krankheit leiden. Ist das Kind hingegen über die Tatsachen richtig informiert – darüber, daß es durchaus wirksame Behandlungsmöglichkeiten gibt –, wird seine Angst dadurch erheblich gelindert.

Wichtig ist auch, von Anfang an klarzustellen, daß die Zwangsstörung das Problem ist, *nicht* das Kind. Wird die Zwangsstörung als medizinisches Problem dargestellt, so wird das Kind dadurch ebenso wie seine Familie vor Schuldgefühlen bewahrt, die sich infolge einer psychiatrischen Diagnose häufig einstellen. Dies hilft allen Beteiligten, ihre Energie dort zu konzentrieren, wo sie am dringendsten gebraucht wird: auf die Behandlung und auf einen möglichst sachgerechten Umgang mit der Zwangsstörung.

Erklären Sie Ihrem Kind die Zwangsstörung und die kognitiv-behaviorale Therapie so, daß es dies verstehen kann. Sie können das Problem beispielsweise als Störung der Gehirnchemie darstellen, indem Sie von einer »Computerpanne« oder einem »Gehirnschluckauf« sprechen. Und für die Wirkung der ERP-Arbeit können Sie eine Autoalarmanlage als Beispiel anführen. Erzählen Sie, wie Sie selbst das erste Mal eine Autoalarmanlage hörten und sich Sorgen machten, daß ein Auto gestohlen würde. Nachdem Sie bei solchen Alarmsignalen ein paarmal nachgesehen hätten, sei Ihnen klar geworden, daß es sich gewöhnlich um falschen Alarm handle, und daraufhin hätten Sie angefangen, die Warntöne zu ignorieren. Wenn Sie die Alarmsignale jetzt hörten, würden Sie sich dadurch nicht mehr in Ihren eigenen Aktivitäten unterbrechen lassen. Erklären Sie Ihrem Kind auch, daß man durch die ERP-Arbeit lernt, die zwanghaften Gedanken zu erkennen und ihren bedrohlich anmutenden Inhalt zu ignorieren.

Pädiatrische autoimmun-neuropsychiatrische Störung mit Streptokokken-Infektion (PANDAS)

In der Kindheit auftretende Zwangsstörungen wurden mit beta-hämolysierenden Streptokokken der Gruppe A in Verbindung gebracht, den Bakterien, die Halsentzündungen verursachen. In Reaktion auf das Auftreten dieser Bakterien entwickelt der menschliche Körper sogenannte Antikörper zur Bekämpfung der Bakterien. Diese Antikörper greifen Neuronen in den Basalganglien des Gehirns an. Das bedeutet, daß die körpereigenen Waffen zur Bekämpfung von Streptokokkeninfektionen auch Gewebe in den Gehirnbereichen angreifen, die bei Zwangsstörungen eine Rolle spielen. Man nimmt an, daß auf diese Weise Zwangssymptome entstehen oder schon bestehende Symptome verstärkt werden können.

Bei Kindern, deren Zwangsstörung durch diese relativ seltene Autoimmunreaktion des Körpers entstanden ist, tritt eine deutliche Besserung ein oder es kommt sogar zur völligen Auflösung der Symptome, wenn die Streptokokkeninfektion mit Antibiotika behandelt wird (March & Mulle 1998). Solche Infektionen sofort zu behandeln ist sehr wichtig. Bei plötzlichem Einsetzen oder bei starker Verschlimmerung von Zwangssymptomen in Verbindung mit einer Erkrankung der oberen Atemwege sollten Sie deshalb umgehend einen Arzt bitten zu untersuchen, ob eine Streptokokkeninfektion vorliegt.

Zwangsstörungen und verwandte Störungen

Häufig leiden Kinder und Teenager mit einer Zwangsstörung außerdem auch unter einer anderen neuro-behavioralen Störung. Tourette-Syndrom, Aufmerksamkeitsdefizit-/Hyperaktivitätsstörung (ADHS), Oppositionelles Trotzverhalten, Major-Depression, Tic-Störung, Lernstörungen, Asperger-Syndrom und andere Angststörungen kommen bei Kindern und Jugendlichen, die unter einer Zwangsstörung leiden, häufig als Komorbiditäten vor. Depression kann bei Bestehen einer Zwangsstörung sowohl als eigenständige Störung als auch als Komorbidität auftreten (Piacentini & Graae 1997; March & Mulle 1998).

Wenn Kinder außer unter einer Zwangsstörung auch unter einer oder mehreren anderen Störungen leiden, muß die kognitiv-behaviorale Therapie der Zwangsstörung mit den Behandlungen der übrigen Störungen in Einklang gebracht werden. Ärzte, Therapeuten, Lehrer, Berater und Eltern müssen dann zusammen mit dem Kind darauf hinarbeiten, die Zwangsstörung und alle mit ihr verbundenen Probleme in den Griff zu bekommen. Weil das Tourette-Syndrom und ADHS zu den häufigsten Komorbiditäten bei Zwangsstörungen zählen, werden wir uns mit ihnen im folgenden etwas eingehender befassen.

Das Tourette-Syndrom

Das Tourette-Syndrom ist eine erbliche neurologische Störung, unter der in den Vereinigten Staaten etwa 200.000 Personen leiden (Koplewicz 1996). Charakteristisch für sie sind wiederholte unwillkürliche Körperbewegungen und stimmliche Äußerungen. Diese werden Tics genannt. Die Symptome setzen vor dem Alter von 21 Jahren ein und bleiben mindestens ein Jahr lang bestehen. Bei Jungen tritt das Tourette-Syndrom drei- bis fünfmal häufiger auf als bei Mädchen. Das Problem betrifft ein Kind unter zweitausend, aber bei 15 Prozent aller Kinder treten vorübergehend Tics auf (Koplewicz 1996). Es handelt sich um Tics, die unregelmäßig auftreten. In seltenen Fällen beinhalten die stimmlichen Äußerungen obszöne und aggressive Wörter und Ausdrücke, und man spricht dann von Koprolalie. Das Herausschleudern stimmlicher Äußerungen entspringt weder einer bewußten Absicht noch einem Willensakt. Tics kann man als plötzlichen und wiederholten Drang, praktisch beliebige Bewegungen oder Geräusche hervorzubringen, bezeichnen. Beispiele hierfür sind:

- Wimpernzucken
- Schielen
- Schmatzen
- ruckhaftes Drehen des Halses
- Schulterzucken
- Räuspern
- Luft durch den Mund ausstoßen
- Schnaufen
- Zischen
- Rudern oder Stoßen mit den Armen
- Nägelkauen

- Aufstampfen mit den Füßen
- Treten
- Springen
- Bellen
- Summen
- Stottern
- plötzliche Veränderungen des Tons, Tempos oder der Lautstärke der Stimme
- kurze, oft sinnlose Äußerungen
- Fluchen

Bei vielen Kindern mit einem Tourette-Syndrom oder einer Tic-Störung besteht außerdem eine weitere neuro-psychiatrische Störung wie ADHS oder eine Zwangsstörung (McDougle & Goodman 1997). Besteht sowohl das Tourette-Syndrom als auch eine Zwangsstörung, muß man zwischen den Tics und den Zwangssymptomen unterscheiden, weil man beide unterschiedlich behandeln muß, wobei es schwierig sein kann zu klären, ob es sich bei einem Symptom um einen Tic oder um ein zwanghaftes Ritual handelt. Der wichtigste Unterschied besteht darin, daß einem Tic eine sensorische Empfindung, einem Zwangssymptom jedoch ein Gedanke vorangeht.

Allerdings ist diese klinische Unterscheidung zwischen einem Tourette-Syndrom und einer Zwangsstörung von begrenztem Wert, insbesondere wenn es um Kinder geht, deren zwanghaftes Verhalten sich auf das Zählen, das Herstellen von Symmetrie, das Wiederholen und das Ordnen bezieht, ohne daß sie vorher über potentielle Schädigungen oder Gefahren für sie selbst oder andere nachdenken. Dies hat einige Kliniker auf den Gedanken gebracht, daß es eine Form von Zwangsstörung geben könnte, die durch die Verbindung einer Zwangsstörung mit dem Tourette-Syndrom entsteht und die deshalb »Tourettische Zwangsstörung« genannt wird (Mansueto & Keuler 2005). Dabei gehen den zwanghaften Handlungen keine zwanghaften Gedanken, sondern Gefühle innerer Anspannung oder ein allgemeines körperliches Unbehagen voraus. Die anschließenden zwanghaften Handlungen müssen »genau richtig« ausgeführt werden, um den Zustand innerer Anspannung zu lindern.

Angesichts dieser neu beschriebenen Form von Zwangsstörungen sollten Eltern darüber informiert werden, daß sich daraus die Notwendigkeit ergibt, neue, flexiblere Arten des Einsatzes von Medikamenten und kognitiv-behavioraler Therapie zu entwickeln. Beispielsweise können die bei Zwangsstörungen üblichen SSRIs mit niedrig dosierten atypischen Antipsychotika kombiniert werden. Einige Bluthochdruckmittel, die sogenannten Alpha-2-Antagonisten, können eventuell zusätzlich verschrieben werden, weil sie die beim Tourette-Syndrom auftretenden Tics zu reduzieren scheinen. Auch die typischen kognitiv-behavioralen Behandlungsstrategien bei Zwangsstörungen, die in anderen Kapiteln dieses Buches beschrieben wurden, müssen aufgrund der neuen Erkenntnisse möglicherweise modifiziert werden. Beispielsweise könnten erheblich mehr Wiederholungen der ERP-Prozesse erforderlich sein, um die körperliche Anspannung und die Angst deutlich zu verringern. Außerdem ist es eventuell ratsam, die traditionelle ERP-Arbeit durch Einbeziehung von Muskelentspannungstechniken und das Üben der Zwerchfellatmung zu erweitern, um die durch Widerstand fördernde Rituale verursachte Angst zu verringern.

Aufmerksamkeitsdefizit-/Hyperaktivitätsstörung (ADHS)

ADHS ist die bei Kindern häufigste neuro-psychiatrische Störung. Drei bis fünf Prozent aller Kinder sind von ihr betroffen, und sie kommt bei Jungen vier- bis neunmal häufiger vor als bei Mädchen (Koplewicz 1996). Charakteristisch für die Aufmerksamkeitsdefizit-Störung (ADS) und für ADHS sind Unaufmerksamkeit und Impulsivität – also Schwierigkeiten damit, die Aufmerksamkeit auf ein Objekt gerichtet zu halten, und Anfälligkeit für Ablenkungen aller Art. Hyperaktivität ist exzessive, unbeherrschbare Unruhe und Unfähigkeit stillzusitzen, so daß es in der Schule und zu Hause störend wirkt. Liegt das letztgenannte Symptom nicht vor, spricht man von einer ADS. Beide Diagnosen werden nur gestellt, wenn die Symptome alle im folgenden genannten Charakteristiken aufweisen:

- erstes Auftreten vor dem Alter von sieben Jahren
- Chronizität (längeres als sechsmonatiges Bestehen)
- Auftreten zu Hause und in der Schule bringen das Kind in erhebliche Schwierigkeiten
- bestehen die meiste Zeit über

Auch andere Störungen können Unaufmerksamkeit, Impulsivität und Hyperaktivität verursachen. Dazu zählen die Angststörungen, Depression und PANDAS. Über diese Störungen sollte nachgedacht werden, wenn die genannten Symptome *nach* Erreichen des Alters von sieben Jahre auftreten (Swedo & Leonard 1998).

Die meisten neuro-psychiatrischen Störungen verursachen gelegentlich Probleme bezüglich der Aufmerksamkeit und Konzentrationsfähigkeit, die ADS-Symptomen ähneln. Bei Kindern, die unter einer Zwangsstörung leiden, wird, wenn bei ihnen zwanghafte Gedanken auftreten und sie zwanghafte Rituale ausführen, oft fälschlich ADS oder ADHS diagnostiziert. Allerdings leiden manche Kinder mit einer Zwangsstörung tatsächlich auch unter ADS oder ADHS.

Stevies Geschichte

Stevie war bis zur vierten Klasse ein guter Schüler, aber dann wurde er immer unaufmerksamer. Die meiste Zeit über schien er in Tagträumen zu versinken, und wenn das nicht der Fall war, vermochte nichts ihn auf seinem Sitz zu halten. Sein Lehrer mußte ihn ständig mit »Setz' dich hin, Stevie« zur Ordnung rufen. Er gab nur selten seine Hausaufgaben ab, und bei jedem Test fiel er durch, weil er keinen zu Ende brachte.

Auf den ersten Blick könnte man meinen, daß Stevie unter ADHS litt; doch eine sorgfältige Untersuchung zeigte, daß es sich um eine Zwangsstörung handelte. Was waren die Gründe für diese Diagnose?

- Stevies Symptome hatten erst eingesetzt, als er neun Jahre alt war.
- Durch eine genauere Untersuchung stellte sich heraus, daß Stevie, wenn er »tagträumte«, sich tatsächlich auf zwanghafte Gedanken konzentrierte.
- Wenn Stevie seinen Platz in der Klasse verließ, verfolgte er mit seinen Bewegungen ganz bestimmte Zwecke. Seine zwanghaften Gedanken beinhalteten die

Angst, seiner Mutter könnte etwas zustoßen, und es erleichterte ihn kurzfristig, die Tür, die Wand oder das Fenster zu berühren. Diese Berührungsrituale tarnte er als zielloses Umherwandern.
- Stevies Probleme mit Tests und Hausaufgaben beruhten auf seinem Prüfzwang. Er brauchte viele Stunden für die Hausaufgaben, weil er seine Antworten immer wieder überprüfte, und oft warf er das, was er bereits geschafft hatte, komplett weg, statt sich damit zufrieden zu geben, etwas »Unvollkommenes« abgeben zu müssen.

Familiäre Hilfe für Kinder mit einer Zwangsstörung

Mittlerweile dürfte Ihnen klar sein, wie wichtig es ist, bei Kindern mit neuro-psychiatrischen Störungen eine adäquate Diagnose zu erstellen. Die Wahl der Medikamente und Behandlungsansätze hängt natürlich von der Art der Störung ab. Deshalb muß in jedem Fall zuerst eine zutreffende Diagnose erstellt werden.

Wenn Ihr Kind unter einer Zwangsstörung leidet, ist familiäre Unterstützung noch wichtiger, als wenn ein erwachsenes Familienmitglied diese Krankheit hat. Im weiteren Verlauf dieses Kapitels wird erläutert, wie Sie Ihrem Kind helfen können. Die Hilfsvorschläge sind in allen Fällen sehr konkret und praxisbezogen. Lesen Sie in diesem Zusammenhang auch Kapitel 18 sehr genau; es beschäftigt sich damit, wie Ihre Familie eine Zwangsstörung gemeinsam bekämpfen kann.

Akzeptieren und Fairneß

Eine Zwangsstörung ist nicht fair, weder dem betroffenen Kind noch seinen Geschwistern gegenüber, denn letztere haben eventuell das Gefühl, man sehe dem Kind mit der Zwangsstörung schlechtes Benehmen nach, wo man es bei ihnen niemals durchgehen lassen würde. Und wahrscheinlich haben die Geschwister sogar Recht. Eine entsprechende Aufklärung hilft der gesamten Familie, das Verhalten des kranken Kindes zu verstehen. Die Zwangsstörung als das zu benennen, was sie ist, hilft. Statt weiter dem Kind die Schuld zu geben, können die Geschwister sie dann auf die Zwangsstörung schieben.

Versuchen Sie, der gesamten Familie den Unterschied zwischen Fairneß und Gleichheit zu erklären. Wir Menschen sind alle verschieden. Wir haben unterschiedliche Fähigkeiten, Bedürfnisse und Probleme. Dem Kind mit der Zwangsstörung ist das Problem der Zwangsstörung zugefallen. Alle Kinder müssen ihren individuellen Bedürfnissen gemäß behandelt werden. Das ist zwar keine Gleichbehandlung, aber es ist fair.

Veranschaulichen Sie den Unterschied zwischen Gleichheit und Fairneß anhand von Beispielen aus dem Alltag. Nehmen wir an, Tommy ist bei den *Boy Scouts*. Würden Sie dann auch für Sally eine Boy-Scout-Uniform kaufen? Natürlich nicht. Aber wenn Sie Fußball spielen würde, würden Sie ihr sicher eine Fußballer-Kluft kaufen. Und wenn Sally eine Brille trüge, würden Sie dann auch Tommy zwingen, eine Brille zu tragen, damit Sally sich besser fühlt? Natürlich nicht, denn das wäre nicht fair. Erklären Sie auf diese Weise nachdrücklich, daß jeder Mensch anders ist. Wir behandeln nicht alle Menschen gleich, sondern berücksichtigen die individuellen Bedürfnisse jedes Einzelnen. Sie können auch darauf hinweisen, daß die Freunde Ihrer Kinder unterschiedlich sind und unterschiedliche Interessen haben. Beispielsweise spielen Ihre Kinder mit verschiedenen Freunden wahrscheinlich unterschiedliche Spiele.

Nehmen Sie sich nun einen Augenblick Zeit, um über jedes Ihrer Kinder nachzudenken und sich zu vergegenwärtigen, wie sie sich voneinander unterscheiden. Notieren Sie anschließend einige unterschiedliche Interessen und Bedürfnisse der einzelnen Kinder. (Natürlich können Sie das auch in Ihrem Tagebuch oder auf einem separaten Blatt Papier tun.)

_____

_____

_____

_____

_____

_____

Behandeln Sie Ihre Kinder unterschiedlich? Und wenn ja, in welcher Hinsicht? Und ist das fair?

_____

_____

_____

_____

_____

Struktur und Disziplin

Struktur ist in jeder Familie wichtig. Kinder fühlen sich sicherer, wenn Sie wissen, daß sie sich auf einen bestimmten Tagesablauf verlassen können. Symptome einer Zwangsstörung werden meist stärker, wenn der normale Tagesablauf gestört wird. Urlaube machen Freude, aber durch sie können völlig neue zwanghafte Gedanken und Verhaltensweisen entstehen. Einem Kind mit einer Zwangsstörung geht es am besten in einer strukturierten Umgebung, und eine strukturierte Situation ist auch für die ganze Familie von Vorteil.

Legen Sie klare Regeln fest, und machen Sie deutlich, was Sie von Ihren Kindern erwarten. Am besten befestigen Sie einen Zettel mit diesen Punkten am Kühlschrank. Formulieren Sie Ihre Anliegen positiv. Schreiben Sie: »Du erledigst deine Hausaufgaben, bevor du fernsiehst«, statt: »Kein Fernsehen, bis die Hausaufgaben erledigt sind!« Oder: »Du kannst heute zwei Stunden lang fernsehen« statt: »Nicht mehr als zwei Stunden fernsehen!«

Entwickeln Sie einen ziemlich festen Zeitplan für den Tagesablauf. Sorgen Sie dafür, daß Mittag- bzw. Abendessen, Hausaufgaben und Zubettgehen immer zur gleichen Zeit stattfinden. Legen Sie auch für andere Aktivitäten genaue Zeiten fest, und teilen Sie Ihrem Kind rechtzeitig mit, wann an jedem Tag was stattfinden soll. Und wenn der Zeitplan nicht eingehalten wird? Menschen mit einer Zwangsstörung mögen Veränderungen nicht; doch die sind im Leben nicht gänzlich vermeidbar, und das müssen sie akzeptieren. Sie können Ihrem Kind auf verschiedene Weisen helfen, mit unvermeidlichen Veränderungen fertig zu werden. Besprechen Sie Veränderungen möglichst vor ihrem Eintreten. Geben Sie Ihrem Kind wenn möglich Gelegenheit, sich zu bevorstehenden Veränderungen zu äußern; dann hat es das Gefühl, daß ihm nicht alles aus der Hand genommen wird. Versuchen Sie, Veränderungen so zu gestalten, daß sie möglichst wenig destruktiv wirken. Und bei so weitreichenden Veränderungen wie einem Umzug in eine andere Stadt oder einem Schulwechsel müssen Sie sich darüber im klaren sein, daß die Symptome Ihres Kindes zeitweilig stärker werden können, bis sich in der neuen Situation wieder ein fester Tagesablauf herausgebildet hat. Seien Sie in solchen besonders belastenden Situationen tolerant.

Streß verstärkt insbesondere zu Beginn einer Behandlung Zwangssymptome. Versuchen Sie, zu Hause für eine möglichst streßfreie Situation zu sorgen. Eine strukturierte Umgebung mit zuverlässigen Abläufen und die Aufrechterhaltung einer positiven Grundeinstellung können Streß deutlich verringern.

Manchmal empfinden Kinder es als weniger beängstigend, wenn sie diszipliniert werden, als wenn sie gegen ihre Zwangsstörung kämpfen sollen. Schlechtes Benehmen kann Bestandteil eines zwanghaften Verhaltens sein, es kann aber auch Vermeidungsverhalten sein. Natürlich muß schlechtes Benehmen nichts mit der Zwangsstörung zu tun haben. Wie steht es mit der Disziplinierung wegen Ungehorsams, der nichts mit der Zwangsstörung zu tun hat? Wahrscheinlich werden Sie feststellen, daß die Belohnung positiven Verhaltens der Reduzierung problematischen Verhaltens zugute kommt. Fast jede Aktivität, die das Kind schätzt, kann als Belohnung für gutes Benehmen genutzt werden, so auch die Bereitschaft zur ERP-Arbeit. Belohnungen können Computer-, Fernseh- oder Telefonzeit sein sowie Ausflüge mit der Familie oder mit Freunden. Auf dem Computer hergestellte ausgedruckte Urkunden können als Belohnung für das Erreichen bestimmter Meilensteine des Selbsthilfeprogramms fungieren. Belohnungen helfen dem Kind, sich vor Augen zu führen, daß die Zwangsstörung der Feind ist, und sie können seinen Stolz darauf stärken, daß es im Kampf gegen die Zwangsstörung einen Sieg errungen hat.

Für kleine Kinder sind Sticker oft eine gute Belohnung. Legen Sie für alle Ihre Kinder eine Sticker-Tabelle an, und belohnen Sie positives Verhalten mit einem Sticker. Dabei können bei verschiedenen Kindern verschiedene Verhaltensweisen als positiv bewertet werden, weil der Wert vom Alter und Temperament sowie von der Persönlichkeit des Kindes abhängt. Ermutigen Sie das Kind, sich Ziele zu setzen, die mit seinem Kampf gegen die Zwangsstörung zusammenhängen. Geben Sie Ihren Kindern am Ende einer Woche eine kleine Belohnung für die bis zu diesem Zeitpunkt gesammelten Sticker. Verbinden Sie die Vergabe der Sticker und der Belohnungen mit einem Lob. Belohnen Sie die Kinder auch dann für ihre Bemühungen, wenn sie keine Belohnung verdient haben.

Welche Verhaltensweisen wollen Sie belohnen? _____
_____
_____

Notieren Sie einige Aktivitäten, die Sie als Belohnungen nutzen könnten: _____
_____
_____

Auch die Auszeit ist eine großartige Disziplinierungstechnik. Legen Sie einen Ort für Auszeiten fest. Das Schlafzimmer des Kindes ist wahrscheinlich nicht der beste Ort dafür. Die Auszeit muß an einem Ort stattfinden, den Sie im Auge behalten können und an dem es keine Ablenkungen gibt. Beispielsweise ist ein Bereich, in dem andere Kinder sich mit Videospielen vergnügen, nicht dafür geeignet. Eine Minute Auszeit pro erreichtes Lebensjahr ist eine gute Faustregel; demnach würde eine Auszeit für ein vierjähriges Kind vier Minuten dauern. Nun werden Sie vielleicht sagen: »Aber wenn ich meinem Kind eine Auszeit gebe, dann bin ich ja auch in einer Auszeit.« Selbst wenn das zutrifft, können Sie diese Zeit gut nutzen. Planen Sie Aktivitäten, denen Sie sich während der Auszeiten Ihrer Kinder widmen können. Beispielsweise können Sie in dieser Zeit in einer Zeitschrift lesen oder etwas im Internet recherchieren.

Kinder, die unter einer Zwangsstörung leiden, müssen auf irgendeine Weise zur Ordnung gerufen werden, wenn ihr Verhalten außer Kontrolle gerät. Verabreden Sie für solche Situationen mit dem Kind ein Signal. Diese Methode wirkt auch bei Erwachsenen mit einer Zwangsstörung sehr gut. Cherrys Mann hat sie bei ihr ebenfalls genutzt. Wenn sie mit anderen Menschen zusammen waren und ihm auffiel, daß sie in ein zwanghaftes Verhalten verfiel, gab er ihr einen kleinen Stups.

Kinder mit einer Zwangsstörung benehmen sich auf die gleiche Weise daneben wie Kinder ohne Zwangsstörung, und man muß sie wegen schlechten Benehmens, das sie beeinflussen können, disziplinieren. Wenn die Medikamente und die kognitiv-behaviorale Therapie zu wirken beginnen, sollten Sie Ihre Erwartungen erhöhen. Lassen Sie nicht zu, daß Ihr Kind seine Zwangsstörung als Entschuldigung benutzt, um sich ganz normal daneben zu benehmen! Das gleiche gilt natürlich für Erwachsene. Cherry gibt zu, daß sie ihre Zwangsstörung manchmal benutzt hat, um schlechtes Benehmen zu legitimieren: »Diese Leute verstehen das einfach nicht, ich habe eine Zwangsstörung!« Der Therapeut Ihres Kindes kann Ihnen helfen herauszufinden, gegen welche seiner negativen Verhaltensweisen Sie vorgehen sollten und gegen welche nicht.

Hausaufgaben

Selbst wenn Kinder nicht unter einer Zwangsstörung leiden, wird das Haus oder die Wohnung zur Hausaufgabenzeit manchmal zu einem Schlachtfeld. Aber für Kinder mit einer Zwangsstörung sind Hausaufgaben oft besonders frustrierend. Sie können einiges tun, um ihnen zu helfen.

Wenn Sie sich einen Eindruck davon verschaffen wollen, womit Ihr Kind fertig werden muß, sollten Sie einmal versuchen, mit den zwanghaften Gedanken und Handlungen, die Ihr Kind bedrängen, eine Seite seiner Hausaufgaben zu erledigen. Schreiben Sie beispielsweise sehr sauber, und radieren Sie das Ergebnis jedesmal wieder aus, sobald Sie merken, daß Sie einen »Fehler« gemacht haben. »Fehler« können darin bestehen, daß Buchstaben einander berühren oder daß Sie eben nicht sauber genug geschrieben haben. Wenn Sie mit der Hälfte der Arbeit fertig sind, werfen Sie das Resultat weg und fangen wieder von vorn an. Oder erledigen Sie eine Seite der Hausaufgaben, während Sie sich innerlich immer wieder eine Sorge vor Augen führen, die Ihr Kind haben könnte. Wiederholen Sie diesen Gedanken immer wieder, mindestens alle dreißig Sekunden. Das hilft Ihnen, sich in die Schwierigkeiten hineinzuversetzen, mit denen Ihr Kind beim Erledigen der Hausaufgaben konfrontiert ist, und Sie werden dann verstehen, warum Ihr Kind die Erledigung seiner Hausaufgaben vermeiden könnte.

Sie können sich der Lösung dieses Problem deutlich nähern, indem Sie für die Hausaufgaben einen bestimmten Termin festlegen. In vielen Familien eignet sich dafür die Zeit unmittelbar vor oder nach dem Essen am besten. Planen Sie anschließend die Aktivitäten vor den Hausaufgaben. Für Kinder ist es manchmal schwierig, sich auf ihre Hausaufgaben zu konzentrieren, nachdem sie draußen sehr aktiv gespielt haben oder nachdem sie sich sehr anregenden Aktivitäten wie Computerspielen gewidmet haben. Und da Menschen mit einer Zwangsstörung oft Schwierigkeiten haben, Dinge unabgeschlossen liegen zu lassen, sollten Sie verhindern, daß Ihr Kind Aktivitäten beginnt, die es vor dem für die Hausaufgaben vorgesehenen Termin nicht abschließen kann.

Legen Sie für jeden Tag eine Hausaufgabenzeit fest – auch für Tage, an denen das Kind gar keine Hausaufgaben erledigen muß. An solchen Tagen kann das Kind statt dessen ein Buch lesen, eine Geschichte aufschreiben, ein wenig Mathematik üben oder sich mit dem Erlernen anderer Dinge beschäftigen. Sie können ihm aber auch »Mamis Hausaufgabe« oder »Papis Hausaufgabe« stellen. Versuchen Sie, mindestens dreißig Minuten für Hausaufgaben fest zu reservieren. Und helfen Sie dem Kind, die Hausaufgaben in kleine Einheiten zu unterteilen, damit es nicht das Gefühl bekommt, es sei nicht in der Lage, sie zu erledigen. Auch Pausen während der Hausaufgabenzeit können nützlich sein. Fordern Sie das Kind auf, in den Pausen aufzustehen und sich ein wenig zu bewegen – ohne sich gleich auf eine andere Aktivität zu stürzen.

Die Hausaufgaben sollten möglichst immer am gleichen Ort erledigt werden. Beziehen Sie Ihr Kind in die Auswahl dieses Ortes ein. Sorgen Sie dort für gute Beleuchtung, und legen Sie alle erforderlichen Schreibutensilien bereit – Papier, Stifte, Kugelschreiber, Kreide, eine Schere – alles, was das Kind für seine Hausaufgaben oft braucht. Das Kind braucht dann nicht immer wieder aufzustehen, um die betreffenden Dinge zu suchen. Falls es keinen Ort gibt, an dem das Kind jeden Tag seine Hausaufgaben erledigen kann, können Sie die Utensilien, die es braucht, in einem Karton aufbewahren, den es zum jeweils genutzten Ort mitnehmen kann.

Notieren Sie sich, wieviel Zeit Ihr Kind jeweils für die Hausaufgaben braucht. Wenn es sehr viel Zeit ist, können Sie den Lehrer bitten, die Hausaufgaben ein wenig zu reduzieren, bis die Zwangsstörung des Kindes ein wenig nachgelassen hat. Sprechen Sie mit den Lehrern auch über andere Dinge – beispielsweise darüber, ob das Kind die Hausaufgaben tatsächlich abgibt.

Belohnen Sie Ihr Kind, wenn es seine Hausaufgaben ohne irgendwelche Klagen und Wutanfälle fertig stellt. Loben Sie es, und beziehen Sie Belohnungen für die

Hausaufgaben in Ihre Stickertabelle ein. Beispielsweise könnten Sie für das vollständige Erledigen der Hausaufgaben einen Sticker vergeben und dafür, daß es sie ohne zu klagen erledigt hat, einen weiteren Sticker.

Schließlich empfehlen wir Ihnen noch, das Fernsehen auszuschalten und die ganze Familie in die für Hausaufgaben reservierte Zeit einzubeziehen. Das mag schwierig sein, aber alle Familienmitglieder werden davon profitieren. Sie können diese Zeit nutzen, um zu lesen oder um Rechnungen zu begleichen und anderen »Papierkram« zu erledigen. Wenn Ihr Kind sieht, daß Sie ein Buch lesen, ist das für das Kind ein wichtiger Ansporn. Falls Sie Kinder haben, die noch nicht schulpflichtig sind, können Sie die Zeit nutzen, um ihnen etwas aus einem Buch vorzulesen oder mit ihnen üben, Zahlen, Buchstaben und andere Formen zu erkennen.

Die Schule

Die Lehrer und Schulberater Ihres Kindes sind wichtige Mitglieder Ihres Teams im Kampf gegen die Zwangsstörung, aber meist fehlt es ihnen an Wissen über die Störung. Sie können ihnen diese Informationen vermitteln.

Kommunizieren Sie mit den Lehrern Ihres Kindes, indem Sie sie besuchen, mit ihnen telefonieren und Notizen für sie machen. Informieren Sie sie über neu auftretende Symptome, Veränderungen der Medikation, Nebenwirkungen der Medikamente, die Fortschritte Ihres Kindes in der kognitiv-behavioralen Therapie und über Verhaltensweisen, derentwegen Sie Ihr Kind loben würden.

Es gibt Grund zur Hoffnung

Die heutigen Behandlungen ermöglichen es Kindern, sich von der belastenden Wirkung einer Zwangsstörung zu befreien. Wenn Sie vermuten, daß Ihr Kind an einer Zwangsstörung leidet, sollten Sie sich möglichst bald um Hilfe bemühen, damit die Symptome nicht stärker um sich greifen und sich verfestigen können. Beginnen Sie mit einer gründlichen Untersuchung durch einen auf Zwangsstörungen spezialisierten Psychiater oder Psychotherapeuten. Bitten Sie andere Familienmitglieder und eventuell auch Mitarbeiter der Schule, die Ihr Kind besucht, in einem Unterstützungsteam für Ihr Kind mitzuwirken. Beziehen Sie in die Arbeit im Rahmen eines Selbsthilfeprogramms möglichst einen Therapeuten ein, der sich mit der Behandlung von Kindern mit Angststörungen auskennt.

EMPFEHLUNGEN FÜR DIE UNTERSTÜTZUNG VON KINDERN MIT EINER ZWANGSSTÖRUNG

Erklären Sie Ihrem Kind, was eine Zwangsstörung ist, so daß es dies versteht. Beispielsweise können Sie zwanghafte Gedanken mit einem Schluckauf vergleichen. Betonen Sie, daß Ihr Kind nicht selbst die Zwangsstörung *ist*. Die erschreckenden Gedanken und ständigen Sorgen sind nicht Ihr Kind, sondern nur Symptome der Zwangsstörung. Nun folgen ein paar konkrete Tips, die Ihnen helfen werden, Ihr Kind bestmöglich zu unterstützen.

- Versuchen Sie, genau zu verstehen, um welche Art von zwanghaften Gedanken und Handlungen es bei Ihrem Kind geht. Oft sind Kinder und Jugendliche entsetzt über ihre eigenen zwanghaften Gedanken und Handlungen, und sie glauben, sie seien schlecht oder böse, weil sie solche Gedanken hätten. Das kann dazu führen, daß sie ihre Symptome sogar vor ihren Eltern und ihrem Therapeuten geheim zu halten versuchen.
- Helfen Sie Ihrem Kind, zwischen zwanghaften Gedanken und Handlungen zu unterscheiden, weil man beide unterschiedlich behandeln muß. Zwanghafte Gedanken werden durch Exposition und zwanghafte Handlungen mit Hilfe von Reaktionsverhinderung behandelt. Es ist kontraproduktiv zu versuchen, zwanghafte Gedanken zu verhindern oder zu unterbinden. Kinder müssen lernen, daß sie zwar ihre zwanghaften Gedanken nicht beeinflussen können, aber durchaus Möglichkeiten haben, selbst zu entscheiden, ob sie zwanghafte Handlungen ausführen oder nicht.
- Helfen Sie Ihrem Kind zu erkennen, daß die Ausführung zwanghafter Handlungen die Angst nicht verringert. Das »Ungeheuer« Zwangsstörung wird durch die Ausführung nur gefüttert, und so wird alles noch schlimmer. In diesem Zusammenhang können Sie das Beispiel der chinesischen Fingerfalle anführen: Je intensiver man versucht, ihr zu entkommen, um so stärker verstrickt man sich darin.

→

- Geben Sie der Zwangsstörung einen Namen wie »Herr Sorgen«, »Frau Sauber«, »Waschi«, »Herr Klebrig«, »Herr Prüfer«, und »der Zähler«, um ein paar Beispiele zu nennen. Sie können aber auch einfach einen Namen wie Fred, Sam, Pit, Molli oder Jane wählen. Tun Sie dies zusammen mit Ihrem Kind, und achten Sie darauf, daß es dem Kind Spaß macht. Einen Namen für die Zwangsstörung zu finden hilft dem Kind, diese zu externalisieren; außerdem wird dadurch der Gedanke verstärkt, daß die Zwangsstörung das Problem ist, *nicht* das Kind. So wird die Zwangsstörung zum Feind, statt schlechte Gewohnheit zu bleiben. Teenager finden es manchmal kindisch, der Zwangsstörung einen Namen zu geben, und ziehen es vor, den Begriff Zwangsstörung zu benutzen. Auch das ist in Ordnung, weil es ebenfalls hilft, die Störung zu externalisieren.
- Eltern sollten versuchen, die Expositionsarbeit für ihre Kinder zu einer Freude und gleichzeitig zu einer Herausforderung zu machen. In diesen Prozeß Spiele einzubeziehen wirkt sich positiv auf die Motivation des Kindes durchzuhalten aus. Ein Beispiel hierfür ist, daß man ein Spiel daraus macht, einen »kontaminierten« Ball zu fangen.
- Kinder können mit einer Zwangsstörung wesentlich besser fertig werden, wenn sie verstehen, daß es nicht ihre Schuld ist, eine Zwangsstörung zu haben, und daß sie damit nicht allein auf der Welt sind.
- Bedenken Sie, daß die Arbeit im Rahmen des Selbsthilfeprogramms für viele Kinder und Eltern zu belastend ist. Sollte das auch bei Ihnen so sein, sollte unbedingt ein Fachmann hinzugezogen werden.

18   Eine Zwangsstörung ist Sache der ganzen Familie

> *Allein können wir nur wenig tun,*
> *zusammen hingegen sehr viel.*
> — HELEN KELLER

Die Familie spielt bei der Behandlung von Zwangsstörungen und bei der Genesung davon eine wichtige Rolle. Streß und dysfunktionale Verhältnisse in der Familie sind zwar keine unmittelbare Ursache für Zwangsstörungen, sie können sich aber auf die betroffene Person und die Schwere ihrer Symptome deutlich negativ auswirken (March & Mulle 1998). Andererseits kann auch die Tatsache, daß ein Familienmitglied unter einer Zwangsstörung leidet, zu innerfamiliären Problemen, Zwietracht unter den Familienmitgliedern und schwerwiegenden Mißverständnissen innerhalb der Familie beitragen (Yaryura-Tobias & Neziroglu 1997b).

Was häufig aus dem Blick gerät, ist, daß die Zwangsstörung der Feind ist, *nicht die Person mit der Zwangsstörung*. Im Mittelpunkt der Betrachtung sollte der Kampf gegen die Zwangsstörung und deren Eindämmung stehen, und dieser kann nur Erfolg haben, wenn die Familie ihn als Team bestreitet. Dieses Kapitel soll Familienmitgliedern zu verstehen helfen, wie sie jemandem aus ihrer Mitte helfen können, sich von einer Zwangsstörung zu befreien.

Die Unterstützung ist zunächst Sache jedes einzelnen Familienmitglieds

Wie gut jedes Familienmitglied mit der Zwangsstörung zurechtkommt, hängt weitgehend von der Fähigkeit ab, mit Unbehagen, Verwirrung und widersprüchlichen Emotionen bezüglich der Krankheit und dem erkrankten Familienmitglied fertig zu werden. Weil eine Zwangsstörung so belastend für die emotionalen Ressourcen der Familie sein kann, fühlen sich die Familienmitglieder zeitweise von der Situation überwältigt, und sie fallen in Einstellungen und Verhaltensweisen zurück, die für das Familienmitglied mit der Zwangsstörung schädlich sind. Beispielsweise machen sie sich manchmal über diese Person lustig, sie vernachlässigen sie oder treten ihr gegenüber regelrecht feindselig auf. Die im folgenden beschriebenen Strategien helfen der Familie, zusammenzufinden und die Genesung des kranken Familienmitglieds zu fördern.

Informieren Sie sich zunächst

Wenn ein Mitglied Ihrer Familie die Anzeichen und Symptome einer Zwangsstörung erkennen läßt, sollten Sie sich zunächst so gründlich wie möglich über diese Störung informieren. Indem Sie sich fundierte Informationen über Zwangsstörungen beschaffen, lindern Sie die Angst, die Sie aufgrund der Konfrontation mit dieser Krankheit empfinden. Heute gibt es viele gute Möglichkeiten, sich über Zwangsstörungen zu informieren. Machen Sie sich so kundig wie eben möglich. Im Anhang dieses Buches finden Sie eine kurze Einführung in das Wesen von Zwangsstörungen und ihre Behandlung. Dies ist für Familienangehörige ein guter Anfang. Der erste Teil dieses Arbeitsbuches baut auf diesen grundlegenden Informationen auf, und Teil II hilft Ihnen zu verstehen, was der betroffene Angehörige beim Durcharbeiten des Selbsthilfeprogramms durchmacht. Außerdem sollten Sie offen mit Ärzten und anderen Experten, denen Sie vertrauen, über das Problem in Ihrer Familie reden. Suchen Sie eine Unterstützungsgruppe für Menschen mit Zwangsstörungen an Ihrem Wohnort, und informieren Sie sich möglichst gründlich über diese Störungsart.

Hören Sie auf, einen Schuldigen zu suchen

Scham, Schuldgefühle und Selbstbeschuldigungen im Familienkreis können den richtigen Umgang mit einer Zwangsstörung und die Unterstützung des Betroffenen behindern. Seit Jahrzehnten ist es üblich, Zwangsstörungen auf Fehler bei der Kindererziehung, eine chaotische Familiensituation und dergleichen zurückzuführen. Es wäre wunderbar, wenn sich menschliches Verhalten so einfach erklären ließe. Tatsächlich gibt es nicht die Spur eines Beweises dafür, daß bestimmte frühe Interaktionen in Familien direkt Zwangsstörungen verursachen können (March & Mulle 1998). Wie bereits in Kapitel 2 erklärt wurde, sind mit hoher Wahrscheinlichkeit Genetik und Biologie die Verursacher von Zwangsstörungen. Eine Familie, in der eine Zwangsstörung auftritt, sollte sich deswegen ebensowenig schämen, wie wenn ein Familienmitglied an einer Schilddrüsenerkrankung, an Sichelzellenanämie, an Diabetes oder an irgendeiner anderen chronischen körperlichen Krankheit leidet.

Bekennen Sie sich dazu, daß ein Mitglied Ihrer Familie an einer Zwangsstörung leidet

Ein alter Spruch der Anonymen Alkoholiker könnte hier passen: »Du bist nur so krank wie deine Geheimnisse.« Oft empfinden Familien eine Art kollektiver Scham, weil jemand aus ihrer Mitte unter einer Zwangsstörung leidet. Da psychische Störungen von der Öffentlichkeit ohnehin generell nicht verstanden werden, sind diese Probleme von einer Atmosphäre der Furcht, des Geheimnisses, der Verwirrung und des Stigmas umgeben. Oft fürchten Familien, andere Menschen könnten sie verachten und sie als schlechte Eltern, Geschwister oder Kinder ansehen. Lassen Sie sich nicht von der Ignoranz anderer Menschen vorschreiben, welche Gefühle Sie angesichts der Existenz einer Zwangsstörung bei einem Ihrer Angehörigen haben sollten.

Sprechen Sie offen mit Menschen, die Sie für fähig halten, die Situation zu verstehen und Sie zu unterstützen. Übermitteln Sie die Informationen, die in dem Text im Anhang enthalten sind, an die Mitglieder Ihrer erweiterten Familie sowie an andere Ihnen oder dem Kranken nahestehende Personen. Der Text ist für all jene, die nur das Allerwichtigste wissen wollen, klar und kondensiert genug. Die Teilnahme an einer guten Unterstützungsgruppe ist eine weitere Möglichkeit, mit der Zwangsstörung in die Öffentlichkeit zu gehen und das, was Sie erleben, als völlig normal zu sehen.

Wie Sie mit Ihren negativen Gefühlen umgehen können

Nachdem Sie sich um ein gewisses Verständnis der Zwangsstörung bemüht haben, müssen Sie lernen, mit Ihren negativen Empfindungen angesichts der Tatsache umzugehen, daß ein Mitglied Ihrer Familie an einer Zwangsstörung erkrankt ist. Wut, Groll und Frustration helfen Ihnen nicht, mit der Situation fertig zu werden und den Menschen, den Sie lieben, zu unterstützen. Es folgen ein paar Tips für einen möglichst optimalen Umgang mit Ihren negativen Gefühlen:

- *Lösen Sie sich von Ihrer Wut.* Arbeiten Sie daran, die Situation in Ihrer Familie so zu akzeptieren, wie sie ist, und versuchen Sie, die Kraft und Weisheit zu entwickeln, die Dinge zu verändern, die Sie verändern können. Akzeptieren ist nicht gleichbedeutend mit Nichtstun. Es bedeutet, die Energie der Suche nach sinnvollen Lösungen zu widmen, nicht, wütend und empört zu bleiben. Mit solchen Emotionen vergeuden Sie nur wertvolle Zeit und Energie. Lösen Sie sich von Ihrer Wut, und vergeben Sie der Person in Ihrer Umgebung, die unter einer Zwangsstörung leidet – und natürlich auch sich selbst. Sie haben nichts getan, wodurch die Zwangsstörung entstanden sein könnte; Sie haben dieses Problem keineswegs irgendwie »verdient«. Es ist einfach da.

- *Lösen Sie sich von dem Beharren darauf, daß andere etwas verstehen sollten.* Niemand ist verpflichtet, so zu fühlen wie Sie oder sich so zu verhalten wie Sie, nur weil Sie das möchten. Eignen Sie sich Tatsachenwissen und solide Informationen an, bringen Sie dies alles mit nach Hause, und teilen Sie es interessierten Familienmitgliedern vorsichtig mit, also ohne bedrohlich zu wirken.
- *Erwarten und akzeptieren Sie Widerstand.* Andere Familienmitglieder können aufgrund mangelnden Verständnisses mentaler Störungen bestimmte vorgefaßte Meinungen darüber haben, wodurch Zwangsstörungen verursacht werden. Sie müssen damit rechnen, daß selbst Ihren besten Informationsquellen gegenüber Widerstand entgegenschlägt. Sie können versuchen, fest verwurzelte Einstellungen zu verändern, aber hüten Sie sich davor zu erwarten, daß Ihnen das gelingen wird. Machen Sie nicht den Fehler zu glauben, daß die feindseligsten und voreingenommensten Menschen im Unrecht und somit »schlecht« sind; sehen Sie in ihnen besser Personen, »die noch aufgeklärt werden müssen«. Neue Sichtweisen werden gewöhnlich dann übernommen, wenn den Betreffenden klar wird, daß dies in ihrem wohlverstandenen Interesse ist. Im Laufe der Zeit gelingt es mit Geduld und Beharrlichkeit, selbst die am tiefsten verwurzelten Einstellungen zu verändern.
- *Seien Sie ein guter Zuhörer.* Halten Sie keine Vorträge. Die Geschwister eines Kindes mit einer Zwangsstörung haben oft selbst große Probleme, beispielsweise in Form von unausgedrückten Wut- oder Schuldgefühlen oder starkem Unmut. Damit richtig umzugehen erfordert manchmal die Unterstützung eines Fachmannes. Wenn die Betroffenen sich dabei wohlfühlen, über diese Gefühle zu sprechen, und wenn sie offen dafür sind, mehr über das Wesen von Zwangsstörungen zu erfahren, ist die Wahrscheinlichkeit geringer, daß sie jemand anderen kritisieren oder ihm gegenüber verletzende Bemerkungen machen.

Kommunizieren Sie mit den ärztlichen und psychologischen Betreuern Ihres Kindes und mit dem Kind selbst

Wenn in Ihrer Familie ein Kind an einer Zwangsstörung leidet, sollten Sie zu dessen ärztlichen und therapeutischen Betreuern in Kontakt treten. Ist die Person mit der Zwangsstörung erwachsen, müssen Sie sie fragen, wie stark Sie sich engagieren sollen. Wenn sie einverstanden ist, müssen Sie sie fragen, ein wie starkes Eingreifen Ihrerseits in die Situation sie wünscht. Willigt sie ein, können Sie zu einem ihrer bisherigen Therapeuten in Kontakt treten.

Fordern Sie alle Familienmitglieder auf, zum Ausdruck zu bringen, wie sich die Zwangsstörung auf die gesamte Familie auswirkt. Zwangssymptome werden abwechselnd stärker und schwächer. Dies sollten Sie bedenken, wenn Sie den Eindruck haben, daß die Zwangsstörung stärker als normalerweise ist. Verringern Sie Ihre Erwartungen bis auf Weiteres, denken Sie gemeinsam an andere Situationen zurück, in denen Ihnen die Zwangsstörung als besonders stark erschien, sich dies jedoch später wieder besserte. Kommunizieren Sie generell so einfach und klar wie möglich.

Wie Familienangehörige jemandem helfen können, der an einem Selbsthilfeprogramm arbeitet

Sobald die Person mit der Zwangsstörung anfängt, an ihrem Selbsthilfeprogramm zu arbeiten, können die Angehörigen wichtige Aufgaben erfüllen, um Fortschritte zu erzielen und die Genesung zu fördern. Menschen, die unter einer Zwangsstörung leiden, brauchen oft jemanden, der sie bei der Ausführung von Expositionsaufgaben und beim Erledigen von Hausaufgaben unterstützt. Doch bevor Sie sich verpflichten, eine solche Rolle zu übernehmen, sollten Sie wissen, was Sie in dieser Funktion erwartet. Es handelt sich hier um ein Projekt, das längere Zeit in Anspruch nehmen wird. Sie werden sich regelmäßig Zeit nehmen müssen, um dem Kranken beim Üben in realen Lebenssituationen zu helfen. Sind Sie bereit, sich so eindeutig zu verpflichten?

Unabhängig davon, ob Sie die Unterstützerrolle annehmen oder nicht, ist es in jedem Fall wichtig, daß Sie die Genesung Ihnen nahestehender Menschen unterstützen, indem Sie sich weigern, Zwangsrituale zu unterstützen und so die Zwangsstörung zu fördern. Deshalb sollten Sie sich niemals dazu überreden lassen, den Betroffenen zu bestätigen und zu beruhigen.

Beteiligen Sie sich nicht an Zwangsritualen

Eine der negativen Arten von Bezugspersonen und Familienangehörigen, mit den störenden Verhaltensweisen von Zwangskranken in ihrer Familie fertig zu werden, besteht darin, sich an deren zwanghaften Ritualen in irgendeiner Form zu beteiligen. Man kann diese Beteiligung auch als Zulassen oder Entgegenkommen bezeichnen, durch welche die Familie angesichts der ständigen Forderungen des Kranken, ihn sofort von seinen zwanghaften Sorgen zu befreien, den Familienfrieden zu wahren versucht. Oft wird dies als eine der Alltagsbewältigung geschuldete Notwendigkeit beim Umgang mit den das Familienleben beeinträchtigenden zwanghaften Verhaltensweisen solcher Menschen dargestellt. Leider führt das Zulassen von zwanghaften Ritualen und gar die Teilnahme daran zur Verstärkung derselben und verbunden damit zu ihrer Festigung sowie zur Verstrickung der gesamten Familie in sie.

TYPISCHE ARTEN DER BETEILIGUNG VON FAMILIENANGEHÖRIGEN AN ZWANGHAFTEN VERHALTENSWEISEN

- Für die erkrankte Person die Wäsche waschen, obwohl sie sogar ungetragene und nur kurz getragene Kleidungsstücke als kontaminiert bezeichnet und daraus ableitet, daß sie gewaschen werden müssen.
- Der Person mit der Zwangsstörung immer wieder versichern, daß sie nicht unter einer gefürchteten Krankheit leidet, um ihr exzessives Bedürfnis nach Beruhigung und Bestätigung zu befriedigen.
- Der Person mit der Zwangsstörung versichern, daß alle Türen und Fenster verschlossen und alle Haushaltsgeräte ausgeschaltet oder gesichert sind oder ihr bei entsprechenden Prüfritualen helfen.
- Dem Kranken wiederholt bestätigen, daß er beim Autofahren niemanden verletzt hat.
- Einem Menschen mit einem Sammelzwang helfen, indem man alles, was man wegzuwerfen gedenkt, vorher untersucht, um sicherzustellen, daß man nichts »Wichtiges« wegwirft.
- Sich in der Garage umziehen, bevor man ins Haus kommt, um Ängsten, das Haus könnte andernfalls »kontaminiert« werden, entgegenzuwirken.
- Vermeiden des Kaufs bestimmter Haushaltsprodukte, weil die Person mit der Zwangsstörung sie für gefährlich oder »kontaminiert« hält.
- Auf die beharrlichen Bitten der Person mit der Zwangsstörung eingehen, ihr verbal zu bestätigen, daß etwas »richtig«, »okay«, »korrekt« oder »nicht übel, schädlich oder gefährlich« ist. Manchmal wird diese Bitte so lange wiederholt, bis die angesprochene Person die »richtige« Antwort gegeben hat.
- Versuchen, der Zwangsstörung durch Vernunft beizukommen. Unablässiges Wiederholen von Argumenten, denen zufolge es unvernünftig ist, sich bestimmte zwanghafte Sorgen zu machen, oder Rekapitulieren der Tatsachen bezüglich der Frage, wie HIV-Infektionen übertragen werden. Solche Bemühungen sind völlig sinnlos und führen nur dazu, daß Sie und die Person mit der Zwangsstörung danach noch frustrierter sind als vorher. Die Person mit der Zwangsstörung weiß sowieso, daß ihre Ängste unvernünftig sind. Sie kann aber ihr Gefühl, daß etwas ganz und gar nicht in Ordnung und eventuell sogar gefährlich ist, einfach nicht abschütteln.

Schauen Sie sich eingedenk der soeben beschriebenen Verhaltensweisen einmal genau die Situation in Ihrer Familie und Ihre persönlichen Reaktionen auf die Person mit der Zwangsstörung an. Notieren Sie in den folgenden Leerzeilen die verschiedenen Arten, auf die Sie oder andere Familienmitglieder sich an den Zwangsritualen des kranken Familienmitglieds beteiligt haben. Sie können die Übungen in diesem Kapitel kopieren oder sie in einem Notizbuch ausführen, wenn Sie lieber nicht in dieses Buch hineinschreiben wollen. Außerdem können so mehrere Familienmitglieder die Übungen ausführen.

1. _____
   _____

2. _____
   _____

3. _____
   _____

4. _____
   _____

5. _____
   _____

6. _____
   _____

7. _____
   _____

8. _____
   _____

9. _____
   _____

10. _____
    _____

Geben Sie dem zwanghaften Bemühen um Bestätigung und Beruhigung nicht nach

Das zwanghafte Bemühen um Bestätigung und Beruhigung ist ein besonders belastendes und irritierendes Symptom von Zwangsstörungen, in das sich andere Familienmitglieder häufig verstricken. Gewöhnlich verlaufen entsprechende Entwicklungen wie folgt:

1. *Ein zwanghafter Gedanke taucht im Geist auf.* Die Person mit der Zwangsstörung erlebt einen aufdringlichen Gedanken, der sich auf fast jedes beängstigende oder Unbehagen hervorrufende Thema beziehen kann. Es folgen ein paar Beispiele:
   - Vielleicht werde ich an Aids erkranken und dann einen langsamen Tod sterben.
   - Was ist, wenn meine Eltern auf Reisen bei einem Unfall umkommen?
   - Was ist, wenn meine Speisekammer nicht sauber ist und ich mein Kind kontaminiere?
   - Vielleicht habe ich heute beim Verlassen des Hauses die Tür nicht abgeschlossen.
2. *Die Person spürt einen Schock der Angst.* Sobald der Gedanke auftaucht, empfindet die betroffene Person starkes Unbehagen. Bei Menschen mit unbehandelter Zwangsstörung ist die Fähigkeit, mit ihrem Unbehagen durch produktive, logische Selbstinstruktion oder Selbstreflexion fertig zu werden, stark begrenzt.
3. *Die Angst ruft ein starkes Bedürfnis hervor, von ihr erlöst zu werden.* Die Person erlebt einen scheinbar unbeherrschbaren Drang nach sofortiger Entlastung und stellt deshalb eine Frage, die konkret darauf zielt, von einer Autoritätsperson oder einem Menschen, dem sie vertraut, verbale Bestätigung oder Beruhigung zu erfahren.
4. *Die Person bekommt, was sie will.* Ein Familienmitglied, das diese starke Angst spürt, bietet verbale Unterstützung, um dem Betroffenen zu helfen, sich zu beruhigen, beispielsweise in Form von: »Nein, du wirst nicht an Aids erkranken«, »Mami ist gleich wieder da« oder: »Mach dir keine Sorgen, alles ist sauber.« Oft müssen solche Antworten jedoch viele Male wiederholt werden, bis die mit dem Gedanken verbundene Angst neutralisiert ist und die Person mit der Zwangsstörung sich besser fühlt.
5. *Die Kreisbewegung beginnt von vorn.* Dann beginnt die Sequenz wieder. Dieses unerfreuliche Muster wird immer wieder durchgespielt, weil es sofortige Linderung bietet. Allerdings nimmt es der Person mit der Zwangsstörung auch die Möglichkeit, mit ihren zwanghaften Gedanken und ihren Ängsten positiver umzugehen.

Obwohl an dieser ständigen Suche nach Rückversicherung eigentlich nichts zu lachen ist, begegnet man entsprechenden Aufforderungen manchmal am besten, indem man mit Hilfe einer humorvollen Bemerkung die Anspannung ein wenig zu verringern versucht. Vermeiden Sie aber unbedingt einen wütenden und kritisierenden stimmlichen Ausdruck. Es folgen einige Beispiele dafür, wie man in solchen Situationen humorvolle Äußerungen nutzen kann:

FRAGE: Habe ich oft genug geprüft, ob die Türen verschlossen sind?
ANTWORT: Ich glaube, in Fort Knox wären sie froh, jemanden mit deinem Talent für solche Dinge zu haben. Vielleicht sollten wir aber auch alles, was wir besitzen, der *Gesellschaft einsamer Einbrecher* schenken.

FRAGE: Habe ich jemandem geschadet?
ANTWORT: Du hast eine Spur der Vernichtung hinter dir hergezogen. Vielleicht solltest du einmal mit Jack the Ripper Erfahrungen austauschen.

FRAGE: Werde ich an Aids erkranken?
ANTWORT: Wir sollten schleunigst alles für deine Beerdigung vorbereiten.

FRAGE: Habe ich deine Gefühle verletzt?
ANTWORT: Ja, und ich werde mich von dem, was du mir angetan hast, nie mehr erholen.

Humorvoll gemeinte Antworten auf solche Fragen wird die Person mit der Zwangsstörung, die Ihnen die Fragen gestellt hat, wahrscheinlich nicht gutheißen – zumindest am Anfang nicht. Wahrscheinlich empfindet sie solche Antworten zuerst als etwas bedrohlich, dann als merkwürdig und schließlich als ärgerlich. Trotzdem sollten Sie sich nicht von Ihrer Art, mit Bitten um Bestätigung umzugehen, abbringen lassen, denn dann werden Sie irgendwann auf das Gesicht des Menschen, der Ihnen nahesteht, ein Lächeln zaubern können. Zwar wird sein Drang, auf Bestätigung zielende Fragen zu stellen, wahrscheinlich nicht nachlassen, aber Ihre leichtherzigen Antworten können dazu beitragen, die Spannung innerhalb der Familie zu verringern und den Weg zur Befreiung von der erzwungenen Teilhabe an den zwanghaften Ritualen zu ebnen.

Hören Sie auf, die Zwangsstörung zu fördern

Wenn Sie auf die Symptome einer Zwangsstörung verständnisvoll eingehen, stärken Sie dadurch die Zwangsstörung. Vielleicht fragen Sie sich, ob Sie plötzlich und ohne jede Vorwarnung aufhören sollten, sich an solchen Ritualen zu beteiligen und den

Betroffenen zu bestätigen und zu beruhigen. Dies ist wahrscheinlich nicht die beste Art, damit umzugehen. Wenn Sie ohne jede vorherige Erklärung und ohne sich die Kooperation der Person mit der Zwangsstörung zu sichern, einfach aufhören, rufen Sie wahrscheinlich starke Angst und einen heftigen Schock hervor. Besser ist es, mit der betroffenen Person gemeinsam einen Plan zu entwickeln, wie Sie sich allmählich von ihren Ritualen zurückziehen können. Im Idealfall sollte dies geschehen, wenn der Kranke bereit ist, mit der Arbeit an seinem Selbsthilfeprogramm zu beginnen. Wir beschreiben im folgenden einige Empfehlungen für den allmählichen Rückzug von der Beteiligung an zwanghaften Ritualen. Bedenken Sie aber auch, daß bei diesem Prozeß die Unterstützung eines Therapeuten, der sich mit Zwangsstörungen auskennt, besonders nützlich sein kann.

EMPFEHLUNGEN FÜR DEN RÜCKZUG VON DER BETEILIGUNG AN ZWANGHAFTEN HANDLUNGEN

- Sie müssen damit rechnen, daß die Angst der Person mit der Zwangsstörung eine Zeitlang stärker wird, wenn Sie aufhören, sie bei der Ausführung ihrer zwanghaften Rituale zu unterstützen. Die verstärkte Angst kann am Anfang destruktiv wirken, sie ist aber ein sicheres Anzeichen für Veränderung, und sie läßt ganz bestimmt irgendwann nach. Lassen Sie sich nicht irritieren!
- Verringern Sie Ihre Beteiligung allmählich, aber nicht zu langsam. Beispielsweise könnten Sie Ihre Mitwirkung sofort auf die Hälfte reduzieren und anschließend jeweils nach einer oder zwei Wochen erneut auf die Hälfte. Planen Sie Ihr Vorgehen mit Hilfe des *Wochenplans zur Verringerung der Unterstützung einer Zwangsstörung* weiter hinten in diesem Kapitel.
- Nehmen Sie sich vor, nach der vereinbarten Zeitspanne gar nicht mehr an zwanghaften Ritualen teilzunehmen, und halten Sie unbedingt an diesem Vorsatz fest.
- Besprechen Sie Ihr Vorhaben, sich an den Ritualen nicht mehr zu beteiligen, offen mit der betroffenen Person, bevor Sie mit der Umsetzung des Plans beginnen. Überraschungen sind in solch einem Fall kontraproduktiv.
- Wenn Sie Ihre Beteiligung an den Ritualen beenden wollen, müssen Sie mit einem gewissen Widerstand rechnen. Er kann in Form von leichtem Unbehagen, Wut, Rage und sogar Gewalttätigkeit zum Ausdruck kommen. Offen gewalttätiges Verhalten kommt jedoch nur selten vor und darf keinesfalls geduldet werden.
- Erklären Sie klar und ehrlich, warum Sie sich zurückziehen wollen. Bleiben Sie ruhig, aber gleichzeitig auch konsequent aufrichtig. Es ist sehr wichtig, logisch nachvollziehbar zu antworten.

- Wenn die Person mit der Zwangsstörung Sie trotzdem wieder auffordert, etwas Bestimmtes zu tun, um ihre Angst zu neutralisieren, sollten Sie den übrigen Familienmitgliedern ruhig, sachlich und gelassen erklären, warum Sie das nicht tun werden. Die folgenden Beispiele veranschaulichen, was man in solch einer Situation sagen kann:
    - Ich muß mich weigern, dir zu helfen, deine Angst zu neutralisieren, weil das langfristig weder für deine Gesundheit noch für die Gesundheit der ganzen Familie gut ist.
    - Weil ich dich liebe, muß ich mich weigern, mich an diesem schädlichen Verhalten zu beteiligen.
    - Ich würde dir dadurch zwar kurzfristig helfen, weil du dich dann besser fühlst, aber langfristig würde ich dir schaden.
    - Ich weiß, daß es schwer für dich ist und daß es dich vielleicht gegen mich aufbringen wird, aber es ist das Beste für dich, wenn ich mich an diesem Ritual nicht mehr beteilige.
    - Dein Arzt hat mir geraten, mich nicht mehr an diesen Dingen zu beteiligen. Er wird schon wissen, was er sagt, und wir haben uns entschlossen, auf das Urteil des Arztes zu vertrauen.
- Wenn es unrealistisch ist, gar nicht mehr auf Bitten um Bestätigung und Beruhigung zu reagieren, können Sie sich zunächst bereiterklären, solchen Bitten nur noch einmal pro Tag nachzukommen. Benutzen Sie solch eine Vereinbarung als Schritt auf dem Weg zum völligen Unterlassen der beruhigenden Verhaltensweisen.
- Bevor Sie anfangen, sich aus der Teilnahme an den zwanghaften Aktivitäten zurückzuziehen, sollten Sie die *Unabhängigkeitserklärung der Unterstützer zwanghafter Handlungen* kopieren, das Blatt ausfüllen, es unterzeichnen und es dann an einem prominenten Platz in Ihrem Haus aufhängen.

UNABHÄNGIGKEITSERKLÄRUNG DER UNTERSTÜTZER ZWANGHAFTER HANDLUNGEN

Lieber _____

Ich biete dir dies aus tiefem Respekt an sowie aus Liebe und weil ich akzeptiere, daß du eine Krankheit hast, die es sehr schwierig macht, mit dir zusammen zu sein. Ich habe bei der Aufrechterhaltung deiner Zwangssymptome eine Rolle gespielt, und mir ist nun klar geworden, daß ich, indem ich dich auf diese Weise unterstütze, nicht nur mich selbst verletze, sondern auch ohne es zu wollen zu deinem Problem beigetragen habe. Meine Mitwirkung ist unter anderem wie folgt zum Ausdruck gekommen:

- Ich habe dir bei der Ausführung zwanghafter Handlungen geholfen, damit du dich »wohler« fühlen konntest oder um dich vor Unbehagen zu schützen.
- Ich habe dir geholfen, zwanghafte Handlungen auszuführen, um den Frieden in der Familie zu erhalten.
- Ich habe dir geholfen, zwanghafte Verhaltensweisen auszuführen, weil ich Angst hatte, du könntest _____.
_____
- Ich habe mir selbst und anderen etwas vor gemacht, und zwar sowohl bezüglich deiner Situation als auch bezüglich des Schmerzes, den deine Zwangssymptome verursacht haben.
- Ich habe mein Leben zu einer ungesunden Erweiterung deiner Krankheit gemacht. Indem ich dir zu helfen und deinen Schmerz zu lindern versucht habe, habe ich mich von der Person, die ich wirklich bin, immer weiter entfernt und unabsichtlich deine Krankheit und meine Verstrickung in sie verstärkt.

Ich erkläre dir hiermit, daß ich mich ab sofort bei aller Liebe und allem Respekt weigern werde, dir zu helfen, irgendwelche zwanghaften Rituale auszuführen. Ich werde mich liebevoll weigern, deine zwanghaften Bitten um Bestätigung und Beruhigung zu erfüllen. Das bedeutet, daß ich dich mehr liebe, als ich beschreiben kann. Es bedeutet auch, daß mein Glaube an dich und deine Fähigkeit zu Gesundheit und Wohlbefinden so gewaltig ist, daß ich mit aller Entschlossenheit daran festhalten werde. Ich glaube an dich!

Unterschrift: _____

Datum: _____

Emotionen, die Sie an der Unterstützung von Zwangsverhalten festhalten lassen

Wenn Sie sich im Teufelskreis der Unterstützung und Bestätigung des zwanghaften Verhaltens eines anderen Menschen verfangen haben, sind Sie möglicherweise mit starken Gefühlen in Kontakt gekommen, die Sie in diesem schädlichen Verhaltensmuster verharren lassen. In solchen Fällen ist es normal, wenn Sie einige der (oder alle) folgenden Gefühle haben:

- *Angst/Furcht:* Möglicherweise fürchten Sie um die physische Gesundheit und das Wohl des Ihnen vertrauten Menschen und helfen ihm bei der Ausführung eines Rituals oder einer zwanghaften Handlung, weil Sie sich verpflichtet fühlen, ihn so zu schützen.
- *Schuld:* Vielleicht haben Sie auch das Gefühl, die Zwangsstörung irgendwie verschuldet zu haben, und deshalb glauben Sie, Sie sollten alles Ihnen Mögliche tun, damit der betroffene Mensch sich besser fühlt – und deshalb unterstützen Sie ihn bei der Ausführung seiner zwanghaften Rituale. Und selbst wenn Ihnen klar ist, daß Sie die Zwangsstörung nicht verursacht haben, fürchten Sie vielleicht, sich in Zukunft schuldig zu fühlen, falls Sie sich nicht engagieren, um das Unbehagen des Betroffenen zu verringern.
- *Identifikation mit dem geliebten Menschen:* Es mag Ihnen schwerfallen, einen Menschen, der Ihnen sehr nahe steht, emotional leiden zu sehen, weil ihm die Ausführung jener Rituale und anderweitiger zwanghafter Handlungen unmöglich gemacht wird, die seine Schmerzen zumindest zeitweise zu lindern vermögen. Wenn Sie den natürlichen Impuls verspüren, auf jede Ihnen mögliche Weise zur Linderung seines Schmerzes beizutragen, und Sie diesem Impuls nicht folgen, werden Sie von Gefühlen der Hilflosigkeit und Machtlosigkeit überwältigt.
- *Den Frieden erhalten:* Die zwanghaften Rituale und Handlungen können in den normalen familiären Alltag integriert werden. Wenn Sie sich dann entschließen, an diesen Ritualen nicht mehr teilzunehmen, kann das den »unheiligen Frieden« stören.

Gefühle der beschriebenen Art sind natürlich; sie kommen in jeder Familie vor und sind keine »abnormen« Reaktionen auf die Zwangsstörung. Vielleicht können sie sich deshalb so heimtückisch in einer Familie einnisten. Jedenfalls können solche Gefühle Muster erzeugen, die eine Familie auf die Unterstützung zwanghafter Verhaltensweisen festlegen. Das Erkennen, Anerkennen und Hinterfragen solcher Gefühle sind die wichtigsten ersten Schritte, wenn Sie aufhören wollen, die Zwangsstörung eines Menschen, der Ihnen wichtig ist, zu verstärken.

Entwickeln eines Plans für die Distanzierung von zwanghaften Aktivitäten eines anderen Menschen

Nachdem Ihnen nun klarer sein dürfte, daß es schädlich ist, wenn Sie sich an den zwanghaften Handlungen eines Menschen, der Ihnen nahesteht, beteiligen, und daß es die Situation sogar noch verschlimmern kann, sollen Sie für sich selbst planen, wie Sie die Unterstützung zwanghaften Verhaltens innerhalb Ihrer Familie beenden können.

Zwanghafte Rituale, an denen sich Mitglieder meiner Familie und ich beteiligt haben:

_____

_____

_____

_____

Eigene Gefühle, die mich dazu gebracht haben, zwanghafte Verhaltensweisen eines Menschen, der mir nahesteht, zu fördern: _____

_____

_____

_____

_____

_____

_____

Mit dem, was Sie in diesem Kapitel gelernt haben, und den weiter oben notierten Informationen, können Sie auf dem folgenden Arbeitsblatt einen Plan für die Distanzierung von der Zwangsstörung der Ihnen nahestehenden Person entwickeln. Zunächst stellen wir Ihnen einen Beispielplan vor, um Ihnen einen Eindruck davon zu vermitteln, wie Ihr eigener Plan aussehen könnte. Die Person mit der Zwangsstörung, die Ihnen nahesteht, sollte unbedingt an der Entwicklung dieses Plans teilnehmen; sonst ist sie möglicherweise nicht zur Kooperation bereit. Deshalb sollen Sie in einer Spalte notieren, ob der Betroffene an der Entwicklung des Plans beteiligt war.

WOCHENPLAN ZUR VERRINGERUNG DER UNTERSTÜTZUNG EINER ZWANGSSTÖRUNG				
	Beteiligung an Ritualen, von denen ich mich distanzieren werde	Wie stark werde ich meine Beteiligung verringern? (möglichst genau)	Hat die Person mit der Zwangsstörung kooperiert?	Haben Sie Ihre Ziele erreicht? Wenn nein, warum nicht?
Woche 1	Papierhandtücher und Feuchttücher kaufen. Drei zusätzliche Waschgänge täglich durchführen und übertrieben viel Waschpulver benutzen.	Den Kauf von Papierhandtüchern und Feuchttüchern um ein Drittel verringern. Ich werde drei zusätzliche Waschgänge täglich durchführen, aber die verwendete Waschpulvermenge auf die Hälfte reduzieren.	Zuerst nicht, aber nach einem sehr offenen Gespräch am Ende der ersten Woche erklärte sie sich mit dem Plan einverstanden.	Habe den Einkauf von Papierhandtüchern um ein Viertel und von Feuchttüchern ein wenig reduziert. Und ich habe weniger Waschpulver benutzt.
Woche 2	Papierhandtücher und Feuchttücher kaufen. Drei zusätzliche Waschgänge täglich durchführen und übertrieben viel Waschpulver benutzen.	Den Kauf von Papierhandtüchern und Feuchttüchern auf die Hälfte reduzieren. Ich werde drei zusätzliche Waschgänge täglich durchführen und die Waschpulvermenge weiter auf die Hälfte reduzieren.	Ja, die Veränderungen waren ihr sehr unangenehm. Sie wollte aufgeben, aber ich habe sie durch einen Geschenkgutschein für eines ihrer Lieblingsgeschäfte dazu gebracht, weiter zu kooperieren.	Nein. Wir werden es nächste Woche noch einmal probieren.
Woche 3	Papierhandtücher und Feuchttücher kaufen. Drei zusätzliche Waschgänge täglich durchführen und übertrieben viel Waschpulver benutzen.	Den Kauf von Papierhandtüchern auf die Hälfte verringern und die Benutzung von Feuchttüchern auf wichtige Reinigungsaktivitäten beschränken. Ich werde während der ganzen Woche zwei zusätzliche Waschgänge durchführen und die Waschpulvermenge weiter auf die normale Menge reduzieren.	Ja. Sie macht die ERP-Arbeit, während ich meine Beteiligung weiter reduziere.	Eine gute Woche! Sie kapiert langsam, worum es bei diesem Programm geht, aber sie benutzt immer noch zu viele Feuchttücher. Ich habe diese Woche viel weniger gewaschen – nur noch eine zusätzliche Maschine.
Woche 4	Papierhandtücher und Feuchttücher kaufen. Drei zusätzliche Waschgänge täglich durchführen und übertrieben viel Waschpulver benutzen.	Den Einkauf von Papierhandtüchern um drei Viertel der ursprünglichen Menge verringern. Ich werde diese Woche nicht mehr zusätzlich waschen, und ich werde weiterhin eine ganz normale Waschpulvermenge benutzen.	Ja. Das hat sie sehr gut gemacht.	Ja. Das Waschen und Reinigen ist nun wieder völlig normal. Das Wäschewaschen ebenfalls.

WOCHENPLAN ZUR VERRINGERUNG DER UNTERSTÜTZUNG EINER ZWANGSSTÖRUNG

	Beteiligung an Ritualen, von denen ich mich distanzieren werde	Wie stark werde ich meine Beteiligung verringern? (möglichst genau)	Hat die Person mit der Zwangsstörung kooperiert?	Haben Sie Ihre Ziele erreicht? Wenn nein, warum nicht?
Woche 1				
Woche 2				
Woche 3				
Woche 4				

Nützlichere Antworten entwickeln

Menschen äußern oft die Angst, sie könnten andere enttäuschen. Zu Beginn der ERP-Arbeit können die Fortschritte Ihres kranken Angehörigen durchaus ziemlich langsam sein. Üben Sie sich in dieser Situation in Geduld, und helfen Sie dem Kranken, geduldig mit sich selbst zu sein und kleine Erfolge zu würdigen. Es folgen Beispiele für Äußerungen, die Sie in dieser Zeit von Ihrem Angehörigen hören könnten, zusammen mit Beispielen für eine nützliche und eine schädliche Reaktion. Orientieren Sie sich an diesen Beispielen, wenn Sie nach Möglichkeiten suchen, den Menschen, den Sie lieben, zu unterstützen.

Person mit Zwangsstörung: »Diese Behandlung macht mich völlig fertig! Ich habe eine Heidenangst! Vielleicht sollte ich besser damit aufhören!«

Nützliche Reaktion: »Ich kann verstehen, daß du es mit der Angst zu tun bekommst. Sich zu verändern ist sehr schwer. Aber bleib dran! Wenn du einen Fuß vor den anderen setzt, wird sich die Situation allmählich bessern. Ich glaube an dich.«

Schädliche Reaktion: »Geht das jetzt schon wieder los! Du kneifst also wie gewöhnlich! Du vergeudest meine Zeit und mein gutes Geld!«

Person mit Zwangsstörung: »Ich habe heute etwas geschafft, das mir seit Jahren nicht mehr geglückt ist! Ich bin tatsächlich einen ganzen Tag ohne ein Ritual ausgekommen!«

Nützliche Reaktion: »Es ist wunderbar, daß du dich wegen etwas, das du geschafft hast, so gut fühlst. Wenn du weiter daran arbeitest, kann der Erfolg nicht ausbleiben. Wir sind wirklich sehr stolz auf dich!«

Schädliche Reaktion: »Es wird aber auch langsam Zeit! Was meinst du eigentlich, wie lange wir uns schon damit abmühen, dich zu diesem Punkt zu bringen? Ein Riesenerfolg ist es nun gerade nicht! Mach das jetzt jeden Tag!«

Person mit Zwangsstörung: »Ich habe mit meiner Therapeutin an der Prüfung meines Blutdrucks gearbeitet. Meinst du nicht, ich sollte mich vorsichtshalber noch einmal in der Notfallambulanz untersuchen lassen, auch wenn meine Therapeutin mir davon abgeraten hat?«

Nützliche Reaktion: »Das Beste, was du tun kannst, ist, dem Rat deiner Therapeutin zu folgen. Sie weiß, was in deiner Situation das Beste ist. Daran solltest du dich in jedem Fall halten.«

Schädliche Reaktion: »Ich habe dir doch schon tausendmal gesagt, mit dir ist alles in bester Ordnung! Wie blöd bist du denn eigentlich?«

Person mit einer primär von zwanghaften Gedanken geprägten Zwangsstörung: »Habe ich ein Kind belästigt? Was ist, wenn ich es getan und nicht einmal gemerkt habe?«

Nützliche Reaktion: »Ich weiß nicht ganz genau, was geschehen ist. Aber ich weiß ganz sicher, daß du unter einer Zwangsstörung leidest und daß sie, so lange du dich darauf verläßt, daß ich dir sage, ob alles in Ordnung ist oder nicht, weiter wachsen und gedeihen wird.«

Schädliche Reaktion: »Nein, zum x-ten Mal. Ich bin mir sicher, daß du das nicht getan hast! Warum sollte dieses Kind weiter mit dir spielen wollen, wenn du es irgendwie geschädigt hättest?«

Person mit Zwangsstörung: »Ich habe einen Fehler gemacht und meine Hände gewaschen, obwohl ich das nicht hätte tun sollen. Sag es aber meinem Therapeuten nicht. Er würde mich dann zum Teufel schicken!«

Nützliche Reaktion: »Ich nehme an, daß dein Therapeut gerne wissen möchte, wie es dir geht – im Guten wie im Schlechten. Du solltest ihm besser über alles berichten, ob Fortschritte oder Fehltritte.«

Schädliche Reaktion: »Natürlich werde ich ihm das nicht sagen. Das bleibt ein Geheimnis zwischen uns.«

Person mit Zwangsstörung: »Ich habe heute einen roten Flecken berührt, der auf Hepatitis C hinweisen könnte. Meinst du, daß ich mir eine ansteckende Krankheit zugezogen haben?«

Nützliche Reaktion: »Möglich ist alles. Ich möchte aber deine Zwangsstörung nicht noch verstärken.«

Schädliche Reaktion: »Ich bin mir absolut sicher, daß du dich *nicht* angesteckt hast. Aber zur Sicherheit sollte dein Therapeut dich bitten, es trotzdem in einer Ambulanz prüfen zu lassen.«

Person mit Zwangsstörung: »Heute habe ich einen riesigen Fehler gemacht; und bisher habe ich doch alles so gut geschafft. Mir ist klar, daß du sehr enttäuscht von mir bist. Ich hab's mal wieder versemmelt! Ich werde nie gesund werden.«

Nützliche Reaktion: »Gib doch nicht auf! Morgen ist ein neuer Tag. Eine Zwangsstörung ist ein harter Gegner. Gib vor allem nicht auf, und denke immer daran, der Kampf dauert fünfzehn Runden. Die Zwangsstörung mag diese Runde gewonnen haben, aber morgen brauchst du sie deshalb nicht wieder gewinnen zu lassen. Wir sind stolz auf dich.«

Schädliche Reaktion: »Warum vergeude ich nur meine Zeit mit einem Versager wie dir? Du wirst es doch nie besser schaffen!«

PERSON MIT ZWANGSSTÖRUNG: »Ich habe mich sehr intensiv mit der ERP-Arbeit beschäftigt, und es geht mir auch schon wesentlich besser; aber die Zwangsstörung ist immer noch da. Ich bin wohl ein unverbesserlicher Verlierer.«

Nützliche Reaktion: »Du hast wirklich sehr hart gearbeitet, und daß sich das auszahlt, kannst du an deinen Fortschritten sehen. Frag deinen Therapeuten, wie du noch weiter kommen kannst.«

Schädliche Reaktion: »Du hast deine Ziele offensichtlich verfehlt. Gib doch einfach auf. Dieser ganze Zwangsstörungsscheiß steht mir bis zum Hals. Du mußt endlich darüber hinwegkommen und wieder normal leben!«

PERSON MIT ZWANGSSTÖRUNG: »Mit meiner Zwangsstörung mache ich gute Fortschritte. Diese Behandlung hat mir mein Leben zurückgegeben!«

Nützliche Reaktion: »Das ist ja wunderbar! Daß du es mit deiner Zwangsstörung aufgenommen und damit auch noch Erfolg gehabt hast, verdient höchste Anerkennung.«

Schädliche Reaktion: »Warum hast du das nicht schon vor zehn Jahren getan, als wir dich buchstäblich angebettelt haben, dir Hilfe zu suchen, du aber hartnäckig darauf bestanden hast, deine Zwangsstörung ohne fremde Hilfe zu überwinden. Wir wußten immer, was für dich das Beste ist, aber du hast nie auf uns gehört.«

Weitere Tips für den Umgang mit einer Zwangsstörung in einer Familie

Es folgen ein paar Tips, einige naheliegende, andere weniger naheliegende, die der Familie helfen können, die Genesung eines an einer Zwangsstörung erkrankten Familienmitglieds auf förderliche Weise zu begleiten.

Ermutigen Sie den Kranken zu einer positiven und kooperativen Einstellung seiner medikamentösen Behandlung und seiner kognitiv-behavioralen Therapie gegenüber. Medikamente zur Behandlung einer Zwangsstörung muß man geduldig und sehr regelmäßig einnehmen, um eine optimale Wirkung zu erzielen. Menschen mit einer Zwangsstörung – und das gilt insbesondere für Kinder und Jugendliche – müssen hin und wieder daran erinnert werden, daß sie ihre Medikamente regelmäßig einnehmen müssen. Manchmal ist es wichtig, die Mittel auch dann weiter zu nehmen, wenn unangenehme Nebenwirkungen auftreten und die Symptome noch nicht abgeklungen sind. Wenn ein Kranker Widerstand gegen die Medikamenteneinnahme entwickelt, sollten Sie mit ihm offen und direkt darüber reden. Wenn jemand die Einnahme immer wieder vergißt, kann die Benutzung einer Tablettenbox ihm helfen, das Vergessen einer Dosis sowie Doppeleinnahmen zu vermeiden. Außerdem sollten Sie die betroffene Person möglichst intensiv bei der Durchführung ihres Selbsthilfeprogramms unterstützen. Machen Sie sich mit diesem Programm so vertraut, daß Sie wissen, worum es geht, damit Sie den Kranken durch ermutigende Äußerungen unterstützen können. Die Arbeit an der Umsetzung des Programms ist meist hart und kann manchmal entmutigen, sie zahlt sich aber irgendwann aus, weil sie sich sehr positiv auf die Lebensqualität auswirkt – sowohl für das betroffene Familienmitglied als auch für die gesamte übrige Familie.

Wirken Sie unterstützend und ermutigend. Zu hohe Erwartungen ziehen fast zwangsläufig Enttäuschungen nach sich. Aber auch ein zu schleppendes Vorgehen kann entmutigend wirken. Helfen Sie dem Betroffenen, sich erreichbare Ziele zu setzen. Erkennen Sie selbst geringe Erfolge, und belohnen Sie solche Errungenschaften durch anerkennende Äußerungen. Vermeiden Sie aber Vergleiche mit anderen Menschen, die unter einer Zwangsstörung leiden, oder mit Familienmitgliedern, die nicht unter dieser Störung leiden. Wahrscheinlich hat die Person mit der Zwangsstörung ohnehin ein sehr negatives Bild von sich. Eine Zwangsstörung wirkt demoralisierend, und Menschen mit einer Zwangsstörung schämen sich oft ihres Verhaltens. Sie wissen, daß es irrational ist, und wenn sie deswegen ein Gefühl der Scham entwickeln, kann dieses ihr gesamtes Leben erfassen. Der Gedanke »Wegen meiner Zwangsstörung tue ich sehr merkwürdige Dinge« wird zu »Ich bin sonderbar«. Man muß den Betroffenen klar machen, daß sie aufgrund ihres zwanghaften Verhaltens weder sonderbar noch verrückt sind. Sie selbst als Personen sind nicht identisch mit ihrer Zwangsstörung, und es ist wichtig, ihre wunderbare Persönlichkeit mit ihren vielen positiven Attributen deutlich von der Zwangsstörung zu trennen.

Streß in der Familie minimieren. Den Streß innerhalb der Familie einzugrenzen ist zu Beginn der Behandlung besonders wichtig. Sorgen Sie dafür, daß der familiäre Alltag möglichst normal und störungsfrei verläuft. Wenn Menschen unter einer Zwangsstörung leiden, rufen Veränderungen und Unsicherheiten bei ihnen Streß hervor, und Streß verschlimmert die Symptome einer Zwangsstörung. Sogar positive und befriedigende Ereignisse wie Ferien können die Symptome verstärken.

Machen Sie sich mit den Anzeichen für Rückschläge und Rückfälle vertraut, und lernen Sie, beide voneinander zu unterscheiden. Lesen Sie Kapitel 15. Das wird Ihnen helfen, die Anzeichen für Verschlimmerungen der Zwangssymptome zu erkennen. Dort wird auch erläutert, weshalb es zu Verschlimmerungen kommt, und es wird erklärt, wie Sie dem Betroffenen helfen können, seine bereits erzielten Erfolge zu erhalten und auf ihnen aufzubauen.

Schalten Sie das Fernsehen aus! Das Fernsehen, das unterhalten und informieren kann, ist für Menschen mit einer Zwangsstörung eine Brutstätte für Ängste und Sorgen. In der Regel überwiegen im Fernsehen schlechte Nachrichten, und diese verbreiten sich schneller als gute. Außerdem stellen die werbefinanzierten Sender, die Nachrichtenprogramme und die sogenannten Reality-Shows bewußt Schädliches und potentielle Gefahren in den Vordergrund ihrer Darstellung, um Zuschauer anzulocken und sie an den Sender zu fesseln. Und Menschen mit einer Zwangsstörung reagieren hypersensibel auf potentielle Schädigungen und Gefahren und überschätzen Risiken. Durch Fernsehsendungen dieser Art können neue zwanghafte Gedanken entstehen und bereits bestehende zwanghafte Sorgen und Handlungen stärker werden. Achten Sie genauer darauf, welche Sendungen Ihre Familie sich anschaut, und beschränken Sie die Zeit, die Mitglieder Ihrer Familie vor dem Fernseher verbringen, auf ein Minimum.

Verpflichten Sie sich zur Veränderung. Manchmal ist es nützlich, Verpflichtungen schriftlich abzufassen. Falls Sie es noch nicht getan haben, sollten Sie sich nun zusammen mit dem Familienmitglied mit der Zwangsstörung die *Unabhängigkeitserklärung der Unterstützer zwanghafter Handlungen* anschauen. Sprechen Sie miteinander darüber, und verändern Sie eventuell nach Absprache den Text. Zum Schluß müssen Sie das Dokument unterschreiben. Verpflichten Sie sich, fortan anders auf die Zwangsstörung zu reagieren und dem betroffenen Familienmitglied zu helfen, sich von seiner Zwangsstörung zu befreien.

Sorgen Sie auch für sich selbst. Gut für sich selbst zu sorgen ist vielleicht die wichtigste Empfehlung überhaupt. Eine Zwangsstörung droht das ganze Leben der betroffenen Person in Beschlag zu nehmen, und wenn ihr dies gelungen ist, versucht sie, auch noch das Familienleben zu verschlingen. Bemühen Sie sich mit allen verfügbaren Kräften, nicht zuzulassen, daß die Zwangsstörung jeden Aspekt Ihres Lebens beeinflußt. Bemühen Sie sich um ein gesundes Gleichgewicht zwischen Ihren familiären Pflichten und der Zeit, die Sie für sich persönlich reservieren, um Ihre Batterien wieder aufladen zu können. Kümmern Sie sich um Ihre Gesundheit und Ihr Wohlbefinden. Das können Sie tun, indem Sie sich einem Hobby widmen oder indem Sie an einem Fitneßtraining oder einem Meditationskurs teilnehmen, um Ihren Streß zu bekämpfen.

Jemanden unterstützen, der abstreitet, an einer Zwangsstörung zu leiden, und der sich weigert, Hilfe anzunehmen

Manchmal erkennen Familienangehörige oder Freunde Anzeichen für eine Zwangsstörung schon Jahre bevor die betroffene Person sich dies selbst eingesteht und es akzeptiert. Einige streiten diese Krankheit trotz offensichtlicher schwerwiegender Beeinträchtigungen ab und weigern sich, Hilfe zu suchen. Dadurch verschlimmern sie ihre Probleme noch und muten auch der Familie viel Schmerz und Leid zu. Depressive Empfindungen, Hoffnungslosigkeit und Hilflosigkeit können Familienmitglieder überfallen, die nicht wissen, wie sie einem Angehörigen, der seine Krankheit leugnet, helfen sollen.

Wenn alle Bemühungen, die betroffene Person zu überzeugen, sich helfen zu lassen, gescheitert sind, müssen Sie das Thema direkt ansprechen. Die folgenden Empfehlungen erhöhen Ihre Erfolgschancen:

- Planen Sie eine Intervention der gesamten Familie. Weil eine größere Zahl von Menschen bei einer Konfrontation überzeugender wirkt, sollten Sie die Person mit der Zwangsstörung dazu bewegen, sich mit der ganzen Familie zusammenzusetzen.
- Sichern Sie sich die Hilfe eines ausgebildeten Familientherapeuten oder eines Therapeuten, der Zwangsstörungen gut kennt, damit jemand die Kommunikation zwischen den Familienmitgliedern und der kranken Person fördern kann.
- Während einer solchen Familiensitzung müssen alle Familienmitglieder klar und deutlich, aber auch mitfühlend erklären, wie das zwanghafte Verhalten sich auf sie auswirkt und weshalb das für sie schwer zu ertragen ist. Außerdem sollten alle Beteiligten ihre Bereitschaft zu helfen zum Ausdruck bringen. Bedenken Sie, daß die Person mit der Zwangsstörung unter Schmerzen leidet und daß ihr das Hilfsangebot, Aufklärung über ihre eigene Situation und die Vermittlung von Möglichkeiten, sich mit der Störung auseinanderzusetzen, helfen können. Heben Sie ausdrücklich hervor, daß nicht die kranke Person, sondern die Zwangsstörung und das Verhalten, das sie hervorruft, unerträglich sind.
- Falls die betroffene Person sich nicht vom Leugnen abbringen läßt, können Sie sagen, daß auch dies ein Symptom der Krankheit ist. Bieten Sie Ihre Hilfe an, und erklären Sie, daß es für Sie nicht akzeptabel ist, nichts zu tun. Lassen Sie jedes Familienmitglied einzeln erklären, was es tun kann und will, um etwas zur Veränderung der momentanen Situation beizutragen. Legen Sie einen Zeitrahmen für die Inanspruchnahme adäquater fachkundiger Hilfe fest, und formulieren Sie deutlich, welche Konsequenzen es haben wird, wenn der Plan nicht im vorgege-

benen Zeitrahmen ausgeführt wird – beispielsweise daß die Person dann in eine Klinik oder in eine Einrichtung für betreutes Wohnen gebracht wird.
- Seien Sie konsequent, aber auch flexibel und realistisch. Ist eine Veränderung nicht zu erwarten, müssen alle erforderlichen Maßnahmen getroffen werden, um sicherzustellen, daß der Ihnen nahestehende Kranke unabhängig und würdig leben kann und ausreichend Gelegenheit hat, seine Lebenssituation zu verbessern.
- Droht die Person mit der Zwangsstörung, sich während der Intervention selbst zu schädigen, so ist das unbedingt ernst zu nehmen. Sehen Sie solche Drohungen als zusätzlichen Beweis für die dringende Notwendigkeit sachkundiger Hilfe. Im Falle einer aktiven Suizidgeste ist eine sofortige stationäre Behandlung anzuraten, um das Leben der betroffenen Person zu schützen.

Familienangehörige spielen eine wichtige Rolle

Sich von einer Zwangsstörung zu befreien ist leichter und läßt sich eher bewerkstelligen, wenn die ganze Familie sich daran beteiligt. Adäquate Unterstützung kann Entscheidendes bewirken. Kommunizieren Sie offen über den Kampf gegen die Zwangsstörung, und arbeiten Sie gemeinsam an der Definition Ihrer Rolle bei der Arbeit, die auf Genesung zielt.

19 Einen guten Therapeuten und andere Hilfsangebote finden

Durch Reden wird der Reis nicht gekocht.
— CHINESISCHES SPRICHWORT

Wir haben in diesem Buch von Anfang an empfohlen, vor Beginn der Arbeit im Rahmen des Selbsthilfeprogramms einen Psychiater oder einen klinischen Psychologen zu konsultieren. Dies kann für Ihre Genesung von einer Zwangsstörung entscheidend sein. Vielleicht haben Sie eine Konsultation bisher aufgeschoben oder sind wegen anderer Probleme bei einem Psychiater oder Psychologen in Behandlung. Dieses Kapitel wird Ihnen helfen, jemanden zu finden, der Ihnen helfen kann sich von Ihrer Zwangsstörung zu befreien. Außerdem beschäftigen wir uns darin kurz mit Unterstützungsgruppen und mit der Möglichkeit, weiterführende Informationen und Hilfsangebote im Internet zu finden.

Qualifizierte Hilfe bei Zwangsstörungen

Am besten vermag bei Zwangsstörungen jemand zu helfen, der viel über Zwangsstörungen und ihre Behandlung weiß. In der Regel ist dies ein Psychiater, Psychologe oder Psychotherapeut. Psychiater sind Ärzte, die auf die Behandlung von Erkrankungen des Gehirns und Geistes spezialisiert sind. Zu ihren Aufgaben gehört auch die Verordnung von Medikamenten gegen Zwangsstörungen. Meist sind sie nicht für die Durchführung einer kognitiv-behavioralen Therapie ausgebildet, aber zumindest sollte ihnen diese Behandlungsmöglichkeit bekannt sein. Psychologen, Psychotherapeuten und psychologische Berater, die Zwangsstörungen behandeln, können keine Medikamente verschreiben, sind aber vielfach in der Durchführung einer kognitiv-behavioralen Therapie ausgebildet. Da Ärzte nur selten beide Funktionen erfüllen können, brauchen Sie wahrscheinlich zwei Fachleute, einen für die medikamentöse Behandlung und einen zweiten für die kognitiv-behaviorale Therapie.

Ob Sie mit einer medikamentösen Behandlung oder einer kognitiv-behavioralen Therapie beginnen, spielt meist keine Rolle. Handelt es sich allerdings um eine schwere Form von Zwangsstörung, kann es sinnvoll sein, mit einer medikamentösen Behandlung zu beginnen (siehe hierzu Kapitel 3). Wir haben im gesamten Buch immer wieder darauf hingewiesen, daß die optimale Behandlung in der Kombination einer medikamentösen Behandlung mit einer kognitiv-behavioralen Therapie besteht. Beide sind für die Genesung wichtig. Wenn jemand mit einer Zwangsstörung sich für das eine entscheidet und das andere ignoriert oder vermeidet, vermag die Behandlung nur begrenzte Erfolge zu erzielen.

Zu bedenken ist auch, daß Menschen auf medikamentöse wie auf kognitiv-behaviorale Behandlungen unterschiedlich reagieren. Einige, denen es gelungen ist, ihre Zwangsstörung zu überwinden, halten die Medikamente für den entscheidenden Faktor und sehen die kognitiv-behaviorale Arbeit als unwichtiger an. Andere meinen, daß die kognitiv-behaviorale Therapie der entscheidende Faktor gewesen sei. Und wieder andere halten beides für gleich wichtig.

Noch einmal sei darauf hingewiesen, daß es sehr wichtig ist, daß der Psychiater oder Psychotherapeut, den Sie um Rat fragen, in der Behandlung von Zwangsstörungen erfahren ist. Zwar kann jeder approbierte Arzt Medikamente gegen eine Zwangsstörung verschreiben, doch ist es in jedem Fall ratsam, einen Arzt mit psychiatrischer Facharztausbildung aufzusuchen, der gelernt hat, diese Art von Störungen zu behandeln. Informationen für die Suche nach geeigneten Psychiatern und Psychotherapeuten erhalten Sie bei der *Deutschen Gesellschaft Zwangserkrankungen e.V.* (Kontaktinformationen siehe Seite 416). Trotz solcher Informationen ist bei der Wahl eines Sachkundigen in jedem Fall Vorsicht geboten. Auch empfohlenen Fachleuten sollten Sie die im weiteren Verlauf dieses Kapitels zusammengestellten Fragen vorlegen.

Falls es in der Nähe Ihres Wohnorts keinen erfahrenen Therapeuten gibt, können Sie eines der speziellen Behandlungszentren für Zwangsstörungen aufsuchen und sich dort behandeln lassen. Kontaktieren Sie auch in diesen Fällen die *Deutsche Gesellschaft Zwangserkrankungen e.V.*, die über eine aktuelle Liste der ambulanten und stationären Behandlungsprogramme verfügt. Notfalls können Sie während einer ambulanten Evaluation und Therapie, die außerhalb Ihres Wohnorts stattfinden, in einem Hotel wohnen und den Kontakt zum Therapeuten später eventuell telefonisch fortsetzen. Eine stationäre Behandlung ist in der Regel erforderlich, wenn aufgrund der Zwangssymptome erhebliche Gefahr der Selbstschädigung besteht.

Weil eine solche Behandlung kostspielig und zeitaufwendig sein kann, sollten Sie Ihren Therapeuten sehr sorgfältig auswählen. Mit Hilfe des *Formulars für die Auswahl eines Psychotherapeuten*, das Sie später in diesem Kapitel finden, können Sie sich von der Person, der Sie sich anvertrauen wollen, ein genaueres Bild machen. Beschaffen Sie sich wenn möglich Feedback von momentanen und früheren Patienten des fraglichen Therapeuten. Hüten Sie sich aber davor, dem Zwang zu verfallen, eine »perfekte« Entscheidung treffen zu wollen, denn dadurch zögern Sie die Hilfe, die

Sie dringend brauchen, hinaus. Wenn das ein Problem ist, dann folgen Sie bezüglich der Frage, was für Sie persönlich am besten ist, Ihrem Bauchgefühl.

Fragen, die Sie einem eventuell in Frage kommenden Therapeuten stellen sollten

Einen Therapeuten zu befragen, bevor man sich für eine Behandlung bei ihm entscheidet, mag jemandem, der so etwas noch nie getan hat, als befremdlich oder sogar beängstigend erscheinen. Doch die meisten Therapeuten haben nichts dagegen, am Telefon ein paar Minuten Fragen nach ihren Praxiserfahrungen und Qualifikationen zu beantworten. Wenn Sie merken, daß ein Therapeut bei einem solchen Vorgespräch in die Defensive geht oder sich gegenüber Ihren Bemühungen, sich ein Bild von ihm zu machen, abfällig verhält, ist das ein guter Grund, sich an jemand anderen zu wenden. Falls Sie das Gefühl haben, daß Sie mehr Zeit als ein paar Minuten am Telefon brauchen, um sich zu informieren, können Sie versuchen, eine Probestunde zu vereinbaren und den Therapeuten für die Zeit, die er für die Beantwortung Ihrer Fragen braucht, bezahlen. Nun zu den Fragen.

Welche Techniken oder Methoden benutzen Sie im allgemeinen, um eine Zwangsstörung zu behandeln? »Kognitive Verhaltenstherapie«, »Verhaltenstherapie« und »kognitiv-behaviorale Therapie« sind in diesem Fall gute Antworten. Mit kognitiv-behavioraler Therapie ist gemeint, daß die Prinzipien der kognitiven Umstrukturierung (die Veränderung von Überzeugungen und Einstellungen) in Verbindung mit den Prinzipien der Verhaltensänderung (die Arbeit an zwanghaften Verhaltensweisen und Ritualen) angewandt werden. Gehen Sie noch einen Schritt weiter, und fragen Sie den Therapeuten, welche Art von Verhaltenstherapie er benutzt. Antwortet er, daß Exposition und Reaktionsverhinderung (ERP) (bzw. Exposition und Ritualverhinderung – beide Begriffe werden benutzt) nicht dazugehören, sollten Sie sich nach einem anderen Therapeuten umschauen. Wenn Sie dieses Buch gelesen haben, müßte Ihnen ziemlich klar sein, was ERP ist. Wenn nicht, empfehlen wir Ihnen, die Kapitel 3 bis 6 nochmals zu lesen.

Verfügen Sie über eine offizielle staatliche Zulassung als Therapeut? Alle Psychotherapeuten benötigen eine staatliche Lizenz, die sie nur erhalten, wenn sie die entsprechenden Voraussetzungen bezüglich Ausbildung und Berufserfahrung erfüllen. Zwar garantiert eine staatliche Anerkennung nicht Kompetenz, aber zumindest ist dies eine Minimalvoraussetzung für die Ausübung des Therapeutenberufs, und Sie sollten sich vergewissern, ob die betreffende Person diese Voraussetzung erfüllt. Staatlich geprüfte Psychotherapeuten können Sie im übrigen bei grob inkompetentem oder unangemessenem Verhalten zur Rechenschaft ziehen.

Welchen Abschluß haben Sie? Therapeuten, die kognitiv-behaviorale Behandlungen durchführen, müssen mindestens über ein Diplom in Psychologie verfügen. Allerdings sollten Sie sich von der Art des Abschlusses auch nicht allzusehr beeindrucken lassen. Ein talentierter und erfahrener Therapeut mit Diplomabschluß, der viel Erfahrung in der Behandlung von Zwangsstörungen hat, ist Ihnen eventuell wesentlich nützlicher als jemand mit einem Doktortitel und zahlreichen Spezialausbildungen, jedoch fast ohne wirkliche Praxiserfahrung bezüglich Zwangsstörungen. Informieren Sie sich, ob die Therapeuten, die Sie sich anschauen, Mitglieder in den einschlägigen Fachverbänden für Behandler von Zwangsstörungen bzw. in Gesellschaften für kognitiv-behaviorale Therapie sind.

Leiden Sie selbst an einer Zwangsstörung, oder kennen Sie jemanden mit dieser Störung? Das ist eine sehr gute Frage, auch wenn sie ein wenig unverschämt klingen mag. Obwohl wahrscheinlich nur wenige qualifizierte Psychiater und Psychotherapeuten unter einer Zwangsstörung leiden, kennen einige von ihnen dieses Problem aus persönlicher Anschauung, weil ein Mitglied ihrer Familie oder jemand, den sie näher kennen, unter dieser Störung leidet. Und dies kann darauf hindeuten, daß der Betreffende Zwangsstörungen gut versteht.

Wo haben Sie gelernt, Zwangsstörungen zu behandeln? Eine gute Ausbildung ist wichtig, Erfahrung ebenfalls. Ein einziger Wochenendkurs über die Behandlung von Zwangsstörungen reicht keinesfalls aus, um Kompetenz zu entwickeln. Vergewissern Sie sich, ob der Therapeut, mit dem Sie eventuell zusammenarbeiten wollen, eine intensive Ausbildung in der kognitiv-behavioralen Behandlung von Angststörungen absolviert und eine fortlaufende Supervision erhalten hat. Psychiater sollten sich laufend über die medikamentöse Behandlung von Zwangsstörungen fortbilden.

Wie viele Patienten oder Klienten mit einer Zwangsstörung haben Sie behandelt? Es gibt zwar keine unverzichtbare Untergrenze, aber es ist wichtig, daß der Therapeut einige Erfahrung in der Behandlung von Zwangsstörungen hat und daß er die betreffenden Patienten auch tatsächlich *auf ihre Zwangsstörung hin* behandelt hat. Viele Nicht-Spezialisten helfen Menschen mit einer Zwangsstörung bei der Bewältigung aller möglichen allgemeinen Streßprobleme. Zwar trägt auch das zu ihrem Wissen über Zwangsstörungen bei, aber man kann auf diese Weise definitiv nicht genug Hintergrundwissen und klinische Erfahrung sammeln, um Menschen mit einer Zwangsstörung wirklich qualifiziert behandeln zu können.

Was sind die wichtigsten Faktoren, wenn man Menschen mit einer Zwangsstörung helfen will, ihre Situation zu verbessern? Suchen Sie sich einen Therapeuten, der Wert darauf legt, Zwangsstörungen innerhalb eines neuro-behavioralen Verständnisrahmens zu behandeln. Das bedeutet, daß der Betreffende die Notwendigkeit eines multimodalen Ansatzes anerkennt, bei dem eine Zwangsstörung gleichzeitig medikamentös und kognitiv-behavioral behandelt wird. Der Therapeut muß genau wissen, was eine Zwangsstörung aus Klientensicht beinhaltet, und er muß dem Klienten in seinem Ringen mit der Zwangsstörung mit tiefer Empathie begegnen können. Wenden Sie sich von jedem Therapeuten ab, der die Wirkung einer Zwangsstörung herunterspielt oder darin nichts weiter als eine dysfunktionale Entscheidung für eine bestimmte Lebensweise sieht. Es ist ungeheuer wichtig, daß Sie das Gefühl haben, daß dem Therapeuten etwas an Ihnen liegt.

Wie viele Ihrer augenblicklichen Klienten leiden unter einer Zwangsstörung? Je stärker sich ein Therapeut in seiner Praxis mit Zwangsstörungen und Angststörungen beschäftigt – und diese mit kognitiv-behavioralen Methoden behandelt –, um so besser. Allerdings werden wahrscheinlich ohnehin nur Therapeuten, die auf Zwangsstörungen oder Angststörungen spezialisiert sind, aktuell eine größere Zahl von Klienten speziell wegen einer Zwangsstörung behandeln.

Wären Sie bereit, nötigenfalls auch außerhalb Ihrer Praxis ERP-Arbeit durchzuführen? Flexibilität ist sehr wichtig. Wenn die Expositionsarbeit einen Besuch beim Klienten zu Hause oder eine Reihe von Besuchen in öffentlichen Bereichen wie Einkaufszentren, Geschäften oder Krankenhäusern erfordert, ist der Therapeut dann bereit, Sie zwecks Expositionsarbeit dorthin zu begleiten? Und falls nicht, ist er dann bereit, dies auf andere Weise zu unterstützen, indem er beispielsweise einen Assistenten beauftragt oder ein Familienmitglied anleitet, die Expositionen außerhalb der Praxis zu betreuen?

Sind Sie in der Zeit der ERP-Arbeit zwischen Sitzungen erreichbar, falls ich nicht weiterkomme und bei den Expositionen Unterstützung brauche? Auch in dieser Hinsicht ist Flexibilität wichtig. Der Therapeut muß sich darüber im klaren sein, daß die Expositionsarbeit anfangs mit starkem Streß verbunden sein kann, und er muß bereit sein, zwischen den Therapiesitzungen für kurze Telefonate zur Verfügung zu stehen und außerdem die Fortschritte zu überwachen.

Unterstützen Sie nötigenfalls die Nutzung geeigneter Medikamente gegen die Zwangsstörung? Halten Sie sich von Therapeuten fern, die Medikamente verteufeln, und halten Sie es mit Ärzten, die grundsätzlich gegen die kognitiv-behaviorale Behandlung von Zwangsstörungen sind, genauso.

Wie geheilt bin ich am Ende der Behandlung? Suchen Sie das Weite, wenn ein Therapeut Ihnen eine »Heilung« Ihrer Zwangsstörung »garantiert« oder wenn er sich mit einer langen Liste »geheilter« Klienten brüstet. Die meisten kompetenten Therapeuten garantieren Ihnen keine Heilung, sondern machen Ihnen höchstens Hoffnung auf eine deutliche Linderung Ihrer Symptome und sagen zu, Ihnen zu helfen, trotz Ihrer Zwangsstörung ein befriedigenderes Leben zu führen.

Weitere Aspekte der Therapeutenwahl

Abgesehen von den obigen Fragen an Therapeuten sollten Sie auch sich selbst ein paar Fragen stellen. Fragen Sie sich nach dem Treffen mit dem Therapeuten, ob Sie das Gefühl haben, mit diesem Menschen zusammenarbeiten zu können. Es ist sehr wichtig, ob Sie den Eindruck gewonnen haben, offen mit Ihrem Therapeuten reden zu können. Meinen Sie, daß diesem Menschen etwas an Ihnen liegt und daß er Ihr Problem ernst nimmt? Denken Sie auch darüber nach, ob Sie das Gefühl haben, auf die Kenntnisse und die fachliche Kompetenz dieses Therapeuten bauen zu können. Da Sie bereit sein müssen, im Rahmen der Therapie alles zu tun, was Ihr Therapeut als für den Erfolg Ihrer Arbeit notwendig bezeichnet, ist Vertrauen unverzichtbar.

Falls Sie mit einem bestimmten Therapeut zwar gut auszukommen glauben, der Betreffende aber wenig Erfahrung in der Behandlung von Zwangsstörungen hat, läßt der Therapeut dann die Bereitschaft erkennen, sich gründlicher über Ihr spezielles Problem zu informieren? Falls es an Ihrem Wohnort keine auf Zwangsstörungen spezialisierten Therapeuten gibt, sind Sie wahrscheinlich gezwungen, sich an einen Therapeuten zu wenden, der bereit ist, sich über Ihr spezielles Problem zu informieren und sich entsprechend weiterzubilden.

Im folgenden Formblatt auf der nächsten Doppelseite ist Raum für die wichtigsten Informationen gelassen, die Sie durch die Befragung eines Therapeuten zusammengetragen haben. Sie können diese Informationen natürlich auch in Ihr Tagebuch schreiben.

Unterstützungsgruppen

Wenn es dort, wo Sie wohnen, eine gute Unterstützungsgruppe für Menschen mit Zwangsstörungen gibt, kann diese Ihnen sehr nützlich sein. Es kann sehr erleichtern zu merken, daß Sie nicht allein sind und daß andere unter ähnlichen Symptomen und Problemen leiden wie Sie. Unterstützungsgruppen können auch für die Familien von Patienten mit einer Zwangsstörung sehr nützlich sein, insbesondere für Eltern, deren zu Hause wohnende Kinder unter einer Zwangsstörung leiden.

Die Arbeit in Unterstützungsgruppen für Menschen mit Zwangsstörungen läuft je nach Auffassung der Organisatoren und Leiter solcher Gruppen unterschiedlich ab. Einige orientieren sich an den 12-Schritte-Programmen von Gruppen wie den

Anonymen Alkoholikern. Andere Gruppen vereinbaren für die Zeit zwischen den Gruppentreffen Verhaltensaufgaben. Wieder andere empfehlen, die Gruppentreffen nur im Beisein und unter der Leitung eines qualifizierten Therapeuten durchzuführen, der Fragen beantwortet, Ratschläge gibt und ganz generell dafür sorgt, daß sich die Treffen nicht »festfressen«.

Lokale Unterstützungsgruppen können eine der genannten Formen haben, sie können aber auch noch völlig andere Strukturen haben. Eine Liste der Unterstützungsgruppen für Menschen mit Zwangsstörungen in den Vereinigten Staaten und in anderen Ländern kann über die *International OCD Foundation* bezogen werden (genauere Informationen siehe Seite 416).

Hilfe im Internet

Für Menschen mit einer Zwangsstörung und für ihre Familien gibt es im Internet viele Unterstützungs- und Informationsangebote. Zudem gibt es dort Foren für diese Art von Thematik. Zu den besten Angeboten dieser Art für Erwachsene mit Zwangsstörungen zählt *OCD-Support* (health.groups.yahoo.com/group/OCD-Support). Dabei handelt es sich um eine eMail-basierte Diskussionsgruppe mit Tausenden von Mitgliedern. Sie bringt Menschen mit Zwangsstörungen zueinander in Kontakt und wird sehr kompetent von Wendy Mueller moderiert, die selbst unter einer Zwangsstörung gelitten hat und davon genesen ist. Expertenrat stellen in diesem Rahmen Michael Jenike, MD, (Harvard-Professor, der den wissenschaftlichen Beirat der *International OCD Foundation* leitet) und James Claiborn, Ph. D. sowie Dr. Jon Grayson, die beide auf die Behandlung von Zwangsstörungen spezialisiert sind. Abgesehen von diesem generellen Forum für Diskussionen über die Auswirkungen von Zwangsstörungen und über deren Behandlung gibt es kleinere Unterstützungsforen für Familienangehörige, Eltern, Teenager, Kinder und Menschen mit ganz bestimmten Zwangssymptomen. *Stuck in a Doorway* (www.stuckinadoorway.org) ist ein weiteres ausgezeichnet moderiertes Online-Forum für Menschen mit Zwangsstörungen aus Großbritannien, das speziell für Menschen mit erschreckenden Gedanken gedacht ist, sich aber auch allen anderen Formen von Zwangsstörungen widmet.

Es gibt zahlreiche Websites, die Informationen über Zwangsstörungen liefern. Viele von diesen, darunter auch die Website der *International OCD Foundation* (www.ocfoundation.org), betreiben Foren und stellen Ressourcen für die Suche nach Hilfe beim Umgang mit Zwangsstörungen bereit. Manche dieser Websites enthalten auch eine Seite oder eine spezielle Ressource, die es Interessierten ermöglicht, sich von Experten beraten zu lassen. Siehe Seite 416.

FORMULAR FÜR DIE AUSWAHL EINES PSYCHOTHERAPEUTEN

Name des Therapeuten _____ Datum: _____

Praxiszeiten (Abend- und/oder Wochenendtermine möglich?) _____
_____

Wieviel kostet eine Behandlungsstunde? _____

Behandeln Sie Kassenpatienten? _____

Welche Abschlüsse und anderweitigen Qualifikationen haben Sie?

Sind Sie staatlich geprüfter Therapeut (Psychologe, Sozialarbeiter, Paar- oder Familientherapeut)? _____

Wann haben Sie Ihre Zulassung bekommen? _____

Wo haben Sie Ihre therapeutische Ausbildung erhalten? _____
_____

Was ist Ihre hauptsächliche berufliche Aktivität (klinische Praxis, Lehrtätigkeit, Forschung)? _____
_____

Wie lange praktizieren Sie schon? _____

Sind Sie Mitglied von Berufsorganisationen speziell für den Bereich der Zwangsstörungen? _____
_____

Haben Sie eine Ausbildung für Fortgeschrittene im Bereich der kognitiv-behavioralen Therapie speziell für die Behandlung von Zwangsstörungen?
_____

Welches spezielle Therapieangebot haben Sie? _____
_____

Was ist bezüglich der praktischen Arbeit Ihre primäre Orientierung? (kognitiv-behavioral, psychodynamisch, systemische Familienarbeit usw.)
_____

Laden Sie auch die Familien der Einzelklienten, die Sie behandeln, zur Teilnahme an Sitzungen ein?
_____

Wieviele Patienten mit Zwangsstörungen behandeln Sie durchschnittlich pro Woche?
_____

Führen Sie Exposition und Reaktionsverhinderung (ERP) durch?
_____

Verlassen Sie Ihre Praxis gelegentlich, um eine sogenannte *In-vivo*-Exposition durchzuführen?
_____

Arbeiten Sie mit einem guten Psychiater zusammen, an den Sie sich wenden können, wenn sich herausstellt, daß zusätzlich eine medikamentöse Behandlung notwendig ist?
_____

Weitere Fragen: _____
_____
_____
_____
_____

Allgemeiner Eindruck: _____
_____
_____
_____
_____

> **HILFE FÜR FAMILIENANGEHÖRIGE UND FREUNDE**
>
> Falls Ihr kranker Angehöriger Sie bittet, ihm bei der Suche nach einer adäquaten Behandlung seiner Zwangsstörung zu helfen, sollten Sie dieses Kapitel lesen. Außerdem empfehlen wir Ihnen, die Dienste von Unterstützungsgruppen zu nutzen. In manchen Gegenden gibt es Gruppen für Eltern, andere Familienmitglieder und Freunde von Menschen mit Zwangsstörungen. Wenn das nicht der Fall ist, finden Sie Hilfe in einem der vielen Online-Foren zu dieser Thematik. Es ist wichtig für Sie zu erkennen, daß Sie mit Ihrem Problem nicht allein sind. Viele Familien kämpfen mit genau den gleichen Schwierigkeiten. Der Austausch mit ihnen ist für Sie mit Sicherheit von Nutzen.

Dies ist nur der Anfang

Am Ende dieses Arbeitsbuches hoffen wir, daß Sie sich nun auf dem Weg zur Befreiung von Ihrer Zwangsstörung befinden. Für viele Betroffene ist das eine Herausforderung, die sie ihr Leben lang begleitet, weil ihre Symptome immer wieder auftauchen. Im Anhang finden Sie Informationen über Organisationen, Websites und Unterstützungsgruppen sowie Hinweise auf Bücher, die Ihnen und Ihren Angehörigen auf Ihrer gemeinsamen Reise zur Genesung helfen können.

Anhang

*Eine kurze Einführung in
das Wesen von Zwangsstörungen
für Familienangehörige und Freunde*

Zwangsstörungen kommen zum Ausdruck in zwanghaften Gedanken und/oder Handlungen, die viel Zeit beanspruchen, belastend wirken und/oder den normalen Tagesverlauf, Beziehungen oder die Funktionsfähigkeit im Alltag beeinträchtigen. Zwanghafte Gedanken können in Form von hartnäckigen Impulsen, Ideen, Vorstellungsbildern und Gedanken sowie von Drängen zum Ausdruck kommen, die sich den Betroffenen aufdrängen und die bei ihnen starke Sorgen und Ängste erzeugen. Zwanghafte Handlungen können sowohl äußerlich nicht erkennbare mentale Aktivitäten als auch für Außenstehende sichtbare Handlungen sein, die in Reaktion auf zwanghafte Gedanken auftreten, um durch die zwanghaften Gedanken erzeugte Sorgen und/oder Ängste einzudämmen oder zu unterdrücken. Oft dienen sie dazu, ein gefürchtetes Ereignis wie Tod, Krankheit oder ein anderes Unglück auf magische Weise zu verhindern.

Eine Zwangsstörung wird durch Untersuchung von einem Psychiater oder Psychologen diagnostiziert sowie aufgrund der Stärke der Symptome und ihrer Wirkung auf die allgemeine Funktionsfähigkeit. Anhand von Art, Dauer und Häufigkeit des Auftretens der Symptome unterscheidet der diagnostizierende Psychologe oder Psychiater eine Zwangsstörung von anderen, ähnlichen Störungen.

Es gibt Untersuchungen, nach denen 80 bis 99 Prozent aller Menschen hin und wieder unerwünschte Gedanken haben (Niehous & Stein 1997). Allerdings können die meisten Menschen unangenehme Gedanken ertragen, ohne starkes Unbehagen zu entwickeln, oder sie sind in der Lage, diese Gedanken völlig auszublenden. Bei ihnen treten diese Gedanken kürzer, weniger intensiv und weniger häufig auf als bei Menschen mit einer Zwangsstörung. Für Zwangsstörungen charakteristische Gedanken setzen gewöhnlich unter bestimmten Bedingungen ein, sie erzeugen starkes Unbehagen und einen starken Drang, sie durch bestimmte Aktivitäten zu neutralisieren oder zumindest zu verringern.

Menschen mit einer Zwangsstörung leiden oft auch unter einer mehr oder weniger starken klinischen Depression. Etwa ein Drittel von ihnen ist zum Zeitpunkt des Behandlungsbeginns depressiv. Etwa zwei Drittel aller Menschen mit Zwangsstörungen haben mindestens schon einmal unter einer Major-Depression gelitten (Jenike 1996), und viele andere leiden unter weniger schweren Formen von Depression. Deshalb ist es sehr wichtig, bei diesen Patienten nach Anzeichen für eine Depression Ausschau zu halten.

Wodurch entsteht eine Zwangsstörung?

Niemand weiß genau, wie eine Zwangsstörung entsteht, aber aufgrund vieler vorliegender Forschungsergebnisse nimmt das Bild der Verursachung allmählich eine Form an. Zwangsstörungen scheinen durch bestimmte genetische Prädispositionen in Verbindung mit bestimmten Umgebungsfaktoren zu entstehen. Zu den erblichen Voraussetzungen zählen subtile Abweichungen der Hirnstruktur, neurochemische Besonderheiten und spezielle Merkmale der neuronalen Verschaltung. Zu den Umgebungsfaktoren zählen psychische und physische Traumata, Vernachlässigung in der Kindheit, Mißbrauchs- und Mißhandlungserlebnisse, Streß, Krankheiten und Todesfälle in der Familie sowie Scheidungen, außerdem wichtige Übergangsphasen im Leben wie die Adoleszenz, der Umzug in eine andere Stadt, Eheschließungen, die Ankunft eines Kindes in der Familie sowie der Eintritt in den Ruhestand. Ererbte biologische Prädispositionen fungieren wie eine Art Zunderbüchse, die in Verbindung mit einem »Blitz« aus der Umgebung Symptome einer Zwangsstörung auslösen und aktivieren kann.

Wie werden Zwangsstörungen behandelt?

Medikamente und kognitiv-behaviorale Therapie sind die wirksamsten Möglichkeiten der Behandlung von Zwangsstörungen. Man kann sie einzeln benutzen und damit gute Ergebnisse erzielen, aber manchmal ist es notwendig, beide Behandlungsarten zu kombinieren. Die zur Behandlung von Zwangsstörungen wirksamsten Medikamente gehören zur Familie der sogenannten selektiven Serotonin-Wiederaufnahmehemmer (SSRI). Sie gleichen Störungen des Gehirnstoffwechsels aus, und dadurch werden Zwangssymptome gelindert. Manchmal muß man mehrere dieser Mittel ausprobieren, um das Medikament mit der besten Wirkung zu finden. In anderen Fällen ist es notwendig, Medikamente zu kombinieren.

Die kognitiv-behaviorale Therapie hilft Menschen mit einer Zwangsstörung, indem sie dadurch lernen, auf ihre zwanghaften Gedanken und Handlungen einzuwirken. Exposition und Reaktionsverhinderung (ERP) ist die wichtigste kognitiv-behaviorale Technik zur Behandlung von Zwangsstörungen. Dabei handelt es sich um eine längere Konfrontation mit realen Lebenssituationen, die zwanghafte Sorgen hervorrufen und gewöhnlich auch zwanghafte Verhaltensweisen aktivieren. Beispielsweise kann die ERP-Arbeit darin bestehen, daß ein Mensch mit einer Zwangsstörung ein gefürchtetes Objekt berühren oder direkt kontaktiert, etwa einen leeren Mülleimer oder ein anderes »kontaminiertes« Objekt, ohne die dadurch hervorgerufene Angst durch Händewaschen zu lindern. Durch wiederholtes Üben alternativen Verhaltens in solchen Situationen wird den Betroffenen klar, daß die befürchteten katastrophalen Konsequenzen nicht eintreten und auch nie eintreten werden und daß die anfangs mit der Situation verbundene starke Angst allmählich abnimmt. Dies ist der Prozeß der *Habituation*. Die Exposition erfolgt am besten in Stufen, wobei man sich in möglichst kleinen Schritte dem letztendlichen Ziel der vollständigen Habituation zu nähern versucht.

Sinn und Zweck der Reaktionsverhinderung ist, die Häufigkeit ritueller Handlungen zu verringern. Die Person mit der Zwangsstörung wird mit gefürchteten Reizen konfrontiert, sie empfindet aufgrund dessen den Drang, bestimmte Rituale auszuführen, und die rituellen Verhaltensweisen wie Händewaschen und exzessive Prüfaktivitäten werden unterbunden. Falls es für jemanden zu schwierig ist, all dies sofort zu tun, kann der Betreffende die Ausführung der Rituale auch zunächst nur hinauszögern und allmählich darauf hinarbeiten, sich der Ausführung der zwanghaften Handlungen völlig zu widersetzen.

Anfangs mögen die kognitiv-behavioralen Techniken als ziemlich schwierig und sogar als beängstigend erscheinen, doch die Aussicht, daß die Zwangssymptome dadurch gelindert werden, sollte die Mühe als lohnend erscheinen lassen. Eine medikamentöse Behandlung und eine kognitiv-behaviorale Therapie können einander auch ergänzen. Die Medikamente verbessern die Regulation des Serotoninspiegels im Gehirn, und die kognitiv-behaviorale Therapie trägt dazu bei, die zwanghaften Gedanken zu mildern, indem sie die habituellen dysfunktionalen Reaktionen auf diese Gedanken modifiziert. Medikamente können auch die durch zwanghafte Gedanken hervorgerufenen Ängste verringern und so die Anwendung der kognitiv-behavioralen Techniken erleichtern.

Das *Arbeitsbuch Zwangsstörungen* geleitet Menschen, die unter einer Zwangsstörung leiden, durch ein von ihnen selbst spezifiziertes Selbsthilfeprogramm, das ihnen helfen soll, sich von ihrer Zwangsstörung zu befreien. Das wichtigste Werkzeug dieser Arbeit ist die Technik der Exposition und Reaktionsverhinderung (ERP). Im Rahmen des Programms werden auch andere Techniken der kognitiven Therapie benutzt, die den Betroffenen helfen sollen, ihre eigenen unzutreffenden Überzeugungen und Einstellungen zu erkennen, sie zu hinterfragen und sie durch zutreffendere Einschätzungen zu ersetzen.

Wie Sie einen Menschen, der Ihnen nahesteht, unterstützen können

Das betroffene Mitglied Ihrer Familie oder Ihr Freund hat sich entschieden, sich wegen seiner Zwangsstörung einer kognitiv-behavioralen Therapie zu unterziehen, wobei es insbesondere um Exposition und Reaktionsverhinderung (ERP) geht. Die ERP-Arbeit kann sich auf die Beziehungen des Patienten zu Familienangehörigen und Freunden sehr stark auswirken. Vielleicht fragen Sie sich, wie Sie den Betroffenen darin unterstützen können, seine Zwangsstörung zu überwinden. Eine detaillierte Antwort hierzu gibt Ihnen Kapitel 18 aus dem vorliegenden *Arbeitsbuch Zwangsstörung*; zusätzliche Informationen finden Sie jeweils in den Kästen mit der Überschrift »Hilfe für Familienangehörige und Freunde« am Schluß jedes Kapitels.

Dr. Hyman hat im Laufe der Jahre viele Familienangehörige während ihrer Interaktion mit Patienten während der ERP-Arbeit beobachtet. Nach seiner Auffassung ist das Wichtigste, was eine Familie in dieser Situation tun kann, ruhig zu bleiben, die Dinge positiv zu sehen (das Glas als »halb voll«, nicht als »halb leer«, zu beschreiben), sich negative, kritisierende und beschuldigende Äußerungen zu sparen und die betroffene Person statt dessen zu ermutigen und sie für positive Entwicklungen, so geringfügig sie auch sein mögen, zu loben und zu bestärken.

Scheuen Sie sich nicht, die Probleme anzusprechen, mit denen der Kranke durch die ERP-Arbeit konfrontiert wird. Konzentrieren Sie sich aber immer auf das Hier und Jetzt und darauf, weiterzugehen, ohne zurückzuschauen. Falls ein Therapeut die Arbeit betreut, sollte die Familie sich nicht in dessen Interventionen einmischen, sondern seinen Instruktionen folgen.

Vor allem müssen Sie sich ein solides Wissen über Zwangsstörungen und ihre Behandlung aneignen und sich mit nicht zu Ihrer Familie gehörenden Menschen mit einer Zwangsstörung austauschen, wie es in einer Unterstützungsgruppe möglich ist. Lesen Sie die ersten Kapitel im *Arbeitsbuch Zwangsstörungen*, um sich einen ersten Überblick zu verschaffen, und anschließend die Kapitel, die Ihnen für die Situation des Menschen, um den es Ihnen geht, am wichtigsten zu sein scheinen. Eine verurteilende Haltung aufgrund von »Bauchgefühlen« anstelle von solidem Wissen und eigener Erfahrung ist mit ziemlicher Sicherheit schädlich. Wenn Sie glauben, Sie könnten Zwangsstörungen wirklich verstehen, ohne viel Zeit darauf zu verwenden, sich über sie zu informieren und sie mit den Augen von Betroffenen zu sehen, halten Sie sich selbst zum Narren. Hüten Sie sich vor Beschuldigungen und Beschämungen, und unterdrücken Sie alle Urteile und festen Standpunkte, insbesondere während der Mensch, der Ihnen nahesteht, an Exposition und Reaktionsverhinderung arbeitet.

Spezielle Buchhinweise und Hilfsangebote

Bücher zur Selbsthilfe

Baer, L. (2001). *Getting Control: Overcoming Your Obsessions and Compulsions*. New York: Plume.

Baer, L. (2002). *The Imp of the Mind: Exploring the Silent Epidemic of Obsessive Bad Thoughts*. New York: Plume.

Bell, J., & Jenike, M. (2009). *When in Doubt, Make Belief: An OCD-Inspired Approach to Living with Uncertainty*. Novato: New World Library.

C., Roy (1999). *Obsessive Compulsive Anonymous: Recovering from Obsessive Compulsive Disorder*. New Hyde Park: Obsessive Compulsive Anonymous.

De Silva, P., & Rachman, S. (2009). *Obsessive-Compulsive Disorder*. New York: Oxford University Press.

Dumont, R. (1996). *The Sky Is Falling: Understanding and Coping with Phobias, Panic, and Obsessive-Compulsive Disorders*. New York: W. W. Norton.

Foa, E. B., & Wilson, R. (2001). *Stop Obsessing!* New York: Bantam Books.

Grayson, J. (2003). *Freedom from Obsessive-Compulsive Disorder*. New York: Tarcher/Penguin Putnam.

Hyman, B. & DuFrene, T. (2008). *Coping with OCD-Practical Strategies for Living Well with OCD*. Oakland: New Harbinger Publications.

Munford, P. R. (2004). *Overcoming Compulsive Checking*. Oakland: New Harbinger Publications.

Neziroglu, F., Bubrick, J., & Yaryura-Tobias, J. (2004). *Overcoming Compulsive Hoarding*. Oakland: New Harbinger Publications.

Penzel, F. (2000). *Obsessive-Compulsive Disorders: A Complete Guide to Getting Well and Staying Well*. New York: Oxford University Press.

Rapoport, J. L. (1997). *The Boy Who Couldn't Stop Washing*. New York: Signet Books.

Schwartz, J., & Beyette, B. (1997). *Brain Lock*. New York: Harper Perennial; dt. (1997). *Zwangshandlungen und wie man sich davon befreit*. Frankfurt/M.: Krüger.

Tolin, D., Frost, R., & Steketee, G. S. (2007). *Buried in Treasures: Help for Compulsive Acquiring, Saving, und Hoarding*. New York: Oxford University Press.

Bücher zum Thema übertriebene Gewissenhaftigkeit

Ciarrocchi, J. W. (1995). *The Doubting Disease: Help for Scrupulosity and Religious Compulsions*. Mahwah: Paulist Press.

Crawford, M. (2004). *The Obsessive-Compulsive Trap*. Ventura: Regal Books.

Osborn, I. (1999). *Tormenting Thoughts and Secret Rituals*. New York: Dell Publishing Company.

Osborn, I. (2008). *Can Christianity Cure Obsessive-Compulsive Disorder?* Grand Rapids: Brazos Press.

Santa, T. (2007). *Understanding Scrupulosity*. Liguori: Liguori Publications.

Erinnerungen/Belletristik

Murphy, T. W. et al. (2009). *Life in Rewind: The Story of a Young Courageous Man Who Persevered Over OCD and the Harvard Doctor Who Broke All the Rules to Help Him.* New York: HarperCollins.

Wilensky, A. (2000). *Passing for Normal: A Memoir of Compulsion.* New York: Broadway Books.

Bücher für Familien

Landsman, K., Ruppertus, K., & Pedrick, C. (2004). *Loving Someone with OCD: Help for You and Your Family.* Oakland: New Harbinger Publications.

Bücher für Kinder & Jugendliche

Hyman, B. M., & Pedrick, C. (2008). *Obsessive-Compulsive Disorder.* Brookfield: Twenty-First Century Books.

March, J. (2007). *Talking Back to OCD: The Program That Helps Kids and Teens Say »No Way« – and Parents Say »Way to Go.«* New York: Guilford Press.

Talley, L. (2004). *A Thought Is Just a Thought.* New York: Lantern Books.

Wagner, A. P. (2000). *Up and Down the Worry Hill: A Children's Book About Obsessive-Compulsive Disorder and Its Treatment.* Rochester: Lighthouse Press.

Bücher für Eltern & Erzieher

Chansky, T. E. (2001). *Freeing Your Child from Obsessive-Compulsive Disorder.* New York: Three Rivers Press.

Chansky, T. E. (2004). *Freeing Your Child from Anxiety.* New York: Broadway Books.

Chansky, T. E. (2008). *Freeing Your Child from Negative Thinking.* Cambridge: Da Capo Press.

Dornbush, M., & Pruitt, S. (1995). *Teaching the Tiger.* Duarte: Hope Press.

Fitzgibbons, L., & Pedrick, C. (2003). *Helping Your Child with OCD: A Workbook for Parents of Children with Obsessive-Compulsive Disorder.* Oakland: New Harbinger Publications.

Wagner, A. P. (2002). *What to Do When Your Child Has Obsessive-Compulsive Disorder.* Rochester: Lighthouse Press.

Wagner, A. P. (2002). *Worried No More: Help and Hope for Anxious Children.* Rochester: Lighthouse Press.

Bücher für Therapeuten

Clark, D. A. (2006). *Cognitive-Behavioral Therapy for OCD.* New York: Guilford Press.

Eifert, G. H., & Forsyth, J. P. (2005). *Acceptance and Commitment Therapy for Anxiety Disorders.* Oakland: New Harbinger Publications; dt. (2009). *Akzeptanz- und Commitment-Therapie für Angststörungen.* Tübingen: Dgvt-Verlag.

Frost, R., & Steketee, G. S. (2002). *Cognitive Approaches to Obsessions and Compulsions.* Cambridge: Pergamon.

March, J. S., & Mulle, K. (1998). *OCD in Children and Adolescents: A Cognitive-Behavioral Treatment Manual*. New York: Guilford Press.

Steketee, G. S. (1993). *Treatment of Obsessive Compulsive Disorder*. New York: Guilford Press.

Steketee, G. S. (1999). *Overcoming Obsessive-Compulsive Disorder*. Oakland: New Harbinger Publications.

Taylor, S., & Asmundson, G. (2004). *Treating Health Anxiety*. New York: Guilford Press.

Wells, A. (2000). *Emotional Disorders and Metacognition*. New York: Wiley.

Wilhelm, S., & Steketee, G. S. (2006). *Cognitive Therapy for Obsessive-Compulsive Disorder*. Oakland: New Harbinger Publications.

Bücher zum Thema Körperdysmorphe Störung (Body Dysmorphic Disorder)

Claiborn, J., & Pedrick, C. (2002). *The BDD Workbook: Overcome Body Dysmorphic Disorder and End Body Image Obsessions*. Oakland: New Harbinger Publications.

Phillips, K. A. (2005). *The Broken Mirror*. New York: Oxford University Press.

Bücher zum Thema Trichotillomanie

Claiborn, J., & Pedrick, C. (2000). *The Habit Change Workbook: How to Break Bad Habits and Form Good Ones*. Oakland: New Harbinger Publications.

Keuthen, N. J., Stein, D. J., & Christensen, G. A. (2001). *Help for Hair Pullers*. Oakland: New Harbinger Publications.

Penzel, F. (2003). *The Hair-Pulling Problem*. New York: Oxford University Press.

Vavrichek, S., & Golomb, R. G. (2000). *The Hair Pulling »Habit« and You*. Silver Spring: Writers Cooperative of Greater Washington.

Bücher zur ACT und Achtsamkeit

Eifert, G. H., & Forsyth, J. P. (2007). *The Mindfulness and Acceptance Workbook for Anxiety*. Oakland: New Harbinger Publications; dt. (2010). *Mit Ängsten und Sorgen erfolgreich umgehen*. Göttingen: Hogrefe.

Hayes, S. C., & Smith, S. (2005). *Get Out of Your Mind and Into Your Life*. Oakland: New Harbinger Publications; dt. (2007). *In Abstand zur inneren Wortmaschine*. Tübingen: Dgtv-Verlag.

Kabat-Zinn, J. (1990). *Full Catastrophe Living*. New York: Delta; dt. (2011). *Gesund durch Meditation*. München: Knaur-Tb.

Langer, E. J. (1990). *Mindfulness*. Cambridge: Perseus Publishing.

Psychosoziale Einrichtungen & Internetadressen

American Foundation for Suicide Prevention (AFSP): www.afsp.org
Anxiety Disorders Association of America (ADAA): www.adaa.org
Association for Behavioral and Cognitive Therapies (ABCT): www.abct.org
Association for Contextual Behavioral Science (ACBS): www.contextualscience.org
Attention Deficit Disorder Association (ADDA): www.add.org
Awareness Foundation for OCD and Related Disorders (AFOCD): www.ocdawareness.com
Center for Psychiatric Rehabilitation: www.bu.edu/cpr/jobschool
Cherry Pedrick: www.cherrypedrick.com
Children and Adults with Attention-Deficit/Hyperactivity Disorder (CHADD): www.chadd.org
Depression and Bipolar Support Alliance (DBSA): www.dbsalliance.org
International OCD Foundation (IOCDF): www.ocfoundation.org
Internet Mental Health: www.mentalhealth.com
Mental Health America (MHA): www.nmha.org
National Alliance on Mental Illness (NAMI): www.nami.org
National Anxiety Foundation (NAF): www.lexington-on-line.com/naf.html
National Association of Anorexia Nervosa and Associated Eating Disorders (ANAD): www.anad.org
National Eating Disorders Association (NEDA): www.nationaleatingdisorders.org
National Institute of Mental Health (NIMH): www.nimh.nih.gov
National Mental Health Consumers' Self-Help Clearinghouse (NMHCSH Clearinghouse): www.mhselfhelp.org
Obsessive Compulsive Anonymous (OCA): www.obsessivecompulsiveanonymous.org
Obsessive Compulsive Information Center, Madison Institute of Medicine: www.miminc.org/aboutocic.asp
PsychCentral: www.psychcentral.com
Scrupulous Anonymous: http://mission.liguori.org/newsletters/scrupanon.htm
National Tourette Syndrome Association (TSA): www.tsa-usa.org
Trichotillomania Learning Center (TLC): www.trich.org

... aus dem deutschsprachigen Raum:

Deutschen Gesellschaft Zwangserkrankungen e.V.: www.zwaenge.de
Schweizerische Gesellschaft für Zwangsstörungen (SGZ): www.zwaenge.ch
Österreichische Gesellschaft für Verhaltenstherapie: www.oegvt.at

Literatur

Abramowitz, J., Taylor, S., & McKay, D. (2009). Obsessive-compulsive disorder. *Lancet* 374(9688): 491–499.

Adams, G. B., & Torchia, M. (1998). *School Personnel: A Critical Link in the Identification, Treatment, and Management of OCD in Children and Adolescents.* Milford: OC Foundation.

Alsobrook, J. P., & Pauls, D. L. (1998). Genetics of obsessive-compulsive disorder. In *Obsessive-Compulsive Disorders: Practical Management.* 3. Aufl., hrsg. von M. Jenike et al.. St. Louis: Mosby.

American Psychiatric Association. (2000). *Diagnostic and Statistical Manual of Mental Disorders.* Washington, DC: American Psychiatric Association; dt. (2003). *Diagnostisches und Statistisches Manual Psychischer Störungen. (DSM-IV-TR).* Göttingen: Hogrefe.

Azrin, N., & Nunn, R. G. (1973). Habit reversal: A method of eliminating nervous habits and tics. *Behaviour Research and Therapy* 11(4):619–628.

Azrin, N. H., Nunn, R. G., & Franz, S. E. (1980). Treatment of hair pulling (trichotillomania): A comparative study of habit reversal and negative practice training. *Journal of Behavior Therapy and Experimental Psychiatry* 11(1):13–20.

Baer, L., & Jenike, M. (1998). Personality disorders in obsessive-compulsive disorder. In *Obsessive-Compulsive Disorders: Practical Management.* 3. Aufl., hrsg. von M. Jenike et al.. St. Louis: Mosby.

Beck, A. T., Emery, G. & Greenberg, R. L. (1985). *Anxiety Disorders and Phobias: A Cognitive Perspective.* New York: Basic Books.

Benson, A. L. (2008). *To Buy or Not to Buy.* Boston: Shambhala Publications.

Billett, E. A., Richter, M. A. & Kennedy, J. L. (1998). Genetics of obsessive-compulsive disorder. In *Obsessive-Compulsive Disorder: Theory, Research, and Treatment.* Hrsg. von R. P. Swinson et al.. New York: Guilford Press.

Burns, D. D. (1980). *Feeling Good.* New York: Avon; dt. (2006). *Feeling Good.* Paderborn: Junfermann.

C., Roy (1999), *Obsessive Compulsive Anonymous: Recovering from Obsessive Compulsive Disorder.* New Hyde Park: Obsessive Compulsive Anonymous.

Ciarrocchi, J. (1995). *The Doubting Disease: Help for Scrupulosity and Religious Compulsions.* Mahwah: Paulist Press.

Ciarrocchi, J. (1998). Religion, scrupulosity, and obsessive-compulsive disorder. In *Obsessive-Compulsive Disorders: Practical Management.* 3. Aufl., hrsg. von M. Jenike et al.. St. Louis: Mosby.

Claiborn, J., & Pedrick, C. (2002). *The BDD Workbook: Overcome Body Dysmorphic Disorder and End Body Image Obsessions.* Oakland: New Harbinger Publications.

Coric, V. et al. (2005). Riluzole (Rilutek) augmentation in treatment-resistant obsessive-compulsive disorder: An open-label trial. *Biological Psychiatry* 58(5):424–428.

Cottraux, J. et al. (2001). A randomized controlled trial of cognitive therapy versus intensive behavior therapy in obsessive compulsive disorder. *Psychotherapy and Psychosomatics* 70(6):288–297.

Damecour, C. L., & Charron, M. (1998). Hoarding: A symptom, not a syndrome. *Journal of Clinical Psychiatry* 59(5):267–272.

Dornbush, M., & Pruitt, S. (1995). *Teaching the Tiger: A Handbook for Individuals Involved in the Education of Students with Attention Deficit Disorders, Tourette's Syndrome or Obsessive-Compulsive Disorder.* Duarte: Hope Press.

Eifert, G. H., & Forsyth, J. P. (2007). *The Mindfulness and Acceptance Workbook for Anxiety: A Guide to Breaking Free from Anxiety, Phobias, and Worry Using Acceptance and Commitment Therapy.* Oakland: New Harbinger Publications; dt. (2010). *Mit Ängsten und Sorgen erfolgreich umgehen.* Göttingen: Hogrefe.

Eifert, G. H. et al. (2009). Acceptance and commitment therapy for anxiety disorders: Three case studies exemplifying a unified treatment protocol. *Cognitive and Behavioral Practice* 16(4):368–385.

Ellis, A. (1962). *Reason and Emotion in Psychotherapy.* New York: Lyle Stuart.

Emmelkamp, P., & Beens, H. (1991). Cognitive therapy with obsessive-compulsive disorder: A comparative evaluation. *Behaviour Research and Therapy* 29(3):293–300.

Fitzgibbons, L., & Pedrick, C. (2003). *Helping Your Child with OCD: A Workbook for Parents of Children with Obsessive-Compulsive Disorder.* Oakland: New Harbinger Publications.

Freeston, M. H., & Ladouceur, R. (1997). What do patients do with their obsessive thoughts? *Behaviour Research and Therapy* 35(4):335–348.

Freeston, M. H., Rheaume, R. & Ladouceur, R. (1996). Correcting faulty appraisals of obsessional thoughts. *Behaviour Research and Therapy* 34(5):433–446.

Frost, R. O., & Gross, R. (1993). The hoarding of possessions. *Behaviour Research and Therapy* 31(4):367–381.

Frost, R. O., & Steketee, G. S. (1998). Hoarding: Clinical aspects and treatment strategies. In *Obsessive-Compulsive Disorders: Practical Management.* 3. Aufl., hrsg. von M. Jenike et al.. St. Louis: Mosby.

Geller, D. A. (1998). Juvenile obsessive-compulsive disorder. In *Obsessive-Compulsive Disorders: Practical Management.* 3. Aufl., hrsg. von M. Jenike et al.. St. Louis: Mosby.

Goodman, W. K. et al. (1989). Yale-Brown Obsessive Compulsive Scale I: Development, use and reliability. *Archives of General Psychiatry* 46(11):1006–1011.

Greenberg, D. (1984). Are religious compulsions religious or compulsive? A phenomenological study. *American Journal of Psychotherapy* 38(4):524–532.

Greenberg, D. (1987). Compulsive hoarding. *American Journal of Psychotherapy* 41(3):409–416.

Greist, J. H., & Jefferson, J. W. (1995). *Obsessive-Compulsive Disorder Casebook.* Washington: American Psychiatric Press.

Harris, R. (2006). Embracing your demons: An overview of acceptance and commitment therapy. *Psychotherapy in Australia* 12(4):2–8.

Hayes, S. C., Strosahl, K. D., & Wilson, K. G. (1999). *Acceptance and Commitment Therapy: An experiential approach to behavior change.* New York: Guilford Press; dt. (2004). *Akzeptanz und Commitment Therapie.* München: CIP-Medien.

Hecht, A. M., Fichter, M., & Postpischil, P. (1983). Obsessive-compulsive neurosis and anorexia nervosa. *International Journal of Eating Disorders* 2(4):69–77.

Huey, E. D. et al. (2008). A psychological and neuroanatomical model of obsessive-compulsive disorder. *Journal of Neuropsychiatry and Clinical Neuroscience* 20(4):390–408.

Husted, D., & Shapira, N. (2004). A review of the treatment for refractory obsessive-compulsive disorder: From medicine to deep brain stimulation. *CNS Spectrums* 9(11):833–847.

Hyman, B. M., & Pedrick, C. (2008). *Obsessive-Compulsive Disorder*. Brookfield: Twenty-First Century Books.

Jenike, M. (1996). *Drug Treatment of OCD in Adults*. Milford: Obsessive-Compulsive Foundation.

Jenike, M. (1998). Theories of etiology. In *Obsessive-Compulsive Disorders: Practical Management*. 3. Aufl., hrsg. von M. Jenike et al.. St. Louis: Mosby.

Kabat-Zinn, J. (1990). *Full Catastrophe Living: Using the Wisdom of Your Body and Mind to Face Stress, Pain, and Illness*. New York: Delta; dt. (2011). *Gesund durch Meditation*. München: Knaur-Tb.

Keuthen, N. et al. (1998). Trichotillomania: Clinical concepts and treatment approaches. In *Obsessive-Compulsive Disorders: Practical Management*. 3. Auflage, hrsg. von M. Jenike et al.. St. Louis: Mosby.

Koplewicz, H. S. (1996). *It's Nobody's Fault: New Hope and Help for Difficult Children and Their Parents*. New York: Times Books.

Lafleur, D. L. et al. 2005. N-acetylcysteine augmentation in serotonin reuptake inhibitor refractory obsessive-compulsive disorder. *Psychopharmacology* 184(2):254–256.

Leonard, H. (1989). Childhood rituals and superstitions: Developmental and cultural perspectives. In *Obsessive-Compulsive Disorder in Children and Adolescents*. Hrsg. von J. L. Rappoport. Washington: American Psychiatric Press.

Linehan, M. M. (1993). *Cognitive-Behavioral Treatment of Borderline Personality Disorder*. New York: Guilford Press; dt. (2006). *Dialektisch-Behaviorale Therapie der Borderline-Persönlichkeitsstörung*. München: CIP-Medien.

Mansueto, C. S. et al. (1999). A comprehensive model for behavioral treatment of trichotillomania. *Cognitive and Behavioral Practice* 6(1):23–43.

Mansueto, C. S., & Keuler, D. J. (2005). Tic or compulsion? It's Tourettic OCD. *Behavior Modification* 29(5):784–799.

March, J. S., & Mulle, K. (1998). *OCD in Children and Adolescents: A Cognitive-Behavioral Treatment Manual*. New York: Guilford Press.

McDougle, C. J., & Goodman, W. K. (1997). Combination pharmacological treatment strategies. In *Obsessive-Compulsive Disorders: Diagnosis, Etiology, Treatment*. Hrsg. von E. Hollander & D. J. Stein. New York: Marcel Dekker.

Mechanic, D. (1983). Adolescent health and illness behavior: Review of the literature and a new hypothesis for the study of stress. *Journal of Human Stress* 9(2):4–13.

Mell, L. K. et al. (2005). Association between streptococcal infection and obsessive-compulsive disorder, Tourette's syndrome, and tic disorder. *Pediatrics* 116(1):56–60.

Mouton, S. G., & Stanley, M. A. (1996). Habit reversal training for trichotillomania: A group approach. *Cognitive and Behavioral Practice* 3(1):159–182.

Nakatani, E. et al. (2003). Effects of behavior therapy on regional cerebral blood flow in obsessive-compulsive disorder. *Psychiatric Research: Neuroimaging* 124(2):113–120.

Niehous, D. J. H., & Stein, D. J. (1997). Obsessive-compulsive disorder: Diagnosis and assessment. In *Obsessive-Compulsive Disorders: Diagnosis, Etiology, Treatment*. Hrsg. von E. Hollander & D. J. Stein. New York: Marcel Dekker.

Nowak, R. (2006). Cosmetic surgery special: When looks can kill. *New Scientist* 192(2574):18–21.

Osborn, I. (2008). *Can Christianity Cure Obsessive-Compulsive Disorder? A Psychiatrist Explores the Role of Faith in Treatment*. Grand Rapids: Brazos Press.

O'Sullivan, G. et al. (1991). Six-year follow-up after exposure and clomipramine therapy for obsessive-compulsive disorder. *Journal of Clinical Psychiatry* 52(4):150–155.

Pavone, P. et al. (2006). Autoimmune neuropsychiatric disorders associated with streptococcal infection: Sydenham chorea, PANDAS, and PANDAS variants. *Journal of Child Neurology* 21(9):727–736.

Pedrick, C. (1999). Taking medications safely. *Mature Years*, Fall, S. 48–51.

Pennebaker, J. W. (1980). Perceptual and environmental determinants of coughing. *Basic and Applied Social Psychology* 1(1):83–91.

Penzel, F. (2002). A stimulus regulation model of trichotillomania. *In Touch* 3:12–14.

Phillips, K. A. (2005). *The Broken Mirror: Understanding and Treating Body Dysmorphic Disorder*. New York: Oxford University Press.

Phillips, K. A. (1998). Body dysmorphic disorder: Clinical aspects and treatment strategies. In *Obsessive-Compulsive Disorders: Practical Management*. 3. Aufl., hrsg. von M. Jenike et al.. St. Louis: Mosby.

Phillips, K. A., & Menard, W. (2006). Suicidality in body dysmorphic disorder: A prospective study. *American Journal of Psychiatry* 163(7):1280–1282.

Piacentini, J., & Graae, F. (1997). Childhood OCD. In *Obsessive-Compulsive Disorders: Diagnosis, Etiology, Treatment*. Hrsg. von E. Hollander & D. J. Stein. New York: Marcel Dekker.

Rachman, S., & de Silva, P. (1978). Abnormal and normal obsessions. *Behaviour Research and Therapy* 16(4):233–248.

Salkovskis, P. M. (1985). Obsessional-compulsive problems: A cognitive-behavioural analysis. *Behaviour Research and Therapy* 23(5):571–583.

Salkovskis, P. M., & Warwick, H. M. (1986). Morbid preoccupations, health anxiety, and reassurance: A cognitive-behavioural approach to hypochondriasis. *Behaviour Research and Therapy* 24(5):597–602.

Salzman, L. (1973). *The Obsessive Personality: Origins, Dynamics and Therapy*. New York: Jason Aronson.

Schwartz, J. M., & Beyette, B. (1997). *Brain Lock: Free Yourself from Obsessive-Compulsive Disorder*. New York: Harper Perennial; dt. (1997). *Zwangshandlungen und wie man sich davon befreit*. Frankfurt/M.: Krüger.

Segal, Z. V., Williams, J. M. G., & Teasdale, J. D. (2001). *Mindfulness-Based Cognitive Therapy for Depression: A New Approach for Preventing Relapse*. New York: Guilford Press; dt. (2008). *Die Achtsamkeitsbasierte Kognitive Therapie der Depression*. Tübingen: Dgvt-Verlag.

Seuss, L., & Halpern, M. S. (1989). Obsessive-compulsive disorder: The religious perspective. In *Obsessive-Compulsive Disorder in Children and Adolescents*. Hrsg. von J. L. Rappoport. Washington: American Psychiatric Press.

Slavney, P. R. (1987). The hypochondriacal patient and Murphy's »law.« *General Hospital Psychiatry* 9(4):302–303.

Steketee, G. S. (1993). *Treatment of Obsessive-Compulsive Disorder*. New York: Guilford Press.

Swedo, S., & Leonard, H. (1998). *Is It »Just a Phase«? How to Tell Common Childhood Phases from More Serious Problems*. New York: Golden Books.

Swedo, S. H. et al. (1988). Pediatric autoimmune neuropsychiatric disorders associated with streptococcal infections: Clinical descriptions of the first 50 cases. *American Journal of Psychiatry* 155(2):264–271.

Teng, E. J. et al. (2006). Habit reversal as a treatment for chronic skin picking: A pilot investigation. *Behavior Modification* 30(4):411–422.

Twohig, M. P. (2009). The application of acceptance and commitment therapy to obsessive-compulsive disorder. *Cognitive and Behavioral Practice* 16(1):18–28.

Twohig, M. P. et al. (2006). A preliminary investigation of acceptance and commitment therapy as a treatment for chronic skin picking. *Behavior Research and Therapy* 44(10):1513–1522.

Twohig, M. P. et al. (2010). A randomized clinical trial of acceptance and commitment therapy vs. progressive relaxation training in the treatment of obsessive-compulsive disorder. Unpublished manuscript.

Van Oppen, P. et al. (1995). Cognitive therapy and exposure in vivo in the treatment of obsessive compulsive disorder. *Behaviour Research and Therapy* 33(4):379–390.

Visser, S., & Bouman, T. K. (2001). The treatment of hypochondriasis: Exposure plus response prevention vs. cognitive therapy. *Behaviour Research and Therapy* 39(4):422–423.

Wegner, D. M. (1989). *White Bears and Other Unwanted Thoughts*. New York: Viking Penguin.

Wells, A. (1997). *Cognitive Therapy of Anxiety Disorders: A Practical Manual and Conceptual Guide*. New York: Wiley.

Wilhelm, S., & Steketee, G. (2006). *Cognitive Therapy for Obsessive-Compulsive Disorder: A Guide for Professionals*. Oakland: New Harbinger Publications.

Wilhelm, S. et al. (2005). Effectiveness of cognitive therapy for obsessive-compulsive disorder: An open trial. *Journal of Cognitive Psychotherapy* 19(2):173–179.

Yaryura-Tobias, J. A., & Neziroglu, F. A. (1997a). *Biobehavioral Treatment of Obsessive-Compulsive Spectrum Disorders*. New York: W. W. Norton.

Yaryura-Tobias, J. A., & Neziroglu, F. A. (1997b). *Obsessive-Compulsive Disorder Spectrum: Pathogenesis, Diagnosis, and Treatment*. Washington: American Psychiatric Press.

Zung, W. W. K. (1965). A self-rating depression scale. *Archives of General Psychiatry* 12:63–70.

Über die Autoren

BRUCE M. HYMAN, PH. D., LCSW, arbeitet als kognitiv-behavioraler Therapeut in Hollywood, Florida. Seit 1991 leitet er das *OCD Resource Center of Florida* (www.ocdhope.com). Seine Spezialität sind kognitiv-behaviorale Behandlungen von Erwachsenen und Kindern mit Zwangsstörungen, Störungen des Zwangsstörungsspektrums und Angststörungen. Er ist Co-Autor des Buches *Coping with OCD*.

CHERRY PEDRICK, RN, ist lizensierte Krankenschwester und arbeitet als Autorin. Sie lebt in der Region Seattle, WA. Sie hat als Co-Autorin an den Büchern *Loving Someone with OCD*, *Helping Your Child with OCD*, *The Habit Change Workbook*, *The BDD Workbook*, *Obsessive-Compulsive Disorder* und *Anxiety Disorders* mitgearbeitet.

Bessel van der Kolk
Verkörperter Schrecken
Traumaspuren in Gehirn, Geist und Körper
und wie man sie heilen kann

Übersetzt von Theo Kierdorf & Hildegard Höhr
496 Seiten, Klappenbroschur, mit Lesezeichen

Dieses Buch erschließt ein faszinierendes neuartiges Verständnis der Ursachen und Folgen von Traumata und schenkt jedem, der die zerstörerische Wirkung eines solchen Erlebnisses kennengelernt hat, Hoffnung und Klarheit. Bessel van der Kolk, der seit über 30 Jahren in den Bereichen der Forschung und der klinischen Praxis an vorderster Front aktiv ist, beschreibt in seinem Buch, daß das Entsetzen und die Isolation im Zentrum eines jeden Traumas buchstäblich Gehirn und Körper verändern.

»Das Buch Verkörperter Schrecken ist von atemberaubendem, geradezu epischem Ausmaß, ein Grundlagenwerk, geschrieben von einem der wichtigsten Pioniere der Erforschung und Behandlung von Traumata.«
— PETER A. LEVINE

»Dr. van der Kolks Meisterwerk.«   — JUDITH HERMAN

»Das Buch markiert einen Wendepunkt im Traumaverständnis, und es wird in der Psychiatrie und in der gesamten Kultur als der Punkt in Erinnerung bleiben, an dem die Auswirkungen traumatischer Ereignisse und unserer Bemühungen, ihre Wirkung zu leugnen, in ihrem ganzen Ausmaß erkannt wurden.«
— RICHARD SCHWARTZ

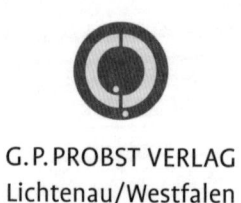

G. P. PROBST VERLAG
Lichtenau/Westfalen